PEDIATRIA
INSTITUTO DA CRIANÇA
E DO ADOLESCENTE
HOSPITAL DAS CLÍNICAS

EDITORES DA COLEÇÃO
BENITA G. SOARES SCHVARTSMAN
PAULO TAUFI MALUF JR.
MAGDA CARNEIRO-SAMPAIO

Doenças Cirúrgicas da Criança e do Adolescente

Uenis Tannuri
Ana Cristina Aoun Tannuri

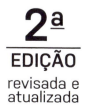

2ª EDIÇÃO
revisada e atualizada

EDITORES DA COLEÇÃO

BENITA G. SOARES SCHVARTSMAN
Doutora em Pediatria pela FMUSP. Nefrologista Pediatra da Clínica de Especialidades Pediátricas do Hospital Israelita Albert Einstein.

PAULO TAUFI MALUF JR.
Professor Livre-docente em Pediatria pela FMUSP. Médico Assistente da Unidade de Onco-Hematologia do Instituto da Criança e do Adolescente do HCFMUSP. Responsável pelo Serviço de Pediatria do Hospital Nove de Julho, São Paulo, SP.

MAGDA CARNEIRO-SAMPAIO
Professora Titular do Departamento de Pediatria da FMUSP. Vice-presidente do Conselho Diretor do Instituto da Criança e do Adolescente do HCFMUSP. Membro da Academia Brasileira de Pediatria.

Doenças Cirúrgicas da Criança e do Adolescente

COORDENADORES

Uenis Tannuri
Professor Titular da Disciplina de Cirurgia Pediátrica e Transplante Hepático da FMUSP. Chefe do Serviço de Cirurgia Pediátrica e Transplante Hepático do Instituto da Criança e do Adolescente do HCFMUSP. Chefe do Laboratório de Cirurgia Pediátrica (LIM 30) do HCFMUSP.

Ana Cristina Aoun Tannuri
Professora Associada da Disciplina de Técnica Cirúrgica e Cirurgia Experimental da FMUSP. Médica Assistente do Serviço de Cirurgia Pediátrica do Instituto da Criança e do Adolescente do HCFMUSP.

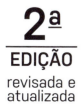

2ª
EDIÇÃO
revisada e
atualizada

MANOLE

Copyright © Editora Manole Ltda., 2020, por meio de contrato com a Fundação Faculdade de Medicina.

Logotipos: *Copyright* © Hospital das Clínicas – FMUSP
Copyright © Faculdade de Medicina da Universidade de São Paulo
Copyright © Instituto da Criança e do Adolescente – HCFMUSP

Este livro contempla as regras do Acordo Ortográfico da Língua Portuguesa de 1990, que entrou em vigor no Brasil.

Editora gestora: Sônia Midori Fujiyoshi
Editora: Patrícia Alves Santana
Capa: Hélio de Almeida
Projeto gráfico: Departamento de Arte da Editora Manole
Editoração eletrônica: Luargraf Serviços Gráficos
Ilustrações: Mary Yamazaki Yorado, Luargraf Serviços Gráficos

CIP-BRASIL. CATALOGAÇÃO NA PUBLICAÇÃO
SINDICATO NACIONAL DOS EDITORES DE LIVROS, RJ

D672
2. ed.

Doenças cirúrgicas da criança e do adolescente / coordenação Uenis Tannuri, Ana Cristina Aoun Tannuri. - 2. ed. - Barueri [SP] : Manole, 2020.
; 23 cm.　　　　　(Pediatria do Instituto da Criança do HCFMUSP ; 13)

Inclui bibliografia e índice
ISBN 9788520459171

1. Pediatria. 2. Crianças - Doenças. 3. Crianças - Cirurgia. 4. Adolescentes - Doenças. 5. Adolescentes - Cirurgia. I. Tannuri, Uenis. II. Tannuri, Anna Cristina Aoun. III. Série.

19-60600
　　　　　　　　　　　　　　　　　CDD: 617.98
　　　　　　　　　　　　　　　　　CDD: 616-053.2-089

Meri Gleice Rodrigues de Souza – Bibliotecária – CRB-7/6439

Todos os direitos reservados.
Nenhuma parte deste livro poderá ser reproduzida, por qualquer processo, sem a permissão expressa dos editores.
É proibida a reprodução por xerox.

A Editora Manole é filiada à ABDR – Associação Brasileira de Direitos Reprográficos.

1ª edição – 2010
2ª edição – 2020

Editora Manole Ltda.
Avenida Ceci, 672 – Tamboré
06460-120 – Barueri – SP – Brasil
Tel.: (11) 4196-6000
www.manole.com.br
https://atendimento.manole.com.br/

Impresso no Brasil | *Printed in Brazil*

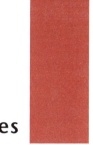

Autores

Ali Abdul Rahman Ayoub
Médico Assistente do Serviço de Cirurgia do Instituto da Criança e do Adolescente do HCFMUSP.

Ana Caroline Dantas Marques
Cirurgiã Pediátrica e Especialista em Cirurgia Pediátrica. Médica Assistente do Instituto da Criança e do Adolescente do HCFMUSP.

Ananda Castro Vieira Passos
Cirurgiã Pediátrica pela FMUSP. Preceptora de Cirurgia Pediátrica do Serviço de Cirurgia Pediátrica e Transplante Hepático do Instituto da Criança e do Adolescente do HCFMUSP (de fevereiro 2018 a março de 2019).

Ana Cristina Aoun Tannuri
Professora Associada da Disciplina de Técnica Cirúrgica e Cirurgia Experimental da FMUSP. Médica Assistente do Serviço de Cirurgia Pediátrica do Instituto da Criança e do Adolescente do HCFMUSP.

Arthur Loguelli Mathias
Médico Assistente do Serviço de Cirurgia Pediátrica e Transplante Hepático Pediátrico do Instituto da Criança e do Adolescente do HCFMUSP.

Diamari C. Ricci Cereda
Endoscopista formada pelo HCFMUSP. Assistente do Serviço de Endoscopia do Instituto da Criança e do Adolescente do HCFMUSP.

Fábio de Barros

Médico Assistente do Serviço de Cirurgia Pediátrica e Transplante Hepático do Instituto da Criança e do Adolescente do HCFMUSP. Médico Titular do Departamento de Cirurgia Pediátrica do A.C. Camargo Cancer Center.

Fernando da Costa Ferreira Novo

Médico Assistente Doutor da Divisão de Clínica Cirúrgica III do HCFMUSP.

Guilherme de Freitas Paganoti

Cirurgião Pediátrico e Transplante Hepático Pediátrico pela Instituto da Criança e do Adolescente do HCFMUSP.

Lisandra Stein Bernardes

Livre-docente pela FMUSP. Especialização pela Université Paris V. Orientadora do Programa de Pós-graduação do Departamento de Obstetrícia e Ginecologia da FMUSP. Professora da Faculdade de Medicina do Hospital Israelita Albert Einstein. Coordenadora do Centro de Medicina Fetal e Cirurgia Fetal do Hospital SEPACO.

Luciana Francine Bocchi de Stefani

Médica pela Faculdade de Medicina de Jundiaí. Residência Médica em Ginecologia e Obstetrícia pela Irmandade de Misericórdia da Santa Casa de São Paulo. Residência Médica em Medicina Fetal pelo HCFMUSP. Especialista em Medicina Fetal pelo King´s College Hospital/Fetal Medicine Foundation de Londres.

Luiz Roberto Schlaich Ricardi

Médico Assistente da Equipe de Cirurgia Pediátrica e Transplante Hepático do Instituto da Criança e do Adolescente do HCFMUSP.

Manoel Carlos Prieto Velhote

Professor Livre-docente da Disciplina de Cirurgia Pediátrica e Transplante Hepático Pediátrico do Instituto da Criança e do Adolescente do HCFMUSP. Cirurgião Pediatra pela AMB.

Manoel Ernesto Peçanha Gonçalves

Médico Assistente do Serviço de Cirurgia Pediátrica do Instituto da Criança e do Adolescente do HCFMUSP. Médico Responsável do Serviço de Endoscopia do Instituto da Criança e do Adolescente do HCFMUSP. Médico Endoscopista do Hospital Israelita Albert Einstein.

Marcos Marques da Silva

Médico Assistente de Cirurgia Pediátrica da Disciplina de Cirurgia Pediátrica e Transplantes do Instituto da Criança e do Adolescente do HCFMUSP.

Maria Esther Jurfest Rivero Ceccon

Professora Livre-docente do Departamento de Pediatria da FMUSP. Coordenadora de Ensino dos Residentes da Disciplina de Neonatologia da FMUSP. Diretora Executiva do Centro de Apoio ao Ensino e à Pesquisa em Pediatria (CAEPP) do Instituto da Criança e do Adolescente do HC-FMUSP.

Maria Mercês Santos

Doutora em Cirurgia pela FMUSP. Médica Assistente do Serviço de Cirurgia Pediátrica e Transplante Hepático Pediátrico do Instituto da Criança e do Adolescente do HCFMUSP.

Nelson Elias Mendes Gibelli

Doutor em Cirurgia pela FMUSP. Médico Assistente do Serviço de Cirurgia Pediátrica do Instituto da Criança e do Adolescente do HCFMUSP.

Priscilla Ferreira Neto Cardoso

Médica Assistente do Serviço de Anestesia do Instituto da Criança e do Adolescente do HCFMUSP.

Ricardo Vieira Carlos

Doutorado em Anestesiologia pela FMUSP. Médico Supervisor do Serviço de Anestesia do Instituto da Criança e do Adolescente do HCFMUSP.

Roberto Rasslan

Médico Assistente Doutor da Divisão de Clínica Cirúrgica III do HCFMUSP.

Silvia Regina Cardoso

Médica Assistente do Setor de Endoscopia do Instituto da Criança e do Adolescente do HCFMUSP. Médica do Setor de Endoscopia e Gastroenterologia Pediátrica do Hospital das Clínicas da Faculdade de Ciências Médicas da Universidade de Campinas.

Uenis Tannuri

Professor Titular da Disciplina de Cirurgia Pediátrica e Transplante Hepático da FMUSP. Chefe do Serviço de Cirurgia Pediátrica e Transplante Hepático do Instituto da Criança e do Adolescente do HCFMUSP. Chefe do Laboratório de Cirurgia Pediátrica (LIM 30) do HCFMUSP.

Wagner de Castro Andrade

Doutor em Ciências pela FMUSP. Médico Assistente do Serviço de Cirurgia Pediátrica do Instituto da Criança e do Adolescente do HCFMUSP. Médico Pesquisador do Laboratório de Investigação Médica em Cirurgia Pediátrica (LIM-30) do HCFMUSP.

Sumário

Prefácio da 1ª edição XIII
Prefácio à 2ª edição XVII
Introdução. XIX

Seção I – Geral

1. Cuidados pré e pós-operatórios na criança 2
   Ana Cristina Aoun Tannuri

2. Vias de acesso vascular 11
   Uenis Tannuri

3. Nutrição parenteral e enteral. 35
   Uenis Tannuri

4. Peculiaridades da anestesia na criança. 52
   Ricardo Vieira Carlos, Priscilla Ferreira Neto Cardoso

5. Atendimento à criança traumatizada. 75
   Roberto Rasslan, Fernando da Costa Ferreira Novo

6. Endoscopia digestiva e endoscopia respiratória na criança. 90
   Manoel Ernesto P. Gonçalves, Silvia Regina Cardoso, Diamari C. Ricci Cereda

7. Diagnóstico pré-natal de malformações congênitas. 106
   Marcos Marques da Silva, Luciana Francine Bocchi de Stefani, Lisandra Stein Bernardes

X   Doenças cirúrgicas da criança e do adolescente

Seção II – Cabeça, Pescoço e Tórax

8. Afecções cirúrgicas da região cervical 122
Uenis Tannuri

9. Emergências respiratórias no recém-nascido – malformações
congênitas pulmonares.................................... 135
Uenis Tannuri

10. Hérnia diafragmática congênita........................... 158
Maria Esther Jurvest Rivero Ceccon, Marcos Marques da Silva

11. Atresia de esôfago...................................... 177
Ana Cristina Aoun Tannuri

12. Neoplasias torácicas 187
Uenis Tannuri

13. Doença do refluxo gastroesofagiano 201
Manoel Carlos Prieto Velhote

14. Acalasia do esôfago e lesão cáustica 210
Guilherme de Freitas Paganoti

15. Anomalias do arco aórtico............................... 221
Uenis Tannuri, Ana Cristina Aoun Tannuri

16. Pleuropneumopatias infecciosas 229
Uenis Tannuri

Seção III – Abdome

17. Afecções cirúrgicas abdominais do recém-nascido................. 240
Uenis Tannuri

18. Megacolo congênito..................................... 261
Maria Mercês Santos

19. Afecções anorretais congênitas e adquiridas 273
Arthur Loguetti Mathias, Maria Mercês Santos

20. Defeitos da parede abdominal e da região inguinoescrotal 292
Uenis Tannuri

Sumário XI

21. Afecções cirúrgicas abdominais agudas do lactente, do pré-escolar e do escolar 306
Uenis Tannuri

22. Doença péptica na criança 325
Ananda Castro Vieira Passos

23. Obstipação intestinal crônica e incontinência fecal 335
Arthur Loguetti Mathias, Maria Mercês Santos

24. Síndrome do intestino curto e outras insuficiências intestinais 348
Fábio de Barros

25. Doença polipoide do trato gastrointestinal 366
Fábio de Barros

26. Afecções cirúrgicas causadas por parasitas 381
Uenis Tannuri

27. Atresia das vias biliares e outras colestases do período neonatal 400
Marcos Marques da Silva

28. Dilatação congênita das vias biliares 412
Uenis Tannuri

29. Hipertensão portal e abscesso hepático 422
Nelson Elias Mendes Gibelli

30. Afecções cirúrgicas do pâncreas e do baço 433
Ana Carolina Dantas Marques

31. Tumores abdominais 447
Ali Abdul Rahman Ayoub

32. Anomalias da diferenciação sexual 482
Wagner de Castro Andrade

33. Afecções congênitas geniturinárias 491
Luiz Roberto Schlaich Ricardi, Uenis Tannuri

34. Transplante de fígado na criança 505
Ana Cristina Aoun Tannuri, Uenis Tannuri

Índice remissivo 517

Encarte – imagens coloridas E-1

Prefácio da 1ª edição

Recebi como uma distinção muito especial o convite do Prof. Dr. Uenis Tannuri para prefaciar esta obra pioneira e inédita em nosso país e, certamente, também no cenário internacional, ou seja, um livro sobre afecções cirúrgicas da criança dirigido a pediatras. À oportunidade da abordagem do tema, acrescentam-se a qualidade e a vasta experiência dos autores, quase todos pertencentes a uma mesma equipe de cirurgiões, anestesistas e endoscopistas, que trabalham em conjunto desde o início de suas carreiras e em um hospital pediátrico universitário com significativas casuísticas: o Instituto da Criança do Hospital das Clínicas da Faculdade de Medicina da Universidade de São Paulo (ICr-HCFMUSP). Alguns colaboradores externos à equipe são também de reconhecida experiência e competência, e aqui tomo a liberdade de destacar a participação do Prof. Samir Rasslan, por quem tenho especial apreço, no capítulo sobre o atendimento à criança politraumatizada.

O temário é abrangente e muito apropriado ao público-alvo. Contempla, na primeira parte do volume, os cuidados pré e pós-operatórios, aspectos ligados à anestesia e à endoscopia digestiva e respiratória e questões ligadas ao atendimento da criança politraumatizada, como já mencionado. Doenças frequentes com potencial indicação cirúrgica no dia a dia do pediatra são também abordadas, citando-se o refluxo gastroesofagiano, a doença péptica, a obstipação intestinal crônica, a incontinência fecal, assim como as pleuropneumopatias infecciosas. Uma parte significativa do livro é dedicada às malformações congênitas, um dos grandes temas que caracterizam a cirurgia pediátrica e a distinguem da cirurgia de adultos. A ênfase é dada sobretudo às afecções dos tratos digestivo e geniturinário, em que a equipe dos autores possui maior experiência. Cabe ainda destacar os capítulos sobre patologias hepáticas e de vias biliares, com ênfase para o capítulo sobre transplante hepático, tópico cujos autores acumulam a experiência de mais de 400 casos operados e seguidos por longos períodos.

Conhecimentos sólidos sobre as afecções cirúrgicas da criança são essenciais para a boa formação do pediatra, a quem cabe identificar a anomalia e encaminhar, no momento certo, o paciente ao cirurgião ou ao endoscopista. De forma geral, também cabe ao pediatra acompanhar clinicamente o pós-operatório mediato e suas complicações e eventuais sequelas, no caso de algumas malformações. Nessas circunstâncias, cabe ainda ao pediatra a orientação no sentido da reabilitação do paciente às condições funcionais mais próximas do normal para sua faixa etária.

Gostaria de dar um destaque especial ao capítulo sobre o suporte nutricional da criança cirúrgica, no qual, mais uma vez, o autor – Prof. Dr. Uenis Tannuri – relata sua vivência de tantos anos. Neste ponto, permito-me expressar a grande admiração que tenho por ele, líder da equipe de cirurgiões, anestesistas e endoscopistas do nosso Instituto da Criança do HCFMUSP. Conheci Uenis ainda no começo da minha residência, em que tive o privilégio de estar no mesmo grupo que sua esposa – Dra. Helwe Aoun Tannuri. Além de sua reconhecida dedicação ao estudo e ao doente, Uenis destacava-se, já na época, entre os cirurgiões, pelo seu grande interesse e conhecimento dos aspectos clínicos inerentes às patologias e aos procedimentos cirúrgicos, em particular pelos aspectos ligados à nutrição. No início dos anos 1970, foi um dos pioneiros em nosso meio na implantação da nutrição parenteral em pediatria. No HC, denominava-se "solução de Tannuri" a preparação então usada para tratar as crianças que necessitavam de nutrição parenteral e que foi formulada no nosso próprio hospital com base em seus estudos e suas observações pioneiras. Nos últimos anos, voltei a ter uma convivência quase diária com Uenis e a poder testemunhar o seu vivo interesse e suas bem-sucedidas ações em prol da melhora da sobrevida e da qualidade de vida dos doentinhos graves sob seus cuidados. Também tenho testemunhado todos os dias a qualidade de sua liderança acadêmica, sempre preocupado com a formação e o desenvolvimento médico-científico e humano de cada membro de sua equipe. Considero que o Prof. Dr. Uenis Tannuri cumpre como poucos de nós as três grandes missões que a nossa USP espera de seus docentes:

A. O ensino – no caso dele, sobretudo o ensino da arte médica em nível de especialização.
B. A pesquisa, destacando-se a produção científica extensa e de qualidade internacional do grupo de Cirurgia Pediátrica do Instituto da Criança, sobretudo no campo dos transplantes hepáticos.
C. A prestação de serviços de alta qualidade a crianças portadoras de doenças cirúrgicas graves e complexas, bem dentro da vocação do Instituto da Criança.

Há também que se destacar que, nesse momento, o grupo une sua vasta experiência clinicocirúrgica com os resultados recentes de seus trabalhos de pesquisa para dar mais um salto, representado pelos transplantes de intestino, com os quais pode ser beneficiado grande número de crianças afetadas por malformações ou por complicações infecciosas e/ou decorrentes da imaturidade.

Concluo agradecendo essa oportunidade ímpar de poder manifestar-me em uma obra tão significativa e tão oportuna, recomendando o livro *Doenças cirúrgicas da criança e do adolescente* como leitura obrigatória para residentes de pediatria, assim como leitura e consulta para pediatras gerais e neonatologistas.

Magda Carneiro-Sampaio
Professora Titular do Departamento de Pediatria da FMUSP
Disciplina de Pediatria Clínica

Prefácio à 2ª edição

Escrevo este prefácio com especial orgulho pelo grande reconhecimento que tenho pelos professores Dr. Uenis Tannuri e Dra. Ana Cristina Aoun Tannuri, pois tenho a oportunidade também de aprender frequentemente com eles à beira do leito, assim como com os assistentes da Disciplina de Cirurgia Pediátrica.

Esta nova obra dos colegas da cirurgia pediátrica do Instituto da Criança e do Adolescente do Hospital das Clínicas da Faculdade de Medicina da Universidade de São Paulo, sobre afecções gerais, de cabeça e pescoço, tórax e abdome, sem dúvida, irá incrementar de maneira importante o conhecimento de cirurgiões pediátricos, intensivistas pediátricos e pediatras. A equipe de colaboradores deste livro possui extensa experiência cirúrgica e na prática clínica, adquirida durante anos de atuação.

A equipe cirúrgica liderada pelo Prof. Dr. Uenis Tannuri tem sua trajetória histórica vinculada a vários desafios e importantes aquisições de conhecimento, tanto em relação à técnica cirúrgica quanto ao acompanhamento clínico no pós-operatório. É importante ressaltar esse aspecto de atuação global do cirurgião pediátrico, que, além da cirurgia em si, faz o atendimento clínico do paciente tanto no pré quanto no pós-operatório.

O livro é dividido em três seções: 1) geral, com sete capítulos abordando aspectos particulares de cuidados pré e pós-operatório, vias de acesso vascular, da questão nutricional, da anestesia, da endoscopia respiratória e digestiva, do diagnóstico pré-natal de malformações congênitas e do atendimento da criança com politrauma; 2) cabeça, pescoço e tórax, com nove capítulos relacionados com abordagem de afecções cirúrgicas cervicais, emergências respiratórias, malformações congênitas pulmonares e do esôfago, além de alterações do arco aórtico; 3) a mais extensa seção aborda o abdome, com dezoito capítulos relacionados às afecções cirúrgicas do abdome até o transplante de fígado em pediatria. Aproveito para ressaltar os 30 anos do primeiro transplante hepático realizado no Instituto da Criança e do Adolescente, um marco dentro da história cirúrgica brasileira, com um número total atual de 850 pacientes transplantados.

Associam-se à atuação clínica à beira do leito a realização dos mais variados tipos de cirurgias complexas, a atuação de ensino de graduação, de pós-graduação lato senso e stricto senso e de publicações científicas em revistas de impacto.

O futuro se delineia com novos desafios e procedimentos cirúrgicos para essa destacada equipe, que, com sua ampla experiência, continuará a contribuir com outras possibilidades cirúrgicas para crianças com afecções graves.

Sem dúvida, este livro já é um sucesso antes do lançamento, pois possui conteúdo estruturado e pedagógico, que facilita a leitura do profissional de saúde.

É com satisfação que tive a oportunidade de ter contato com os capítulos, assim como o conhecimento dos autores deste que será o livro mais relevante da cirurgia pediátrica brasileira.

Werther Brunow de Carvalho

Professor Titular Terapia Intensiva/Neonatologia do Instituto da Criança e do Adolescente do Hospital das Clínicas da Faculdade de Medicina da Universidade de São Paulo

Introdução

Com muito prazer, apresentamos aos colegas pediatras, médicos de outras especialidades e estudantes em geral a segunda edição do livro *Doenças cirúrgicas da criança e do adolescente*. Nessa fase atual, preocupamo-nos em acrescentar as atualizações dos conhecimentos veiculados na primeira edição.

A presente obra continua com o objetivo precípuo de fornecer ao médico um conhecimento mínimo sobre a patologia cirúrgica de crianças e adolescentes. Além de discorrer sobre as doenças em si, de forma concisa e prática, a tônica dos vários capítulos foi valorizar a história e o exame clínico dos pacientes. Infelizmente, nos dias atuais, esses aspectos têm sido esquecidos, em virtude da perniciosa contaminação do raciocínio médico provocada pela avalanche dos exames complementares. Além disso, os pediatras que atuam em hospitais e ambulatórios são frequentemente obrigados a obedecer aos ditos "protocolos hospitalares" para os diagnósticos das diferentes doenças, o que constitui verdadeira agressão ao raciocínio do médico bem formado e ao conhecimento científico. Esses tais "protocolos" são, em sua maioria, elaborados com base de estudos em adultos e não se aplicam a crianças e adolescentes. Por esse motivo, enfatizamos novamente o valor do quadro clínico para o diagnóstico das doenças na criança.

No atendimento a uma criança, em consultório, ambulatório ou unidades de pronto atendimento, é muito importante que o pediatra leve em consideração todo e qualquer sofrimento físico ou agressividade que determinado exame complementar poderá provocar no paciente. Acrescentam-se a isso os altos custos de tais exames. Os exames hematológicos causam o pavor da punção venosa, às vezes difícil e dolorosa, em crianças pequenas e lactentes. Especificamente em relação aos exames de imagem, é importante lembrar que a radiografia simples ainda deve ser sempre a primeira opção e que as tomografias computadorizadas devem ser solicitadas sempre com rigoroso critério clínico, principalmente pelo fato que a irradiação ionizante imposta a criança em uma tomografia equivale a cerca de 400 radiografias simples de tórax! Infelizmente, esse dado é desconhecido por grande parte dos médicos. Por que solicitar uma tomografia apenas quando precisamente indicado? Vários estudos atuais demonstram os riscos aumentados de neoplasias malignas em adolescentes e adultos submetidos a exames de tomografias computadorizadas quando crianças. Além disso, são exames com custo elevado, não disponíveis em qualquer hospital, requerem administração endovenosa de sustância de contraste e, muitas vezes, implicam a necessidade de anestesia geral na criança para que permaneça imobilizada durante a realização do exame.

Verificamos na prática clínica que, nos dias de hoje, uma criança com pneumonia complicada com derrame pleural muito frequentemente é submetida a um ou mais exames de tomografia computadorizada, que poderiam ser evitados e substituídos por exame clínico seriado e radiografias simples, quando necessário. Se considerarmos que as crianças que tratamos nos tempos atuais deverão viver cerca de 90 a 100 anos e que poderão ter outras doenças no decorrer da vida com indicação mais adequada para realização de um exame de tomografia, concluímos facilmente a importância do que foi exposto anteriormente. A outra opção de exame de imagem, representada pela ressonância magnética, tem a vantagem de evitar a radiação ionizante, mas constitui exame não facilmente disponível em qualquer hospital e, de modo geral na criança, requer anestesia geral além da administração de contraste endovenoso com potencial risco de reações alérgicas. Diante do exposto, fica mais uma vez demonstrada a importância do quadro clínico para o diagnóstico das doenças na criança. Finalmente, lembramos duas citações que costumamos transmitir aos alunos e residentes: "nada é mais estimulante ao médico do que o raciocínio clínico" e "a competência do médico é inversamente proporcional aos exames subsidiários que ele solicita".

Como mensagem final, nosso muito obrigado a todos os coautores do presente livro!

Uenis Tannuri
Professor Titular da Disciplina de Cirurgia Pediátrica e Transplante Hepático
do Departamento de Pediatria da FMUSP

Ana Cristina Aoun Tannuri
Professora-Associada da Disciplina de Cirurgia Pediátrica e Transplante Hepático
do Departamento de Pediatria da FMUSP

Coleção Pediatria do Instituto da Criança e do Adolescente do HCFMUSP

1. Hematologia Pediátrica – 2ª edição
2. Doenças Reumáticas na Criança e no Adolescente – 3ª edição
3. Doenças Respiratórias – 3ª edição
4. Endocrinologia na Prática Pediátrica – 3ª edição
5. Alergia e Imunologia para o Pediatra – 3ª edição
6. A Promoção da Saúde na Infância – 2ª edição
7. Pronto-Socorro – 3ª edição
8. Otorrinolaringologia na Infância – 2ª edição
9. Dermatologia Pediátrica – 2ª edição
10. Fisioterapia – 2ª edição
11. Terapia Intensiva – 2ª edição
12. Nutrologia – 2ª edição
13. Doenças Cirúrgicas da Criança e do Adolescente – 2ª edição
14. Genética na Prática Pediátrica – 2ª edição
15. Urologia
16. Neonatologia – 2ª edição
17. Gastroenterologia e Hepatologia
18. Infectologia – 2ª edição
19. Cardiologia Pediátrica
20. Psiquiatria da Infância e Adolescência
21. Diagnóstico por Imagem
22. Doenças Neoplásicas da Criança e do Adolescente
23. Neurologia
24. Oftalmologia
25. Medicina de Adolescentes

Seção I

Geral

Cuidados pré e pós-operatórios na criança

1

Ana Cristina Aoun Tannuri

Após ler este capítulo, você estará apto a:

1. Identificar as principais alterações metabólicas e nutricionais decorrentes das afecções cirúrgicas nas diferentes faixas etárias.
2. Compreender a fisiologia dos diferentes sistemas na criança com afecção cirúrgica.
3. Descrever as necessidades hidreletrolíticas e nutricionais basais diárias.
4. Estabelecer um esquema prático de hidratação parenteral.
5. Monitorar o estado de hidratação da criança.

INTRODUÇÃO

As alterações nutricionais e metabólicas decorrentes das afecções cirúrgicas são semelhantes àquelas observadas após politraumatismos, queimaduras extensas e infecções graves e decorrem basicamente do jejum e/ou de hipercatabolismo. Essas alterações, mais características nas crianças com infecção grave, são conhecidas, atualmente, como síndrome da resposta inflamatória sistêmica, por serem mediadas por citocinas inflamatórias[1,2].

A resposta metabólica no período pós-operatório imediato consiste fundamentalmente em perda de peso e balanço nitrogenado negativo, decorrente do catabolismo proteico aumentado e da ausência de ingestão de nutrientes. A magnitude desses fenômenos está relacionada com a extensão e a gravidade da doença e do ato operatório.

As respostas do organismo aos traumatismos físicos têm a finalidade de manter as condições hemodinâmicas e hidreletrolíticas. As alterações no metabolismo intermediário de hidratos de carbono, proteínas e gorduras, conhecidas como homeostase nutricional, têm a finalidade de formar substratos que são especificamente utilizados nessas situações com o objetivo de formação de energia[3].

A hiperglicemia ocorre de modo uniforme em resposta à agressão cirúrgica. Esse fato decorre do aumento da produção endógena de glicose pelo fígado por meio da neoglicogênese e da glicogenólise, fenômenos de difícil inibição e que persistem apesar da administração exógena de glicose. Em conjunto com esses fenômenos, conforme será visto adiante, a metabolização periférica da glicose está diminuída em virtude dos altos níveis de hormônios com ação antagônica à insulina.

O metabolismo dos lípides caracteriza-se por aumento da liberação dos ácidos graxos livres em intensidade proporcional à magnitude do trauma, oriundos da metabolização periférica de gorduras. Por outro lado, ocorre diminuição dos níveis séricos de colesterol e fosfolípides, os primeiros em decorrência da síntese aumentada de esteroides após o trauma.

A proteólise muscular, no período pós-operatório imediato, tem o principal objetivo de fornecer aminoácidos de baixo peso molecular que funcionam como substrato para a neoglicogênese hepática, sendo que os resíduos nitrogenados são utilizados no fígado para a síntese de ureia que será excretada na urina.

A resposta hormonal caracteriza-se por aumento da liberação de catecolaminas no período pós-traumático imediato. Estas estimulam, por sua vez, a secreção de glucagon, com consequente queda na relação molar insulina/glucagon, a qual reflete de maneira inversa a neoglicogênese hepática. Assim, a queda dessa relação favorece a liberação de glicose pelo fígado. Por outro lado, elevam-se os níveis de hormônio adrenocorticotrófico (ACTH) produzido pela hipófise anterior e que age sobre a adrenal, provocando aumento da liberação de glicocorticoides. Estes, com ação antagônica à insulina, inibem a captação de aminoácidos e a síntese proteica no tecido musculoesquelético, e em outros tecidos também, enquanto estimulam a síntese de enzimas hepáticas associadas ao catabolismo proteico.

A produção de aldosterona é estimulada pelo aumento dos níveis de ACTH e principalmente em consequência da redução do volume do compartimento extracelular efetivo, causado pelo edema traumático. Paralelamente, ocorre aumento de liberação de hormônio antidiurético. O principal efeito é a retenção hidrossalina, com queda na concentração de sódio urinário.

A insulina é o principal hormônio regulador dos fenômenos de anabolismo e catabolismo pós-operatório e promove o armazenamento de glicose e ácidos graxos e o influxo de aminoácidos no tecido musculoesquelético. As catecolaminas (adrenalina e noradrenalina) exercem efeito inibidor sobre a secreção de insulina e esse grau de supressão está relacionado com a gravidade e a extensão do trauma. No período pós-operatório há deficiência insulínica relativa, em conjunto com o aumento da excreção urinária desse hormônio[4]. Como consequência, ocorre a mobilização dos nutrientes, elevando-se os níveis plasmáticos de glicose, aminoácidos e ácidos graxos livres. Assim, demonstrou-se que a administração exógena de insulina no período pós-operatório imediato promove melhora do balanço nitrogenado[5].

Os níveis de glucagon elevam-se, em consequência dos traumatismos, estimulados pelas catecolaminas. Esse hormônio tem marcante atividade glicogenolítica e neoglicogênica, e seu principal local de ação é o fígado, que estimula a produção de glicose, inclusive a partir de lactato, piruvato e glicerol.

Esse conjunto de respostas às agressões cirúrgicas ocorre em adultos e adolescentes. Em recém-nascidos (RN), na primeira semana de vida, submetidos a cirurgias de pequeno e médio portes, não se observa aumento da perda urinária de nitrogênio ou retenção hidrossalina, em virtude da natural tendência ao anabolismo proteico e ao aumento da água corpórea total e do compartimento extracelular[6]. Nos RN, as cirurgias abdominais de grande porte causam elevação do consumo de oxigênio e do gasto energético basal moderado (15%) e imediato (pico em 4 horas) com rápido retorno aos níveis basais com 12 a 24 horas de pós-operatório[7].

Dessa forma, RN e lactentes, em períodos de pós-operatório, apresentam aumento discreto das necessidades calóricas e do *turnover* de proteínas, em razão da menor intensidade do catabolismo, diferentemente de crianças maiores e adultos. Há mínima alteração no fluxo proteico corpóreo, na síntese proteica e na oxidação de aminoácidos ou degradação proteica, o que leva à especulação de que os RN e os lactentes derivam a proteína e a energia do crescimento para o reparo tecidual, evitando-se aumento do gasto energético e do catabolismo observado nos adultos.

Assim, recomenda-se que nessas situações as quantidades de aminoácidos e calorias administradas não sejam aumentadas, a fim de evitar os efeitos colaterais da administração excessiva de carboidratos (fígado gorduroso) ou proteínas (acidose metabólica), genericamente denominados *overfeeding*[8-10].

O tratamento para manutenção hidreletrolítica e metabólica da criança, impossibilitada de receber nutrição enteral no período pós-operatório, pode ser realizado com hidratação ou nutrição parenteral.

FISIOLOGIA NA CRIANÇA COM AFECÇÃO CIRÚRGICA

Sistema Respiratório

A resistência das vias aéreas é alta no RN, que respira quase exclusivamente pelas narinas. O consumo de oxigênio é de aproximadamente 7 mL/kg/minuto (2 vezes maior que o de adulto). A apneia perioperatória é mais comum em prematuros, por isso, nos primeiros 2 a 3 meses de vida, eles devem ficar internados em período de observação mais prolongado (cerca de 24 horas) no pós-operatório.

Sistema Cardiovascular

O miocárdio do neonato tem capacidade limitada de aumentar o volume de ejeção, assim, o aumento do débito cardíaco depende exclusivamente da capacidade de elevação da frequência cardíaca. Aproximadamente 50% dos prematuros têm ducto arterioso pérvio. A administração exagerada de volume pode reabrir o ducto arterioso recém-fechado.

Sistema Nervoso Central

As variações no fluxo sanguíneo cerebral do RN, que apresenta vasos sanguíneos subependimários ainda não adequadamente desenvolvidos, parecem ser a causa principal da alta incidência de hemorragias intracranianas nesta faixa etária (principalmente em prematuros). Outras causas de sangramento no sistema nervosa central (SNC) são a rápida infusão de coloides ou soluções hiperosmolares, hipernatremia, acidose e ventilação com pressão positiva intermitente. Os RN são particularmente sensíveis aos efeitos depressores do sistema respiratório, decorrentes da utilização de agentes anestésicos.

Homeostase Térmica

É um elemento crítico no RN em razão da grande superfície corpórea relativa ao peso, à pequena quantidade de gordura subcutânea e à reduzida capacidade muscular para gerar calor. A associação desses fatores com a perda de calor por meio da exposição de grandes superfícies durante a cirurgia, à administração de soluções endovenosas em temperatura ambiente e ao bloqueio do processo de autorregulamentação decorrente dos agentes anestésicos, tornam o RN suscetível à hipotermia. Esta leva ao aumento da resistência vascular periférica, induz ao metabolismo anaeróbico, aumenta o consumo de energia, diminui o inotropismo e o cronotropismo cardíaco, deprime o SNC, diminui a atividade enzimática e altera o sistema de coagulação.

Hematologia e Coagulação

O RN tem concentração de hemoglobina (Hb) dependente do grau de transfusão placentária, em geral, em torno de 18 g/dL, com predomínio de Hb do tipo fetal (HbF), que tem maior afinidade pelo oxigênio em relação à Hb do adulto, resultando em desvio da curva de dissociação da Hb para a esquerda. Em virtude da maior velocidade de destruição das hemáceas e à limitada produção, ocorre anemia fisiológica nos primeiros 6 meses de vida. Nos primeiros dias de vida, em particular nos prematuros, a síntese de fatores da coagulação dependentes de vitamina K é inadequada e pode gerar um estado de hipocoagulabilidade (doença hemorrágica do RN), que pode ser corrigida pela administração de vitamina K.

Água e Eletrólitos

Nos prematuros, 80% do peso corpóreo são representados por água, com redução para 65% após o primeiro ano de vida e, aos 2 anos, assemelha-se ao do adulto (55%). O volume plasmático intravascular varia de 5% do peso corpóreo em adultos a até 8% (80 mL/kg) em neonatos. A água total corpórea é dividida em dois compartimentos: o intracelular e o extracelular. O fluido extracelular representa um terço da água corpórea total e tem o sódio como o principal cátion e o cloreto e o bicarbonato como os principais ânions. Já o fluido intracelular representa dois terços da água corpórea total e tem o potássio como o principal cátion. A função renal do RN é caracterizada pela baixa taxa de filtração glomerular (cerca de 25% da taxa dos adultos) e baixa capacidade de concentração urinária que o torna menos tolerante à desidratação. O rim do RN pode concentrar a urina entre 500 a 600 mOsm/L e os prematuros 400 mOsm/L (o adulto chega a 1.200 mOsm/L), por isso requer 2 a 4 mL/kg/hora de diurese para excretar os solutos (crianças necessitam de 1 a 2 mL/kg/hora e adultos 0,5 a 1 mL/kg/hora).

As Tabelas 1.1, 1.2 e 1.3 evidenciam as necessidades basais diárias hidreletrolíticas e nutricionais.

Tabela 1.1 Necessidades basais de água[11]

10 kg	100 mL/kg/dia
11 a 20 kg	1.000 mL + 50 mL/kg/dia para cada kg acima de 10 kg
> 20 kg	1.500 mL + 20 mL/kg/dia para cada kg acima de 20 kg
Adulto	2.000 mL a 3.000 mL/dia

Tabela 1.2 Necessidades basais de sódio e potássio[12]

Sódio	3 mEq/kg/dia (máximo 80 mEq/dia)
Potássio	2,5 mEq/kg/dia (máximo 40 mEq/dia)

Tabela 1.3 Necessidades nutricionais básicas diárias[13]

	Até 10 kg	11 a 20 kg	> 21 kg
Calorias	100 cal/kg	90 cal/kg	80 cal/kg
Proteínas	2,5 g/kg/dia	2 g/kg/dia	1,5 g/kg/dia

Sistema Imunológico

No RN, a atividade total do complemento é 50% da atividade do adulto. A concentração de complemento C3, C4, complexo C5, fator B e properdina também estão diminuídos em comparação com os adultos. A imunoglobulina M é ausente, pois não passa pela placenta.

HIDRATAÇÃO PARENTERAL

É o método terapêutico que visa a repor perdas corpóreas e a manter a homeostase em relação à água, às calorias e aos eletrólitos. É universalmente utilizada, há algumas décadas, para variados períodos de jejum ou de má aceitação alimentar, pré ou pós-operatório de doença grave, infecção, comas de diferentes etiologias etc. Os elementos incluídos nos esquemas de hidratação na criança serão analisados a seguir.

Água

A reposição basal de água deve compensar a perspiração insensível e as perdas pulmonares, acrescidas do volume de diurese. Deve-se levar em conta a produção endógena de água decorrente do catabolismo. Dessa forma, administram-se os volumes, de acordo com as especificações da Tabela 1.4.

Eletrólitos

O sódio e o potássio são administrados de forma sistemática nos esquemas de hidratação parenteral, nas doses de 2 a 3 mEq/dia e 2,5 a 5 mEq/kg/dia, respectivamente. Ressalta-se que nos 1º e 2º dias de pós-operatório, o potássio pode ser omitido em virtude da liberação endógena natural desse íon como resposta ao traumatismo cirúrgico.

Tabela 1.4 Necessidade de água nas diferentes idades[13,14]

Idade	Volume
Recém-nascido pré-termo extremo (idade gestacional < 28 semanas)	150 a 200 mL/kg/dia
Recém-nascido pré-termo	100 a 150 mL/kg/dia
Recém-nascido a termo (até o 3º dia)	60 a 80 mL/kg/dia
Recém-nascido a termo (3º ao 7º dia)	80 a 100 mL/kg/dia
Recém-nascido a termo (após o 7º dia)	100 a 120 mL/kg/dia
Lactentes (até 10 kg)	100 mL/kg/dia
Lactentes (11 a 20 kg)	80 a 90 mL/kg/dia
Pré-escolar (21 a 30 kg)	50 a 80 mL/kg/dia

Calorias

Na hidratação convencional, diferentemente da nutrição parenteral, o objetivo quanto às calorias é fornecer taxa mínima suficiente para suprimir a cetose de jejum e reduzir a neoglicogênese a partir dos aminoácidos derivados da proteólise muscular. Para tanto, deve-se oferecer 25 a 30 cal/kg de peso/dia na forma de solução glicosada a 5%. Administrações de maiores quantidades de glicose, em períodos de pós-operatório, desacompanhadas de aminoácidos e outros elementos essenciais à síntese proteica, são inúteis e podem, inclusive, acarretar hiperglicemia indesejável.

Cálcio

Embora não esteja incluído nas prescrições habituais, esse íon deve ser suplementado em crianças desnutridas e em RN a termo na dose de 1 a 2 mEq/kg/dia. Os RN pré-termo devem, obrigatoriamente, receber cálcio em doses proporcionalmente maiores, de 4 a 6 mEq/kg/dia. A forma mais comum de administração é o gluconato de cálcio a 10% e cada mL deve conter 0,45 mEq de íon cálcio.

Perdas e Edema Traumático

As perdas de líquido por meio de sonda nasogástrica, ileostomias, bem como edema traumático pós-operatório, devem ser consideradas nas hidratações após cirurgias de médio e grande portes. Os principais componentes desses líquidos são especificados na Tabela 1.5.

Esquema Prático de Hidratação Parenteral

Na prática, muitas vezes, é difícil estabelecer com precisão o volume e a composição de líquidos necessários para hidratação parenteral. Também, pequenas diferenças não têm repercussões clínicas, por causa da pronta resposta renal a esses desvios.

Tabela 1.5 Composição eletrolítica dos principais líquidos corpóreos[14]		
Tipo de líquido	Sódio	Potássio
Drenagem de sonda nasogástrica	60 a 80 mEq/L	10 a 15 mEq/L
Bile	140 mEq/L	5 mEq/L
Drenagem de ileostomia	110 mEq/L	5 a 30 mEq/L
Edema traumático	140 mEq/L	5 mEq/L

Para a manutenção recomenda-se um esquema prático com a seguinte composição:

Solução glicosada a 5% . . . . 1.000 mL
Cloreto de sódio a 20% . . . . 10 mL (35 mEq de Na^+)
Cloreto de potássio a 19,1% . . . . 10 mL (25 mEq de K^+)

Essa solução deve ser administrada em velocidade de 100 a 150 mL/kg/dia, repondo-se na manutenção as perdas anômalas (sondas, ileostomias, fístulas) e o edema traumático. As perdas anômalas maiores deverão ser repostas com essa mesma solução, volume a volume.

Apesar de constituir excelente arma terapêutica, a hidratação parenteral não deve ser utilizada por períodos de jejum superiores a 4 dias. Nessas situações, recomenda-se a substituição pela nutrição parenteral completa.

MONITORAÇÃO DA HIDRATAÇÃO

O controle clínico do estado de hidratação compreende a avaliação do turgor, a tensão das fontanelas e do globo ocular, a umidade da mucosa e o ritmo de diurese. A monitoração dos sinais vitais (pressão arterial, pressão venosa central, preenchimento capilar) é útil, mas pode estar sujeita a erros em RN de baixo peso quando a técnica ou os equipamentos forem inadequados.

A avaliação periódica do peso corpóreo, do ritmo de diurese e da osmolaridade e densidade urinária são métodos práticos e simples para controlar o estado de hidratação.

Da mesma forma, deve ser realizada monitoração periódica dos eletrólitos séricos, a fim de se adequar a reposição às eventuais perdas.

Como já descrito anteriormente, há tendência à retenção hídrica e de sódio pela liberação de aldosterona e hormônio antidiurético no período pós-operatório. Dessa forma, ocorre diminuição da natremia sérica, porém com aumento do sódio corpóreo total. Hiponatremias leves e assintomáticas devem ser encaradas como uma resposta fisiológica ao estresse cirúrgico, não necessitando, portanto, de correções rápidas ou de aumento do aporte natrêmico.

CONCLUSÕES

A resposta metabólica no período pós-operatório imediato em crianças e adultos consiste no aumento do catabolismo proteico e retenção hidrossalina. Em RN, esses fenômenos não são tão evidentes.

Existem alterações específicas que ocorrem no sistema respiratório, cardiovascular, nervoso central, imunológico e na homeostase térmica das crianças submetidas a procedimentos cirúrgicos que são diferentes das respostas dos adultos.

A hidratação parenteral busca a reposição de água, eletrólitos e glicose, dessa forma, deve ser adequada às necessidades basais e às eventuais perdas patológicas.

REFERÊNCIAS BIBLIOGRÁFICAS

1. Clevenger FW. Nutritional support in the patient with the systemic inflamatory response syndrome. Am J Surg. 1993;165(Suppl):68-74.
2. Salles MJ, Sprovieri SR, Bedrikow R, Pereira AC, Cardenuto SL, Azevedo PR, et al. Systemic inflammatory response syndrome/sepsis-review and terminology and phisiopathology study. Rev Assoc Med Bras. 1999;45(1):86-92.
3. Souba WW. Homeostase: alterações corporais no trauma e pós-cirúrgicas. In: Sabiston DC. Fundamentos da cirurgia. 2nd ed. Philadelphia: WB Saunders; 1994.
4. Tannuri U, Coelho MCM. Serum insulin/glucose ratio and urinary loss of insulin after trauma in young animals: effect of adrenergic blockade. Pediatr Surg Int. 1992;8(2):210-4.
5. Tannuri U, Amaral LA, Maksoud JG. Effect of insulin on protein catabolism after injury in young animals. J Pediatr Surg. 1982;17(3):296-9.
6. Pierro A, Eaton S. Metabolism and nutrition in the surgical neonate. Semin Pediatr Surg. 2008;17(4):276-84.
7. Jones MO, Pierro A, Hammond P, Lloyd DA. The metabolic response to operative stress in infants. J Pediatr Surg. 1993;28(10):1258-62.
8. Jaksic T, Shew SB, Keshen TH, Dzakovic A, Jahoor F. Do critically ill neonates have increased energy expenditure? J Pediatr Surg. 2001;36(1):63-9.
9. Pownis MR, Smith K, Rennie M, Halliday D, Pierro A. Effect of major abdominal operations on energy and protein metabolism in infants and children. J Pediatr Surg. 1998;33(1):49-56.
10. Falcão MC, Tannuri U. Nutrition in the pre and post operative period. Rev Hosp Clin Fac Med. 2002;57(6):299-308.
11. Bohn D. Fluid, electrolyte and respiratory management. In: Puri P, Höllwarth M, editors. Pediatric Surgery. Heidelberg: Springer; 2009.
12. Maksoud JG. Cirurgia pediátrica. 2ª ed. Rio de Janeiro: Revinter; 2003.
13. Tannuri U, Maksoud JG. Suporte nutricional em cirurgia pediátrica. In: Maksoud JG. Cirurgia Pediátrica. 2ª ed. Rio de Janeiro: Revinter; 2003.
14. Tannuri U, Tannuri AC. Afecções cirúrgicas do RN. In: Rugolo LMSS, editor. Manual de neonatologia. 2ª ed. Rio de Janeiro: Revinter; 2000.

Vias de acesso vascular 2

Uenis Tannuri

Após ler este capítulo, você estará apto a:
1. Avaliar a importância do acesso vascular na criança doente.
2. Identificar os tipos de acesso vascular em crianças.
3. Reconhecer as indicações do acesso vascular no tratamento de uma criança com determinada afecção clínica ou cirúrgica.

INTRODUÇÃO

Em quase todas as afecções cirúrgicas da criança, o acesso vascular venoso, algumas vezes combinado com acesso arterial, é um procedimento básico e indispensável nas diferentes fases do tratamento.

A colocação e a possibilidade da manutenção de cateteres em veias centrais por período prolongado modificaram substancialmente o tratamento e o prognóstico de várias afecções clínicas e cirúrgicas na criança. No início da década de 1950, surgiu o primeiro relato sobre a introdução de cateter em veia subclávia através de punção percutânea[1]. Em 1968, com o relato do primeiro caso clínico de nutrição parenteral prolongada em criança, foi possível avaliar a importância e os benefícios dos cuidados na manutenção da via de acesso endovenosa no longo prazo[2]. A partir dessa época, a utilização dos cateteres venosos profundos tornou-se rotineira e bastante difundida, pela melhora da qualidade dos materiais de que são confeccionados estes dispositivos, o aperfeiçoamento progressivo das técnicas para o acesso vascular, bem como a prevenção e o tratamento das complicações.

Erroneamente, na maioria dos centros médicos, as dissecções venosas ou a colocação de cateter por punção percutânea são atos operatórios considerados de pequeno porte e, portanto, delegados a cirurgiões menos experientes, em início de aprendizado. No entanto, a prática clínica demonstra que esses procedimentos exigem, necessariamente, o perfeito conhecimento anatômico dos vasos da região, muita habilidade técnica, indicação criteriosa e, principalmente, a noção das complicações que possam surgir se não forem corretamente executados.

O acesso arterial por punção isolada, para coleta de amostra única de sangue ou para colocação de cateter, tem sido cada vez mais utilizado em crianças com doença grave internadas em unidades de terapia intensiva (UTI) ou durante cirurgias de grande porte.

ACESSO VENOSO

Acesso Venoso Periférico

O acesso venoso periférico é feito por meio de punção das veias superficiais visíveis do dorso das mãos, do antebraço, do dorso dos pés e do couro cabeludo, com agulhas metálicas do tipo *Butterfly*® ou com dispositivos em que um pequeno cateter de 2 a 3 cm, feito de teflon, é conduzido no interior da veia por uma agulha em seu interior. Após verificar-se que a luz da veia foi atingida, pelo refluxo de sangue, o cateter é totalmente introduzido e a agulha é finalmente retirada.

As veias do dorso das mãos são as de primeira escolha. São superficiais, de bom calibre e de fácil punção. As veias da face anterior do antebraço são mais delgadas e tortuosas, o que as torna adequadas para administração de líquidos apenas em crianças anestesiadas, e de difícil manutenção nas que estejam acordadas. Na dobra anterior dos cotovelos, as veias intermédia, basílica e cefálica constituem boas opções, com a única desvantagem de exigir a imobilização da articulação para a manutenção em longo prazo. Nos membros inferiores, as veias superficiais utilizadas são as tributárias da safena interna, na região do maléolo interno e na face dorsal do pé. Em recém-nascidos (RN) e lactentes pequenos, as veias do couro cabeludo, apesar de serem delgadas e exigirem agulhas muito finas, são adequadas para a administração de soluções de hidratação parenteral, com as vantagens de serem superficiais e não exigirem a imobilização da criança para manutenção em longo prazo.

O período útil de cada veia superficial é de 24 a 72 horas. No entanto, quando se administram soluções hiperosmolares, como em nutrição parenteral periférica, recomenda-se o rodízio sistemático das veias a cada 48 horas, mesmo na ausência de flebites. Com isso, a recuperação das veias utilizadas é mais rápida e completa.

Diante da impossibilidade de novas punções, torna-se necessário cateterização da veia central por punção percutânea ou dissecção.

A principal vantagem das punções de veias periféricas é o baixo risco de complicações inerentes às veias profundas. As complicações mais comuns são as flebites superficiais e o extravasamento da solução ou dos medicamentos administrados.

Punção Intraóssea

Em situações de emergência, quando não se consegue acesso venoso rápido, pode-se utilizar a infusão de soluções na medula óssea. A justificativa para a utilização dessa via é que os vasos intramedulares não se colabam, mesmo diante de hipotensão grave ou choque, o que permite pronta absorção de drogas, soluções cristaloides e produtos hemoderivados[3]. A substância injetada no interior da medula atinge, inicialmente, os múltiplos vasos sinusoides venosos, em seguida, o seio venoso central e, finalmente, o interior da veia responsável pela drenagem sanguínea do osso.

Na criança com idade até 4 anos, os ossos longos contêm praticamente apenas medula vermelha. Os locais mais adequados para punção medular são a tíbia, o terço distal do fêmur e a crista ilíaca. Após infiltração anestésica na pele, no subcutâneo e no periósteo, punciona-se a medula da tíbia 1 a 3 cm abaixo da tuberosidade anterior com agulha calibre 16 ou *Butterfly*® 19, conectadas a uma seringa (Figura 2.1). No fêmur, o ponto de acesso localiza-se, em média, 3 cm acima do côndilo medial e, na crista ilíaca, na face posterior. Após a penetração do córtex ósseo, percebe-se que a agulha atingiu a medula pela falta de resistência e pela obtenção de sangue ao aspirar a seringa. As soluções podem ser administradas por gravidade ou sob pressão. As complicações decorrentes dessa via, como celulites e osteomielites, são raras, aproximadamente 1 a 2% dos casos[4].

Acesso Venoso Profundo

O acesso às veias profundas para cateterização, bem como as técnicas para a manutenção dos cateteres por longo prazo, representou um dos grandes avanços da cirurgia pediátrica nos últimos 50 anos. As principais finalidades do cateter venoso central na criança constituem:

- Administração de fluidos, sangue e drogas durante anestesia para cirurgias de grande porte.
- Hidratação parenteral pré ou pós-operatória.
- Administração endovenosa de drogas por diferentes períodos.

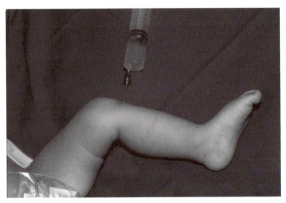

Figura 2.1 Punção intraóssea para hidratação parenteral em criança em unidade de terapia intensiva, antes de se conseguir uma via de acesso venoso. (Veja imagem colorida no encarte.)

- Nutrição parenteral prolongada.
- Exsanguinotransfusão em RN.
- Quimioterapia.
- Hemodiálise.
- Plasmaférese.
- Utilização para medidas da pressão venosa central.
- Coletas de sangue para exames laboratoriais[5].

Do mesmo modo, a cateterização venosa ou arterial é indicada em situações em que se faz necessário algum tipo de circulação extracorpórea, como na cirurgia cardíaca ou no tratamento da hipertensão pulmonar grave do RN, em que se utiliza atualmente a circulação extracorpórea com oxigenador de membrana[6].

Cateteres

Os cateteres podem ter luz única, dupla ou tripla e ser utilizados de acordo com a indicação de cada caso.

O cateter de silicone é o mais adequado para cateterização endovenosa em qualquer idade. É pouco reativo e trombogênico, e é flexível, o que facilita a progressão pelo trajeto venoso, mesmo que haja angulações. A aquisição no mercado brasileiro é fácil e existem vários calibres adequados a todos os tipos de veias, para todas as idades.

O cateter de poliuretano apresenta características similares às do silicone quanto à baixa capacidade de induzir reações no endotélio venoso ou trombogenicidade. No entanto, tem a desvantagem de ser menos flexível, o que o torna inadequado para cateterização de veias periféricas, sendo bastante utilizado atualmente para acesso venoso central, apenas por punção de veia jugular interna, subclávia ou femoral.

Seldinger elaborou uma técnica para a introdução de cateteres flexíveis em veias profundas utilizando um fio-guia metálico, um dilatador e um dispositivo introdutor[7]. Após a punção da veia, o fio-guia é introduzido através da agulha até o átrio direito, o que é indicado pelo aparecimento de extrassístoles no monitor cardíaco. Logo após, com a orientação do fio, introduz-se um dilatador para aumentar o orifício de entrada na veia. Esse dispositivo é retirado e, em seguida, é introduzido o cateter de poliuretano orientado pelo fio-guia, finalmente tracionado. Quando se deseja utilizar cateter de silicone, em virtude da maleabilidade, torna-se necessária a introdução de um dispositivo de plástico através do fio-guia, seguido da sua retirada. O cateter é, então, introduzido por dentro desse dispositivo denominado "camisa". À medida que o cateter é introduzido, a camisa é aberta longitudinalmente, sendo finalmente retirada.

Em algumas situações, a previsão de permanência do cateter é de até 2 a 3 anos. Crianças com síndrome do intestino curto e neoplasias malignas em quimioterapia ou no período pré ou pós-operatório do transplante de medula óssea habitualmente necessitam de cateter por longo tempo para múltiplas finalidades: administração de soluções nutrientes, antibióticos, sangue ou produtos hemoderivados, coletas de amostras de sangue para exames laboratoriais de controle. Para esses casos, os cateteres de Broviac e Hickman são mais adequados, pois apresentam características que permitem a utilização descontínua e são próprios para permanência por prazo bastante prolongado: são de silicone e possuem um anel de dacron a mais ou menos 30 cm da extremidade proximal do cateter. Esse anel situa-se na porção extravascular do cateter que permanece no subcutâneo do paciente e estimula a formação de fibrose em sua volta, o que permite maior fixação aos tecidos. A extremidade proximal do cateter é ocluída com tampa pelo sistema de rosca durante os períodos em que a administração de solução nutriente ou hidrossalina é interrompida. O cateter de Broviac difere do de Hickman por apresentar proteção adicional constituída por um outro cateter mais calibroso que envolve toda a porção extravascular localizada no túnel subcutâneo e que fica em contato com o exterior (Figura 2.2).

Os cateteres de luz única, dupla ou tripla, são suficientes para a medida da pressão venosa central e para a coleta de sangue. Quando são necessárias medidas de pressão de átrio direito, artéria pulmonar e débito cardíaco, utiliza-se o cateter de Swan-Ganz introduzido por meio da técnica de Seldinger ou da dissecção venosa.

Em crianças com insuficiência renal, às vezes a diálise peritoneal não é factível, sendo que a hemodiálise em sessões repetidas constitui a única possibilidade terapêutica no período de espera do transplante renal. Nesses casos, utilizam-se cateteres de silicone com dupla luz, do tipo Broviac, Hickman ou *perm-cath*. Neste último, os dois orifícios da extremidade distal estão em níveis diferentes, de modo que um se localiza no átrio direito e o outro na veia cava superior (Figura 2.3).

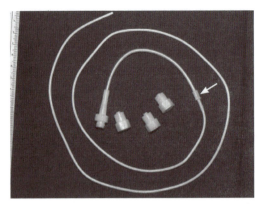

Figura 2.2 Cateter de Broviac. Notar o anel de dacron (seta) que permanecerá em contato com o tecido subcutâneo e as tampas que ocluem o cateter pelo sistema de rosca.

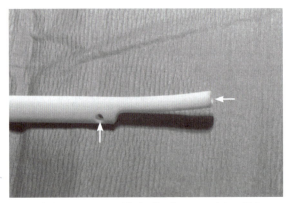

Figura 2.3 Cateter *perm-cath*. Notar a extremidade distal com os dois orifícios em níveis diferentes (setas).

O cateter totalmente implantável ou *port-cath* constitui boa alternativa para quimioterapia e suporte nutricional. É um sistema em que um cateter de silicone é conectado a uma câmara de 2 a 3 cm de diâmetro, cuja superfície anterior é constituída por um diafragma de silicone e que permanece implantada na região peitoral sobre a aponeurose do músculo peitoral maior (Figura 2.4). Na criança, o cateter é introduzido no sistema venoso central pela dissecção da veia jugular externa ou interna; em adolescentes, pode-se utilizar também veia cefálica no sulco deltopeitoral ou punção da veia subclávia. O acesso ao sistema é feito utilizando-se agulha com orifício lateral (agulha de Huber), especialmente formulada para este objetivo. No local em que a câmara é palpada realiza-se a punção, sendo que a agulha penetra a pele, o subcutâneo e o diafragma de silicone. Nos períodos em que o cateter não é utilizado, todo o interior do sistema é preenchido com heparina diluída em solução fisiológica.

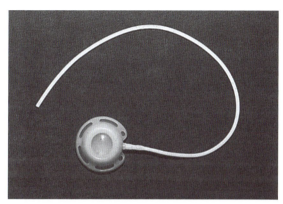

Figura 2.4 Cateter totalmente implantável ou *port-cath*. Notar o cateter (de silicone) conectado à câmara com o diafragma (também de silicone).

A cateterização percutânea na criança deriva das técnicas descritas inicialmente para o adulto[8-11]. As veias utilizadas são aquelas que drenam diretamente ao sistema cava superior ou inferior. Podem ser utilizadas as veias superficiais do braço (veia basílica ou cefálica) e do pescoço (jugular externa) ou as veias profundas (veia jugular interna ou subclávia). A tributária do sistema cava inferior mais utilizada é a veia femoral.

Qualquer que seja a via utilizada, a extremidade distal do cateter deve ser sempre localizada na entrada da veia cava superior (ou inferior) no átrio direito. A colocação da extremidade em outros pontos constitui erro técnico frequente, pois a prática demonstra que surgem flebites precocemente, às vezes muito graves, mesmo quando soluções não hipertônicas são administradas através do cateter.

Colocação de Cateter Central por Punção de Veias Superficiais

Na criança, o sistema venoso periférico, em geral, não tem calibre adequado para a punção com agulhas calibrosas que permitam a introdução de cateteres. Assim, essa técnica é habitualmente restrita a adolescentes e adultos. Outro fato que prejudica e dificulta essa via é que a progressão do cateter em direção à veia cava nem sempre é possível, em virtude da presença de válvulas ou angulações do trajeto venoso.

A vantagem da cateterização das veias superficiais em relação às veias profundas reside na visualização direta e, portanto, na maior segurança. No membro superior, a punção é facilitada com a aplicação de garrote no braço para se obter enchimento venoso mais adequado, sendo mais utilizadas as veias intermédia, basílica e cefálica do cotovelo. Na cateterização da veia jugular externa e de todas as outras tributárias da cava superior, utiliza-se a posição de Trendelenburg para melhor enchimento venoso[12]. No entanto, a colocação de cateter rígido através da veia jugular externa é muito difícil, em virtude do ângulo de 90° que existe na junção desta com a veia subclávia[13] (Figura 2.5).

Nos últimos anos, surgiram no mercado os cateteres delgados de silicone para introdução nas veias centrais por meio de punção de veias periféricas. São os cateteres conhecidos pela sigla derivada da língua inglesa PIC (*peripheral intravenous catheter*). A progressão do cateter em direção à veia cava torna-se possível pelas flexibilidade e maleabilidade do cateter de silicone, apesar da presença de válvulas ou angulações do trajeto venoso periférico. Também o auxílio de aparelhos de ultrassonografia ou raios infravermelhos auxiliam sobremaneira a visualização das delgadas veias periféricas. Esses procedimentos têm sido praticados em muitos hospitais por equipes de enfermeiras especificamente treinadas.

Punção de Veias Profundas

É a via mais utilizada para acesso ao sistema venoso central (SVC). Deve ser realizada no centro cirúrgico ou na UTI, sob rigorosas condições de assepsia, mas nunca em enfermarias. Lembrar que existem situações em que o procedimento deve ser evitado (Quadro 2.1).

Trata-se de uma punção sem visualização direta do vaso, orientada apenas por referências anatômicas. É necessária imobilização adequada da criança e, às vezes, sedação ou anestesia geral, pois a agitação aumenta os riscos de falha. O local da punção deve estar limpo e isento de lesões, sendo a assepsia realizada com solução alcoólica de clorexidina ou de iodopovidona.

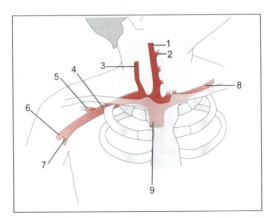

Figura 2.5 Desenho esquemático das veias do sistema cava superior. (1) veia jugular interna direita; (2) veia tireoidiana; (3) veia jugular externa (notar o ângulo de 90° com a (4) veia subclávia direita); (5) veia cefálica ao nível do sulco deltopeitoral; (6) veia axilar; (7) veia basílica; (8) veia subclávia esquerda; e (9) veia cava superior.

Quadro 2.1 Situações em que a punção de veias profundas deve ser evitada
▪ Peso inferior a 3 kg
▪ Hipotensão ou choque
▪ Presença de coagulopatia (sangramento evidente, coagulograma alterado, plaquetopenia < 50.000/mm³)
▪ Lesões na pele ou processo infeccioso nos locais de punção
▪ Trombose venosa ou tromboflebite local
▪ Malformações ou tumores cervicais ou torácicos que possam alterar a posição anatômica dos vasos

Se a criança não estiver sob anestesia geral, é necessária a infiltração da pele e do subcutâneo com anestésico local. A punção do vaso é realizada com uma agulha conectada a uma seringa parcialmente preenchida com solução fisiológica. Após a passagem da pele, a agulha é orientada em direção à veia; a introdução é lenta e sob pressão negativa aplicada no êmbolo da seringa. Uma vez atingido o vaso, deve haver livre refluxo de sangue. Não é recomendado aspirar e injetar esse sangue para se assegurar da punção correta, pois essa manobra pode deslocar a agulha do vaso ou formar hematomas, prejudicando a cateterização. Com a agulha no interior do vaso, retira-se a seringa, mantendo-se firme a posição da agulha, e com a outra mão introduz-se o cateter. Este deve seguir livre pela agulha. A resistência à progressão pode indicar posicionamento incorreto da agulha em relação à veia, à presença de angulações ou ao cateter fora do vaso. É importante lembrar que nesse momento nunca se deve realizar movimentos de tração do cateter, pelo risco de seccionar o segmento distal pela extremidade cortante da agulha. O fragmento resultante pode permanecer no subcutâneo ou ser deslocado para a circulação, alojando-se no átrio direito, no ventrículo ou na artéria pulmonar. Atualmente, a técnica de Seldinger tem sido a de primeira escolha para introdução de cateteres por punção de veias centrais[13] (Figuras 2.6, 2.7 e 2.8).

A falha na primeira punção leva o cirurgião a outras tentativas até que o procedimento seja concluído. No entanto, punções sucessivas aumentam consideravelmente o risco de complicações.

Após a introdução do cateter, é realizada a fixação à pele com pontos de fio de mononáilon ou prolene 4-0 ou 5-0. Recomenda-se que o primeiro curativo seja compressivo, com finalidade hemostática. A localização correta da extremidade do cateter é garantida com o uso rotineiro do exame radiográfico do tórax (Figura 2.9).

Veia Jugular Interna

É a via comumente utilizada, sendo, em geral, um procedimento rápido, simples e com grande possibilidade de localização adequada da extremidade do cateter, dada a situação anatômica e o trajeto retilíneo até a veia cava superior. Constitui a

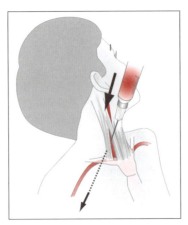

Figura 2.6 Desenho esquemático da punção da veia jugular interna direita. Notar a posição da agulha, no ápice do triângulo formado pelos dois feixes do músculo esternoclidomastóideo, em direção ao mamilo do mesmo lado.

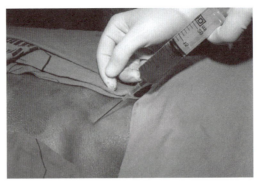

Figura 2.7 Punção da veia jugular interna. Notar a angulação da agulha em relação à pele, a seringa com solução fisiológica e o livre refluxo de sangue. (Veja imagem colorida no encarte.)

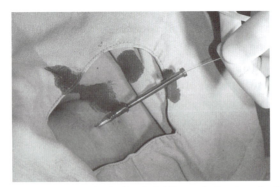

Figura 2.8 Passagem do fio condutor pela técnica de Seldinger. Após a introdução do fio tem-se a confirmação de que se localiza no átrio direito por meio da ocorrência de extrassístoles cardíacas observadas no eletrocardiograma ou por meio de radioscopia. O cateter será introduzido por fora do fio, que o "conduzirá" até o átrio direito. (Veja imagem colorida no encarte.)

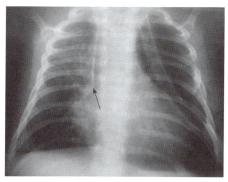

Figura 2.9 Cateter venoso central em posição ideal, na transição entre a veia cava superior e o átrio direito (seta).

primeira escolha para punção venosa profunda em crianças, reservando-se as veias subclávias ou femorais como segunda opção.

A veia jugular interna emerge da base do crânio em posição posterior à artéria carótida interna e durante o trajeto torna-se lateral e anterior. Em quase todo o percurso, localiza-se profundamente no músculo esternoclidomastóideo e termina confluindo com a veia subclávia para formar a veia inominada e, em seguida, a veia cava superior. O lado preferencial de acesso é o direito, pelo fato de o trajeto venoso ser mais retilíneo, enquanto a veia jugular interna esquerda une-se praticamente em ângulo reto com a veia subclávia.

O posicionamento adequado do paciente é obtido com a colocação de coxim sob os ombros, forçando a extensão do pescoço. A cabeça é rodada em sentido contralateral, o suficiente para melhor apresentação do músculo esternoclidomastóideo. A punção é realizada tomando como referência o próprio músculo, o triângulo formado pelos feixes esternal e clavicular (triângulo de Sedellot) e a palpação da artéria carótida. A punção pode ser anterior, posterior ou através do músculo (Figura 2.6).

Via anterior

É preferível em virtude de o trajeto venoso ser mais retilíneo, evitando-se estruturas como a artéria carótida e a traqueia. O percurso da agulha é orientado sobre o trajeto da veia jugular interna na borda anterior do músculo. A agulha deve ser introduzida a um ângulo de 30º com a superfície, dirigindo-se ao ponto médio da base do triângulo de Sedellot. Nas crianças pequenas, o ponto de punção deve ser próximo ao ângulo da mandíbula e, nas maiores, pouco acima do triângulo de Sedellot (Figura 2.10).

Via posterior

A agulha é introduzida profundamente na borda posterior do terço médio do músculo, em direção à fúrcula esternal, atingindo a veia jugular perpendicularmen-

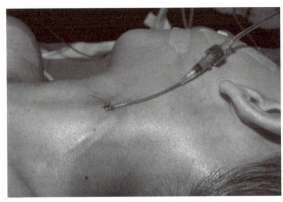

Figura 2.10 Cateter introduzido na veia jugular interna direita pela via anterior ao músculo esternoclidomastóideo. Notar a veia jugular externa. (Veja imagem colorida no encarte.)

te, o que dificulta a introdução do cateter. Também por razões anatômicas, punções inadvertidas da artéria carótida e da traqueia são frequentes; por isso, atualmente essa via é pouco utilizada.

A punção da veia através do músculo esternoclidomastóideo é a via mais utilizada. É feita no ápice do triângulo de Sedellot, com ângulo de 45º com a superfície. Direciona-se a extremidade da agulha ao centro da base do triângulo ou ao mamilo do mesmo lado. Quando se utiliza essa via, é importante lembrar que no ponto de punção a veia está mais próxima à superfície e, portanto, o comprimento da agulha introduzida é menor do que na via anterior, pois existe o perigo de atingir a cúpula pleural e a artéria carótida.

Veia Subclávia

Constitui a primeira escolha em adultos, adolescentes e crianças maiores. Localiza-se imediatamente sob a clavícula, anteriormente à artéria subclávia, sendo que a referência anatômica na superfície corresponde a um ponto situado medialmente à fenda deltopeitoral na saliência da borda inferior da clavícula, em que cruza com a primeira costela. Em RN e lactentes, existem duas peculiaridades anatômicas que tornam a punção mais difícil e de maior risco: a veia subclávia assume posição mais cefálica e a cúpula pleural estende-se até a base do pescoço. O acesso à direita é o preferido em virtude de o trajeto venoso ser mais retilíneo e mais calibroso e a cúpula pleural mais baixa. Pode-se utilizar a via infra ou a supraclavicular[11,12], sendo que a primeira, descrita originalmente por Aubaniac[1], é muito utilizada em crianças habitualmente com peso superior a 10 kg e em adolescentes (Figura 2.11).

Para a utilização da via infraclavicular coloca-se coxim sob os ombros com a finalidade de se obter melhor exposição do local da punção e a cabeça é mantida em

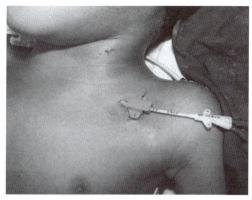

Figura 2.11 Cateter introduzido na veia subclávia esquerda. Notar os postos de fixação do cateter à pele. (Veja imagem colorida no encarte.)

posição neutra ou levemente voltada para o mesmo lado da punção para evitar que o cateter progrida de forma indesejável para a veia jugular interna homolateral. O membro superior é imobilizado de modo a rebaixar o ombro deste lado. A agulha é introduzida à altura do ponto médio da clavícula, 1 cm abaixo da borda inferior. Após a penetração na pele é mantido um pequeno ângulo de entrada, quase paralelamente às fibras do músculo peitoral, em direção à base do triângulo de Sedellot (crianças menores) ou à fúrcula esternal (crianças maiores)[12].

A via supraclavicular é pouco utilizada em crianças pelo maior risco de acidentes, como lesão da cúpula pleural e da artéria carótida. O coxim é colocado sob os ombros e a criança é posicionada com a cabeça voltada para o lado oposto à punção. Identifica-se o ponto formado pela confluência da borda lateral do feixe clavicular do músculo esternoclidomastóideo e a borda superior da clavícula. A agulha é introduzida formando um ângulo de 45° com a superfície, em direção ao terço superior do esterno, abaixo da fúrcula. Em crianças pequenas, esse trajeto não deve ultrapassar 1 a 2 cm e, nas maiores, 3 cm.

Veia Femoral

Até 20 anos atrás, a colocação de cateteres centrais através da veia femoral foi considerada um procedimento proscrito em vista do grande número de complicações, principalmente tromboflebites com infecção secundária (pela proximidade do ponto de entrada do cateter com a região perineal), gangrena de membro inferior, fístula arteriovenosa e perfuração de veia cava inferior com infusão de líquidos na cavidade peritoneal[14-18]. Esses problemas decorriam basicamente do desconhecimento da importância dos cuidados rigorosos para manutenção dos cateteres por longo prazo, bem como da má qualidade. No entanto, atualmente, a veia femoral tem sido utilizada com muita frequência, com a vantagem de permitir acesso rápido, mesmo em situações críticas de hipotensão, traumatismos ou falência cardíaca. A punção é feita na região femoral logo abaixo do ligamento inguinal, em que os elementos anatômicos dispõem-se 4 a 6 mm medialmente ao ponto em que se palpa o pulso arterial e a agulha é introduzida em ângulo de aproximadamente 45° em direção à cicatriz umbilical até que se obtenha sangue venoso[17]. A experiência clínica tem demonstrado que a utilização do sistema cava inferior é acompanhada de índices de complicações infecciosas comparáveis aos observados quando é utilizado o sistema cava superior[18]. Por outro lado, as tromboses de veia ilíaca ou cava inferior decorrentes do uso do cateter por tempo prolongado são frequentemente assintomáticas, ao contrário das tromboses de cava superior.

DISSECÇÕES VENOSAS

O acesso ao sistema venoso profundo por meio das dissecções de veias periféricas é tradicional e universalmente utilizado, pois apresenta a grande vantagem de ser um procedimento bastante seguro, em virtude de a canulação venosa ser feita com visão direta. Outra vantagem reside na possibilidade de se utilizar cateteres de silicone, cujas características já foram frisadas. No entanto, o maior inconveniente desse tipo de acesso venoso é o de não permitir a troca repetida do cateter, além de implicar inutilização da veia, pois é ligada durante o procedimento. A escolha entre dissecção de veia periférica ou punção percutânea para o acesso venoso central depende, basicamente, da experiência da equipe médica e do tipo de paciente. No entanto, deve ser considerado como última opção diante da impossibilidade de punção de acesso venoso por punção.

Para as dissecções venosas utilizam-se, inicialmente, as veias tributárias do sistema cava superior na seguinte ordem de preferência:

1. Axila: veia basílica ou axilar[19].
2. Pescoço: veias jugulares externas, faciais e, por último, jugulares internas.
3. Membro superior: veia basílica na dobra anterior do cotovelo e na face interna do braço e veia cefálica na face anterolateral.
4. Na sequência de opções, existem ainda as tributárias do sistema cava inferior, quando não houver disponibilidade do sistema cava superior, por trombose ou dissecções prévias. Entre os ramos da veia cava inferior, os mais utilizados são a croça da veia safena e a veia epigástrica profunda inferior.
5. Em adolescentes, de modo semelhante aos adultos, existe a opção da veia cefálica no sulco deltopeitoral.

6. Excepcionalmente: veias tireoidianas inferiores, mamária interna[20] ou veias intercostais[4].

As dissecções devem ser feitas em centro cirúrgico, sob anestesia geral em crianças maiores ou anestesia local com lidocaína nas crianças menores. A dose máxima dessa droga é de 7 mg/kg de peso corpóreo, ou seja, para um RN de 3 kg, o volume do anestésico a 2% não deve ser superior a 1 mL. Utilizam-se pequenas incisões transversas, entre 0,5 e 1 cm, perpendiculares ao trajeto venoso. Após a dissecção e a adequada exposição, liga-se a veia com fio de mononáilon 4, 5 ou 6-0, dependendo do calibre da veia. A venotomia, em geral transversa ao trajeto venoso, pode ser delicadamente dilatada com a própria extremidade da tesoura, detalhe técnico muito útil que facilita a introdução do cateter. Outro detalhe que possibilita o melhor manuseio, torna a feitura dos curativos mais fácil e diminui substancialmente os índices de infecção, é a exteriorização do cateter por contra-abertura, ou seja, o ponto de penetração na pele é distante do ponto de entrada na veia. Nas veias do pescoço, o cateter exterioriza-se na região retroauricular ou peitoral, sendo esta última mais adequada para os curativos e a manutenção em longo prazo. Quando são utilizadas as veias da região axilar, o cateter é exteriorizado na face medial do braço ou na face lateral do tórax e, para as tributárias do sistema cava inferior, o local de exteriorização é o flanco do mesmo lado[19].

Ao nível da axila, as veias são profundas, próximas à artéria, sendo que apenas em prematuros consegue-se visualizar a veia basílica atráves da pele. A incisão deve ser feita no ponto em que se palpa o pulso arterial. A veia basílica localiza-se, em geral, mais superficialmente ao feixe vasculonervoso da região e apresenta válvulas no interior, facilmente perceptíveis externamente, o que é muito útil para a identificação. Se a veia basílica não tiver calibre adequado, procede-se à dissecção em plano mais profundo até a veia axilar. Esta não apresenta válvulas internas e a textura é similar à da artéria, a qual poderá ser inadvertidamente cateterizada, particularmente em situações de hipotensão ou choque, em que o pulso arterial é pouco perceptível (Figura 2.12).

No membro superior, as veias periféricas podem ser dissecadas, porém, o maior inconveniente é a dificuldade de progressão dos cateteres pela presença das válvulas ou da angulação ao nível da axila. Na dobra anterior do cotovelo, utiliza-se a veia basílica ou a cefálica, habitualmente visíveis e superficiais. A primeira pode também ser dissecada na face medial do braço, que corre junto do nervo cutâneo medial do antebraço no plano da aponeurose muscular, sendo que o ponto mais utilizado para acesso é 1 a 2 cm acima e anteriormente ao epicôndilo medial do úmero. A veia cefálica é pouco utilizada na criança para cateterizações de longo prazo, por conta da dificuldade de progressão do cateter até a subclávia. A utilidade restringe-se a situa-

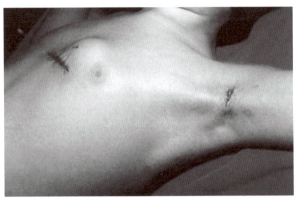

Figura 2.12 Colocação de *port-cath* por meio de dissecção da veia axilar esquerda. Notar a saliência na face anterior do tórax, correspondente ao local da câmara. (Veja imagem colorida no encarte.)

ções de dificuldade de punção venosa periférica e quando a perspectiva de duração do cateter for de poucas horas, como hidratação parenteral ou durante anestesia geral para administração de drogas e fluidos. O ponto mais comum de acesso é a face anterolateral do braço, nas proximidades da dobra do cotovelo. Outro local citado, mas pouco utilizado na prática, é o antebraço, próximo ao punho.

A veia jugular externa é muito utilizada em RN e lactentes (Figura 2.13). Habitualmente, é visível por meio da pele, superficialmente ao músculo esternoclidomastóideo, e a abordagem é feita por incisão sobre a veia. Às vezes, a introdução do cateter é dificultada pelo ângulo que existe na junção com a subclávia. Nesses casos, a rotação da cabeça para o mesmo lado da veia facilita a passagem por angulação. A veia jugular interna é dissecada por meio de incisão no ponto médio do pescoço, sobre o músculo esternoclidomastóideo: as fibras musculares são afastadas e, junto à porção profunda do músculo, a veia é identificada em íntima vizinhança com a

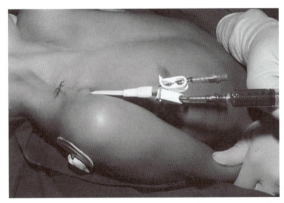

Figura 2.13 Dissecção da veia jugular externa para colocação de cateter com duplo lúmen para hemodiálise. Notar o fácil refluxo de sangue por uma das vias. (Veja imagem colorida no encarte.)

artéria carótida comum e o nervo vago. Apesar de ser facilmente encontrada, de excelente calibre e fácil canulação, a veia jugular interna deve ser mantida como uma das últimas opções. Em RN prematuros extremos, algumas vezes, é a única via de acesso, principalmente quando o objetivo do cateter for a exsanguinotransfusão.

A veia facial, ramo da jugular interna, foi inicialmente utilizada em neurocirurgia para o tratamento da hidrocefalia por meio do *shunt* ventriculoatrial, em que o acesso ao átrio era feito por essa veia. A exposição é obtida com incisão transversa, ao nível do trígono carotídeo, logo abaixo do ângulo da mandíbula, anteriormente ao músculo esternoclidomastóideo. Após a abertura das aponeuroses cervicais anterior e média, identifica-se a veia jugular interna, posteriormente à borda medial do músculo esternoclidomastóideo. Dissecando-se essa veia cranialmente, identifica-se a veia facial, cujo calibre é habitualmente adequado e o trajeto muito curto. As grandes vantagens dessa veia são a possibilidade de colocação de cateteres calibrosos e o fácil acesso central pela veia jugular interna, evitando-se a ligadura desse tronco venoso, levando essa via a ser muito utilizada atualmente para nutrição parenteral prolongada em lactentes. Dada a situação anatômica da veia, é mais conveniente que o cateter seja exteriorizado por contra-abertura na região retroauricular.

Em relação ao sistema cava inferior, os ramos utilizados para a colocação de cateter são, em ordem de preferência, a croça da veia safena magna, a veia epigástrica profunda inferior e a veia safena magna. A primeira é encontrada na região femoral, logo abaixo do ligamento inguinal, medialmente ao ponto em que se palpa o pulso arterial. Por meio de incisão transversa, identifica-se a veia no tecido subcutâneo profundo, sendo que a croça atravessa a fáscia crivosa antes de desembocar na veia femoral comum[21].

A veia epigástrica profunda é dissecada por inguinotomia transversa na prega abdominal inferior. Após abertura da pele, subcutâneo, aponeurose do músculo oblíquo maior e da fáscia transversal, identifica-se a veia cujo trajeto é curto em direção à veia ilíaca interna. A veia safena magna ao nível do maléolo tibial é superficial, de fácil acesso em situações de emergência e hipovolemia, porém, atualmente é pouco utilizada em virtude da ocorrência muito precoce de flebites e do curto período de permanência dos cateteres, dada a impossibilidade de colocá-los em posição central.

Em adolescentes e adultos, a veia cefálica no sulco deltopeitoral pode ser utilizada principalmente para a colocação de cateteres de longa permanência, exteriorizados na região peitoral. Após correr pela face lateral do braço, a veia passa pelo triângulo formado pelo músculo peitoral maior, pelo deltoide e pela borda inferior da clavícula, terminando na veia subclávia. O acesso é obtido por incisão transversa nesse triângulo, em que a veia é localizada profundamente no espaço preenchido por tecido adiposo, entre as fibras dos dois músculos (Figura 2.14). Às vezes, no entanto, o pequeno calibre da veia não permite a colocação de cateter adequado, sendo este o maior inconveniente dessa via de acesso.

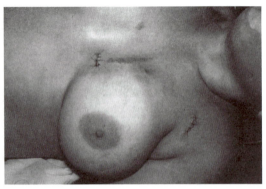

Figura 2.14 Dissecção da veia cefálica esquerda em adolescente ao nível do sulco deltopeitoral, para colocação de *port-cath*, na região intermamária. (Veja imagem colorida no encarte.)

Após a colocação do cateter, o controle da posição correta deve ser feito na sala de cirurgia antes do fechamento da incisão da flebotomia, por meio de radiografia contrastada ou radioscopia. No caso dos cateteres de silicone não radiopacos, a visualização é obtida com injeção de 1 a 2 mL de contraste iodado. Após a canulação venosa, o cateter é amarrado à veia com fio inabsorvível 5-0 ou 6-0, tendo-se o cuidado de não ocluir a luz do cateter em virtude da delicada textura das paredes. A incisão cutânea é fechada com pontos separados de fio de mononáilon fino.

Os curativos devem visar à correta fixação e impedir que o cateter seja mobilizado com os movimentos normais da criança ou em decorrência de manipulações pelo médico ou enfermagem. Os curativos devem ser meticulosamente trocados a cada 2 ou 3 dias, ou em qualquer tempo, se houver extravasamento de soluções ou refluxo de sangue. Limpa-se, cuidadosamente, o ponto de entrada do cateter na pele com solução antisséptica. É muito importante a conscientização da enfermagem e do médico de que seja tomado extremo cuidado para o cateter não ser acidentalmente tracionado durante as trocas do curativo.

Acessos vasculares em condições de exceção: os expressivos avanços em cuidados intensivos têm permitido a sobrevida prolongada de crianças em condições graves, por períodos cada vez maiores. Dessa forma, tem sido frequentes situações em que não mais existam opções para obtenção de via de acesso vascular, por trombose de veias tributárias do sistema cava superior ou inferior. Por vezes, em lactentes, depara-se com o problema de trombose da própria veia cava superior. Nessas situações, tem-se lançado mão do recurso de colocação de cateter através da veia ázigo, veias intercostais ou mesmo, diretamente no átrio direito, acessos que são obtidos por meio de toracotomia direita[22] (Figura 2.15).

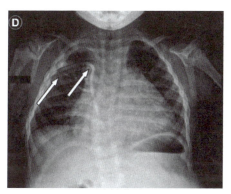

Figura 2.15 Radiografia mostrando cateter central introduzido por meio da quarta veia intercostal (setas). O acesso foi obtido por toracotomia direita.

Veia Umbilical

A cateterização da veia umbilical no RN pode ser utilizada somente em situações de emergência, durante a reanimação na sala de parto e, mais especificamente, quando houver necessidade de exsanguineotransfusões. Até o 4º ou 5º dia, a cateterização pode ser feita diretamente pela secção do coto umbilical, rente à parede abdominal. A veia é identificada no quadrante superior do coto e tem luz bastante ampla. Após a mumificação do coto umbilical, o acesso pode ser obtido ainda no período neonatal por meio de pequena incisão transversa mediana, logo acima da cicatriz umbilical (Figura 2.16). O cateter deve ser introduzido em extensão de 4 a 5 cm, suficiente para que ocorra o fácil refluxo de sangue e a extremidade distal deve situar-se na veia cava inferior, no ducto venoso ou na própria veia umbilical. Não deve ser utilizado, em hipótese alguma, para administração de soluções hipertônicas e, após 24 a 48 horas, em virtude do risco de flebite e trombose da veia porta, deve ser obrigatoriamente retirado.

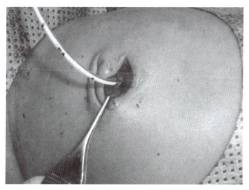

Figura 2.16 Dissecção da veia umbilical por meio de incisão supraumbilical. Notar o cateter de silicone de bom calibre introduzido na veia. (Veja imagem colorida no encarte.)

ACESSO ARTERIAL

As artérias mais habitualmente utilizadas para punção simples ou colocação de cateteres são a radial, a dorsal do pé (pediosa), a tibial posterior e a temporal superficial, sendo que no período neonatal existe também a opção das artérias umbilicais. Em outras artérias de maior calibre, como a femoral e a umeral, é permitida a abordagem com a única finalidade de punção e coleta de amostra de sangue, sendo desaconselhável a colocação de cateter pelo risco de trombose e comprometimento isquêmico de todo o membro.

A canulação da artéria tem a vantagem de permitir a aferição contínua da pressão arterial e possibilitar a fácil coleta de sangue arterial para avaliação dos gases sanguíneos ou outros exames laboratoriais, eliminando, assim, o inconveniente de punções arteriais múltiplas.

Para a canulação de artérias, em geral, introduz-se 3 a 4 cm de cateter do mesmo tipo utilizado para canulação venosa periférica até que se obtenha fácil refluxo de sangue e não se deve fazer nenhum tipo de amarradura para evitar danos ao endotélio, sendo que a fixação é garantida por pontos na pele ou por meio de curativos. A permeabilidade do cateter pode ser mantida com a administração contínua de heparina diluída em solução salina por meio de bomba perfusora de seringas. Essa forma é superior à heparinização intermitente, pois, além de permitir maior durabilidade do cateter, evita a formação de trombos no interior da artéria[23].

A artéria radial ao nível do punho é, sem dúvida, a mais habitualmente utilizada, dada a posição anatômica superficial e a consequente facilidade técnica de acesso, além de representar um vaso não terminal[24]. Na eventualidade de obstrução da artéria radial, a circulação arterial da mão, em geral, é totalmente suprida pelo arco palmar comunicante com a artéria ulnar e por outras colaterais. No entanto, em raros casos, a artéria radial não pode ser interrompida, pois a circulação através da artéria ulnar é insuficiente para manter a irrigação da mão. Portanto, é prudente proceder-se ao teste de Allen antes da punção da artéria radial. Ocluem-se temporariamente as artérias ulnar e radial ao nível do punho, por compressão digital, e, em seguida, comprime-se a mão de modo a permitir todo o retorno do sangue. A seguir, libera-se apenas o pulso da artéria ulnar e verifica-se se houve retorno da circulação arterial até a extremidade de todos os dedos. Em caso negativo, o acesso à artéria radial é contraindicado.

Para se proceder à punção, a mão é fixada em dorsoflexão, imobilizada com tala acolchoada e, em seguida, palpa-se o local em que o pulso arterial tem maior amplitude. A agulha penetra na pele obliquamente, em ângulo de 15° a 20° com a superfície, em um ponto situado 2 a 3 mm distalmente ao local em que se pretende puncionar a artéria, evitando-se transfixá-la. O fácil refluxo de sangue indica que a punção foi obtida. A seguir, introduz-se o cateter pela luz arterial e a agulha é retirada. Na possibilidade de insucesso, procede-se dissecção da artéria por meio de pequena incisão transversa e à canulação sob visão direta.

A segunda opção para acesso arterial é representada pelos vasos dos membros inferiores; a artéria dorsal do pé (continuação da tibial anterior) e a tibial posterior (ao nível do maléolo medial).

A artéria temporal superficial pode ser utilizada para cateterização quando não houver disponibilidade das artérias dos membros[25]. O acesso é feito logo acima e anteriormente ao pavilhão auditivo, local em que a artéria é mais superficial.

As artérias umbilicais originam-se das artérias ilíacas, tendo inicialmente um trajeto ventral a cada lado da bexiga, e, em seguida, dirigem-se para cima na parede abdominal, anteriormente ao peritônio parietal, em direção ao umbigo. Normalmente, obliteram-se poucos minutos após o nascimento por mecanismo de vasoconstrição, o qual pode ser retardado na vigência de hipóxia ou acidose. Podem ser cateterizadas por meio do coto umbilical até o 4º ou 5º dia e, em seguida, por minilaparotomia infraumbilical. Ao seccionar-se o coto umbilical, as artérias são identificadas no quadrante inferior da superfície de secção. O cateter a ser introduzido deve ser longo e a extremidade distal localizar-se na aorta, abaixo das artérias renais (posição que corresponde radiograficamente à terceira vértebra lombar)[26] (Figura 2.17).

As vantagens da artéria umbilical no RN são o excelente calibre e a facilidade técnica de acesso, o que permite a colocação de cateteres de bom diâmetro e, consequentemente, de maior durabilidade do que quando são utilizadas outras artérias, além de poder ser utilizados para administração de fluidos e drogas.

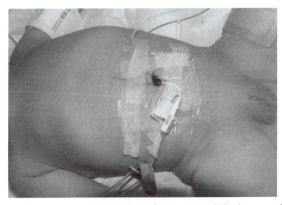

Figura 2.17 Recém-nascido com cateterização de artéria e veia umbilical, para coleta de sangue arterial e administração endovenosa de fluidos. Notar o abdome escavado em decorrência de hérnia diafragmática congênita. (Veja imagem colorida no encarte.)

Atualmente, os aparelhos modernos e sofisticados para monitoração de pressão arterial não invasiva e o oxímetro de pulso muitas vezes tornam dispensável a colocação de cateteres arteriais, principalmente quando se consideram as complicações consequentes a esse procedimento.

FÍSTULA ARTERIOVENOSA

O tratamento de crianças com insuficiência renal crônica sofreu significativo avanço nos últimos 30 anos com os recursos da diálise peritoneal (por meio dos cateteres de silicone) e da hemodiálise (por cateteres venosos centrais ou das fístulas arteriovenosas)[27]. De modo geral, a diálise peritoneal constitui a primeira escolha para o tratamento da criança com falência renal, aguda ou crônica. O acesso vascular constitui, assim, a segunda escolha e somente deve ser prioritariamente utilizado diante da impossibilidade da via peritoneal, como em casos de período pós-operatório imediato de grandes cirurgias abdominais.

Após o diagnóstico da falência de função renal e da necessidade de hemodiálise, de modo geral, indica-se inicialmente a colocação de cateter venoso central para a execução da hemodiálise, já que a fístula arteriovenosa não deve ser utilizada antes de 3 ou 4 semanas após a confecção. Esse período (período de maturação da fístula) é dado para que as veias se tornem adequadamente calibrosas antes de serem puncionadas.

Como primeira opção, utiliza-se a veia cefálica e a artéria radial ao nível do pulso do membro superior não dominante, em geral, o esquerdo (Figura 2.18). A segunda opção é representada pela fístula entre a artéria braquial e a veia cefálica ou basílica, ao nível da dobra anterior do cotovelo. Como última opção, podem ser utilizados os vasos dos membros inferiores com anastomose da veia safena com a artéria femoral[28].

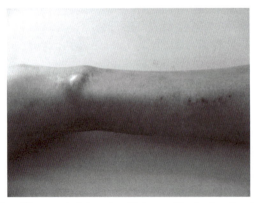

Figura 2.18 Fístula radiocefálica ao nível do pulso. Notar a saliência da veia cefálica dilatada, abaixo da incisão, e os pontos de punção para as sessões de hemodiálise. (Veja imagem colorida no encarte.)

CONCLUSÕES

Em virtude da importância da manutenção do acesso vascular no tratamento de várias afecções clínicas ou cirúrgicas da criança, o pediatra deverá sempre esgotar todos os recursos disponíveis para a manutenção do cateter endovenoso antes de proceder à remoção. Por outro lado, em determinadas situações em que se indica a colocação de um cateter endovenoso apenas para administração prolongada de antibióticos deve-se pesar todas as complicações que o procedimento poderá acarretar ao paciente. Finalmente, deve-se lembrar o papel das equipes hospitalares específicas destinadas à manutenção dos cateteres venosos centrais, principalmente nas crianças com síndrome do intestino curto em que a nutrição parenteral prolongada representa a única possibilidade de manutenção da vida[29].

REFERÊNCIAS BIBLIOGRÁFICAS

1. Dudrick SJ, Wilmore DW, Vars HM, Rhoads JE. Long-term parenteral nutrition with growth, development, and positive nitrogen balance. Surgery. 1968;64(1):134-42.
2. Tannuri U, Barros F, Tannuri AC. Treatment of short bowel syndrome in children. Value of the Intestinal Rehabilitation Program. Rev Assoc Med Bras. 2016;62(6):575-83.
3. Guy J, Haley K, Zuspan SJ. Use of intraosseous infusion in the pediatric trauma patient. J Pediatr Surg. 1993;28(2):158-61.
4. Rowe MI, O'Neill Jr JA, Grosfeld JL, Fonkalrsrud EW. Essentials of Pediatric Surgery. St Louis: Mosby; 1994.
5. Orlowski JP. My kingdom for a intravenous line (Editorial). Am J Dis Child. 1984;138(9):803-4.
6. Anderson KD. Extracorporeal membrane oxigenation. In Ashcraft, KW, Holder, TM. Pediatric surgery. 2nd ed. Philadelphia: WB Saunders; 1993.
7. Seldinger SJ. Catheter replacement of the needle in percutaneous artheriography. Acta Radiol. 1953;39(5):368-73.
8. Newman BM, Jewett JR TC, Karp MP, Cooney DR. Percutaneous central venous catheterization in children: First line choice for venous access. J Pediatr Surg. 1986;21(8):685-8.
9. Durand M, Ramanathan R, Martinelli B, Tolentino M. Prospective evaluation of percutaneous venous silastic catheters in newborns infants with birth weights of 510 to 3,920 grams. Pediatrics. 1986;78(2):245-50.
10. Loeff DS, Matlak ME, Black RE, Overall JC, Dolcourt JL, Johnson DG. Insertion of a small central venous catheter in young infants. J Pediatr Surg. 1982;17(6):944-9.
11. Eichelberger MR, Rous PG, Hoelzer DJ, Garcia VF, Koop CE. Percutaneous subclavian venous catheters in neonates and children. J Pediatr Surg. 1981;16(4 Suppl 1):547-53.
12. Yoffa D. Supraclavicular subclavian venipuncture and catheterization. Lancet. 1965;2(7413):614-7.
13. Romão RL, Valinetti E, Tannuri AC, Tannuri U. Percutaneous central venous catheterization through the external jugular vein in children: improved success rate with body maneuvers and fluoroscopy assistance. J Pediatr Surg. 2008;43(7):1280-3.
14. Nabseth DC, Jones JE. Gangrene of the lower extremities of infants after femoral venipuncture. Report of two cases. N Engl J Med. 1961;268:1003-5.
15. Asnes RS, Arendar GM. Septic artritis of the hip: a complication of femoral venipuncture. Pediatrics. 1966;38(5):837-41.

16. Fuller TJ, Mahoney JJ, Juncos LI, Hawkins RF. Arterio-venous fistula after femoral vein catheterization (Letter to the Editor). JAMA. 1976;236(26):2943.
17. Bonadio WA, Losek JD, Melzer-Lange M. An unusual complication from a femoral venous catheter. Pediatr Emerg Care. 1988;4(1):27-9.
18. Kanter RK, Gorton JM, Palmieri K, Tompkins JM, Smith F. Anatomy of femoral vessels in infants and guidelines for venous catheterization. Pediatrics. 1989;83(6):1020-2.
19. Stephens BL, Lelli JL, Allen D, Snyder ME, Cobb LM. Silastic catheterization of the axillary vein in neonates: an alternative to the internal jugular vein. J Pediatr Surg. 1993;28(1):31-5.
20. Jaime-Solis E, Anaya-Ortega M, Montezuma-Espinosa J. The internal mammary vein: an alternative route for central venous access with an implantable port. J Pediatr Surg. 1994;29(10):1328-30.
21. Meland NB, Wilson W, Soontharotoke CY, Koucky CJ. Saphenofemoral venous cutdowns in the premature infants. J Pediatr Surg. 1986;21(4):341-3.
22. Tannuri U, Tannuri AC, Maksoud JG. The second and third right posterior intercostal veins: an alternate route for central venous access with an implantable port in children. J Pediatr Surg. 2005;40(11):e27-30.
23. Lowenstein E, Little JH, Lo HH. Prevention of cerebral embolization from flushing radial-artery cannulas. N Eng J Med. 1971;285(25):1414-5.
24. Sellden H, Nilsson K, Larson LE, Ekström-Jodal B. Radial arterial catheters in children and neonates: a prospective study. Crit Care Med. 1987;15(12):1106-9.
25. Gauderer M, Holgersen LO. Peripheral arterial line insertion in neonates and infants: a simplified method of temporal artery cannulation. J Pediatr Surg. 1974;9(6):875-7.
26. Kitterman JA, Phibbs RH, Tooley WH. Catheterization of umbilical vessels in newborn infants. Pediatr Clin North Am. 1970;17(4):895-912.
27. Goldstein SL, Macierowski CT, Jabs K. Hemodialysis catheter survival and complications in children and adolescents. Pediatr Nephrol. 1997;11(1):74-7.
28. Tannuri U, Tannuri AC, Watanabe A. Arteriovenous fistula for chronic hemodialysis in pediatric candidates for renal transplantation: Technical details and refinements. Pediatr Transplant. 2009;13(3):360-4.
29. Kleidon TM, Cattanach P, Mihala G, Ullman AJ. Implementation of a paediatric peripheral intravenous catheter care bundle: A quality improvement initiative. J Paediatr Child Health. 2019; 55(10):1214-23.

Nutrição parenteral e enteral 3

Uenis Tannuri

Após ler este capítulo, você estará apto a:
1. Reconhecer alterações nutricionais nas crianças com afecções cirúrgicas.
2. Indicar o tipo de suporte nutricional no tratamento de uma criança com afecção cirúrgica.
3. Prescrever a fórmula da nutrição parenteral para uma criança em pré ou pós-operatório.
4. Reconhecer e tratar as principais complicações da nutrição parenteral ou enteral.

INTRODUÇÃO

As técnicas modernas de suporte nutricional ao paciente em estado grave são o resultado de considerável experiência prática acumulada desde o primeiro relato de nutrição parenteral (NP) prolongada em uma criança com síndrome do intestino curto[1,2]. É curioso verificar que foi apenas a partir da utilização clínica da NP que se começou a dar importância à avaliação do estado nutricional nas diferentes doenças e à utilização do trato digestivo sob outra perspectiva, ou seja, com o emprego de dietas especiais. Outro fato importante foi o aparecimento das dietas elementares, quimicamente definidas e isentas de resíduos, no início da década de 1970, introduzidas a partir da ida do homem à Lua[3]. A introdução dessas dietas na terapêutica de crianças com problemas intestinais graves significou expressivo avanço científico e reduziu, substancialmente, a utilização do suporte nutricional por via endovenosa.

NUTRIÇÃO ENTERAL

Vários estudos demonstram as vantagens e a importância da administração enteral de nutrientes, mesmo que em quantidades mínimas e, sempre que possível, em concomitância com a NP. Essas vantagens residem na possibilidade de melhor oferta proteico-calórica, melhor ganho ponderal, manutenção do trofismo da mucosa intestinal, menor risco de translocação bacteriana a partir da flora intestinal e menor possibilidade de complicações hepáticas do que quando se realiza a NP exclusiva[3-5].

VIAS DE ACESSO

Sonda Nasogástrica ou Nasoenteral

As sondas utilizadas atualmente em nutrição enteral devem ser de calibre reduzido, multiperfuradas, flexíveis e de material adequado (poliuretano ou silicone). Na criança, não há vantagens em se administrar os nutrientes diretamente no duodeno ou no jejuno. Também, as dificuldades técnicas para se posicionar e manter a sonda nesses locais, adicionadas às complicações como diarreia, cólicas e maior incidência de enterite necrosante em prematuros, fazem com que a nutrição intragástrica contínua seja cada vez mais preferida[6].

Gastrostomia e Jejunostomia

Nos casos em que houver previsão da utilização de sonda por tempo prolongado, é aconselhável a utilização de gastrostomia. Esse procedimento pode ser realizado isoladamente ou como complementação à cirurgia digestiva.

Qualquer que seja a via de acesso para nutrição enteral, é aconselhável a utilização de bombas peristálticas que permitam a administração constante de nutrientes durante as 24 horas do dia, o que certamente é vantajoso em relação à administração em bolo descontínua, nos momentos das refeições[7,8]. Dessa forma, reduz-se consideravelmente o perigo de refluxo gastroesofágico maciço e o risco de aspiração para as vias aéreas, o que representa a mais grave complicação deste método.

NECESSIDADES BÁSICAS

Água

Em virtude da grande velocidade de circulação de líquidos corpóreos, grande perda insensível e volume urinário obrigatório, a criança requer volumes hídricos proporcionalmente maiores do que o adulto, além de ser particularmente sensível à desidratação. Assim, as necessidades diárias de água para crianças em nutrição enteral são de 100 mL/kg em recém-nascidos (RN) na 1ª semana de vida, 140 a 160 mL/kg até 3 meses e 120 mL/kg até 2 anos. A partir dessa idade, administram-se volumes entre 80 e 100 mL/kg/dia[8].

Proteína

Durante os dois primeiros anos de vida, a criança deve receber por via oral entre 2 e 2,5 g/kg/dia de proteína, a qual deve conter 35% de aminoácidos essenciais[6].

Calorias

No 1º ano de vida, as necessidades calóricas totalizam 100 calorias/kg/dia. O consumo de energia por grama de tecido incorporado é de 4,6 a 5,7 calorias. Assim, considerando-se que o RN a termo tem ganho ponderal diário em torno de 12 a 15 g/kg de peso corpóreo, deduz-se que 50 a 70% das calorias são utilizadas para o crescimento. Com o transcorrer da idade, a diminuição do ritmo do crescimento e o ganho ponderal implicam menor consumo energético por unidade de peso. Dessa forma, para o adulto com peso em torno de 60 a 70 kg, as necessidades calóricas por unidade de peso são 3 vezes menores do que para o RN. É interessante notar que as necessidades calóricas não estão aumentadas em RN ou lactentes em situações de estresse ou pós-operatório, diferentemente de adultos[4].

Hidratos de Carbono

Devem suprir 40 a 50% do total de energia requerido pela criança. Podem ser utilizados em forma integral (amido), parcialmente digeridos (polímeros), dissacarídeos (sacarose) ou, finalmente, na forma monômera (glicose). O inconveniente desta é, da mesma maneira que para os aminoácidos, a capacidade de conferir maior osmolaridade à solução final.

Gorduras

Têm a vantagem de fornecer maior número de calorias por massa de substrato (9 cal/g), em relação aos carboidratos (4 cal/g), e de não apresentar poder osmótico. A maioria das fórmulas enterais contém óleos vegetais que são bem absorvidos pela mucosa intestinal de lactentes. No entanto, tem-se dado preferência para os triglicérides de cadeia média (TCM), pois estes são mais facilmente absorvidos que os de cadeia longa. Nos últimos anos, têm sido muito estudados os efeitos benéficos da adição dos ácidos graxos ômega 3 às dietas enterais: atenuação da resposta inflamatória, incremento da defesa antioxidante e aumento da oxidação lipídica em relação ao estoque celular[5].

Eletrólitos e Vitaminas

As necessidades de eletrólitos e vitaminas na criança em nutrição enteral são semelhantes àquelas em nutrição endovenosa, observando-se o fato de que cálcio, fósforo e magnésio devem ser ofertados em dobro, em decorrência da baixa absorção intestinal desses eletrólitos[9,10].

DIETAS

O sucesso de um programa de nutrição enteral depende da escolha de uma formulação dietética adequada às necessidades básicas e da capacidade digestiva de cada paciente. Os diferentes tipos de dietas são apresentados a seguir:

- Dietas naturais: no preparo, utilizam-se elementos naturais sem nenhuma manipulação prévia.
- Dietas lácteas: são as mais utilizadas para crianças.
- Suplementos alimentares: são preparações geralmente sintéticas, utilizadas apenas para enriquecer fórmulas já existentes.
- Dietas modularizadas: indicadas para crianças com síndrome do intestino curto e diarreia crônica.
- Dietas elementares quimicamente definidas.

COMPLICAÇÕES

A nutrição enteral apresenta um número menor de complicações em comparação com a parenteral, por ser mais fisiológica e, tecnicamente, mais simples de ser administrada. Essas complicações podem ser divididas em:

- Mecânicas: são relacionadas ao tamanho, à posição e ao tipo de sonda utilizada. As complicações mecânicas são as seguintes: erosão e necrose da asa do nariz, sinusite e otite média aguda, esofagite de refluxo, perfuração do estômago, duodeno ou jejuno e, por fim, a aspiração da dieta para a árvore traqueobrônquica, que constitui problema grave, muitas vezes fatal, e o temor dessa complicação constitui o principal fator impeditivo para a utilização do suporte nutricional enteral[11].

- Gastrointestinais: são as mais comuns e ocorrem quando velocidade de administração, volume ou osmolaridade da dieta são inadequados. Compreendem cólicas, distensão abdominal, vômitos e diarreia[11].
- Metabólicas: são cada vez menos frequentes à medida que se dispõem de dietas mais adequadas, com baixa osmolaridade. A principal complicação é representada pela desidratação decorrente de diarreia, que ocorre com maior frequência quando se utilizam dietas elementares com alta osmolaridade administradas diretamente no jejuno. Outras complicações mais raras são super-hidratação e alterações dos níveis séricos de eletrólitos. É importante lembrar que a contaminação bacteriana acidental das dietas também pode ser causa de diarreias graves e desidratação[11].

NUTRIÇÃO PARENTERAL

Existem basicamente dois métodos de NP: através de cateter colocado em veia central ou através de veia periférica. As duas técnicas têm indicações específicas, embora existam adeptos de um ou outro método. De modo geral, a veia periférica deve ser a primeira escolha em RN ou quando a perspectiva de duração da terapêutica não for superior a duas semanas. Em casos em que houver necessidade de NP por tempo mais prolongado, com maior fornecimento calórico-proteico, a veia central deve ser a primeira escolha[11].

COMPOSIÇÃO DAS SOLUÇÕES

Os constituintes das soluções nutrientes devem atender às necessidades nutricionais das crianças nas diferentes idades, conforme especificado nas Tabelas 3.1 e 3.2.

A solução para a veia central contém, em geral, glicose a 20% e aminoácidos a 2%. Essa solução é hiperosmolar e não pode ser utilizada em veia periférica, pois provoca o aparecimento precoce de flebites. A relação nitrogênio/cal (N/cal) é de 1/250, proporção ideal para se obter ganho ponderal adequado para RN e lactentes, comparável ao obtido com nutrição oral em condições normais. Para RN, prematuros ou lactentes desnutridos, podem-se utilizar soluções com menores concentrações de glicose em virtude da menor tolerância e tendência a níveis criticamente altos de glicemia. Consequentemente, a relação N/cal nessas situações cai para 1/220 ou 1/200.

Tabela 3.1 Necessidades básicas diárias de crianças em nutrição parenteral[11]

	Até 10 kg	11 a 20 kg	> 21 kg
Água	130 mL	90 a 100 mL	70 a 90 mL
Calorias	100 cal	90 cal	80 cal
Aminoácidos	2,5 g	2 g	1,5 g

Tabela 3.2 Necessidades mínimas diárias dos principais eletrólitos, oligoelementos e vitaminas de recém-nascidos e lactentes (por kg de peso corpóreo)[10]

Sódio	3 a 5 mEq
Potássio	3 a 5 mEq
Magnésio	0,3 a 0,5 mEq
Cálcio	2 a 4 mEq (prematuros 4 a 6 mEq)
Fósforo	1 a 2 mEq
Zinco	150 a 200 mcg (prematuros 400 a 600 mcg)
Cobre	10 a 20 mcg
Ferro	1 mg
Vitamina A	233 U
Vitamina C	6 mg
Vitamina D	66 U
Vitamina E	0,66 U
Vitamina B1 (tiamina)	0,055 mg
Vitamina B2 (riboflavina)	0,07 mg
Vitamina B3 (niacina)	0,9 mg
Vitamina B5 (ácido pantotênico)	0,3 mg
Vitamina B6 (piridoxina)	0,05 mcg
Biotina (vitamina B7)	30 mcg
Ácido fólico (vitamina B99)	8 mcg
Vitamina B12 (cobalamina)	0,04 mcg

A solução para administração em veias periféricas contém glicose entre 5 e 12%, e aminoácidos entre 1,5 e 2%. A menor concentração de glicose e aminoácidos (5 e 1,5%) tem o objetivo de diminuir a osmolaridade final da mistura nutriente. No entanto, essa solução ainda é hiperosmolar em relação ao plasma, o que motiva o aparecimento de flebites superficiais, porém em intensidade e frequência aceitáveis. A complementação das calorias não proteicas é feita com o fornecimento de emulsões lipídicas a 10 ou 20%, que devem ser misturadas à solução nutriente original, conseguindo-se, em geral, uma relação N/cal de aproximadamente 1/180, suficiente para manter balanço nitrogenado positivo e ganho ponderal satisfatório[12]. As soluções habitualmente utilizadas no Serviço de Cirurgia Pediátrica do Instituto da Criança do HC-FMUSP para veia central e periférica estão especificadas na Tabela 3.3.

A solução para veia central contém glicose a 20%, enquanto a solução para as veias periféricas contém glicose a 5%. A solução basal contém sódio e potássio em concentrações mínimas de, aproximadamente, 13 e 19 mEq/L, respectivamente. Assim, quantidades adicionais desses eletrólitos devem ser acrescentadas a essas soluções em forma de acetato de sódio a 10% e cloreto de potássio a 19,1%, de modo que

Tabela 3.3 Composição das soluções para nutrição parenteral central e periférica[12]

Constituinte	Veia central	Veia periférica
Glicose 50%	400 mL	100 a 150 mL
Aminoácidos 10%	200 mL	150 mL
Acetato de sódio 10%	13 mL	13 mL
Sulfato de magnésio 20%	5 mL	5 mL
Fosfato biácido de potássio 25%	10 mL	10 mL
Gluconato de cálcio 10%	20 mL	20 mL
Ácido fólico 0,1%	5 mL	5 mL
Vitamina K1	0,2 mg	0,2 mg
Complexo B	1 amp	1 amp
Vitamina C	250 mg	250 mg
Água destilada qsp	1.000 mL	1.000 mL
Osmolaridade (mOm/L)	1.800	650 a 700
Relação N/cal	1/250	1/100 a 1/150

as concentrações atinjam, em geral, 40 a 45 mEq/L para cada íon, ou de acordo com as necessidades de cada caso. É importante lembrar que, para crianças com disfunção hepática e edema, insuficiência renal ou cardíaca, é prudente que se faça restrição de sódio, enquanto desnutridos em fase de anabolismo proteico ou crianças com grandes perdas gastroentéricas devem receber ofertas maiores de potássio[12].

Microelementos

O zinco é o mais importante microelemento e deve ser fornecido diariamente misturado à solução nutriente sob forma de sal sulfato ou acetato, facilmente encontrados no mercado nacional. Pode-se utilizar uma solução mais completa conforme a que está especificada na Tabela 3.4, que atende às necessidades básicas diárias de zinco, cobre, iodo, flúor e manganês, na proporção de 1 mL para 500 mL de solução nutriente[13]. A dose máxima diária não deve ultrapassar 2 mL, mesmo que a criança receba volumes superiores a 1 L de solução nutriente.

As outras vitaminas lipossolúveis A (retinol) e D (calciferol) e a B12 (hidroxi ou cianocobalamina) são fornecidas a cada 15 dias por via intramuscular nas doses de 1.400 e 400 unidades e 100 mcg, respectivamente[13]. A biotina, também conhecida pelos nomes de vitamina H ou B7, deve ser fornecida apenas aos pacientes submetidos à NP por mais de 1 mês e que sejam submetidos à esterilização do trato digestivo, pois esta substância é produzida pelas bactérias saprófitas intestinais. A dose recomendada é de 8 mcg/kg/dia para RN pré-termo e 20 mcg/dia para lactentes e crianças maiores[13].

Tabela 3.4 Composição da mistura de oligoelementos[13]

Constituinte	Quantidade (g)	Concentração (mcg/mL)
$ZnSO_4.7H_2O$	1,9	Zinco-400
$CuSO_4.6H_2O$	0,9	Cobre-200
NaF	0,22	Flúor-10
NaI	0,069	Iodo-59
$MnSO_4.H_2O$	0,62	Manganês-200

ASPECTOS TÉCNICOS

Para a realização da NP central, inicialmente deve-se proceder à colocação do cateter venoso (ver Capítulo 2 – "Vias de acesso vascular").

Nos últimos anos, têm sido utilizados cateteres de silicone finos introduzidos por punção de veias periféricas e até o átrio direito (PIC [*peripheral introduced cateter*]), particularmente em unidades de cuidados intensivos neonatais (Figura 3.1).

Em relação à NP por veias periféricas, a experiência prática demonstra que a duração do método está diretamente ligada à habilidade da equipe de enfermagem em puncionar veias periféricas e mantê-las por tempo adequado.

O controle do fluxo de administração das soluções nutrientes pode ser feito com bombas de infusão. No entanto, essas não são indispensáveis e esse controle pode ser feito com eficiência por uma equipe de enfermagem atenta, utilizando-se bureta com graduação de horários. Em prematuros extremos, recomenda-se a utilização de bombas perfusoras de seringas, que são mais adequadas para pequenos volumes.

ADMINISTRAÇÃO DAS SOLUÇÕES: NUTRIÇÃO PARENTERAL CENTRAL E PERIFÉRICA

A NP central deve ser iniciada lentamente, com a solução-padrão diluída ao meio ou mesmo a um terço (para prematuros, desnutridos ou crianças infectadas) em volumes de 100 mL/kg/dia. A concentração é aumentada progressivamente até que se atinja o volume de 130 mL/kg/dia de solução integral, desde que não ocorra glicemia acima de 200 a 250 mg/dL para lactentes e 150 a 180 mg/dL para RN[11].

A NP através de veias periféricas deve ser iniciada com volume de 100 a 120 mL/kg/dia de solução integral, até se atingir o volume final de 200 a 220 mL/kg/dia. Em casos nos quais haja perdas extrarrenais (diarreias, fístulas, sondagem nasogástrica), pode-se administrar até 250 mL/kg/dia. A quantidade de emulsão lipídica fornecida inicialmente é de aproximadamente 1 g/kg/dia, misturada à solução nutriente. Nos dias subsequentes, esse volume pode ser aumentado até o máximo de

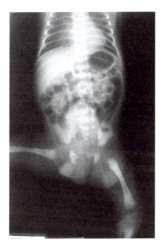

Figura 3.1 Imagem de radiografia mostrando o cateter introduzido até o átrio direito, por meio de punção da veia safena ao nível do pé.

4 g/kg/dia (correspondente a 40 mL de emulsão lipídica a 10%). Para RN prematuros, recomenda-se que a dose máxima administrada seja de 2 a 3 g/kg/dia[14-16].

Em crianças com significativas perdas extrarrenais, a reposição adequada do volume pode ser feita com solução hidrossalina, contendo 75 mEq de sódio/L ou mesmo com a própria solução nutriente, desde que não ocorra hiperglicemia em virtude do consequente aumento da oferta de glicose. Por outro lado, em situações de catabolismo exagerado ou desnutrição grave, a oferta proteico-calórica deve ser aumentada até que se consiga ganho ponderal adequado.

Sangue total deverá ser administrado quando o hemograma demonstrar anemia intensa na dose de 10 a 20 mL/kg[12]. Para crianças com infecção grave, a necessidade de transfusão sanguínea obviamente é mais frequente do que para crianças em melhores condições clínicas.

COMPLICAÇÕES

As complicações relacionadas à alimentação parenteral são classicamente divididas em três grupos: técnicas, metabólicas e infecciosas.

Complicações Técnicas

São as complicações decorrentes da via de administração, cateter ou veia periférica. A incidência e a gravidade dessas complicações têm se reduzido substancialmente nos últimos anos graças à crescente experiência das equipes de suporte nutricional, à utilização de cateteres de silicone com menor poder de reação inflamatória sobre o endotélio venoso e à consequente trombose. Ademais, a constante e rigorosa atenção da equipe médica e da enfermagem sobre os cuidados com o cateter durante o tratamento, principalmente no sentido de evitar a mobilização do posicionamento correto no átrio direito, constituem os principais meios de diminuir a incidência e a gravidade das complicações técnicas.

Complicações Metabólicas

Podem ser didaticamente divididas de acordo com o tipo de nutriente administrado (aminoácidos, glicose, lípides, eletrólitos, oligoelementos e vitaminas), as complicações hepáticas e a hipoalbuminemia.

Complicações decorrentes do tipo de nutriente administrado

Alteração do aminograma plasmático e deficiência de taurina são eventualmente implicadas como causas de alterações hepáticas observadas durante a NP. A hiperglicemia pode ser observada em crianças infectadas, desnutridas e prematuras, em decorrência da resistência periférica à ação da insulina que habitualmente ocorre nessas situações.

A infusão rápida inadvertida da solução nutriente também pode acarretar hiperglicemia. Em RN, acredita-se que a administração concomitante de emulsão lipídica e glicose possa levar à hiperglicemia, em decorrência da inibição que produtos intermediários da oxigenação de gorduras exercem sobre as enzimas responsáveis pela glicólise[17-19]. A principal causa de hipoglicemia é a interrupção brusca da NP, em virtude dos altos níveis de insulina circulantes. No entanto, não é uma complicação que ocorre com frequência na prática[17-19].

A principal complicação associada à administração de lípides é a elevação dos níveis plasmáticos de triglicérides e ácidos graxos livres.

As alterações nos níveis plasmáticos dos eletrólitos são cada vez menos frequentes na vigência de NP, tendo-se em vista o conhecimento clássico e bem estabelecido sobre as necessidades eletrolíticas da criança. Deve-se atentar para as peculiaridades metabólicas em determinadas faixas etárias. Assim, as necessidades diárias de cálcio para prematuros extremos situam-se em torno de 5 a 6 mEq/kg[20], em decorrência da velocidade aumentada de deposição óssea. Do mesmo modo, as necessidades de sódio nesses pacientes são maiores, particularmente em situações de estresse e insuficiência respiratória, em que há aumento de perda renal de sódio, com concentrações de sódio na urina podendo atingir até 160 mEq/L[21].

A deficiência de zinco é a complicação mais frequente entre as relacionadas aos oligoelementos. As crianças mais propensas a apresentar esse quadro são as prematuras, as desnutridas e, principalmente, as com diarreia ou fístulas digestivas. Em crianças, as necessidades de zinco situam-se entre 150 e 200 mcg/kg/dia e, em prematuros ou quando há diarreia grave, essa cifra chega a 500 mcg/kg/dia[20].

O quadro clínico da deficiência de zinco durante a NP é de lesões cutâneas secretantes periorificiais (boca, olhos, virilhas e períneo) (Figura 3.2), queda de cabelo, lesões nas mucosas, depressão mental e íleo adinâmico. O diagnóstico pode ser confirmado pela baixa concentração sérica do íon (normal: 70 a 100 mcg/100 mL) e da fosfatase alcalina, pelos baixos níveis de zinco no cabelo e, finalmente, pela boa resposta clínica à administração de zinco endovenoso[22].

As lesões cutâneas observadas durante a NP podem também ser decorrentes da deficiência de cobre. Pode ocorrer, da mesma forma que na deficiência de zinco, em crianças prematuras e lactentes com diarreia. Além de lesões cutâneas, surgem neutropenia, hipotonia generalizada, retardo psicomotor, osteoporose e anemia do tipo hipocrômica normocítica, pois o cobre faz parte de moléculas de enzimas responsáveis pela oxidação de Fe^{3+} em Fe^{4+}, etapa fundamental para síntese de hemoglobina. A administração rotineira de cobre contido na mistura da solução de oligoelementos, obviamente, evita o aparecimento dessa síndrome[23].

O cromo potencializa a ação da insulina e reduz suas necessidades endógenas. Portanto, a deficiência desse oligoelemento produz um estado de intolerância à glicose, perda de peso, neuropatia periférica semelhante à de origem diabética e encefalopatia progressiva. A síndrome de deficiência do cromo na vigência de NP é muito rara e o tratamento é feito com cloreto de cromo trivalente na dose de 200 mcg/dia por via oral[20].

O selênio tem importante ação antioxidante, pois faz parte da constituição da enzima glutation-peroxidase, protetora das células contra a ação oxidativa dos peróxidos. A deficiência, bastante rara, manifesta-se por dores musculares, cardio-

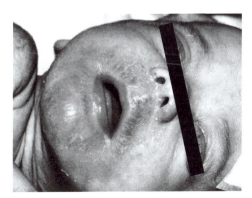

Figura 3.2 Lesões periorificiais típicas da deficiência de zinco. (Veja imagem colorida no encarte.)

miopatia, alterações da cor do cabelo e estrias nas unhas[20]. As deficiências de ferro, iodo e flúor constituem situações muito excepcionais e sem importância clínica[20].

As hipovitaminoses (A, C, D, E, K e do complexo B), bem como as hipervitaminoses A e D, são raras na vigência da NP se a suplementação for adequada. A biotina, com ATP e magnésio, é necessária para a atividade normal de numerosas enzimas do sistema carboxilase que atuam no metabolismo de carboidratos (piruvato-carboxilase), gorduras e proteínas. A deficiência de biotina, decorrente da falta de oferta durante a NP prolongada, manifesta-se tardiamente, pois uma parte das necessidades é de produção endógena pelas bactérias intestinais. O quadro clínico é semelhante ao da deficiência de zinco, com lesões cutâneas geralmente nas dobras da face anterior do pescoço e da nuca, comissuras labiais no canto dos olhos, no períneo e nas virilhas, queda de cabelos e hipotonia muscular. A confirmação diagnóstica pode ser feita pela pronta regressão das lesões após administração de biotina por via oral na dose de 1 mg/kg/dia, durante uma semana (Figura 3.3)[20].

Complicações Hepáticas

As alterações hepáticas constituem complicações metabólicas frequentes, cuja intensidade pode variar desde discreta elevação dos níveis plasmáticos de bilirrubinas e transaminases até insuficiência hepática grave. Essas alterações continuam sem explicação satisfatória quanto à etiopatogenia e constituem a complicação metabólica mais frequente durante a NP, particularmente em RN, com incidência variável entre 8,6 e 71% dos casos[24-27]. Cabe lembrar que infecções bacterianas, cirurgias abdominais e enterite necrosante são situações no período neonatal que predispõem à disfunção hepática e à colestase e que, frequentemente, requerem suporte nutricional endovenoso[13].

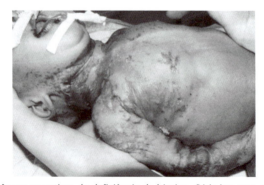

Figura 3.3 Lesões cutâneas sugestivas de deficiência de biotina. (Veja imagem colorida no encarte.)

Hipoalbuminemia

A queda dos níveis plasmáticos de albumina durante a NP ocorre, frequentemente, em crianças com problemas cirúrgicos graves, principalmente quando há quadro infeccioso concomitante. A tradução clínica nem sempre é de grande importância. No entanto, em RN, crianças com infecção grave ou desnutridas, às vezes surgem edemas periféricos de grande intensidade, com hiponatremia grave, que trazem dificuldades na administração de fluidos[28-30].

Complicações Infecciosas

A complicação mais frequente e mais grave que pode ocorrer durante a NP central em criança é a infecção sistêmica. A contaminação bacteriana ou fúngica pode ocorrer pelo próprio cateter, das soluções nutrientes, dos equipos ou de algum foco endógeno distante. O quadro clínico da criança com infecção na vigência de NP é composto de febre, com ou sem surtos mais graves de bacteremia, leucocitose e, em alguns casos, aparecimento de glicosúria. Os RN, principalmente os de baixo peso, tornam-se hipotônicos e hipotérmicos, reagindo muito pouco aos estímulos. O início súbito de acidose metabólica pode preceder a manifestação clínica da infecção sistêmica. A confirmação diagnóstica é feita pela positividade da hemocultura. A incidência geral de infecções decorrentes do cateter situa-se entre 3 e 20% dos casos, e é tanto maior quanto maior o tempo de utilização do método[31-35].

O tipo de microrganismo mais frequentemente encontrado em crianças hospitalizadas tem sido o *Staphylococcus aureus*[31-35]. A descoberta dessa bactéria na secreção originada do túnel do cateter ou em hemoculturas deve ser seguida, obrigatoriamente, da retirada deste, pois, caso contrário, o risco de septicemia grave é muito grande. Nessas situações, o cateter se torna um foco de colonização de bactérias dentro da circulação sanguínea. Às vezes, os microrganismos isolados são os de origem intestinal, principalmente nas crianças com síndrome do intestino curto, demonstrando-se, assim, que, nesses casos, o mecanismo de translocação bacteriana é o principal responsável pela infecção sistêmica. Nas infecções por fungos, o agente mais frequentemente isolado é a *Candida* sp.[36] O quadro clínico é mais grave, com icterícia, hepatomegalia, leucocitose ou leucopenia intensa, e a retirada do cateter é igualmente obrigatória.

A NP através de veias periféricas tem a grande vantagem de eliminar as complicações do cateter central, particularmente as infecções.

NUTRIÇÃO PARENTERAL DOMICILIAR

Em 1970, 2 anos após a primeira descrição de nutrição endovenosa prolongada bem-sucedida em nível hospitalar, Scribner relatou a utilização deste método no domicílio do paciente, sendo que dois deles eram crianças portadoras de afecções intestinais crônicas graves. Inicialmente, as soluções eram administradas por *shunts* arteriovenosos e, posteriormente, foram utilizados cateteres de silicone introduzidos até o átrio direito. Finalmente, os cateteres foram especificamente aperfeiçoados para utilização em longo prazo, sendo conhecidos como cateter de Broviac ou Hickman, em virtude das modificações introduzidas por estes autores. Em 1982, foi relatado no Brasil o primeiro caso de NP prolongada domiciliar em criança com síndrome do intestino curto[37].

As indicações mais comuns de NP domiciliar são síndrome do intestino curto, pseudo-obstrução intestinal e quimioterapia[38]. Habitualmente, a decisão de se realizar a NP domiciliar ou ambulatorial surge como uma necessidade natural para crianças internadas em hospitais em que se tem perspectiva de terapia nutricional endovenosa por tempo muito prolongado. Benefícios e riscos devem ser esclarecidos aos pais, porém o procedimento pode ser indicado somente se houver plena aceitação dos familiares e ambiente domiciliar adequado.

Outra possibilidade é a administração de nutrientes em regime ambulatorial hospitalar por períodos de 6 a 8 horas, como complemento à nutrição oral. O tratamento nutricional coadjuvante à quimioterapia ambulatorial é útil para crianças com neoplasias malignas, em que, adicionalmente, administra-se solução nutriente.

As soluções nutritivas são as mesmas utilizadas em hospital e são administradas por cateteres do tipo Broviac ou Hickman. Todos os nutrientes devem ser misturados em um só frasco, de 0,5 ou 1 L, de acordo com cada caso. É aconselhável a administração concomitante diária de gorduras, pois, dessa forma, a glicose é fornecida em concentrações inferiores a 20% e, consequentemente, haverá menores riscos de variações bruscas de glicemia.

O controle clínico, no início, é feito a cada 2 dias e, a seguir, semanalmente ou mesmo de acordo com as necessidades de cada caso. Os volumes de solução nutriente poderão ser aumentados na proporção em que ocorrer ganho ponderal. Os exames laboratoriais rotineiros de controle deverão se basear nas características clínicas do paciente: hemograma completo, dosagem de eletrólitos, cálcio, fósforo, magnésio e albumina no plasma, se necessário. A avaliação da função hepática deverá ser efetuada se surgir icterícia ou hepatomegalia.

A maioria das crianças mantidas em regime de NP em domicílio apresenta alguma função digestiva presente, mesmo nos casos de ressecção intestinal extensa. Assim, é aconselhável a oferta concomitante de nutrientes por via digestiva sob a forma de dietas quimicamente definidas ou mesmo dietas naturais apropriadas de fácil digestão, por razões já expostas[19].

A complicação mais grave e frequente da NP domiciliar é a infecção sistêmica[34]. É importante investigar qualquer desobediência às regras protocolares de manipulação de cateter e soluções. O não encontro de foco específico de infecção e a persistência da febre implicam administração endovenosa de antibióticos de largo espectro. Por outro lado, a situação é potencialmente grave quando a hemocultura revela *S. aureus* ou *S. epidermidis*. Recomenda-se, nesses casos, internação hospitalar e administração de antibióticos específicos durante período de três semanas. As infecções fúngicas devem ser tratadas com medicação específica e remoção de cateter.

Alterações nos níveis séricos dos eletrólitos são pouco frequentes, desde que as necessidades diárias sejam adequadamente fornecidas. Hipo ou hiperglicemia podem ocorrer se a interrupção ou a introdução, respectivamente, da solução nutriente for brusca. É importante lembrar que o aparecimento de hiperglicemia e glicosúria também pode ser sinal precoce de processo infeccioso sistêmico.

A litíase de vesícula biliar pode ocorrer em até 40% das crianças submetidas à NP por mais de 3 meses[39]. Os motivos são falta de estímulo de fluxo biliar, diminuição da concentração de sais biliares para solubilização do colesterol e diminuição da contratilidade vesicular. Assim, para toda criança em NP domiciliar com dor abdominal deve ser considerada a possibilidade de calculose de vesícula ou mesmo colecistite aguda acalculosa decorrente da estase biliar e da falta de estímulo.

As alterações hepáticas e as deficiências de oligoelementos já foram comentadas anteriormente. A oferta de vitamina D, na dose classicamente recomendada de 400 UI/dia, pode ser acompanhada de raquitismo por não promover o adequado aproveitamento de cálcio e fósforo. Dessa forma, preconiza-se a administração em doses maiores, em torno de 1.000 UI/dia.

CONCLUSÕES

A NP domiciliar representa, algumas vezes, a única opção terapêutica para crianças portadoras de afecções crônicas graves no trato digestivo. Esse método traz benefícios à criança e aos familiares, reduz a morbidade, os custos, o período de internação hospitalar e, em alguns casos, consegue-se a adaptação funcional do intestino, a ponto de ser possível a total interrupção da NP e a nutrição oral exclusiva. Mais recentemente, as empresas de *home care*, com grupos de profissionais especificamente designados e treinados para essa terapia, têm sido responsáveis pela recuperação de grande parte dos pacientes com síndrome do intestino curto[40]. Evita-se assim o último recurso cirúrgico representado pelo transplante intestinal, que pode ser indicado para crianças com ressecção completa de intestino delgado[41].

REFERÊNCIAS BIBLIOGRÁFICAS

1. Dudrick SJ, Wilmore DW, Vars HM, Rhoads JE. Long-term parenteral nutrition with growth, development, and positive nitrogen balance. Surgery. 1968;64(1):134-42.

50 Doenças cirúrgicas da criança e do adolescente

2. Maksoud JG, Tannuri U, Amaral LA. Prolonged parenteral nutrition in pediatric surgery: Nitrogen balance, comparison of 2 types of amino acid solutions. Rev Hosp Clin Fac Med Sao Paulo. 1977;32(6):353-8.
3. Meetz WH, Valentine C, McGuigan JE, Conlon M, Sacks N, New J. Gastrointestinal priming prior to full enteral nutrition in very low birth weight infants. J Pediatr Gastroenterol Nutr. 1992;15(2):163-9.
4. Koletzko B, Lien E, Agostoni C, Bohles H, Campoy C, Cetin I, et al. The roles of long-chain polyunsaturated fatty acids in pregnancy, lactation and infancy: review of current knowledge and consensus recommendations. J Perinat Med. 2008;36(1):5-14.
5. Waitzberg DL, Torrinhas RS, Jacintho TM. New parenteral lipid emulsions for clinical use. JPEN J Parenter Enteral Nutr. 2006;30(4):351-67.
6. La Gamma EF, Browne LE. Feeding practices for infants weighing less than 1500 g at birth and the pathogenesis of necrotizing enterocolitis. Clin Perinatol. 1994;21(2):271-306.
7. Parker P, Stroop BS, Greene HL. A controlled comparison of continuous versus intermitent feeding in the treatment of intestinal disease. J Pediatr. 1981;99(3):360-4.
8. Toce SS, Keenan WJ, Homan SM. Enteral feeding in VLBW infants: A comparison of two nasogastric methods. Am J Dis Child. 1987;141(4):439-43.
9. Heird WC, Hay W, Helms RA, Storm MC, Kashyap S, Dell RB. Pediatric parenteral aminoacid mixture in low birth weight infants. Pediatrics. 1988;81(1):41-5.
10. Waitzberg DL. Nutrição oral e parenteral na prática clínica. 3ª ed. São Paulo: Atheneu; 2000.
11. Tannuri U. Suporte nutricional em cirurgia pediátrica. In Maksoud JG. Cirurgia pediátrica. 2ª ed. Rio de Janeiro: Revinter; 2003.
12. Tannuri U, Mathias AL, Brito IA. Nutrição parenteral prolongada em cirurgia pediátrica: experiência de 55 casos. Rev Assoc Med Bras. 1979;25(4):143-5.
13. Tannuri U. Nutrição parenteral e enteral em pediatria. In: Waitzberg DL, editor. Nutrição oral e parenteral na prática clínica. 3ª ed. São Paulo: Atheneu; 2000.
14. Shernan AT, Bryan MH, Angel A. The effect of gestational age on Intralipid tolerance in newborn infants. J Pediatr. 1977;91(1):134-9.
15. Tannuri U, Chapchap P, Sesso A, Maksoud JG. Must fat emulsion and parenteral nutrition solutions be given through separate circuits? J Pediatr Surg. 1987;22(2):132-6.
16. Tannuri U, Sesso A, Coelho MCM, Maksoud JG. Long term stability of lipid emulsion with parenteral nutrition solution. Nutrition. 1992;8(2):98-100.
17. Piero A, Eaton S. Nutrition. In: Puri P, Höllwarth M, editors. Pediatric surgery: diagnosis and management. Berlin: Springer-Verlag; 2009.
18. Falcão MC, Tannuri U. Nutrition for the pediatric surgical patient: approach in the peri-operative period. Rev Hosp Clin Fac Med Sao Paulo. 2003;57(6):299-308.
19. Tannuri U. Short bowel syndrome in children treatment with home parenteral nutrition. Rev Assoc Med Bras. 2004;50(3):330-7.
20. Borges VC, Ferrini MT, Waitzberg DL, et al. Minerais. In: Waitzberg DL. Nutrição oral e parenteral na prática clínica. 3ª ed. São Paulo: Atheneu; 2000.
21. Engelke SC, Shan BL, Vasan U, Raye JR. Sodium balance in very low birth weight infants. J Pediatr. 1978;93(5):837-42.
22. Tannuri U. Deficiência de zinco e lesões cutâneas em nutrição parenteral prolongada: apresentação de um caso. In: IV Congresso Brasileiro de Nutrição Parenteral e I Congresso Brasileiro de Nutrição Enteral. 1981.
23. Shike M Roulet M, Kurian R, Whtwell I, Stewart S, Jeejeebhoy KN. Copper in parenteral nutrition. Gastroenterology. 2009;137(5 Suppl):S13-7.
24. Ekema G, Milianti S, Boroni G. Total parenteral nutrition in patients with short bowel syndrome. Minerva Pediatr. 2009;61(3):283-91.
25. Moss RL, Das JB, Raffensperger JG. Total parenteral nutrition-associated cholestasis: Clinical and histopathologic correlation. J Pediatr Surg. 1993;28(10):1270-5.

26. Villeisis RA, Inwood RJ, Hunt CE. Prospective controlled study of parenteral nutrition-associated cholestatic jaundice: Effect of protein intake. J Pediatr. 1980;96(5):893-7.
27. Moss RL, Das JB, Ansari G, Raffensperger JG. Total parenteral nutrition associated cholestasis is caused by the infusate not the route of administration. J Pediatr Surg. 1993;28(3):391-7.
28. Skillman JJ, Rosenoer VM, Polotta JA, Young JB, Young VR, Long PC, et al. Effect of isocaloric fat or glucose on albumin synthesis and nitrogen balance in patients receiving aminoacid infusion. Surgery. 1981;89(2):168-74.
29. Tannuri U, Coelho MCM, Maksoud JG. Muscular and hepatic protein synthesis in growing animals: effect of central and portal venous parenteral nutrition. Nutr Int. 1986;2:53-8.
30. Stone MM. Surgical aspects of neonate intensive care. In Freeman NV, Burge DM, Griffiths DM, PSJ: Surgery of the Newborn. Edinburgh: Churchill Livingstone; 1994.
31. Mirro Jr J, Rao BN, Kumar M, Rafferty M, Hancock M, Austin BA, et al. A comparison of placement techniques and complications of externalized catheters and implantable port use in children with cancer. J Pediatr Surg. 1990;25(1):120-4.
32. Kurkchubasche AG, Smith SD, Rowe MI. Catheter sepsis in short-bowel syndrome. Arch Surg. 1992;127(1):21-5.
33. Scribner BH, Cole JJ, Christopher TG, Vizzo JE, Atkins RC, Blagg CR. Long-term total parenteral nutrition. The concept of an artificial gut. JAMA. 1970;212(3):457-60.
34. Riella MC, Scribner BH. Five year's experience with a right atrial catheter for prolonged parenteral nutrition at home. Surg Gynecol Obstet. 1976;143(2):205-9.
35. Moukarzel AA, Haddad I, Ament ME, Buchaman Al, Reyen L, Maggioni A, et al. 230 patient years of experience with home long-term parenteral nutrition in childhood: natural history and life of central venous catheters. J Pediatr Surg. 1994;29(10):1323-7.
36. França JC, Ribeiro CE, Queiroz-Telles F. Candidemia in a Brazilian tertiary care hospital: incidence, frequency of different species, risk factors and antifungal susceptibility. Rev Soc Bras Med Trop. 2008;41(1):23-8.
37. Brito IA, Mathias AL, Tannuri U, Bastos JC. Sobrevida prolongada e nutrição parenteral domiciliar em criança submetida à ressecção total do intestino delgado e ceco. J Pediatr (Rio J). 1982;52(4):223-7.
38. Quirós-Tejeira RE, Ament ME, Reyen L, Herzog F, Merjanian M, Olivares-Serrano N, et al. Long-term parenteral nutritional support and intestinal adaptation in children with short bowel syndrome: a 25-year experience. J Pediatr. 2004;145(2):157-63.
39. Dray X, Joly F, Reijasse D, Attar A, Alves A, Panis Y, et al. Incidence, risk factors, and complications of cholelithiasis in patients with home parenteral nutrition. J Am Coll Surg. 2007;204(1):13-21.
40. Tannuri U, Barros F, Tannuri AC. Treatment of short bowel syndrome in children. Value of the Intestinal Rehabilitation Program. Rev Assoc Med Bras (1992). 2016;62(6):575-83.
41. Rivera AM, Wales PW. Intestinal transplantation in children: current status. Pediatr Surg Internat. 2016;32(6):529-40.

4 Peculiaridades da anestesia na criança

Ricardo Vieira Carlos
Priscilla Ferreira Neto Cardoso

Após ler este capítulo, você estará apto a:
1. Entender as diferenças das técnicas anestésicas, assim como os fármacos utilizados.
2. Compreender os princípios de monitorização para anestesia.
3. Compreender os riscos à condução anestésica pediátrica e os potenciais eventos adversos.

INTRODUÇÃO

O manejo anestésico de neonatos e crianças mais velhas deve levar em consideração o processo de rápido crescimento e desenvolvimento. As características das variáveis anatômicas, fisiológicas, farmacológicas e psicológicas da criança, bem como a magnitude do problema cirúrgico, influenciam o tratamento anestésico. Este capítulo fornece uma visão geral de questões importantes na anestesia pediátrica e no gerenciamento da dor que estão diretamente relacionadas ao gerenciamento clínico.

CONSIDERAÇÕES FISIOLÓGICAS

Durante os primeiros 3 meses de vida, a adaptação circulatória e ventilatória é concluída, os processos de termorregulação mudam, os tamanhos dos compartimentos de fluidos corporais mudam para valores adultos, o aumento da massa muscular esquelética e os sistemas de enzimas hepáticas e a função renal amadurecem.

Nos 2 anos seguintes, a criança aborda a maturidade fisiológica, mas não psicológica do adulto. Entre 18 meses e 5 anos, crianças demonstram consciência suficiente dos próprios arredores, para que aspectos psicológicos do cuidado se tornem um problema. Os agentes ansiolíticos podem ser úteis na preparação pré-operatória. Crianças saudáveis em idade pré-escolar (2 a 6 anos) apresentam relativamente poucos problemas técnicos ao anestesiologista, mas o medo, a apreensão e a falta de cooperação são preocupantes. O tratamento da ansiedade antes da cirurgia de crianças em idade escolar (6 a 18 anos) também pode ser necessário.

Os recém-nascidos podem sentir dor aguda e processar a dor estabelecida (dor pós-operatória). No nascimento, os nociceptores periféricos funcionam de maneira semelhante aos receptores maduros. No entanto, os nervos responsáveis por transmitir os estímulos dolorosos químicos, térmicos e mecânicos ao sistema nervoso central (SNC) não estão totalmente maduros, nem as vias inibitórias do SNC. No passado, em razão da resposta inconsistente à dor, os neonatos não recebiam analgesia adequada para procedimentos conhecidos por causar dor em adultos. No entanto, neonatos de várias idades gestacionais respondem claramente a estímulos dolorosos por alterações fisiológicas, metabólicas e clínicas mensuráveis, e analgesia e anestesia atenuam essas alterações[1].

Os neonatos são sensíveis aos agentes anestésicos e possuem mecanismos ineficientes de metabolismo e eliminação de medicamentos[2]. Até os bebês atingirem 1 mês de vida, há acentuada diferença entre pacientes no volume de distribuição, sensibilidade do SNC e qualidade e quantidade de proteínas de transporte como albumina e alfa-1-glicoproteína ácida. Essas diferenças entre pacientes contribuem para as respostas variadas e muitas vezes imprevisíveis dos neonatos aos agentes anestésicos.

Após as primeiras semanas de vida, o metabolismo dos medicamentos gradualmente se torna tão eficiente que muitos dos agentes opioides, como fentanil e morfina, têm meia-vida mais curta em bebês e crianças pequenas do que em crianças mais velhas e adultos. As doses por peso corporal de agentes anestésicos intravenosos (IV) (por exemplo, tiopental e propofol) são mais altas nos primeiros 6 meses de vida do que em qualquer outro período. Durante o primeiro ano, a concentração do agente inalatório necessária para manter a anestesia é maior do que em qualquer outro período. No entanto, o coração da criança é mais sensível a essas concentrações mais altas[3].

AVALIAÇÃO PRÉ-OPERATÓRIA E RISCO ANESTÉSICO

Classificação ASA

O sistema de classificação de risco da Sociedade Americana de Anestesiologistas (ASA) é usado pelos anestesiologistas para estimar a gravidade das condições médicas de pacientes e para determinar o risco relativo de morbimortalidade secundária ao agente anestésico, não à cirurgia. O sistema de classificação ASA não prevê risco cirúrgico, porque o tipo de procedimento operatório não é levado em consideração. A classificação ASA permite que o anestesiologista adapte o plano de anestesia com base na condição subjacente do paciente. As 6 classes ASA são as seguintes:

- ASA 1: paciente saudável normal.
- ASA 2: paciente com doença sistêmica leve.
- ASA 3: paciente com doença sistêmica grave.
- ASA 4: paciente com doença sistêmica grave que é uma ameaça constante à vida.
- ASA 5: paciente moribundo que não deve sobreviver sem a operação.
- ASA 6: paciente declarado com morte encefálica cujos órgãos são removidos para fins de doação.

- E: qualquer paciente em quem é requerida uma operação de emergência.

Em razão da complexidade médica, pacientes em classificações ASA 3 e 4 devem consultar o anestesiologista antes do dia da cirurgia[4].

Avaliação Pré-anestésica e Preparação

O objetivo principal de uma visita pré-operatória é obter informações sobre o problema cirúrgico e o histórico médico e avaliar a capacidade da criança de tolerar a anestesia. A avaliação pré-operatória permite identificar anormalidades que devem ser corrigidas antes da administração do ato anestésico; esses distúrbios incluem anemia grave, anemia falciforme, infecções sistêmicas agudas e processos respiratórios inferiores ativos, como asma, displasia broncopulmonar e fibrose cística.

Além disso, a visita pré-operatória deve ser usada para lidar com a ansiedade da criança e dos pais em relação à cirurgia e à anestesia. Programas de avaliação comportamental pré-operatória são comuns nos principais hospitais pediátricos. Essa preparação pode fornecer informações sobre o ato anestésico e visitas ao hospital. Os programas de cirurgia ambulatorial podem minimizar a ansiedade de separação de uma criança pequena. Normalmente, uma explicação simples do que o paciente pode esperar antes da indução da anestesia reduz o elemento surpresa e pode ser usada para reforçar os materiais de ensino pré-operatórios. Em crianças mais velhas, a visita pré-operatória permite ao anestesiologista estabelecer um relacionamento, o que promove a confiança e pode aumentar a cooperação. Em algumas clínicas, os pais participam ativamente do processo de indução da anestesia. Para alguns, mas não todos os pais e crianças em idade pré-escolar, essa experiência conjunta minimiza o medo e a ansiedade[5].

Jejum Pré-operatório

O estômago do paciente deve estar vazio para evitar a aspiração do conteúdo estomacal nos pulmões durante a indução da anestesia. No entanto, o paciente também deve ser idealmente hidratado. Esses dois objetivos são compatíveis e não são difíceis de alcançar. Os pacientes que são alimentados nas refeições habituais e dormem durante a noite não apresentam problemas específicos se os procedimentos forem agendados para as primeiras horas da manhã.

As diretrizes de jejum perioperatório desenvolvidas pela ASA estão listadas na Tabela 4.1. Essas diretrizes permitem a ingestão de líquidos claros até 2 horas antes da cirurgia programada. Lactentes e crianças pequenas podem ser alimentados com leite materno até 4 horas antes da cirurgia; bebês e crianças pequenas podem ser alimentados com fórmula até 6 horas antes da cirurgia e demais refeições devem ter jejum de 8 horas.

Se esses detalhes não forem claramente especificados, com horários determinados, os líquidos podem ser inadvertidamente suspensos em algumas crianças, principalmente em bebês, por períodos excessivamente longos. Os procedimentos devem ser agendados de acordo e a idade, e o paciente mais jovem, o primeiro no horário de operação. O cirurgião e o anestesiologista devem estar atentos a atrasos e garantir que a restrição de líquidos do bebê seja revisada de acordo[6].

MONITORAÇÃO

É estabelecido como padrão para monitoração da anestesia, para avaliação contínua do paciente, itens básicos que incluem oxigenação, ventilação, circulação e temperatura durante o procedimento anestésico. A oferta de oxigênio ao paciente é garantida medindo a concentração inspirada de oxigênio no aparelho de ventilação

Tabela 4.1 Tempo de jejum pré-procedimento cirúrgico	
Água ou líquidos claros sem resíduo	2 horas antes do procedimento cirúrgico
Aleitamento materno exclusivo	4 horas antes do procedimento cirúrgico
Fórmula infantil Fórmula ou bebida à base de soja Fórmula infantil especial (proteína extensamente hidrolisada ou fórmula à base de aminoácidos) Leite de vaca ou com adição de achocolatado, café ou com engrossante)	6 horas antes do procedimento cirúrgico
Alimentação habitual da criança (refeição principal, fruta, suco, alimentação por sonda etc.)	8 horas antes do procedimento cirúrgico

Doenças cirúrgicas da criança e do adolescente

com o sensor de oxigênio. A oxigenação sanguínea é medida por oximetria de pulso. A ventilação é assegurada por sinais clínicos importantes, como excursão torácica, observação do balão acoplado ao sistema respiratório e ausculta de sons respiratório, assim como monitoramento contínuo da presença de dióxido de carbono no capnógrafo. A circulação é monitorada por um eletrocardiograma exibido continuamente, leitura da frequência cardíaca e da pressão arterial, que é avaliada pelo menos a cada 5 minutos. É necessário monitoramento de temperatura para ajudar na manutenção da temperatura corporal adequada durante toda a anestesia[7].

Monitoração não Invasiva

Monitoração da temperatura

A cavidade oral ou nasal é o local mais comum para a medição da temperatura corporal na população pediátrica. Temperatura esofágica ou nasofaríngea reflete melhor a temperatura central em comparação com as medições retal ou timpânica. Entretanto, a temperatura timpânica fornece teoricamente uma informação mais ideal já que reflete a temperatura do cérebro. A temperatura retal também é um local comum para medição da temperatura, apesar das seguintes desvantagens: (1) potencial de perfuração da parede intestinal pela rigidez do termômetro; (2) deslocamento potencial da sonda; e (3) aquecimento excessivo dos tecidos delgados da região perianal e área coccígea pelo colchão de água quente circulante. Uma observação importante é que as temperaturas retais, em geral, não rastreiam rapidamente mudanças rápidas de temperatura, como aquelas que ocorrem durante hipotermia deliberada ou reaquecimento.

Oximetria de pulso

O monitoramento contínuo e não invasivo da saturação arterial de oxigênio ($SatO_2$) pode ser realizado por oximetria de pulso. O oxímetro geralmente é colocado em um dedo da mão ou do pé, mas é aceitável em qualquer local desde que um leito vascular pulsante possa ser posicionado entre os dois elementos (do oxímetro). O oxímetro de pulso é um aparelho capaz de monitorar a saturação da hemoglobina arterial e o pulso, baseados nos princípios da espectrofotometria e plestimografia, que dependem da pulsação. A redução da pulsação vascular – por exemplo, com hipotermia, hipotensão ou uso de drogas vasoconstritoras – diminui a capacidade do instrumento de calcular a saturação. Além da indicação contínua de saturação de oxigênio, o oxímetro de pulso geralmente fornece uma leitura contínua da taxa de pulso e amplitude.

Capnografia

A presença de CO_2 expirado ($ETCO_2$) é o padrão-ouro para confirmar a colocação adequada do tubo endotraqueal e medir a adequação da ventilação. A capnometria é a medida numérica do CO_2 expirado. Quando essa informação é plotada em um gráfico em função do tempo ou do volume expirado, recebe o nome de capnografia.

A capnografia normal é dividida em 4 fases. A fase I é a linha de base, que representa a inspiração, em que normalmente não há CO_2. A fase II é a ascensão expiratória do CO_2, que apresenta inclinação íngreme em indivíduos normais. O ar do início da expiração é o gás do espaço morto anatômico, das grandes vias aéreas, portanto não tem CO_2. À medida que a expiração continua, o ar é substituído pelo ar alveolar, repleto de CO_2. Isso resulta na fase III, chamada platô alveolar, que pode ter inclinação ascendente discreta em indivíduos normais em razão da heterogeneidade da relação V/Q. Alvéolos com baixa relação V/Q e, portanto, pressões parciais maiores de CO_2 tendem a esvaziar-se mais lentamente do que aqueles com V/Q normal. A fase IV é o descenso inspiratório e representa a substituição do gás alveolar por gás fresco na câmara de amostragem.

Um traçado capnográfico ideal nem sempre pode ser obtido, mas a curva anormal pode ser diagnóstica ou altamente sugestiva de certos tipos de problemas envolvendo o paciente, o circuito do aparelho de anestesia ou a técnica de ventilação.

Monitoração Invasiva

A disponibilidade de dispositivos de monitoração não invasiva sofisticados reduziu a necessidade da invasiva. O uso de monitoração invasiva é motivado mais pela condição do paciente do que pelo tipo de procedimento cirúrgico.

Cateter intra-arterial, cateteres venosos centrais e de artérias pulmonares são necessários para a medição contínua do pulso, pressões intravasculares, coleta de exames seriados, como gasometrias arterial e venosa, e exames de coagulação, tanto no intra como no pós-operatório, especialmente em internações por períodos prolongados e em pacientes gravemente enfermos[7].

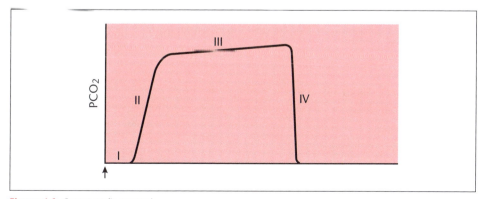

Figura 4.1 Capnografia normal.

Monitoração arterial invasiva

O local mais desejável para a amostragem arterial é a artéria radial direita, em que a concentração de oxigênio se assemelha muito ao da artéria carótida. Artérias pós-ductais apresentam menor concentração de oxigênio na presença de *shunt* direita-esquerda e podem ficar obstruídas durante procedimentos como reparo da coarctação da aorta. Quando a artéria radial não está disponível, podem ser usadas as artérias do fêmur, do dorso do pé ou a tibial posterior. Nas crianças, as artérias braquial e axilar geralmente são evitadas pelo risco de perda do membro.

O cateterismo da artéria femoral pode ser complicado e causar dano ao paciente, já a canulação da artéria temporal superficial deve ser evitada, pois está associada ao risco de infarto do lobo temporal por perfusão retrógrada do vaso durante a lavagem.

Apesar da acessibilidade durante os primeiros 10 dias de vida, a cateterização da artéria umbilical é uma opção limitada, visto que a incidência de infecção é alta. Além disso, pelo risco de tromboembolismo, a ponta do cateter deve ser cuidadosamente posicionada acima do diafragma ou abaixo da terceira ou quarta vertebra lombar, longe das origens do tronco celíaco, artéria mesentérica e artérias renais. Além disso, quando é coletado sangue de um paciente com canal arterial patente com *shunt* direita-esquerda, a saturação de oxigênio nas artérias umbilicais pode ser menor que da artéria radial direita ou da carótida e, assim, levar à administração de concentrações perigosamente altas de oxigênio.

Monitoração venosa invasiva

As indicações para o cateterismo venoso central e especialmente para o cateter de artéria pulmonar (Swan-Ganz) são limitadas em bebês e crianças. O procedimento provavelmente é indicado com mais frequência para pacientes em terapia intensiva do que para o intraoperatório. O cateterismo venoso central é indicado para pacientes em cirurgias envolvendo grandes perdas de sangue, choques e estados de baixo fluxo.

A via de acesso preferencial para qualquer cateter é a veia jugular, embora as veias subclávia e femoral sejam alternativas. As possíveis complicações incluem arritmias atrial ou ventricular, fenômenos tromboembólicos, hemotórax, pneumotórax e infecção.

FÁRMACOS ANESTÉSICOS

Fármacos Venosos

Propofol

O propofol é um agente lipofílico sedativo-hipnótico IV usado para indução e manutenção da anestesia. Tornou-se o agente intravenoso de escolha pelo favorável perfil farmacocinético. A farmacocinética do propofol é caracterizada por rápida distribuição, metabolismo e depuração. Após o término da infusão, a redistribuição para os tecidos periféricos resulta em rápida redução na concentração plasmática. O propofol é eliminado por conjugação hepática em metabólitos inativos, e a excreção é feita por via renal.

Vários estudos demonstraram que a dose de propofol necessária para indução está indiretamente relacionada à idade. A dose de indução está entre 2,5 e 3,5 mg/kg. No entanto, os mecanismos que contribuem para diferentes doses necessárias em crianças mais jovens em comparação com crianças mais velhas não foram definidos. Westrin aventou a hipótese de que como os bebês têm maior débito cardíaco em relação ao peso corporal, o pico de concentração sanguínea atingindo o cérebro pode ser menor que o alcançado por adultos. O propofol pode induzir hipotensão, mas o mecanismo pelo qual isso ocorre não foi claramente estabelecido[8].

A dor no local da injeção ocorre em até 50% dos pacientes recebendo propofol através de veia de fino calibre e pode ser atenuada ou eliminada por injeção em uma grande veia antecubital ou adicionando-se 0,1 mg/kg de lidocaína a cada 2 a 3 mg/kg de propofol aspirado para a seringa. Sedação prolongada com propofol na população pediátrica não é recomendada, pois alguns casos de óbito envolvendo infusões de propofol foram relatados na literatura (relacionados a lipemia, acidose metabólica, hipercalemia e rabdomiólise).

Cetamina

A cetamina é um derivado da fenciclidina, antagonista dos receptores N-metil-D-aspartato (NMDA). Causa dissociação do córtex cerebral associada à excitação cerebral. É um excelente analgésico e amnésico, com doses recomendadas de 1 a 3 mg/kg IV, 5 a 10 mg/kg intramuscular (IM). A dose IV tem duração de 5 a 8 minutos. Atropina ou antissialogogo similar deve ser administrada para as secreções abundantes associadas.

Cetamina aumenta a frequência cardíaca, o índice cardíaco e a pressão sanguínea. Também causa broncodilatação com mínimos efeitos na respiração. Não há efeito direto sobre pressão arterial pulmonar pediátrica desde que a ventilação seja controlada. Os efeitos sistêmicos são mediados pelo sistema simpático. No entanto, a cetamina causa bradicardia e diminuição na resistência vascular sistêmica em pacientes com depleção de catecolaminas. Além disso, é o único anestésico IV a aumentar a pressão intracraniana e a pressão intraocular[2].

Etomidato

Etomidato é um hipnótico à base de esteroides que tem efeitos mínimos na hemodinâmica ou na função cardíaca de um paciente em doses clínicas. Da mesma forma, tem efeitos mínimos nos parâmetros ventilatórios. Portanto, é útil em pacientes pediátricos com instabilidade hemodinâmica conhecida ou esperada durante a indução da anestesia. As desvantagens do uso rotineiro são dores durante a infusão e supressão adrenal mesmo após dose única. Dosagens típicas para indução são de 0,2 a 0,3 mg/kg IV[9].

Opioides

Os opioides se ligam a receptores específicos localizados em todo o SNC e outros tecidos. Quatro tipos principais de receptores opioides foram identificados: mu (H, com os subtipos p-1 e u-2), kappa, delta e sigma. Na Tabela 4.2, está a classificação dos receptores opioides.

Embora os opioides proporcionem algum grau de sedação, eles são mais eficazes na produção de analgesia. As propriedades farmacodinâmicas de opioides específicos dependem de qual receptor está ligado, da afinidade de ligação e se o receptor está ativado. Embora ambos os agonistas e antagonistas dos opioides se liguem aos receptores de opioides, apenas os agonistas são capazes de ativar o receptor. Agonistas antagônicos (por exemplo, nalbufina) são drogas que possuem ação oposta aos diferentes tipos de receptores.

Endorfinas, encefalinas e dinorfinas são peptídeos endógenos que se ligam a receptores opioides. Essas três famílias de peptídeos opioides diferem nas proteínas precursoras, distribuições anatômicas e afinidades de receptores.

A ativação do receptor de opiáceos inibe a liberação pré-sináptica e a resposta pós-sináptica a neurotransmissores excitatórios (por exemplo, acetilcolina, substância P) dos neurônios nociceptivos. O mecanismo celular para essa neuromodulação pode envolver alterações na condução iônica de potássio e cálcio. A transmissão

Tabela 4.2 Opioides mais utilizados na prática clínica e respectivas dosagens		
Receptor	**Efeito clínico**	**Agonistas**
Mu	Analgesia supraespinhal (mu-1) Depressão respiratória (-2) Dependência física Rigidez muscular	Morfina Metaencefalina B-endorfina Fentanil
Kappa	Sedação Analgesia espinhal	Morfina Nalbufina Butorfanol Dinorfina Oxicodona
Delta	Analgesia Comportamental Epileptogênico	Leu-encefalina B-endorfina
Sigma	Disforia Alucinações Estimulação respiratória	Pentazocina Nalorfina Cetamina

dos impulsos dolorosos pode ser interrompida no nível do corno dorsal da medula espinhal com administração intratecal ou peridural de opioides[10].

Na Tabela 4.3, encontram-se os opioides mais utilizados na prática clínica e respectivas dosagens.

Anestésicos Inalatórios

Diversos agentes anestésicos inalatórios estão disponíveis para indução e manutenção da anestesia. Cada agente tem vantagens e desvantagens específicas. Em

Tabela 4.3 Opioides mais utilizados na prática clínica

Agente	Utilização	Via	Dose
Morfina	Pré-medicação	IM	0,05-0,2 mg/kg
	Intraoperatório	IV	0,1-1 mg/kg
	Anestesia		
	Pós-operatório	IM	0,05-0,2 mg/kg
	Analgesia	IV	0,03-0,15 mg/kg
Meperidina	Pré-medicação	IM	0,5-1 mg/kg
	Intraoperatório	IV	2,5-5 mg/kg
	Anestesia		
	Pós-operatório	IM	0,5-1 mg/kg
	Analgesia	IV	0,2-0,5 mg/kg
Fentanil	Intraoperatório	IV	2-150 mcg/kg
	Anestesia		
	Pós-operatório	IV	0,5-1,5 mcg/kg
	Analgesia		
Sufentanil	Intraoperatório	V	0,25-30 mcg/kg
	Anestesia		
Alfentanil	Intraoperatório		
	Anestesia		
	Dose de indução	IV	8-100 mcg/kg
	Manutenção	IV	0,5-0,3 mcg/kg/min
	Infusão		
Remifentanil	Intraoperatório		
	Anestesia		
	Dose de indução	IV	1,0 mcg/kg
	Manutenção	IV	0,5-20 mcg/kg/min
	Infusão	IV	0,05-0,3 mcg/kg/min
	Pós-operatório		
	Analgesia/sedação		

pacientes com significativa depressão cardíaca ou instabilidade hemodinâmica, geralmente os agentes inalatórios são evitados ou usados em concentrações significativamente reduzidas. Em crianças saudáveis, a maioria dos agentes inalatórios pode ser usada com segurança e sucesso, independentemente da idade.

Para poupar crianças acordadas da obtenção de um acesso venoso, a anestesia é frequentemente induzida por inalação. No entanto, pode apresentar algum risco, estando associada à incidência aumentada de bradicardia, hipotensão e até parada cardíaca. Esses riscos foram reduzidos com o uso de sevoflurano em vez de halotano. A indução anestésica por agentes inalatórios é mais rápida em bebês e crianças pequenas do que em adultos, pela maior diferença no coeficiente de solubilidade sangue-gás, coeficiente de solubilidade sangue-tecidos, composição corporal, taxa entre ventilação alveolar e capacidade residual funcional e débito cardíaco. Sendo assim, no início da indução da anestesia, os bebês apresentam concentrações teciduais mais altas da droga no cérebro, coração e músculo do que os adultos[11].

Concentração alveolar mínima

A concentração alveolar mínima (CAM) é a mínima concentração de um anestésico inalatório que impede o movimento do músculo esquelético em resposta a uma incisão cirúrgica em 50% dos pacientes. A CAM de um anestésico inalatório se altera com a idade do paciente. LeDez e Lerman mostraram que bebês prematuros com menos de 32 semanas de gestação têm CAM mais baixa para isoflurano do que neonatos com tempo de gestação mais avançado. Para todos os agentes anestésicos inalatórios, a CAM é mais alta de 6 a 12 meses de idade[12].

Óxido nitroso

Como o óxido nitroso é um agente de inalação não potente com CAM de 105%, geralmente é usado como um complemento para os agentes inalatórios mais potentes. O óxido nitroso pode acelerar o tempo de indução da anestesia inalatória. A adição de altas concentrações de óxido nitroso a uma mistura de gases acelera a elevação da pressão parcial do anestésico volátil no final da expiração, bem como da pressão parcial arterial. A presença de altas concentrações de óxido nitroso exerce efeitos de concentração e segundo gás, facilitando a indução inalatória pura sob máscara, principalmente em anestesia pediátrica. O efeito de segundo gás será tão mais importante com o óxido nitroso quanto menor for a solubilidade do anestésico volátil associado.

Eger e Saidman observaram que o óxido nitroso é mais solúvel que o nitrogênio no sangue e, portanto, distende qualquer ar que contenha espaço, como o intestino, para o qual é transportado. Portanto, o óxido nitroso é geralmente evitado em pacientes com pneumotórax fechado, obstrução intestinal ou ar no ventrículo cerebral. O óxido nitroso tem sido associado a depressão de linfócitos, dano testicular, defeitos congênitos e abortos quando em exposição crônica[13].

Halotano

O halotano já foi o agente inalatório mais comumente administrado em crianças por causar menor irritação da via aérea quando comparado ao desflurano ou isoflurano. Contudo, não é um agente de indução ideal em razão do potencial de causar bradicardia, hipotensão e focos ectópicos ventriculares secundários à sensibilidade induzida às catecolaminas. Atualmente, o sevoflurano (por causa do perfil de segurança) substituiu o halotano como agente de indução de escolha[14].

Isoflurano

O isoflurano possui um coeficiente de solubilidade menor que o do halotano, então a indução e a recuperação com isoflurano é mais rápida do que com halotano. No entanto, o isoflurano causa moderada a grave irritabilidade das vias aéreas se usado como agente de indução.

Os efeitos cardiovasculares do isoflurano em crianças são bem documentados. Em crianças com mais de 2 anos que não receberam atropina, isoflurano preservou a frequência cardíaca e a função cardíaca melhor do que halotano. Ambos reduzem a pressão arterial sanguínea. O isoflurano reduz a resistência vascular periférica, mas preserva o débito cardíaco. Débito cardíaco, frequência cardíaca e a contratilidade do miocárdio mantêm-se preservados com isoflurano, diferentemente do que ocorre com halotano, que causa diminuição da contratilidade cardíaca. Kotrly et al. concluíram que o isoflurano preservou a resposta barorreceptora de adultos mais do que o halotano[15].

Desflurano

O desflurano é um potente agente inalatório. A solubilidade sangue-gás é baixa e semelhante ao óxido nitroso. É um irritante pungente das vias aéreas, resultando em alta incidência de laringoespasmo, tosse e hipóxia quando usado como agente de indução em crianças. Pacientes anestesiados com desflurano têm um despertar mais rápido da anestesia geral.

O perfil cardiovascular do desflurano é dependente da idade. Quando administrado com 1 CAM antes da incisão, a pressão arterial diminuiu aproximadamente 30% em comparação aos valores acordados, e a frequência cardíaca diminui ou permanece a mesma. Com 1 CAM, o desflurano, assim como isoflurano e halotano, parece atenuar a resposta barorreceptora em crianças. Weiskopf et al. também demonstraram que, em adultos, aumentos rápidos na CAM do desflurano (de 0,55 a

1,66) podem transitoriamente aumentar a pressão arterial e a frequência cardíaca. Essa alteração está associada ao estímulo simpático e à ativação do sistema renina--angiotensina[16].

Sevoflurano

O sevoflurano é um potente agente inalatório com baixo coeficiente de solubilidade sangue-gás. Não possui odor pungente e substituiu o halotano como anestésico inalatório de escolha para indução da anestesia em bebês e crianças. O sevoflurano, quando comparado ao halotano, apresenta menos efeitos cardiovasculares, leva a menor diminuição do débito cardíaco e a pequena redução na contratilidade, que é compensada por maior diminuição da resistência vascular sistêmica (SVR) sem alteração da frequência cardíaca. Ao contrário do halotano, sevoflurano não aumenta a sensibilidade do miocárdio aos efeitos arritmogênicos da epinefrina, além de ser um agente broncodilatador eficaz, por diminuir a resistência respiratória.

Em humanos, menos de 5% do sevoflurano absorvido é metabolizado, via citocromo P450-2E1, em hexafluorisopropanol (HFIP), o principal metabólito, com liberação de fluoretos inorgânicos e dióxido de carbono (ou um fragmento de carbono). Uma vez formado o HFIP, é rapidamente conjugado com ácido glicurônico e eliminado como metabólito urinário. Não foram identificadas outras vias metabólicas para o sevoflurano. O dióxido de carbono sofre degradação por cal sodada e produz duas substâncias potencialmente tóxicas, denominadas compostos A e B.

Embora a exposição humana ao sevoflurano administrado por sistemas de absorção circular não tenha demonstrado toxicidade, estudos em animais produziram evidência histológica conflitante de toxicidade induzida. Frink et al. concluíram que concentrações do composto A, medidas em pacientes pediátricos durante anestesia com sevoflurano usando um sistema fechado com fluxo de 2 L, eram baixos e não havia evidência de alterações renais ou hepáticas até 24 horas após a anestesia[17].

ANESTESIA REGIONAL

A anestesia regional com anestésico local pode ser realizada por aplicação tópica ou infiltração direta nos locais desejados ou por uma variedade de bloqueios de nervos periféricos, plexo ou neuroaxiais. Uma vantagem da anestesia regional é que o alívio da dor geralmente é fornecido sem dependência de opioides ou outros agentes sistêmicos, embora isso possa ser necessário em algumas crianças apesar do bloqueio aparentemente bem-sucedido. A anestesia regional em crianças apresenta risco menor de efeitos adversos, incluindo náusea, sedação e depressão respiratória, do que a terapêutica sistêmica com opioides[18,19]. A anestesia regional pode ser particularmente vantajosa em pacientes com sensibilidade potencialmente aumentada aos opioides, incluindo neonatos e crianças com doença respiratória crônica. Em alguns contextos, a anestesia regional em crianças demonstrou melhorar os resultados cirúrgicos.

A anestesia tópica pode ser aplicada a crianças sem sedação ou anestesia. A anestesia por infiltração pode ser realizada em crianças cooperativas ou mais velhas ou durante procedimentos cirúrgicos. Em contraste com a prática adulta, bloqueios de nervos periféricos, plexo e neuroaxiais em crianças são mais comumente realizados após a indução da anestesia geral. Teoricamente, isso impede a detecção de complicações, incluindo parestesias, falha de bloqueio ou injeção em locais ou estruturas indesejadas; complicações sérias das técnicas regionais em crianças anestesiadas são raras[20,21].

A realização da anestesia regional após a indução, mas antes da incisão cirúrgica, oferece as vantagens de anestesia intraoperatória mais superficial e emergência e recuperação mais rápidas[22]. Além disso, o uso de ultrassonografia para visualizar estruturas anatômicas e facilitar a administração de bloqueios periféricos e neuroaxiais tem crescido em popularidade nos últimos anos. Bloqueios guiados por ultrassonografia podem diminuir a necessidade geral de anestésico local e, portanto, a toxicidade, fornecendo dados em tempo real sobre a disseminação da solução injetada na proximidade da estrutura-alvo. Também é provável que a técnica guiada por ultrassonografia diminua o risco de complicações, como injeção intratecal, intravascular, intrapleural ou intraperitoneal inadvertida.

A lidocaína fornece analgesia intensa, mas tem duração de ação relativamente curta e muitas vezes induz bloqueio motor. A bupivacaína é amplamente utilizada em crianças por causa da maior duração de ação e relativa seletividade para o bloqueio sensorial sobre o motor. É altamente cardiotóxica, no entanto, e os limiares para toxicidade cardíaca e neurológica são semelhantes; disritmias podem ocorrer antes da convulsão. A ropivacaína possui seletividade moderadamente maior para bloqueio sensorial sobre motor do que a bupivacaína, com limiar relativamente mais alto para toxicidade cardíaca, mas o uso disseminado é limitado principalmente pelo custo. A adesão às doses máximas recomendadas reduz o risco de toxicidade.

Anestesia Infiltrativa

A infiltração com anestésico local fornece analgesia eficaz para procedimentos menores e pode ser realizada em pacientes cooperativos sem sedação ou anestesia. O pH ácido de muitas soluções anestésicas locais aumenta a solubilidade e prolonga a vida útil, mas é responsável por grande parte da dor associada à injeção. O ajuste de pH desta solução ajuda a reduzir a dor em pacientes acordados e pode aumentar a eficácia. A adição de 1 mEq de bicarbonato de sódio a 10 mL de anestésico local reduz significativamente a dor durante a injeção sem a precipitação da solução. O bicarbonato deve ser adicionado imediatamente antes do uso. A anestesia por infiltração fornece analgesia adequada para procedimentos cirúrgicos menores, mas não para os maiores. A técnica é simples e o risco de toxicidade do anestésico local é baixo se as doses máximas recomendadas não forem excedidas. A infiltração de feridas durante o reparo da hérnia inguinal em crianças fornece analgesia semelhante à proporcionada pelo bloqueio do nervo ilioinguinal-ílio-hipogástrico ou pelo bloqueio caudal por 2 a 4 horas após o procedimento. No entanto, a analgesia em longo prazo é inferior[23-26].

Bloqueio de Nervos Periféricos

O bloqueio bem-sucedido de virtualmente qualquer nervo ou plexo periférico é possível com equipamento apropriado e habilidade do profissional. A anestesia regional tem sido defendida por potencialmente otimizar a analgesia, minimizando o consumo de opioides. Bloqueios de nervos periféricos são facilmente realizados em crianças; vários são particularmente aplicáveis a pacientes cirúrgicos pediátricos.

Bloqueio da bainha do reto

O interesse recente em cirurgia umbilical em crianças, particularmente a aplicação de técnicas laparoscópicas, levou a pesquisas sobre o uso de anestesia regional para tais procedimentos. Ramos cutâneos terminais dos nervos intercostais torácicos inferiores suprem a pele da linha média abdominal anterior. Embora a anestesia por infiltração seja prontamente realizada nessa área, o bloqueio nervoso específico oferece a vantagem de uma analgesia prolongada. O bloqueio da bainha do reto para reparo de hérnias umbilicais em crianças foi descrito e, com pequenas modificações, como bloqueio paraumbilical[27,28]. Pode ser usado em outros níveis de dermátomos para o reparo de hérnias ventrais da linha média acima ou abaixo do umbigo[29].

Bloqueio dos nervos ilioinguinal e ílio-hipogástrico

Os nervos ilioinguinal e ílio-hipogástrico são ramos cutâneos terminais do plexo lombar. O nervo ilioinguinal surge da primeira raiz espinhal lombar (L1) e fornece inervação a grande parte dos órgãos genitais externos e parte da coxa proximal; o nervo ílio-hipogástrico surge da décima segunda raiz torácica e da primeira lombar (T12-L1) para inervar a pele da parede abdominal anterior acima do ligamento inguinal. Os dois nervos geralmente são bloqueados em conjunto, fornecendo analgesia para procedimentos na região da virilha ipsilateral, incluindo reparo de hérnia inguinal e orquiopexia[29].

O bloqueio ilioinguinal-ílio-hipogástrico fornece apenas analgesia cutânea; anestesia suplementar é necessária para manipulação visceral. Em razão da falta de cobertura visceral, o bloqueio ilioinguinal-ílio-hipogástrico é inferior ao bloqueio caudal na supressão da resposta de estresse neuroendócrino à orquiopexia. O bloqueio ilioinguinal-ílio-hipogástrico também pode ser realizado bilateralmente[30].

Bloqueio peniano

O bloqueio peniano fornece analgesia para circuncisão e outros procedimentos penianos distais, incluindo reparo simples de hipospádia; o bloqueio caudal é preferido para procedimentos mais proximais, como reparo de hipospádias complexas. Em geral, o bloqueio peniano apresenta menos complicações do que o bloqueio caudal, em particular ausência de bloqueio motor, mas o bloqueio caudal tem taxa de sucesso mais alta e fornece analgesia mais prolongada. O bloqueio peniano não está livre de riscos; a punção dos vasos penianos dorsais pode levar a hematoma, e foi relatada gangrena da glande do pênis. As soluções anestésicas locais para bloqueio peniano não devem conter adrenalina ou outros vasoconstritores[31].

Bloqueio Neuroaxial

O bloqueio neuraxial envolve as técnicas subaracnoide e peridural. O bloqueio subaracnoide (raquianestesia), com injeção de anestésico diretamente no líquido cefalorraquidiano do espaço subaracnóideo da coluna vertebral, é realizado quase exclusivamente para procedimentos em lactentes de alto risco de apneia após anestesia geral, embora técnicas espinhais contínuas sejam ocasionalmente usadas para analgesia paliativa.

O bloqueio peridural, com injeção de anestésico no espaço peridural (entre o *ligamentum flavum* e a dura-máter), é uma técnica muito mais comum no manejo perioperatório da dor em crianças. O anestésico pode ser administrado como uma injeção única ou por injeções repetidas ou infusão contínua por cateter de longa permanência. As contraindicações ao bloqueio neuraxial incluem recusa do paciente ou dos pais, coagulopatia predisponente ao hematoma neuraxial, infecção local ou sistêmica com risco de abscesso ou meningite neuraxial, aumento da pressão intracraniana e deformidade anatômica. A maioria das contraindicações é relativa; riscos e benefícios devem ser pesados para cada paciente.

Bloqueio caudal

O bloqueio neuraxial mais comum em crianças é o bloqueio caudal; o espaço peridural é acessado pelo hiato sacral criado pela falha na fusão do processo espinhoso da quinta vértebra sacral. A técnica é relativamente simples, a taxa de sucesso é alta e a taxa de complicações, baixa. As complicações graves associadas ao bloqueio caudal incluem injeção intravascular ou intraóssea e punção dural inadvertida resultando em raquianestesia, lesão de estruturas da pelve e hematoma. Entretanto, essas complicações são raras[32].

O bloqueio caudal é mais comumente realizado como uma injeção única de anestésico, proporcionando analgesia confiável abaixo do umbigo em pacientes com peso inferior a aproximadamente 30 kg. O bloqueio caudal em pacientes pediátricos induz mudanças significativas no fluxo sanguíneo regional, mas não altera significativamente a frequência cardíaca ou a pressão arterial[33].

COMPLICAÇÕES

Morte e Parada Cardíaca

A morte causada apenas pela anestesia é incomum. A mortalidade relacionada à anestesia varia de 1 em várias centenas de milhares de crianças saudáveis submetidas a procedimentos de rotina a mais de 1:10.000 em neonatos e lactentes com doenças congênitas ou neurológicas[34].

O Registro de Parada Cardíaca Perioperatória Pediátrica (POCA) foi criado em 1994, na tentativa de determinar os fatores clínicos e os resultados associados à parada cardíaca em crianças anestesiadas. Por meio desse registro, determinou-se que a parada cardíaca relacionada à anestesia ocorria com maior frequência em pacientes com menos de 1 ano e em pacientes com doença subjacente grave. A parada cardíaca durante a cirurgia de emergência, especialmente de crianças com doença subjacente grave, foi associada ao aumento da mortalidade. Nesse estudo, os problemas relacionados à medicação representaram 37% de todas as paradas cardíacas e 64% das paradas em pacientes ASA 1 e ASA 2. Uma atualização do POCA publicada em 2007 revelou que a diminuição do uso de halotano (um potente depressor cardíaco), em favor do sevoflurano, diminuiu o número de paradas cardíacas por medicamentos de 37 para 15%. As causas mais comuns de parada cardíaca na atualização do POCA foram hipovolemia (da perda sanguínea) e complicações metabólicas da transfusão de sangue[35,36].

Laringoespasmo

O laringoespasmo é uma complicação comum da anestesia inalatória de crianças. É definido como o fechamento glótico causado pela constrição reflexa dos músculos intrínsecos da laringe. Se não for tratado rapidamente, o laringoespasmo dificulta a ventilação dos pulmões e pode levar a hipercarbia, hipóxia, colapso cardíaco e morte. Embora a maioria dos episódios de laringoespasmo seja autolimitada ou responsiva a manobras conservadoras, o anestesiologista deve estar preparado para tratar o laringoespasmo e restaurar a ventilação normal.

A incidência de laringoespasmo é maior em crianças do que em adultos. Olsson e Hallen estudaram a incidência de laringoespasmo em 136.929 pacientes de todas as idades durante um período de 11 anos (1967 a 1978) e encontraram a incidência de 8,7 por 1.000 pacientes. Eles relataram que a incidência de laringoespasmo durante a anestesia geral correlacionou-se inversamente com a idade, com taxas mais altas em crianças entre o nascimento e 9 anos (17,4 por 1.000 pacientes) e a maior incidência em bebês entre o nascimento e os 3 meses (28,2 por 1.000 pacientes). O estudo também mostrou que crianças com infecções respiratórias superiores ou asma brônquica tinham taxa muito alta de laringoespasmo (95,8 por 1.000 pacientes)[37].

O tratamento da obstrução incompleta das vias aéreas inclui a remoção do estímulo cirúrgico irritante, a remoção de debris da laringe e o aprofundamento da anestesia. A ventilação pulmonar é facilitada pela aplicação de pressão positiva contínua suave nas vias aéreas, enquanto oxigênio a 100% é administrado por máscara facial bem ajustada. Se as manobras das vias aéreas não melhorarem a ventilação, pode ser necessário o emprego de agente hipnótico (propofol) ou relaxante muscular.

Apneia Pós-operatória

Bebês prematuros sob anestesia geral correm risco de apneia pós-operatória. Independentemente de terem histórico de apneia, bebês prematuros e a termo com menos de 44 semanas de idade pós-conceptual podem desenvolver apneia no período pós-operatório. A apneia pós-operatória é definida como a interrupção da respiração ou a ausência de fluxo de ar detectável por 15 segundos ou mais, ou menos de 15 segundos com bradicardia. A recuperação da anestesia geral pode desnudar a regulação respiratória central imatura ou diminuir o tônus das vias aéreas superiores; acredita-se que ambos os fatores sejam responsáveis pela apneia pós-operatória. Embora a apneia pós-operatória geralmente se desenvolva nas primeiras 2 horas após a anestesia, pode se apresentar até 12 horas após o ato anestésico.

Vários pesquisadores tentaram estabelecer uma idade pós-conceitual, após a qual bebês prematuros saudáveis, sem histórico de apneia neonatal, podem receber alta no dia da cirurgia. As recomendações variam de 44 a 60 semanas. A variação das recomendações se baseia em parte na sofisticação do monitoramento. Quanto mais sofisticada a monitoração, maior a taxa de ataques apneicos identificados. Em razão da considerável controvérsia, cada hospital deve desenvolver a própria política.

É razoável monitorar bebês prematuros por 24 horas se a idade pós-conceptual for de 55 semanas ou menos. Obviamente, crianças com sérios problemas médicos ou neurológicos ou com histórico de apneia neonatal significativa e recorrente são exceções a essa recomendação.

Até o momento, a anemia é o único fator de risco independente identificado que aumenta a probabilidade de apneia pós-operatória nessa população de risco. Recomenda-se que prematuros anêmicos com valores de hematócrito menores que 30% posterguem a cirurgia eletiva e recebam suplementação de ferro até o hematócrito ser superior a 30%. Se a cirurgia não puder ser adiada, os bebês anêmicos devem ser observados e monitorados com muito cuidado para apneia pós-operatória[38].

Delírio no Despertar

O advento de anestésicos voláteis em crianças trouxe o delírio no despertar (DD) – o estado de consciência dissociado, no qual as crianças são inconsoláveis, irritáveis, intransigentes, não cooperantes ou uma combinação desses comportamentos. Ocorre de 2 a 80% das crianças, dependendo da idade, anestesia utilizada e o tipo de cirurgia. Geralmente ocorre dentro de 30 minutos após o término do procedimento anestésico e normalmente se resolve em 30 minutos. Crianças com DD na unidade de recuperação pós-anestésica (RPA) ficam perturbadas e aumentam o risco de lesões pessoais e em outras pessoas; DD também pode causar insatisfação dos pais com os cuidados hospitalares.

As teorias atuais sobre as causas do DD envolvem a interação direta de agentes voláteis nos neurônios. As duas teorias mais importantes são suscetibilidade desigual de neurônios a anestésicos voláteis ou baixo nível de estimulação dos neurônios excitatórios por anestésicos voláteis.

Os principais fatores de risco são idade, ansiedade perioperatória e anestésicos utilizados, com agentes voláteis que causam mais DD. As medidas preventivas incluem diminuição da ansiedade pré-operatória, evitar anestesia inalatória e tratamento preventivo. Muitos agentes têm sido utilizados no tratamento preventivo e na maioria dos casos os medicamentos são administrados 10 minutos antes de o paciente acordar; dentre estes medicamentos, estão fentanil, propofol, cetamina, nalbufina e dexmedetomidina. Quando a criança está em DD, fentanil, midazolam, propofol ou dexmedetomidina podem ser usados para o tratamento.

Dexmedetomidina é um medicamento alfa-2-agonista adrenérgico altamente específico e seletivo e está se tornando um fármaco importante no tratamento de DD. Pode ser administrado no pré-operatório como um medicamento ansiolítico, no intraoperatório como preventivo ou pós-operatório para o tratamento de DD. As doses variam de 0,15 a 1 mg/kg administrado em bolo ou infusão contínua antes do término da cirurgia. Quando uma criança está em DD, uma dose única de bolo de 0,5 mg/kg pode ser usada como tratamento. Os efeitos colaterais são mínimos e geralmente consistem em bradicardia com diminuição concomitante da pressão arterial[39].

HIPERTERMIA MALIGNA

A hipertermia maligna (HM) é uma condição com risco à vida, caracterizada por hipertermia, hipermetabolismo e lesões musculares que ocorrem em resposta a um agente desencadeador.

Agentes anestésicos inalatórios (não óxido nitroso) e o relaxante muscular despolarizante succinilcolina são dois gatilhos potentes em crianças. Esses gatilhos que estimulam a HM causam liberação excessiva de Ca^{2+} do retículo sarcoplasmático do músculo esquelético no mioplasma, resultando em uma cadeia de eventos metabólicos que culmina em produção de calor, lesão celular, hipercalemia e mioglobinemia.

A taxa de mortalidade por HM não tratada é superior a 60%; o tratamento rápido com dantrolene reduz a mortalidade para quase zero. A incidência de HM fulminante é de aproximadamente 1 em 50.000 a 1 em 100.000 em adultos e 1 em 3.000 a 1 em 15.000 em crianças.

A maioria dos casos de HM ocorre em pacientes saudáveis. A predisposição à HM é uma condição de herança multigenética e filhos de pais parentes de primeiro grau estão em alto risco; parentes de segundo grau têm menor, mas significativo risco de desenvolver HM. Pacientes com distrofia muscular de Duchenne são considerados de alto risco para o desenvolvimento de HM. Outras doenças associadas ao desenvolvimento da HM são miopatias do núcleo central e síndrome de King-Denborough.

Os sinais clássicos de HM incluem taquicardia, arritmias ventriculares, taquipneia, aumento rápido da temperatura para maior que 39,5° C, rigidez da mandíbula ou rigidez generalizada, acidoses metabólica e respiratória e diminuição da saturação venosa de oxigênio. Os valores laboratoriais associados incluem hipercalemia, hipercarbia, acidose respiratória e metabólica, aumento dos níveis de creatina fosfoquinase e lactato, anormalidades de coagulação e mioglobinúria.

O diagnóstico clínico de HM deve ser considerado antes de os sinais de hipermetabolismo e da temperatura elevada atingir as extremidades. Os primeiros sinais do distúrbio incluem taquipneia, taquicardia, aumento do dióxido de carbono na capnografia ($ETCO_2$) e arritmias ventriculares. Estes sinais devem ser avaliados rapidamente porque podem ter muitas causas, como iatrogênicas, hipertermia, sepse, feocromocitoma, hipertireoidismo, mau funcionamento da válvula do ventilador com reinalação de dióxido de carbono, níveis inadequados de anestesia e falha dos monitores de temperatura e de capnografia.

A parte principal do tratamento é o dantrolene IV, que deve ser diluído. A dose IV inicial é de 2,5 mg/kg, embora doses muito maiores podem ser necessárias. O limite da dose habitual de 10 mg/kg pode ser excedido, se necessário. A dosagem de dantrolene deve ser guiada por sinais clínicos e laboratoriais e realizada a cada 5 minutos até a acidose metabólica ser resolvida. O dantrolene diminui a liberação de cálcio dos retículos sarcoplasmáticos, diminuindo a mobilidade dos íons cálcio ou da proteína que transporta cálcio através das membranas e é específico para o músculo esquelético. Atenua o hipermetabolismo muscular, reduzindo a rigidez muscular e restaurando a normalidade da função muscular. À medida que a função do músculo esquelético normaliza, os níveis séricos de potássio diminuem e a produção anormal de ácido lático diminui. Os pacientes respondem ao dantrolene dentro de 20 minutos. O $ETCO_2$ começa a diminuir em 6 minutos, a gasometria arterial demonstra significativa resolução das acidoses metabólica e respiratória dentro 20 minutos. Em 45 minutos, as acidoses metabólica e respiratória e a hipertermia devem ser resolvidas. O tratamento com dantrolene em doses mais altas é necessário se a disfunção metabólica persistir.

Os pais de uma criança afetada podem querer realizar uma biópsia muscular e um teste de contratura porque achados negativos significam que outros parentes não têm risco aumentado de HM.

Em pacientes com histórico pessoal ou histórico familiar forte para HM, uma cirurgia pode ser realizada com segurança sob anestesia regional ou local. Caso seja necessário anestesia geral, deve ser realizada sem agentes desencadeantes. Todos os relaxantes musculares não despolarizantes e os agentes anestésicos intravenosos são seguros para pacientes suscetíveis a HM. A monitoração para detecção precoce dos sinais de HM e o início de um tratamento rápido são os aspectos mais importantes no cuidado desses pacientes[40].

REFERÊNCIAS BIBLIOGRÁFICAS

1. Anand KJ, Hickey PR. Pain and its effects in the human neonate and fetus. N Engl J Med. 1987;317(21):1321-9.
2. White PF, Ham J, Way WL, Trevor AJ. Pharmacology of ketamine isomers in surgical patients. Anesthesiology. 1980;52(3):231-9.
3. Bouwmeester NJ, Hop WC, van Dijk M, Anand KJ, van den Anker JN, Tibboel D. Postoperative pain in the neonate: age-related differences in morphine requirements and metabolism. Intensive Care Med. 2003;29(11):2009-15.
4. Fielding-Singh V, Willingham MD, Grogan T, Neelankavil JP. Impact of the addition of examples to the american society of anesthesiologists physical status classification system. Anesth Analg. 2019. DOI: 10.1213/ANE.0000000000004482.
5. Kain ZN, Caldwell-Andrews AA, Mayes LC, Weinberg ME, Wang SM, MacLaren JE, et al. Family-centered preparation for surgery improves perioperative outcomes in children: a randomized controlled trial. Anesthesiology. 2007;106(1):65-74.

6. Dickerson SC. Perioperative Guidelines in Anesthesia. Otolaryngol Clin North Am. 2019;52(6):981-93.
7. Voulgarelis S, Scott JP. Monitoring for nonoperating room anesthesia. Anesthesiol Clin. 2017;35(4):591-9.
8. Westrin P. The induction dose of propofol in infants 1-6 months of age and in children 10-16 years of age. Anesthesiology. 1991;74(3):455-8.
9. Eames WO, Rooke GA, Wu RS, Bishop MJ. Comparison of the effects of etomidate, propofol, and thiopental on respiratory resistance after tracheal intubation. Anesthesiology. 1996;84(6):1307-11.
10. Pan ZZ, Tershner SA, Fields HL. Cellular mechanism for anti-analgesic action of agonists of the kappa-opioid receptor. Nature. 1997;389(6649):382-5.
11. Lerman J, Gregory GA, Willis MM, Eger EI, 2nd. Age and solubility of volatile anesthetics in blood. Anesthesiology. 1984;61(2):139-43.
12. LeDez KM, Lerman J. The minimum alveolar concentration (MAC) of isoflurane in preterm neonates. Anesthesiology. 1987;67(3):301-7.
13. Eger EI 2nd, Saidman LJ. Hazards of nitrous oxide anesthesia in bowel obstruction and pneumothorax. Anesthesiology. 1965;26:61-6.
14. Sarner JB, Levine M, Davis PJ, Lerman J, Cook DR, Motoyama EK. Clinical characteristics of sevoflurane in children. A comparison with halothane. Anesthesiology. 1995;82(1):38-46.
15. Kotrly KJ, Ebert TJ, Vucins E, Igler FO, Barney JA, Kampine JP. Baroreceptor reflex control of heart rate during isoflurane anesthesia in humans. Anesthesiology. 1984;60(3):173-9.
16. Weiskopf RB, Moore MA, Eger EI 2nd, Noorani M, McKay L, Chortkoff B, et al. Rapid increase in desflurane concentration is associated with greater transient cardiovascular stimulation than with rapid increase in isoflurane concentration in humans. Anesthesiology. 1994;80(5):1035-45.
17. Frink EJ, Jr., Green WB, Jr., Brown EA, Malcomson M, Hammond LC, Valencia FG, et al. Compound A concentrations during sevoflurane anesthesia in children. Anesthesiology. 1996;84(3):566-71.
18. Dalens B. Regional anesthesia in children. Anesth Analg. 1989;68(5):654-72.
19. Dalens B, Tanguy A, Haberer JP. Lumbar epidural anesthesia for operative and postoperative pain relief in infants and young children. Anesth Analg. 1986;65(10):1069-73.
20. Wood CE, Goresky GV, Klassen KA, Kuwahara B, Neil SG. Complications of continuous epidural infusions for postoperative analgesia in children. Can J Anaesth. 1994;41(7):613-20.
21. Pietropaoli JA, Jr., Keller MS, Smail DF, Abajian JC, Kreutz JM, Vane DW. Regional anesthesia in pediatric surgery: complications and postoperative comfort level in 174 children. J Pediatr Surg. 1993;28(4):560-4.
22. Yaster M, Maxwell LG. Pediatric regional anesthesia. Anesthesiology. 1989;70(2):324-38.
23. Schindler M, Swann M, Crawford M. A comparison of postoperative analgesia provided by wound infiltration or caudal analgesia. Anaesth Intensive Care. 1991;19(1):46-9.
24. Dahl JB, Moiniche S, Kehlet H. Wound infiltration with local anaesthetics for postoperative pain relief. Acta Anaesthesiol Scand. 1994;38(1):7-14.
25. Casey WF, Rice LJ, Hannallah RS, Broadman L, Norden JM, Guzzetta P. A comparison between bupivacaine instillation versus ilioinguinal/Iliohypogastric nerve block for postoperative analgesia following inguinal herniorrhaphy in children. Anesthesiology. 1990;72(4):637-9.
26. Christoph RA, Buchanan L, Begalla K, Schwartz S. Pain reduction in local anesthetic administration through pH buffering. Ann Emerg Med. 1988;17(2):117-20.
27. Ferguson S, Thomas V, Lewis I. The rectus sheath block in paediatric anaesthesia: new indications for an old technique? Paediatr Anaesth. 1996;6(6):463-6.
28. Courreges P, Poddevin F, Lecoutre D. Para-umbilical block: a new concept for regional anaesthesia in children. Paediatr Anaesth. 1997;7(3):211-4.
29. Hannallah RS, Broadman LM, Belman AB, Abramowitz MD, Epstein BS. Comparison of caudal and ilioinguinal/iliohypogastric nerve blocks for control of post-orchiopexy pain in pediatric ambulatory surgery. Anesthesiology. 1987;66(6):832-4.

30. Somri M, Gaitini LA, Vaida SJ, Yanovski B, Sabo E, Levy N, et al. Effect of ilioinguinal nerve block on the catecholamine plasma levels in orchidopexy: comparison with caudal epidural block. Paediatr Anaesth. 2002;12(9):791-7.

31. Irwin MG, Cheng W. Comparison of subcutaneous ring block of the penis with caudal epidural block for post-circumcision analgesia in children. Anaesth Intensive Care. 1996;24(3):365-7.

32. Dalens B, Hasnaoui A. Caudal anesthesia in pediatric surgery: success rate and adverse effects in 750 consecutive patients. Anesth Analg. 1989;68(2):83-9.

33. Larousse E, Asehnoune K, Dartayet B, Albaladejo P, Dubousset AM, Gauthier F, et al. The hemodynamic effects of pediatric caudal anesthesia assessed by esophageal Doppler. Anesth Analg. 2002;94(5):1165-8.

34. Braz LG, Braz DG, Cruz DS, Fernandes LA, Modolo NS, Braz JR. Mortality in anesthesia: a systematic review. Clinics (Sao Paulo). 2009;64(10):999-1006.

35. Morray JP, Geiduschek JM, Ramamoorthy C, Haberkern CM, Hackel A, Caplan RA, et al. Anesthesia-related cardiac arrest in children: initial findings of the Pediatric Perioperative Cardiac Arrest (POCA) Registry. Anesthesiology. 2000;93(1):6-14.

36. Bhananker SM, Ramamoorthy C, Geiduschek JM, Posner KL, Domino KB, Haberkern CM, et al. Anesthesia-related cardiac arrest in children: update from the Pediatric Perioperative Cardiac Arrest Registry. Anesth Analg. 2007;105(2):344-50.

37. Olsson GL, Hallen B. Laryngospasm during anaesthesia. A computer-aided incidence study in 136,929 patients. Acta Anaesthesiol Scand. 1984;28(5):567-75.

38. Cote CJ, Zaslavsky A, Downes JJ, Kurth CD, Welborn LG, Warner LO, et al. Postoperative apnea in former preterm infants after inguinal herniorrhaphy. A combined analysis. Anesthesiology. 1995;82(4):809-22.

39. Petrenko AB, Kohno T, Wu J, Sakimura K, Baba H. Spontaneous hyperactivity in mutant mice lacking the NMDA receptor GluRepsilon1 subunit is aggravated during exposure to 0.1 MAC sevoflurane and is preserved after emergence from sevoflurane anaesthesia. Eur J Anaesthesiol. 2008;25(12):953-60.

40. Morgan KG, Bryant SH. The mechanism of action of dantrolene sodium. J Pharmacol Exp Ther. 1977;201(1):138-47.

Atendimento à criança traumatizada 5

Roberto Rasslan
Fernando da Costa Ferreira Novo

Após ler este capítulo, você estará apto a:
1. Definir as prioridades no atendimento da criança traumatizada.
2. Reconhecer os principais mecanismos de trauma e as lesões esperadas.
3. Identificar as particularidades anatômicas e os desafios do diagnóstico e do tratamento.

INTRODUÇÃO

O trauma é a principal causa de morte na população pediátrica, apesar de todos os avanços nas políticas de prevenção nas últimas décadas. Nos Estados Unidos, observou-se redução de 40% na morbidade pós-trauma a partir de 2005, mas ainda ocorrem cerca de 500 mil internações por ano, sendo 120 mil por lesões graves, e morrem cerca de 20 mil crianças em decorrência do trauma[1-3].

Por causa das características anatômicas da criança, o trauma de crânio é a lesão mais frequente e a principal causa de morte, sendo seguido pelas lesões de extremidades e pelo trauma de abdome[1,2]. Embora o trauma abdominal seja mais prevalente, quando comparado ao trauma de tórax, tem menores morbidade e mortalidade do que este último[3]. Na maioria dos casos, o trauma na criança associa-se a lesões leves, que muitas vezes podem ser tratadas em hospitais da comunidade e não implicam sequelas.

Embora o trauma na criança seja grave problema de saúde pública, o Brasil ainda carece de centros especializados no tratamento multidisciplinar da criança traumatizada. Em muitos serviços, o cirurgião é o responsável pelo atendimento desses doentes. Na maioria das vezes, contudo, o cirurgião não está familiarizado com as particularidades do tratamento pediátrico. Também não é infrequente que o pediatra responsável pelo atendimento inicial não tenha o treinamento adequado para atender o traumatizado grave. Um dos grandes desafios do atendimento da criança traumatizada decorre das diferenças anatômicas e fisiológicas entre as diversas faixas etárias.

Sabe-se que a primeira abordagem realizada de forma inadequada pode ter consequências indesejáveis sérias, muitas vezes irreversíveis. No Hospital das Clínicas da Faculdade de Medicina da Universidade de São Paulo, o cirurgião geral e da emergência/trauma atende a criança traumatizada em conjunto com a equipe da pediatria. Dessa forma, as duas equipes somam experiências e oferecem tratamento de melhor qualidade.

MECANISMO DE TRAUMA

A avaliação do doente traumatizado inicia-se com a análise do mecanismo de trauma. O trauma fechado é o mais frequente (90%), embora no Brasil, país com alto índice de violência interpessoal, a incidência de trauma penetrante não seja desprezível. Situações envolvendo grande energia cinética ou ferimentos penetrantes são critérios para a ativação de equipe especializada, pois não é infrequente a ocorrência de lesões não percebidas nestes doentes[1-3].

Acidentes com veículo automotor, atropelamentos, quedas (bicicleta e grande altitude), afogamentos e queimaduras são as principais causas de trauma na criança. Deve-se destacar o impacto direto do guidão da bicicleta sobre a parede abdominal, considerado fator de risco para lesão de duodeno, pâncreas e intestino delgado[4,5]. O diagnóstico é difícil e muitas vezes postergado, em razão dos sintomas tardios. No nosso meio, é conhecida a "síndrome do tanque", que ocorre quando a criança se apoia no tanque de lavar roupa, que não está fixado, que cai sobre o abdome superior da criança, com risco de lesão de pâncreas e duodeno. Às vezes, o impacto ocorre sobre o tórax, sendo descritos casos de lesão grave de traqueia e brônquios. Felizmente, este evento está se tornando cada vez mais raro. Outras situações semelhantes ainda acontecem com certa frequência, como a queda da televisão ou de móveis sobre o tronco da criança.

Atendimento Inicial

Avaliação primária e reanimação

Os princípios do atendimento inicial da criança traumatizada são os mesmos do adulto e seguem a regra do ABCDE do Suporte Avançado de Vida no Trauma

(ATLS®, Advanced Trauma Life Support®) do Colégio Americano de Cirurgiões: (A) via aérea, com proteção da coluna cervical; (B) ventilação; (C) circulação; (D) avaliação neurológica; e (E) exposição e controle do ambiente e da hipotermia. Esse momento do atendimento deve ser bem rápido.

As prioridades (ABCDE) foram estabelecidas com base no reconhecimento de que algumas lesões representam risco mais imediato para a vida do doente do que outras. A obstrução de via aérea (A), por exemplo, tem risco mais imediato para a criança do que a ventilação inadequada (B) que, por sua vez, é uma ameaça mais iminente do que o sangramento ou o choque (C). Por isso, na avaliação primária, as lesões com risco à vida devem ser suspeitadas, diagnosticadas e tratadas logo que descobertas, de forma rápida e segura, seguindo as prioridades. São fundamentais a monitoração e a constante reavaliação da criança em todas as fases do atendimento e da reanimação[6].

O atendimento do trauma pediátrico envolve a necessidade de lidar com uma variedade muito grande de faixas etárias. Atender um recém-nascido, por exemplo, é muito diferente de atender uma criança de 12 anos. O uso da fita de Broselow (Figura 5.1) ajuda na escolha do tamanho de cateteres e tubos, além da dose de medicamentos. Recomenda-se que toda a sala de emergência, em que podem chegar crianças traumatizadas, tenha este dispositivo facilmente acessível.

A – Via aérea, com proteção da coluna cervical

A criança é mais vulnerável à hipóxia, quando comparada com o adulto. Por isso, cuidar da via aérea da criança representa um desafio, que muitas vezes exige interven-

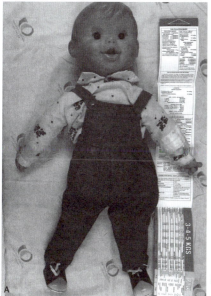

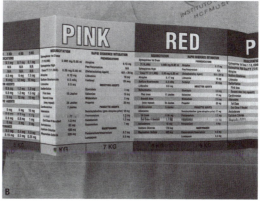

Figura 5.1 Fita de Broselow®; (A) forma de utilização ao lado da criança; (B) detalhes da fita.

ções rápidas e decisivas. É fundamental garantir a patência da via aérea. A avaliação é simples, por meio da resposta verbal. Quando a criança está falando ou tem choro claro (criança de até 2 anos), a via aérea está livre. O cuidado da via aérea deve começar com o posicionamento adequado. Deve-se colocar um coxim sob o tronco, para minimizar a flexão cervical passiva, que causa obstrução da via aérea. A inspeção da cavidade oral para remoção de corpo estranho precisa ser lembrada. A eficácia das medidas tomadas deve ser avaliada continuamente pela oximetria de pulso.

As indicações de via aérea definitiva são: obstrução da via aérea não resolvida com manobras clínicas (anteriorização do mento ou tração da mandíbula), apneia, lesões por inalação, alteração do nível de consciência e trauma de face. A principal preocupação é manter a ventilação adequada. Enquanto os materiais para entubação de sequência rápida estão sendo providenciados, deve-se oxigenar a criança com o auxílio de máscara de oxigênio apropriada. A escolha adequada da cânula de entubação pode ser um problema, pois se está diante de doentes com grande variação de tamanho. Tradicionalmente, em crianças com menos de 8 anos preconiza-se o uso de tubo sem balonete, pelo risco de lesão isquêmica da via aérea, embora estudos recentes já tenham demonstrado ser seguro o uso de cânulas com balonete em qualquer faixa etária[7]. Deve ser lembrado que a simples manipulação da língua com o laringoscópio estimula o sistema vagal, podendo causar bradicardia. Por isso, a atropina deve estar prontamente disponível para eventual necessidade. O cirurgião precisa estar preparado para o insucesso da entubação orotraqueal e conhecer as técnicas de cricotireoidostomia por punção e de traqueostomia (Tabela 5.1). A cricotireoidostomia cirúrgica tem indicação apenas na criança maior, quando a membrana cricotireóidea for palpável. A proteção da coluna cervical deve ser realizada durante todo o atendimento, sempre que houver suspeita de possível lesão (Quadro 5.1). A criança tem maior risco de lesão de coluna cervical, em razão das particularidades da anatomia, como o tamanho e o peso desproporcional da cabeça em relação ao tronco, a frouxidão ligamentar e a fraqueza muscular. Não é infrequente a lesão medular sem alterações ósseas evidentes nos exames de imagem, principalmente na faixa etária inferior a 10 anos.

Tabela 5.1 Desafios e particularidades da via aérea na criança	
Alterações anatômicas	**Manobras clínicas**
Proeminência occipital	Colocar coxim sob os ombros
Dimensão aumentada da língua	Posicionamento: elevação do mento e tração da mandíbula
Cricoide mais estreita	Uso de tubos mais finos (pode passar a corda vocal, mas não a cartilagem cricoide)
Traqueia mais curta (entubação seletiva)	Cuidado na movimentação e controle rigoroso com ausculta
Diâmetro traqueal estreito	Cricotireoidostomia por punção em vez de operatória

Quadro 5.1 Indicações de investigação radiológica e imobilização da coluna cervical

Mecanismo de trauma com alta energia

Alteração do nível de consciência

Dor à palpação cervical

Déficit neurológico

Lesões graves em outros sistemas

Dificuldade ou impossibilidade de comunicação

B – Ventilação

Neste momento do atendimento, deve-se garantir a ventilação adequada. Um exame físico rápido é suficiente para diagnosticar as principais lesões torácicas com risco à vida, permitindo que as intervenções sejam imediatas e não postergadas por causa de exames de imagem. O hemotórax e o pneumotórax, reconhecidos neste momento do atendimento, devem ser tratados com a drenagem do espaço pleural no quinto espaço intercostal, entre a linha axilar média e a anterior. O pneumotórax hipertensivo pode ser causa de instabilidade hemodinâmica e é de fácil reconhecimento, observando-se diminuição da expansibilidade torácica, presença de enfisema de subcutâneo, timpanismo à percussão, ausculta pulmonar com murmúrio vesicular abolido, além de franca insuficiência respiratória e choque. Trata-se de uma emergência, principalmente na criança, que tolera menos esta condição, em razão da maior mobilidade do mediastino. A conduta é a descompressão imediata do espaço pleural por punção no segundo espaço intercostal, na linha hemiclavicular, seguida da drenagem torácica. Pode ser feita também a descompressão torácica por punção no quinto espaço intercostal, imediatamente anterior à linha axilar média, em que será feita a drenagem de tórax ou, até a descompressão digital, no mesmo local.

Na criança, a distensão gástrica pode comprometer gravemente a dinâmica ventilatória. Deve ser realizada a descompressão do estômago com sonda gástrica, na suspeita de distensão de estômago e em toda a criança com trauma grave. Deve ser lembrado ainda que a criança tem maior suscetibilidade ao barotrauma, na vigência de ventilação com pressão positiva. O ventilador deve ser configurado inicialmente com volume inspiratório de 6 a 8 mL/kg. Deve também ser mantida vigilância cuidadosa, para rápida atuação mediante a ocorrência de possível barotrauma.

C – Circulação

O sangramento é a principal causa de morte evitável no trauma pediátrico. A avaliação da condição hemodinâmica exige atenção, pois a criança tem grande reserva fisiológica e os sinais clínicos de choque podem ser tardios. A taquicardia é um indicador mais precoce de hipovolemia, porém não é específico, podendo também ser decorrente de dor ou estresse. Por outro lado, a hipotensão pode ser uma manifestação tardia, surgindo apenas após perda de 40% da volemia. A relação da frequência cardíaca com a pressão arterial sistólica, conhecida como *shock index*, representa uma ferramenta com maior valor preditivo para avaliar a necessidade de transfusão sanguínea e possível tratamento operatório[8].

O atendimento da criança em choque hemorrágico implica reanimação volêmica, identificação do foco e controle do sangramento.

A reanimação volêmica no trauma pediátrico ainda é motivo de controvérsias e, diferentemente do adulto, algumas questões ainda não estão bem estabelecidas[9]. A mortalidade das crianças politransfundidas varia de 33 a 50%. Discute-se como e quando deve ser acionado o protocolo de transfusão maciça, estratégia de reposição volêmica utilizada em traumas com grande perda sanguínea. A definição de transfusão maciça não é tão clara na literatura. Diab, Wong e Luban[10] consideram transfusão maciça de hemoderivados correspondente a 50% da volemia em 3 horas ou a 100% em 24 horas. Um estudo retrospectivo, analisando mais de 1.100 crianças, estabeleceu como transfusão maciça o volume de 40 mL/kg de hemoderivados no 1º dia do atendimento[11].

O reconhecimento precoce da criança que vai necessitar de hemoderivados é fundamental. A reanimação volêmica inicia-se com cristaloide, na dose de 20 mL/kg, que deve ser repetida até 2 vezes, na persistência do choque. O uso excessivo de solução salina na vigência de sangramento está associado à coagulopatia, e esta complicação é considerada preditora para iniciar o protocolo de transfusão maciça. O protocolo proposto de transfusão maciça ainda não está bem definido, mas a proporção fixa de 1 concentrado de hemácias para 1 de plasma fresco congelado e 1 aférese de plaquetas é o mais difundido, o mesmo adotado para adultos. Embora os protocolos preconizem esta razão de equivalência, observa-se maior administração de hemácias em relação aos demais hemocomponentes. Isso ocorre em razão do preparo mais demorado para infundir plasma e plaquetas, além do desconhecimento médico da importância de repor os demais fatores precocemente. O tromboelastograma é fundamental. Serve como guia para orientar o momento de interromper a reposição sanguínea ou repor fatores que ainda continuam deficitários. Nos Estados Unidos, apenas 9% dos centros utilizam esse recurso. Apesar de muitos serviços adotarem protocolos de transfusão maciça, nenhum trabalho clínico conseguiu demonstrar superioridade[12].

O débito urinário e a gasometria arterial com lactato são parâmetros objetivos que devem orientar a reposição volêmica.

A coagulopatia é umas das complicações mais prevalentes durante a reanimação volêmica e ocorre pela ativação do sistema de coagulação, acidose metabólica, hipotermia, hemodiluição e consumo dos fatores de coagulação. O uso do ácido tranexâmico está bem estabelecido para adultos, porém no trauma pediátrico não existem trabalhos clínicos que corroborem sua eficácia. Mesmo assim, a tendência atual é utilizar este medicamento nos traumas graves da criança[13].

A administração de fluidos precisa ser rápida e efetiva, o que implica acesso venoso adequado. A primeira opção de acesso é a punção de veia periférica. Em caso de insucesso, o acesso intraósseo, no fêmur distal ou na tíbia proximal, é uma boa alternativa. Devem ser utilizados equipamentos para pressurizar as bolsas de sangue e cristaloide, para aumentar a velocidade de infusão. Os aquecedores de fluidos também são dispositivos fundamentais na prevenção da hipotermia, que é um dos fatores de risco para coagulopatia[14].

O reconhecimento do foco do sangramento deve ser imediato, a fim de não postergar o tratamento definitivo. O exame físico, muitas vezes, é suficiente para definir o local da hemorragia, conforme pode ser observado nas amputações traumáticas com sangramento ativo, no hemotórax maciço, em grandes descolamentos do couro cabeludo e nas deformidades da bacia com instabilidade pélvica. Na sala de emergência, algumas medidas, como a compressão direta do foco de hemorragia, o uso de torniquete e o fechamento do anel pélvico com lençol, são fundamentais, enquanto o doente é encaminhado para o centro cirúrgico. O uso do FAST (*focused assessment with sonography for trauma*) é obrigatório para definir a presença de sangramento intra-abdominal. Quando for positivo, no doente instável, a laparotomia exploradora não deve ser postergada.

D – Exame neurológico

Neste momento da reanimação, a avaliação deve ser rápida, determinando-se o escore na escala de coma de Glasgow (Tabelas 5.2 e 5.3), examinando-se as pupilas quanto a tamanho, simetria e resposta à luz e comparando-se a simetria da movimentação dos membros, buscando sinais de lateralização. No trauma de crânio grave, a tomografia de crânio deve ser realizada o mais precocemente possível.

E Exposição e controle do ambiente e da hipotermia

O doente deve ser exposto por completo, para não deixar passar despercebidas lesões potencialmente fatais. A avaliação do dorso deve ser realizada com muito cuidado. Além da infusão de soluções aquecidas, devem ser tomadas medidas para evitar a hipotermia e promover o aquecimento da criança com manta térmica e do aquecimento da sala de atendimento.

Tabela 5.2 Escala de coma de Glasgow

Área de avaliação	Escore
Abertura ocular	
Espontânea	4
A estímulo verbal	3
À pressão	2
Ausente	1
Não testável	NT
Melhor resposta motora	
Obedece a ordens simples	6
Localiza estímulo	5
Flexão normal (retirada)	4
Flexão anormal (decorticação)	3
Extensão (descerebração)	2
Sem resposta	1
Não testável	NT
Resposta verbal	
Orientado	5
Desorientado	4
Palavras desconexas	3
Sons incompreensíveis	2
Sem resposta	1
Não testável	NT

Tabela 5.3 Escala de coma de Glasgow – resposta verbal modificada para crianças com menos de 4 anos de idade

Resposta verbal	Escore
Palavras apropriadas ou sorriso social	5
Choro, consolável	4
Irritação persistente	3
Agitação	2
Sem resposta	1

Avaliação Secundária

Esta fase do atendimento deve ser iniciada quando as funções vitais estiverem normalizadas. Começa com a história (ampla) e inclui o exame físico completo e detalhado.

Quando o atendimento inicial é interrompido para o controle definitivo do sangramento ou para tratamento neurocirúrgico de emergência, a avaliação secundária precisa ser realizada já na unidade de terapia intensiva, após a intervenção cirúrgica.

A transferência para o centro de trauma, quando indicada, é iniciada já nesta etapa do atendimento e não deve ser postergada para exames que, muitas vezes, terão de ser repetidos onde a criança será definitivamente tratada. O Comitê de Trauma do Colégio Americano de Cirurgiões recomenda que uma equipe especializada em trauma seja acionada sempre que pelo menos algum destes critérios estiver presente: hipotensão arterial (pressão arterial sistólica inferior a 90 mmHg), ferimentos por projétil de arma de fogo no tronco, escore < 9 na escala de coma de Glasgow, necessidade de transfusão de hemoderivados no serviço de origem ou de via aérea definitiva no pré-hospitalar. Nesse cenário, é imprescindível a avaliação por equipe especializada, em conjunto com os pediatras, pois, em algumas situações, o atendimento e o tratamento são um grande desafio para a equipe médica[15].

EXAMES DE IMAGEM

Atualmente, observa-se o uso liberal e, às vezes, exagerado e desnecessário da tomografia. Quando indicada, deve ser ponderada a probabilidade de o exame mudar a orientação do tratamento, os riscos para o doente e os custos. Assim, a tomografia deve ser realizada com critérios, principalmente porque envolve radiação e contraste endovenoso.

O trauma craniano, na maioria das vezes, associa-se a lesões leves e com baixa energia envolvida, de modo que a avaliação clínica adequada substituiu o exame de imagem, na maioria dos casos. Ausência de alteração neurológica ou perda de consciência, mecanismo de trauma com baixa energia e ausência de hematomas ou fraturas são consideradas condições para baixo risco de lesão cerebral traumática significativa. Nessas situações, a tomografia de crânio pode geralmente ser dispensada[16].

Na suspeita de lesão de coluna cervical (Quadro 5.1), os exames de imagem têm sua indicação. A radiografia nas posições anteroposterior e perfil pode ser o primeiro exame. Na persistência de dúvidas, ou se forem identificadas fraturas que precisam ser mais bem estudadas, a tomografia deve ser realizada. Tanto a radiografia quanto a tomografia sem alterações podem não excluir definitivamente lesões medulares, principalmente na criança menor. Isso é decorrente da frouxidão ligamentar. Portanto, na criança com alteração neurológica ou dor cervical, mesmo com exames radiológicos normais, o colar cervical deve ser mantido, devendo-se discutir a indicação de ressonância magnética com o especialista[1].

Na avaliação do trauma torácico, apesar de a tendência crescente de fazer tomografia, a radiografia ainda deve ser a primeira opção. Com dados de história e do exame de imagem, deve ser ponderada a necessidade da complementação com tomografia. Apesar de a radiografia não mostrar todas as lesões que possam ser evidenciadas na tomografia, diversos estudos constataram que, em geral, é suficiente para a orientação do tratamento. Portanto, a tomografia de tórax tem indicação seletiva, devendo ser reservada para os traumas de alta energia e para quando houver alterações no exame físico ou na radiografia inicial (Figura 5.2)[17,18].

No trauma abdominal, as lesões despercebidas são a principal causa de morte evitável. Portanto, no trauma com risco de lesão de intestino delgado, duodeno ou pâncreas, causada por cinto de segurança ou impacto direto sobre o abdome (Figuras 5.3, 5.4 e 5.5), é preconizado o uso liberal da tomografia. As indicações de tomografia de abdome no doente estável são mostradas no Quadro 5.2. O FAST, que

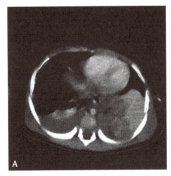 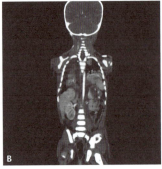

Figura 5.2 Imagem de tomografia de tórax mostrando hérnia diafragmática à esquerda com o baço na cavidade pleural; (A) corte axial; (B) corte coronal.

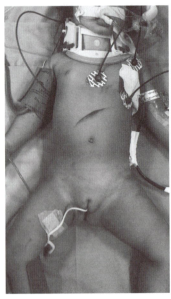

Figura 5.3 Fotografia de criança vítima de acidente automobilístico com escoriação na região superior do abdome.

5 Atendimento à criança traumatizada   85

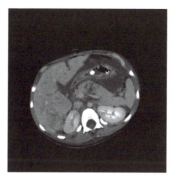

Figura 5.4 Imagem de tomografia de abdome mostrando trauma no corpo pancreático com provável lesão do ducto pancreático e líquido livre na cavidade abdominal.

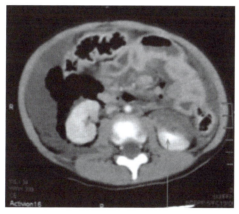

Figura 5.5 Imagem de tomografia evidenciando extenso pneumorretroperitônio à direita, líquido livre e hipoperfusão renal à esquerda, em criança vítima de trauma abdominal fechado.

Quadro 5.2 Indicações de tomografia de abdome no doente estável
Mecanismo de trauma com alta energia
Dor abdominal
Marca do cinto de segurança
Hematúria
FAST positivo
Transaminases aumentadas (AST > 200 e ALT > 125)
Queda do hematócrito/hemoglobina

inicialmente era indicado apenas para doentes com instabilidade hemodinâmica, tem indicação mais liberal e vem substituindo a tomografia, mesmo em situações sem comprometimento hemodinâmico. Assim, a ultrassonografia normal pode evitar a realização de tomografia de abdome no doente sem dor abdominal[19,20].

TRAUMA CRANIOENCEFÁLICO

O trauma de crânio é a principal causa de morte da criança traumatizada. O atendimento inicial tem como principal objetivo manter a pressão de perfusão cerebral, prevenindo o chamado segundo trauma. Deve-se prevenir a ocorrência de hipotensão e hipóxia. No trauma de crânio grave com aumento da pressão intracraniana, preconiza-se elevação da cabeça, hiperventilação moderada ($PaCO_2$ 30 a 35 mmHg) e solução salina hipertônica a 3% (5 mL/kg). A tomografia de crânio deve ser realizada imediatamente, e a criança deve ser avaliada o mais precocemente possível pelo neurocirurgião[1,2].

TRAUMA DE TÓRAX

O trauma torácico grave é infrequente, ocorrendo em cerca de 5% dos casos. A contusão pulmonar representa 50% das lesões, seguida pelo hemopneumotórax (40%) e pela fratura de costelas (30%). Em 80% dos casos, observam-se lesões associadas com elevados escores de índice de trauma. A mortalidade do trauma de tórax é alta, variando de 15 a 25%. Deve-se ressaltar que, na criança, a caixa torácica é mais complacente, absorvendo muita energia cinética, com menor incidência de fraturas de costelas e mais contusão pulmonar. Os tecidos do mediastino apresentam grande elasticidade e, por este motivo, as lesões de grandes vasos são infrequentes no trauma fechado.

Em apenas 10% dos casos, é necessário tratamento operatório para controle de sangramento ou de fístulas aéreas. A drenagem torácica resolve a maioria dos casos de hemopneumotórax[1,2].

TRAUMA ABDOMINAL

As vísceras parenquimatosas são os principais órgãos acometidos, sendo a lesão esplênica a mais prevalente[3,21]. Na maioria dos traumas fechados, o tratamento não operatório é a conduta de escolha, com alto índice de sucesso, e está indicado nos casos com estabilidade hemodinâmica, independentemente do grau da lesão. O acompanhamento da criança por equipe médica horizontal, tanto de terapia intensiva quanto operatória, é fundamental. A associação com trauma de crânio não contraindica o tratamento não operatório. Nessa situação, contudo, a avaliação clínica com exame físico seriado é um desafio. Nesse cenário, a tomografia de abdome é imprescindível e deve ser realizada para excluir outras lesões, e definir a extensão do trauma. Na presença de *blush* arterial, pode ser realizado tratamento por radiologia intervencionista. No trauma hepático grave, o coleperitônio deve sempre ser lembrado, principalmente se a criança evoluir com sepse, dor abdominal ou icterícia. Os exames de imagem frequentemente mostram líquido intra-abdominal. O tratamento preconizado é a laparoscopia, para lavagem da cavidade abdominal e drenagem do leito hepático.

Na vigência de instabilidade hemodinâmica com líquido livre na cavidade abdominal, no FAST ou na tomografia, a laparotomia exploradora está indicada. Nas lesões esplênicas isoladas, a preservação do baço deve sempre ser tentada, pelo risco de sepse após esplenectomia (Figura 5.6). Nas grandes lacerações hepáticas com sangramento ativo, a cirurgia de controle de danos é a conduta de escolha.

Na tomografia de abdome, líquido livre sem lesão de vísceras parenquimatosas obriga a lembrar da possibilidade de lesão de intestino delgado, bexiga intraperitoneal ou mesentério. Se não houver contraindicação, a laparoscopia deve ser indicada de rotina. Na contraindicação para laparoscopia, deve ser feita laparotomia.

Conforme já observado, a contusão direta sobre o abdome, por guidão de bicicleta ou mecanismo semelhante, exige que o cirurgião afaste lesão de pâncreas ou duodeno. Na secção do ducto pancreático, a melhor opção terapêutica é a pancreatectomia, com preservação do baço. Na criança maior, deve ser lembrada a possibilidade de tratamento endoscópico, se lesão pancreática isolada.

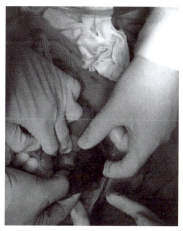

Figura 5.6 Laparotomia exploradora em criança vítima de trauma abdominal fechado mostrando o baço submetido à esplenectomia parcial. (Veja imagem colorida no encarte.)

Nos ferimentos penetrantes por projétil de arma de fogo, indica-se de rotina a laparotomia exploradora. Nas lesões da parede abdominal anterior por arma branca, a laparoscopia deve ser a primeira opção, para definir se ocorreu penetração do peritônio. Por outro lado, nos ferimentos de dorso ou flanco, na criança estável hemodinamicamente e sem sinais de irritação abdominal, indica-se a tomografia com contraste endovenoso, pois nem sempre ocorre lesão intra-abdominal.

CONCLUSÕES

O atendimento da criança traumatizada tem muitas particularidades, que fazem com que o atendimento da criança com trauma grave seja um desafio considerável. O médico que trabalha na urgência e está exposto a esta situação tem de estar preparado e seguro para conduzir uma situação frequentemente estressante, que exige condutas imediatas, que muitas vezes definem a evolução do caso. O tratamento do trauma pediátrico precisa estar estruturado e baseado em protocolos rigorosos. Apenas dessa forma é possível prestar atendimento de qualidade e melhorar o prognóstico.

REFERÊNCIAS BIBLIOGRÁFICAS

1. Kenefake ME, Swarm M, Walthall J. Nuances in pediatric trauma. Emerg Med Clin North Am. 2013;31(3):627-52.
2. Mikrogianakis A, Grant V. The kids are alright: pediatric trauma pearls. Emerg Med Clin North Am. 2018;36(1):237-57.
3. Wegner S, Colletti JE, Van Wie D. Pediatric blunt abdominal trauma. Pediatr Clin North Am. 2006;53(2):243-56.
4. Pederiva F, Guida E, Maschio M, Rigamonti W, Gregori M, Codrich D. Handlebar injury in children: The hidden danger. Surgery. 2016;159(5):1477.
5. Nataraja RM, Palmer CS, Arul GS, Bevan C, Crameri J. The full spectrum of handlebar injuries in children: a decade of experience. Injury. 2014;45(4):684-9.
6. Advanced trauma life support (ATLS(R)): the ninth edition. J Trauma Acute Care Surg. 2013;74(5):1363-6.
7. Weiss M, Dullenkopf A, Fischer JE, Keller C, Gerber AC. Prospective randomized controlled multi-centre trial of cuffed or uncuffed endotracheal tubes in small children. Br J Anaesth. 2009;103(6):867-73.
8. Acker SN, Bredbeck B, Partrick DA, Kulungowski AM, Barnett CC, Bensard DD. Shock index, pediatric age-adjusted (SIPA) is more accurate than age-adjusted hypotension for trauma team activation. Surgery. 2017;161(3):803-7.
9. Tosounidis TH, Giannoudis PV. Paediatric trauma resuscitation: an update. Eur J Trauma Emerg Surg. 2016;42(3):297-301.
10. Diab YA, Wong EC, Luban NL. Massive transfusion in children and neonates. Br J Haematol. 2013;161(1):15-26.
11. Neff LP, Cannon JW, Morrison JJ, Edwards MJ, Spinella PC, Borgman MA. Clearly defining pediatric massive transfusion: cutting through the fog and friction with combat data. J Trauma Acute Care Surg. 2015;78(1):22-8; discussion 8-9.

12. Kamyszek RW, Leraas HJ, Reed C, Ray CM, Nag UP, Poisson JL, et al. Massive transfusion in the pediatric population: a systematic review and summary of best-evidence practice strategies. J Trauma Acute Care Surg. 2019;86(4):744-54.
13. Ramirez RJ, Spinella PC, Bochicchio GV. Tranexamic acid update in trauma. Crit Care Clin. 2017;33(1):85-99.
14. Skelton T, Beno S. Massive transfusion in pediatric trauma: We need to focus more on "how". J Trauma Acute Care Surg. 2017;82(1):211-5.
15. Rotondo M, Criari C, Smith R, editors. Resources for the optimal care of the injured patient. Chicago (IL): American College of Surgeons; 2014.
16. Kuppermann N, Holmes JF, Dayan PS, Hoyle JD Jr., Atabaki SM, Holubkov R, et al. Identification of children at very low risk of clinically-important brain injuries after head trauma: a prospective cohort study. Lancet. 2009;374(9696):1160-70.
17. Renton J, Kincaid S, Ehrlich PF. Should helical CT scanning of the thoracic cavity replace the conventional chest x-ray as a primary assessment tool in pediatric trauma? An efficacy and cost analysis. J Pediatr Surg. 2003;38(5):793-7.
18. Holscher CM, Faulk LW, Moore EE, Cothren Burlew C, Moore HB, Stewart CL, et al. Chest computed tomography imaging for blunt pediatric trauma: not worth the radiation risk. J Surg Res. 2013;184(1):352-7.
19. McGaha P 2nd, Motghare P, Sarwar Z, Garcia NM, Lawson KA, Bhatia A, et al. Negative Focused Abdominal Sonography for Trauma examination predicts successful nonoperative management in pediatric solid organ injury: A prospective Arizona-Texas-Oklahoma-Memphis-Arkansas + Consortium study. J Trauma Acute Care Surg. 2019;86(1):86-91.
20. Sola JE, Cheung MC, Yang R, Koslow S, Lanuti E, Seaver C, et al. Pediatric FAST and elevated liver transaminases: An effective screening tool in blunt abdominal trauma. J Surg Res. 2009;157(1):103-7.
21. Gaines BA, Ford HR. Abdominal and pelvic trauma in children. Crit Care Med. 2002;30(11 Suppl):S416-23.

Endoscopia digestiva e endoscopia respiratória na criança

6

Manoel Ernesto Peçanha Gonçalves
Silvia Regina Cardoso
Diamari C. Ricci Cereda

Após ler este capítulo, você estará apto a:
1. Descrever os principais exames endoscópicos utilizados para o diagnóstico e o tratamento de doenças dos tratos digestório e respiratório.
2. Identificar as principais indicações de endoscopia digestiva e respiratória na criança.

INTRODUÇÃO

A endoscopia em crianças teve início no final do século passado com instrumentos rígidos. Até os anos 1960, a utilização restringia-se a remoção de corpos estranhos e dilatações de estenoses. Após o advento da fibra óptica nos anos 1960 e posteriormente dos videoendoscópios nos anos 1990, associado ao aperfeiçoamento dos instrumentos utilizados para procedimentos terapêuticos e ao refinamento de aparelhos e técnicas anestésicas, a endoscopia pediátrica se expandiu, sendo hoje um exame fundamental na prática clínica[1].

O exame endoscópico possibilita a visualização direta de estruturas do trato digestório e das vias aéreas, podendo ser realizado em pacientes de todas as idades. É fundamental para o diagnóstico e o tratamento de muitas doenças, permite a avaliação da gravidade e obtém informações prognósticas, muitas vezes direcionando o tratamento e o acompanhamento evolutivo das diversas afecções que acometem a criança[2].

TÉCNICAS E EQUIPAMENTOS

Os exames endoscópicos podem ser realizados no próprio leito hospitalar, em centro cirúrgico ou preferencialmente em unidades de endoscopia, em que existam todos os equipamentos necessários para os procedimentos anestésicos, endoscópicos e manobras de ressuscitação. A equipe envolvida deve ser composta por profissionais habilitados no manejo de crianças e recém-nascidos. Os exames podem ser feitos sob sedação ou anestesia geral, e o paciente deve sempre estar em jejum e monitorado com oximetria de pulso, capnógrafo e monitor cardíaco, além de possuir acesso venoso disponível[3-5].

O tempo de jejum adequado varia de acordo com a idade da criança, com o tipo de alimentação recebida e com a natureza da doença, os quais podem interferir no tempo de esvaziamento esofagogástrico (Tabela 6.1).

De modo geral, não há necessidade de exames laboratoriais prévios para a realização de exames endoscópicos diagnósticos. Para endoscopias terapêuticas, a necessidade de exames laboratoriais e/ou radiológicos depende da doença em questão e das possíveis comorbidades associadas[6].

Antes do procedimento, é necessário orientar os pais ou responsáveis legais quanto aos riscos e benefícios do exame, com aquisição de consentimento livre e esclarecido[7].

Videogastroscópios, videocolonoscópios e videoduodenoscópios são os aparelhos mais utilizados para a realização de endoscopia digestiva. Embora existam no mercado aparelhos com calibres pequenos (5,7 mm), os aparelhos considerados de tamanho-padrão, com diâmetro externo entre 9 e 10 mm (esofagogastroduodenoscópios) e 11,5 e 13 mm (colonoscópios), são os mais habitualmente utilizados, mesmo em crianças pequenas. Possuem canais de trabalho e aspiração mais calibrosos, proporcionando a utilização de maior número de pinças e acessórios, o que possibilita procedimentos endoscópicos mais complexos[2,6,8].

Os exames da via respiratória podem ser realizados com aparelhos rígidos (abertos) ou flexíveis (fechados). Os aparelhos rígidos são principalmente utilizados em crianças pequenas e para procedimentos terapêuticos, por possuírem um canal interno que promove a entrada de oxigênio e gases anestésicos, assim como

Tabela 6.1 Tempo de jejum para realização de exame endoscópico[3]	
Líquidos claros	2 h (água, sucos coados, refrigerantes, chá claro)
Leite materno	4 h
Fórmulas lácteas infantis	6 h
Dieta leve	6 h (chá com torradas)
Dieta geral	8 h (inclui leite)

de instrumentos necessários para terapêutica. São constituídos por tubos metálicos com calibres e comprimentos variáveis, com sistema de iluminação por meio de fibras de vidro ou ópticas[9].

Os aparelhos flexíveis são constituídos por um tubo fechado, e as trocas gasosas durante os procedimentos são realizadas entre o tubo e a parede da árvore respiratória (não pelo próprio tubo, como ocorre com os aparelhos rígidos), motivo pelo qual devem ter o menor diâmetro possível. Têm utilização crescente, embora ainda pouco limitada para procedimentos terapêuticos em crianças pequenas, pois aparelhos finos não possuem canais para procedimentos terapêuticos e os de menor calibre, utilizados no período neonatal (2,2 a 2,7 mm), não possuem canal para aspiração de secreções[9,10].

ENDOSCOPIA DIGESTIVA

Endoscopia Digestiva Alta

É o exame endoscópico mais difundido e mais amplamente realizado nos diversos centros, em decorrência da maior prevalência de afecções do trato digestivo alto que acometem a criança, associados à baixa morbidade e à alta eficácia no diagnóstico e no tratamento de diversas doenças. Pode ser realizada eletivamente ou em situações de urgência[2].

Endoscopia digestiva alta diagnóstica

As principais indicações de exames eletivos variam de acordo com a idade dos pacientes[11]. Em recém-nascidos e lactentes, as regurgitações e os vômitos frequentes, associados a irritabilidade, baixo ganho ponderal, crises de cianose e infecções respiratórias de repetição, sugerem a presença de doença do refluxo gastroesofágico (DRGE) e o exame endoscópico pode revelar esofagite de refluxo, além de detectar malformações associadas, como hérnia hiatal, membranas, coristoma esofágico, pâncreas anelar, entre outras (Figura 6.1).

Em pré-escolares, escolares e adolescentes a dor abdominal associada a sinais sugestivos de doenças sistêmicas, denominados sinais de alarme, como ganho ponderoestatural inadequado, anemia, inapetência, febre intermitente, entre outros, constitui indicação comum[6]. Entre os achados mais frequentes encontram-se a doença péptica, representada por gastrites, duodenites, úlceras gástricas e úlceras duodenais, além da possibilidade de alterações secundárias à DRGE. Durante o exame endoscópico, além do diagnóstico e possível tratamento de algumas complicações, pode-se coletar material para pesquisa de *Helicobacter pylori*, bactéria que desde a década de 1980 vem sendo associada à etiopatogenia da doença péptica[6] (Figuras 6.2 e 6.3).

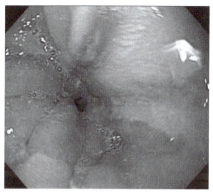

Figura 6.1 Esofagite erosiva. (Veja imagem colorida no encarte.)

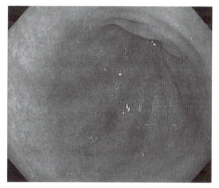

Figura 6.2 Gastrite enantemática de antro. (Veja imagem colorida no encarte.)

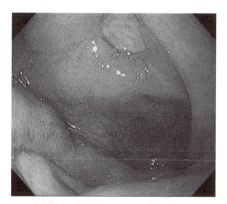

Figura 6.3 Úlceras bulbares em atividade. (Veja imagem colorida no encarte.)

Nos últimos anos, a utilização do exame endoscópico para detecção e coleta de material para diagnóstico e acompanhamento evolutivo de algumas doenças alérgicas tem sido crescente. Nos casos de esofagite eosinofílica e na maioria dos casos de doença celíaca, os achados endoscópicos sugerem a doença, o que é confirmado pelo exame anatomopatológico das amostras coletadas durante o exame[6,12] (Figuras 6.4 e 6.5).

Outras situações clínicas em que a endoscopia digestiva alta está indicada são disfagia, odinofagia, anemia de origem obscura, para o diagnóstico e acompanhamento evolutivo da hipertensão portal, em suspeitas de infecções virais ou fúngicas, em suspeita de doença do enxerto *versus* hospedeiro de paciente transplantado, para o acompanhamento evolutivo do esôfago de Barrett, entre outros[2,6].

Em algumas situações, como hemorragia digestiva alta, ingestão de corpos estranhos e ingestão acidental de produtos corrosivos, o exame endoscópico está indicado em esquema de urgência. Nos dois primeiros casos, o exame proporciona o diagnóstico e, na maioria das vezes, a terapêutica. Na ingestão acidental de produtos corrosivos, o exame determina o grau e a extensão da lesão, direcionando a terapêutica mais adequada, sendo realizado geralmente entre 12 e 48 horas após o acidente[2,13].

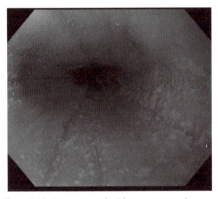

Figura 6.4 Esofagite eosinofílica. (Veja imagem colorida no encarte.)

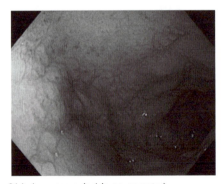

Figura 6.5 Doença celíaca. (Veja imagem colorida no encarte.)

Endoscopia digestiva alta terapêutica

A utilização do exame endoscópico para o tratamento de doenças do trato digestório tem sido cada vez mais frequente. As principais situações que envolvem a criança são listadas a seguir.

Remoção de corpos estranhos

A ingestão acidental de corpos estranhos e a impactação alimentar são frequentes na faixa etária pediátrica. Corpos estranhos impactados em esôfago devem ser removidos endoscopicamente nas primeiras 24 horas, a menos que sejam baterias ou corpos estranhos perfurocortantes, que devem ser removidos em esquema de emergência (preferencialmente até 2 horas após a ingestão)[7]. Quando presentes em estômago, duodeno ou cólon, a remoção endoscópica depende da natureza ou da associação de sintomas coadjuvantes. Na maioria das vezes pode-se aguardar 7 a 10 dias para que haja eliminação espontânea dos corpos estranhos gástricos e acompanhar radiologicamente a eliminação de corpos estranhos intestinais. Baterias gástricas de grandes dimensões (maiores que 2 cm) e objetos pontiagudos grandes (maiores que 3 cm em menores de 3 anos; e maiores que 6 cm em crianças maiores), ou com grande potencial de perfuração, também devem ser sempre removidos do estômago ou do duodeno. Quando pequenos, a remoção por endoscopia digestiva alta deve ser individualizada[14].

Tratamento das estenoses esofágicas

As estenoses esofágicas podem ser congênitas ou adquiridas. As congênitas são raras, e a escolha do tratamento (cirúrgico ou endoscópico) deve ser individualizada. As estenoses adquiridas são as mais frequentes (cáusticas, cirúrgicas, pépticas, pós-infecciosas ou secundárias ao uso prolongado de sonda nasogástrica), sendo o tratamento endoscópico dilatador, associado ou não à terapêutica clínico-cirúrgica, de grande importância. Pacientes com megaesôfago secundário à acalasia de cárdia, em algumas circunstâncias também podem se beneficiar com o tratamento endoscópico dilatador[15].

Tratamento da hipertensão portal

A hemorragia secundária à ruptura de varizes esofagogástricas tem elevadas morbidade e mortalidade, sendo o exame endoscópico de primordial importância, tanto durante os episódios hemorrágicos quanto para prevenção de sua ocorrência ou recorrência[16]. Durante os eventos hemorrágicos deve ser realizado quando o paciente estiver em condições clínicas adequadas, hemodinamicamente estável e preferencialmente com tempo de jejum adequado. Os tratamentos endoscópicos mais utilizados são a ligadura elástica de varizes, a escleroterapia e a injeção de adesivos tissulares[17] (Figura 6.6).

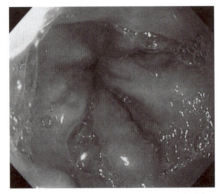

Figura 6.6 Varizes de esôfago e esofagite erosiva. (Veja imagem colorida no encarte.)

Tratamento da hemorragia digestiva alta não varicosa

O sangramento secundário a lesões pépticas, isquêmicas ou malformações vasculares é raro na infância, sendo o exame endoscópico indicado tanto para o diagnóstico quanto para a terapêutica das lesões[17,18].

Gastrostomia endoscópica percutânea

Tem sido amplamente realizada na faixa etária pediátrica e de maneira crescente, principalmente em neuropatas com distúrbio de deglutição e em crianças com doenças crônicas, que necessitem de suporte nutricional adicional, como doentes com fibrose cística, cardiopatias e imunodeficiências[19]. As técnicas endoscópicas são simples, com baixa morbidade, sendo a técnica de Gauderer e Ponsky a mais utilizada em nosso meio[20].

Tratamento de malformações

Em algumas ocasiões em que as malformações ocasionam obstruções ou sangramentos do trato digestivo alto, o tratamento endoscópico por meio de dilatações, estenotomias, ligaduras, injeções de substâncias e cauterizações pode ser resolutivo e curativo[21].

Drenagem de pseudocisto pancreático

O pseudocisto pancreático pode provocar compressões do trato digestório alto, e a drenagem endoscópica para a cavidade gastroduodenal pode ser útil para a resolução do processo.

Colonoscopia

É um exame preciso e seguro, podendo ser realizado em crianças de todas as idades, inclusive recém-nascidos. Permite o diagnóstico sob visão direta das lesões, tratamento de várias doenças habituais na faixa etária pediátrica, coleta de materiais para exames anatomopatológicos e culturas, além de documentação fotográfica das lesões.

Para a sua realização, além dos procedimentos habituais para qualquer exame endoscópico, é necessário que se faça o preparo intestinal, que consiste na remoção de resíduos fecais do intestino grosso. Há vários métodos e substâncias utilizadas para esta remoção, sendo de primordial importância que médicos, enfermeiros, familiares e pacientes se conscientizem e realizem rigorosamente as recomendações[2,22].

Está indicado, de modo geral, para o diagnóstico e o tratamento de doenças que acometem ou modificam a mucosa do reto, cólon e íleo terminal, ficando o exame radiológico contrastado (enema opaco) reservado para casos em que se deseje avaliação morfológica dos cólons. A prevalência das doenças varia de acordo com a idade da criança. Recém-nascidos e lactentes submetidos à colonoscopia têm alta ocorrência de doenças "alérgicas", geralmente ocasionadas por reações à proteína alimentar, principalmente a proteína do leite de vaca. Em pré-escolares e escolares, há prevalência maior de sangramentos provocados por pólipos juvenis. Já em escolares maiores e adolescentes cresce a probabilidade de doença intestinal inflamatória e sangramentos provocados por poliposes[2,23].

Principais indicações de colonoscopia diagnóstica[2,6]

- Hemorragia digestiva baixa: pólipos juvenis, síndromes polipoides (hamartomatosas e adenomatosas), doença intestinal inflamatória (doença de Crohn e retocolite ulcerativa inespecífica), hiperplasia nodular linfoide, colite alérgica, doença hemorroidária, varizes colorretais, malformações vasculares, colites infecciosas, colites secundárias à radioterapia e à quimioterapia, traumatismos.
- Diarreias: doença intestinal inflamatória, colites infecciosas, colite alérgica, hiperplasia nodular linfoide, colites autoimunes.
- Dor abdominal crônica com morbidades associadas.
- Dúvidas no enema opaco.
- Anemia ferropriva sem etiologia definida.
- Suspeita de tumores colorretais.
- Suspeita de doença do enxerto *versus* hospedeiro.

Principais indicações de colonoscopia terapêutica[2,6]

- Polipectomias.
- Tratamento de algumas malformações vasculares.
- Remoções de corpos estranhos.
- Tratamento de volvo de sigmoide.

- Tratamento ocasional de intussuscepção intestinal.
- Cecostomia endoscópica.
- Dilatação de estenoses segmentares.

Colangiopancreatografia Endoscópica Retrógrada

A colangiopancreatografia endoscópica retrógrada (CPRE) permite o estudo das vias biliares intra e extra-hepáticas e dos ductos pancreáticos, pela cateterização endoscópica da papila maior e, ocasionalmente da menor, associada ao estudo radiológico contrastado[24]. Tem sido utilizada há mais de 40 anos no diagnóstico e no tratamento de doenças de vias biliares e pancreáticas. A primeira publicação no grupo etário infantil ocorreu em 1976[25], desde então várias casuísticas foram publicadas tendo se tornado um procedimento aceito nesse grupo etário[26]. Nos últimos anos, com a evolução de exames radiológicos de imagem considerados menos invasivos (colangiorressonância), a CPRE tem sido utilizada com maior frequência para exames terapêuticos.

Indicações em doenças biliares[24,26]
- Diagnósticas: coledocolitíase, cisto de colédoco, dilatação de ductos biliares intra ou extra-hepáticos, estenoses biliares, colangite esclerosante, síndrome colestática, dismotilidade do esfíncter de Oddi, fístula biliar persistente pós-cirúrgica.
- Terapêuticas: remoção de cálculos, dilatação de estenoses, colocação de *stents*, esfincterotomias, esfincteroplastias, remoção de parasitas, drenagem de cisto de duplicação duodenal, drenagem nasobiliar.

Indicações em doenças pancreáticas[24,26]
- Diagnósticas: suspeita de pancreatite biliar, pancreatite (aguda persistente, recorrente ou crônica), suspeita de anomalias congênitas pancreáticas, trauma pancreático, tumoração pancreática.
- Terapêuticas: remoção de cálculos, dilatação de estenoses, esfincterotomias, colocação de *stents*, drenagem de pseudocistos.

Ultrassonografia Endoscópica

A endoscopia associada à ultrassonografia representou grande avanço no diagnóstico e no tratamento das doenças pancreáticas e do colédoco distal, em que a ultrassonografia convencional é pouco conclusiva. Além disso, permite o estudo das camadas das paredes do esôfago, estômago, duodeno e reto. Apesar da pequena indicação em crianças, pode atualmente ser realizado em pacientes a partir de aproximadamente 15 kg, sobretudo quando não se consegue avaliar a extensão de lesões neoplásicas por meio de tomografia computadorizada e da ressonância magnética e quando são necessárias punções ecoguiadas. É útil ainda para avaliar a profundidade de lesões submucosas do trato digestório[6,27].

Enteroscopias (Cirúrgicas, *Push*-Enteroscopia, Enteroscopia de Duplo ou Único Balão)

A avaliação endoscópica do duodeno distal, jejuno e íleo é chamada enteroscopia. As doenças que incidem em tais segmentos são raras na infância, e o desenvolvimento de equipamentos que proporcionam acesso a essa região, com visualização das lesões, associados a instrumentos que possibilitem coleta de materiais e realização de procedimentos terapêuticos, surgiu recentemente. Os exames são ainda realizados com restrições em crianças pequenas, em razão do tamanho dos aparelhos que ainda se encontram em fase de aperfeiçoamento e somente adequados para adultos[28].

As principais indicações são o sangramento de origem obscura e em alguns casos de suspeita de doença inflamatória intestinal (doença de Crohn) de intestino delgado[21].

A enteroscopia intraoperatória é ainda considerada bom método para avaliação do intestino delgado baixo, sendo recomendada quando há necessidade de diagnóstico e tratamento cirúrgico coadjuvante, na maioria das vezes para pacientes com sangramento de origem obscura ou intussuscepções, decorrentes de pólipos em síndromes polipoides[6,21,28].

Cápsula Endoscópica

A avaliação do intestino delgado por instrumentos endoscópicos sempre foi considerada difícil em razão da localização, do comprimento e da tortuosidade do órgão, o que motivou o desenvolvimento da cápsula endoscópica. Consiste em um equipamento de aproximadamente 1,1 por 2,6 cm, com uma câmara acoplada que realiza fotografias sequenciais do trajeto e transmite ondas de radiofrequência capturadas por sensores abdominais, para dispositivos gravadores externos. As indicações são raras (sangramentos de origem obscura e em alguns casos de suspeita de doença inflamatória de intestino delgado não associada a estenoses). Atualmente, pode ser realizada em crianças a partir de 18 meses de idade ou com mais de 11,5 kg, com restrições pelo tamanho do equipamento, que algumas vezes necessita ser locado no intestino delgado proximal por meio de aparelhos de endoscopia digestiva alta[21,28,29].

ENDOSCOPIA RESPIRATÓRIA

A endoscopia respiratória em crianças, também denominada laringotraqueo-broncoscopia, constitui cerca de 20% do total de exames endoscópicos realizados nessa faixa etária, podendo ser diagnóstica ou terapêutica.

As doenças das vias aéreas podem ocasionar distúrbios ventilatórios de diversos graus, ocorrendo geralmente semelhança de sinais e sintomas para diferentes doenças. Além disso, não é incomum haver associação de doenças, o que dificulta o diagnóstico correto[30]. As indicações são inúmeras, e a frequência é variável de acordo com cada serviço. As principais situações em que o exame é útil estão descritas a seguir.

Estridor Laringotraqueal

Consiste em um ruído anormal provocado pela turbulência do fluxo de ar ao passar por uma via aérea estreitada. Pode ocorrer durante a inspiração, a expiração ou ambas, de acordo com o local acometido, podendo algumas vezes estar associado a distúrbios de deglutição. A criança pode apresentar desconforto respiratório de graus variáveis, sendo geralmente progressivo. De modo geral, fenômenos obstrutivos de região supraglótica e gótica provocam estridor inspiratório. Estridor bifásico sugere estreitamento entre a glote e a traqueia extratorácica. A obstrução da traqueia distal e dos brônquios principais provoca, na maioria das vezes, estridor expiratório[31].

As principais doenças presentes em recém-nascidos e lactentes incluem laringomalácia[32], traqueomalácia[33,34], paralisia ou paresia de cordas vocais (uni ou bilateral)[35], membranas laríngeas, *cleft* (fenda) laringotraqueoesofágico, estenose laringotraqueal[36], fístula traqueoesofágica, cistos laríngeos, hemangiomas de laringe e subglótico[37], compressão traqueal e brônquica por malformações cardiovasculares (cardiomegalia, duplo arco aórtico, artéria subclávia anômala, *sling* da artéria pulmonar, artéria inominada anômala, entre outros). Em crianças maiores, deve-se também lembrar da ocorrência de papilomas laríngeos e corpos estranhos laringotraqueais. Cada uma destas doenças apresenta particularidades e pode estar associada a outras afecções, manifestando-se por um conjunto de sinais e sintomas[31].

Pneumonia Persistente ou Recorrente

Nas infecções pulmonares recorrentes, de evolução atípica ou de difícil controle, o exame broncoscópico pode ser necessário para a pesquisa de malformações associadas (traqueobroncomalácia, fístula traqueoesofágica, fenda laringotraqueoesofágica, compressões extrínsecas ou intrínsecas das vias aéreas) e para realização de lavado broncoalveolar, na tentativa de se isolar o agente etiológico pela cultura e citologia do material obtido. Além disso pode ser útil para a pesquisa de síndrome aspirativa[38] (Figura 6.7).

Atelectasia Persistente

O exame é realizado tanto com finalidade diagnóstica (pesquisa de malformações, estenoses, compressões extrínsecas) quanto terapêutica (aspiração de secreções, remoção de corpos estranhos e granulomas). A atelectasia geralmente vem acompanhada de infecção pulmonar aguda. Nesse caso, o exame está indicado quando não há melhora com a fisioterapia, com o tratamento da infecção ou quando é extensa e provoca dificuldade respiratória significativa[38].

Dificuldade de Entubação ou Extubação

A presença do tubo orotraqueal provoca nas vias aéreas processo inflamatório de graus variados, principalmente na região subglótica, podendo evoluir para a formação de estenoses e granulomas. Nesses casos, o exame é necessário para o diagnóstico, para direcionar o tratamento clínico (corticoides e inalações) ou tratamento endoscópico-cirúrgico das complicações (dilatação, retirada de tecido de granulação, cirurgias)[36]. Em casos de entubação difícil, a avaliação endoscópica da via aérea pode mostrar malformações e os aparelhos endoscópicos orientam a correta introdução do tubo traqueal (Figura 6.8).

Apneia, Cianose, Tosse e Engasgos

Algumas doenças que têm comunicação entre as vias respiratória e digestiva podem provocar crises de cianose, apneia e tosse, principalmente durante a alimentação. Esses sintomas podem ocorrer também em jejum, secundários à aspiração de saliva ou

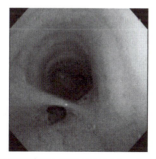

Figura 6.7 Fístula traqueoesofágica congênita. (Veja imagem colorida no encarte.)

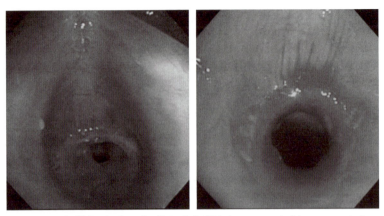

Figura 6.8 Estenose subglótica (pré e pós-dilatação). (Veja imagem colorida no encarte.)

à presença de refluxo gastroesofágico, podendo piorar com a alimentação e provocar infecções broncopulmonares. Algumas doenças que ocasionam esses sintomas e podem ser diagnosticadas pela laringotraqueobroncoscopia são: laringomalácia, fístula laringotraqueoesofágica, *cleft* laringotraqueoesofágico, paralisia de cordas vocais e compressões vasculares. O refluxo gastroesofágico pode provocar inflamação laríngea, com edema e sinais de obstrução das vias aéreas, assim como apneia secundária ao estímulo vagal, acompanhados ou não por outros sintomas secundários à síndrome aspirativa.

Alterações do Choro e da Voz

São secundárias às anomalias localizadas na região glótica, envolvendo principalmente as cordas vocais e são diagnosticadas por laringoscopia. No período neonatal, as doenças mais frequentes são as membranas laríngeas, que se manifestam clinicamente por choro fraco, rouco ou até afonia e sinais de obstrução de vias aéreas de diferentes graus, dependendo da extensão da membrana glótica[32]. Em crianças maiores, os processos infecciosos ou inflamatórios são os principais fatores etiológicos.

Alterações Radiológicas

O exame endoscópico das vias aéreas pode ser útil para o diagnóstico de algumas doenças que provocam imagens radiológicas anormais persistentes. As hiperinsuflações radiológicas podem ser secundárias a corpos estranhos, compressões extrínsecas ou alteração de diâmetro da própria via aérea. As opacidades pulmonares persistentes também podem estar presentes em razão de anomalias congênitas ou adquiridas de vias aéreas.

Aspirações de Corpos Estranhos

Em casos de suspeita de aspiração de corpos estranhos, a broncoscopia deve sempre ser indicada, estando ou não associada a sinais e sintomas ou alterações radiológicas, independentemente do grau de gravidade, podendo estar associado a todas as situações já descritas[39] (Figura 6.9).

CONTRAINDICAÇÕES E COMPLICAÇÕES

As contraindicações e as complicações são raras e muitas vezes associadas ao procedimento anestésico, devendo cada caso ser avaliado individualmente[2,21].

Constituem as principais contraindicações instabilidade cardiovascular e hemodinâmica, choque e perfuração de víscera oca. As complicações de relevância estão geralmente associadas aos procedimentos terapêuticos, sendo as principais perfurações, hemorragias e pneumotórax[40]. O diagnóstico precoce e preciso é mandatório e promove melhor terapêutica e prognóstico.

CONCLUSÕES

O exame endoscópico em crianças é de fácil execução, apresenta baixa morbidade e poucas complicações, contribuindo de forma definitiva para o diagnóstico, o tratamento e o acompanhamento evolutivo de várias doenças dos tratos digestório e respiratório.

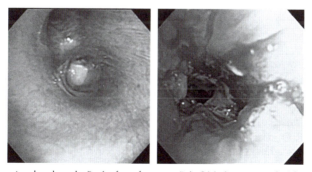

Figura 6.9 Corpo estranho de pulmão (pré e pós-remoção). (Veja imagem colorida no encarte.)

REFERÊNCIAS BIBLIOGRÁFICAS

1. Cadanel S, Mougenot JF, editors. History of gastrointestinal endoscopy and pediatric endoscopy. Pediatric Gastrointestinal Endoscopy, textbook and Atlas. BC Decker; 2006.
2. ASGE Standards of Practice Committee, Lightdale JR, Acosta R, Sergill AK, Chandrasexhara V, Chathadi K; American Society for Gastrointestinal Endoscopy. Modifications in endoscopic practice for pediatric patients. Gastrointest Endosc. 2014;79(5):699-710.
3. American Academy of Pediatrics; American Academy of Pediatric Dentistry, Coté CJ, Wilson S; Work Group on Sedation. Guidelines for monitoring and management of pediatric patientes during and after sedation for diagnostic and therapeutic procedures: an update. Pediatrics. 2006;118(6):2587-602.
4. Squires RH, Morriss F, Schuterman S, Drews B, Galyen L, Brown KO. Efficacy, safety and cost of intravenous sedation versus general anesthesia in children undergoing endoscopic procedures. Gastrointest Endosc. 1995;41(2):99-104.
5. Early DS, Lightdale JR, Vargo JJ, Acosta RD, Chandrasekhara V, Chatha di KV, et al. Guidelines for sedation and anesthesia in GI endoscopy. Gastrointest Endoscopy. 2018;87(2):327-37.
6. Tringali A, Thomson M, Dumonceau JM, Tavares M, Tabbers MM, Furlano R, et al. Pediatric gastrointestinal endoscopy: European Society of Gastrointestinal Endoscopy (ESGE) and European Society for Paediatric Gastroenterology and Nutritrition (ESPGHAN) Guideline Executiva summary. Endoscopy. 2017;49(1):83-91.
7. American Society for Gastrointestinal Endoscopy. Informed consent for gastrointestinal endoscopy. Gastrointest Endosc. 2007;66:213-8.
8. Mougenot JF, Bomtems Patric, Cadranel S. Endoscopy equipment. Pediatric Gastrointestinal Endoscopy, textbook and Atlas. BC Decker; 2006.
9. Barbato A, Magarotto M, Crevellaro M, Novelle JrA, Cracco A, de Blic J, et al. Use of the pediatric bronchoschope, flexible and rigid, in european centres. Eur Respir J. 1997;10(8):1761-6.
10. Wood RE. Flexible bronchoscopy in children. In: Hilman BC, editor. Pediatric respiratory disease, diagnosis and treatment. Philadelphia: W.B. Saunders; 1993.
11. Squires RH, Colletti RB. Indications for pediatric gastrointestinal endoscopy; a medical position statement of North American Society of Pediatric Gastroenterology and Nutrition. J Pediatr Gastroenterol Nutr. 1996;23(2):107-10.
12. Lucendo AJ, Molina-Infante J, Arias A, Amin UV, Bredenoord AJ, Bussmann C, et al. Guidelines on eosinophilic esophagitis: evidence-based statements and recommendations for diagnosis and management in children and adults. United Europen Gastroenterol J. 2017;5(3):335-58.
13. Poley JW, Steyerberg EW, Kuipers EJ, Dees J, Hartmans R, Tilanus HW, et al. Ingest of acid and alkaline agents: outcome and prognostic value of early upper endoscopy. Gastrointest Endosc. 2004;60(3):372-7.
14. American Society for Gastrointestinal Endoscopy. Management of ingested foreign bodies and food impactation. Gastrointest Endoscopy. 2011;73(6)1085-91.
15. Wilsey MJ Jr, Scheimann AO, Gilger MA. The role of upper gastrointestinal endoscopy in diagnostic and treatment of caustic ingestion, esophageal strictures and achalasia in children. Gastrointest Endosc Clin N Am. 2001;11(4):767-87.
16. Gonçalves MEP, Cardoso SR, Maksoud JG. Prophylactic scleroterapy in children with esophageal varices: long-term results of a controlled-prospective randomized trial. J Pediatr Surg. 2000;35(3):401-5.
17. Gonçalves MEP, Cardoso SR, Cereda DCR. Hemorragia digestiva na criança. In: Sociedade Brasileira de Endoscopia Digestiva. Tratado ilustrado de endoscopia digestiva. Thieme Revinter; 2018.
18. Fox VL. Gastrointestinal bleeding in infancy and childhood. Gastroienterol Clin North Am. 2000;29:37-66.

6 Endoscopia digestiva e endoscopia respiratória na criança 105

19. Avitsland TL, Kristensen C, Emblem R, Veenstra M, Mata T. Bjornland percutaneous endoscopic gastrostomy in children: a safe techinique with major symptom relief and high parental satisfaction. J Pediatr Gastroenterol Nutr. 2006;43(5):624-8.

20. Gauderer MW, Ponsky JL, Izant RJ Jr. Gastrostomy without laparotomy: a percutaneous endoscopic technique. J Pediatr Surg. 1980;15(9):872-5.

21. Friedt M, Welsch S. An update on pediatric endoscopy. European J Medical Res. 2013;18(24):1-7.

22. Wexner SD, Beck DE, Baron TH, Fanelli RD, Hyman N, Shen B, Wasco KI. A consensus document on bowel preparation before colonoscopy: prepared by a task farce from American Society of Colon and Rectal Surgeons, American Society for Gastrointestinal Endoscopy, and Society of American Gastrointestinal and Endoscopic Surgeons. Gastrointest Endosc. 2006;63(7):894-909.

23. Thomson M. Colonoscopy and enteroscopy. Gastrointest Endosc Clin N Am. 2001;11(4):603-39.

24. Gonçalves MEP, de Paulo GA, Cardoso SR. Colangiopancreatografia endoscópica retrógrada (CPRE) na criança. Endoscopia gastrointestinal terapêutica – Sociedade Brasileira de Endoscopia.

25. Way JD, Endoscopic retrograde colangiopancreatography in the infant. Am J Gastroenterol. 1976;65(5):461-3.

26. Cheng CL, Fogel EL, Sherman S, McHenry L, Watkins JL, Croffie JM, et al. Diagnostic and therapeutic endoscopic retrograde cholangiopancreatography in children: a large series report. J Pediatr Gastroenterol Nutr. 2005;41(4):445-53.

27. De Angelis P, Dall'Oglio L. Endoscopic ultrassonograpy. Pediatric Gastrointestinal Endoscopy, textbook and Atlas. BC Decker; 2006.

28. Sidhu R, Sanders DS, McAlindon MC, Thomson M. Capsule endoscopy and enteroscopy: modern modalities to investigate the small bowel in pediatrics. Arch Dis in Child. 2008;93(2):154-9.

29. Waterman M, Eliakim R. Capsule enteroscopy of the small intestine. Abdom Imaging. 2009;34(4)452-8.

30. Labbé AA, Liriette Y, Orlens B. Tolerance of bronchoscopy in extreme clinical situations. Pediatr Pulmonol Suppl. 1997;16:108-9.

31. Wiatrak BJ. Congenital anomalies of the larynx and trachea. Otolaryngol Clin N Am. 2000;33(1):91-110.

32. Ahmad SM, Soliman AMS. Congenital anomalies of the larynx. Otolaryngol Clin N Am. 2007;40(1):177-91.

33. Sandu K, Monnier P. Congenital tracheal anomalies. Otolaryngol Clin N Am. 2007;(4091):193-207.

34. Filler RM. Trachomalacia. In: Fallis JC, Filler RM, Lemoine G, editors. Pediatric thoracic surgery. New York: Elsevier; 1991

35. Jong AL, Kuppersmith RB, Sulec Marcelle, Friedman EM. Vocal cord paralysis in infants and children. Otoryngolol Clin N Am. 2000;33(1)131-40.

36. Cotton RT. Managemente of the subglottic stenosis. Otolaryngol Clin N Am. 2000;33(1):111-30.

37. Sic KCY, Tampakopoulou DA. Hemangiomas and vascular malformations of the airway. Otolaryngol Clin N Am. 2000;33(1)209-19.

38. Faro A, Wood RE, Schechter MS, Leong AB, Wittkugel F, Adobe K, et al. Official American Thoracic Society Technical Standards: Flexible Airway Endoscopy in children. Am J Resp and Critical Care Med. 2015;191(9):1066-80.

39. Midulla F, Guidi R, Barbato A, Capocaccia P, Forenza N, Marseglia G, et al. Forein body aspiration in children. Pediatr Int. 2005;47(6):663-8.

40. Thakkar K, El-Serag HB, Mattek N, Gilger M. Complications of pediatric colonoscopy: A five-year multicentric experience. Clin Gastroenterol Hepatol. 2008;6(5):515-20.

7 Diagnóstico pré-natal de malformações congênitas

Marcos Marques da Silva
Luciana Francine Bocchi de Stefani
Lisandra Stein Bernardes

Após ler este capítulo, você estará apto a:
1. Descrever a história natural de algumas malformações congênitas e o diagnóstico precoce.
2. Planejar o melhor tratamento a partir do diagnóstico pré-natal.
3. Descrever as principais terapias fetais intrauterinas e as indicações.

INTRODUÇÃO

A medicina fetal é uma especialidade recente que foi se desenvolvendo lentamente. A criação deve-se principalmente ao advento de novos meios diagnósticos, principalmente de imagem, que apresentaram grande evolução nos últimos anos.

A especialidade se fortaleceu no início da década de 1970 quando surgiu, no mundo todo, a preocupação com o rastreamento das síndromes, principalmente da síndrome de Down, e a possibilidade de realização de exames como a amniocentese (estudo das células do feto pela análise do líquido amniótico) para diagnóstico dessa síndrome.

Até então, a ultrassonografia (USG) obstétrica limitava-se ao diagnóstico de gestação e, principalmente, na avaliação do sexo fetal. Com o aperfeiçoamento dos aparelhos de USG, que passaram a ser mais precisos, e permitindo a obtenção de imagens mais nítidas e melhor visualização das estruturas fetais, uma série de doenças e malformações congênitas, antes conhecidas e diagnosticadas apenas após o nascimento, passou a ser observada e acompanhada intraútero.

Inicialmente, houve grande movimento intervencionista, culminando com inúmeras derivações urinárias e cerebrais, cirurgias uterinas abertas que, com o melhor conhecimento da evolução da doença, mostraram-se na maioria inúteis e desnecessárias.

Atualmente, o diagnóstico pré-natal das malformações fetais é útil, principalmente, para se assegurar assistência materno-fetal adequada, planejar o melhor tratamento pós-natal e ainda no período intrauterino, se possível.

Os procedimentos realizados no feto são raros e sempre devem ser discutidos por uma equipe multidisciplinar da qual fazem parte o obstetra, o neonatologista e o cirurgião pediátrico.

PATOGÊNESE

A origem das malformações congênitas é multifatorial. Pode decorrer de cromossomopatias originadas na fecundação e no início do desenvolvimento embrionário, bem como de eventos intrauterinos ocorridos nos últimos meses de gestação. A exposição a agentes externos, como drogas e radiações, assim como as infecções congênitas podem resultar em malformações fetais que podem variar de acordo com a precocidade da exposição.

MEIOS DIAGNÓSTICOS

Atualmente, espera-se que o pré-natal bem conduzido, seguindo um protocolo de exames seriados, inicialmente não invasivos, diagnostique a maioria das malformações fetais.

É inadmissível que malformações fetais graves não sejam diagnosticadas e comunicadas ao neonatologista e ao cirurgião pediátrico, a fim de que sejam traçadas as diretrizes para o melhor tratamento do recém-nascido (RN).

No Departamento de Cirurgia do Instituto da Criança e do Adolescente do Hospital das Clínicas da Faculdade de Medicina da Universidade de São Paulo (ICr--HC-FMUSP), a gestante diagnosticada com malformação fetal é encaminhada inicialmente ao ambulatório de medicina fetal (obstetrícia) e à consulta com o cirurgião, que a orientará sobre o tratamento cirúrgico prognóstico e a evolução. Todos os casos são discutidos em reuniões multidisciplinares.

Os principais meios diagnósticos empregados são:

- Exame clínico pré-natal.
- Ultrassonografia.
- Ecocardiografia fetal.

- Outros exames complementares, como a ressonância magnética (RM).
- Procedimentos invasivos para pesquisa de cariótipo fetal.

Exame Clínico Pré-natal

A medida do crescimento uterino como padrão de crescimento fetal, bem como sorologias e exames de rotina são a base de todo diagnóstico de malformação fetal.

A regulação da quantidade de líquido amniótico (LA) é um processo dinâmico dependente de fatores relacionados ao feto, à placenta e ao organismo materno. O conhecimento da formação e da regulação do LA é útil para que se possa entender e suspeitar de graves malformações fetais a partir da observação das variações anormais do volume do LA.

No 1º trimestre da gestação, o LA é formado principalmente pela passagem passiva de líquidos por meio da membrana amniótica, seguindo um gradiente osmótico que constitui um ultrafiltrado do plasma materno.

Entre a 10ª e a 20ª semanas, ocorre uma homeostase com o plasma fetal por meio da pele fetal ainda não queratinizada.

A partir da 20ª semana, a diurese e a deglutição ocupam papel fundamental na regulação do volume de LA. O aparelho respiratório, o trato gastrointestinal, o cordão umbilical e a face fetal da placenta também têm sua contribuição no volume total de LA.

Até a ocasião do nascimento estima-se que 95% do total de LA sejam renovados por dia, a diurese varia de 620 a 1.200 mL em 24 horas e o exsudado alveolar chega a atingir 200 a 400 mL de fluido/dia. Esse volume é deglutido e excretado, levando ao equilíbrio entre produção e deglutição, mantendo, assim, um volume constante de LA.

Portanto, nas alterações no volume de LA, denominadas oligoâmnio e polidrâmnio, deve-se pensar em malformações fetais.

O oligoâmnio é originado principalmente de insuficiência placentária grave, que mantém o feto em regime de hipoxemia. Em consequência, o fluxo sanguíneo para os rins é desviado para preservação do cérebro e de outros órgãos vitais em desenvolvimento, resultando em diminuição da diurese e, consequentemente, em oligoâmnio. Entre as malformações fetais associadas a este achado, as principais são aquelas relacionadas ao trato geniturinário, principalmente as uropatias obstrutivas. Nos casos graves de oligoâmnio persistente, a hipoplasia pulmonar é fator agravante e, também, a principal causa de mortalidade.

No polidrâmnio, as causas mais comuns são as formas idiopática e diabete melito materno; no entanto, as malformações congênitas correspondem a aproximadamente 20% dos casos de polidrâmnio, sendo que as principais são as obstruções gastrointestinais, as displasias esqueléticas e as malformações do sistema nervoso central (SNC).

Assim que detectadas as alterações no crescimento uterino e/ou as alterações no volume de LA, deve-se proceder à investigação com a USG morfológica para confirmar ou afastar a presença de malformações fetais. Entretanto, o conhecimento por parte do pediatra das causas desses transtornos pode ajudá-lo no diagnóstico prévio, nos casos em que a investigação pré-natal não tenha sido realizada adequadamente.

Ultrassonografia

No 1º trimestre, a USG fetal é essencial para diagnósticos de malformações precoces. A medida da translucência nucal (TN) – espaço anecogênico entre os tecidos moles que recobrem a coluna cervical e a pele do feto – é realizada precocemente entre a 11ª e a 13ª semanas de gestação. A espessura da TN é o principal marcador para as aneuploidias fetais[1]. Como todo exame de imagem, depende da experiência e da habilidade técnica do examinador.

Nos trimestres seguintes, a USG é o principal meio diagnóstico das malformações fetais, sendo imprescindível o exame ultrassonográfico morfológico de 2º trimestre entre 18 e 24 semanas de gestação para diagnóstico precoce das malformações e a condução[2].

A quase totalidade das malformações fetais pode ser diagnosticada de forma precisa por esse método.

No entanto, estudo publicado em 2019 mostrou a importância da realização de uma ultrassonografia entre 35 e 37 semanas de gestação, por um profissional qualificado, para a detecção de anormalidades fetais. Foram avaliadas 52.400 gestações únicas, em que se detectou 1,9% de malformações fetais, sendo que 25% destas foram primeiramente diagnosticadas nessa avaliação[3].

MALFORMAÇÕES DE PAREDE ABDOMINAL E PARTES MOLES

Os defeitos do trato gastrointestinal, incluindo os defeitos da parede abdominal, são responsáveis por cerca de 15% das anomalias congênitas detectadas à ultrassonografia de rotina pré-natal.

A onfalocele pode ser diagnosticada a partir da 12ª semana de gestação. Antes disso, tal achado pode corresponder ao estágio do desenvolvimento embrionário normal, uma vez que, na embriogênese, a herniação fisiológica termina por volta de 12 semanas com o retorno do intestino ao abdome. Nesta doença, ocorre extrusão do conteúdo abdominal pela base do cordão umbilical, sendo o conteúdo herniado recoberto pelo peritônio parietal e âmnio[4].

As gastrósquises, por sua vez, têm como etiologia mais comum os acidentes vasculares intrauterinos, resultando na herniação de vísceras fetais para a cavidade amniótica. No entanto, outras teorias incluem como possíveis causas a persistência ou a atrofia prematura da veia umbilical direita, acidente intravascular da artéria onfalomesentérica e ruptura intraútero precoce da onfalocele[5] (Figura 7.1).

Dentre todos os defeitos da parede abdominal, a gastrósquise é o que tem melhor prognóstico, por não se associar a outras anomalias e a alterações do cariótipo[6].

Embora existam trabalhos que mostram não haver diferenças de morbimortalidade nas diferentes vias de parto, sempre é indicado parto programado a partir da 38ª semana de gestação. No entanto, na obstetrícia moderna, preconiza-se a cesariana como via de parto para as onfaloceles, em razão do maior risco de rotura do saco herniário pela via vaginal[7].

Realizado o diagnóstico, o nascimento deverá ser obrigatoriamente em maternidades terciárias com centro cirúrgico adequado e suporte de unidade de terapia intensiva (UTI) em condições de manter o RN em nutrição parenteral por longo tempo (6 a 8 semanas)[8].

Os linfangiomas (higromas) e/ou os teratomas cervicais (Figura 7.2) são facilmente diagnosticados nos exames de rotina. Podem ser volumosos, o que leva à compressão traqueal. Nesses casos, o nascimento deve ser programado com a presença de um endoscopista experiente e um cirurgião na sala de parto preparados para entubação traqueal difícil ou mesmo traqueostomia de urgência. O *ex-utero intrapartum treatment* (EXIT), com a manutenção da circulação fetoplacentária durante o procedimento de permeabilização das vias aéreas, é uma das técnicas utilizadas e úteis nestas situações[9].

Os teratomas sacrococcígeos devem ser acompanhados com exames seriados, pois podem, por causa de grande tamanho, levar à insuficiência cardíaca e à hidropsia fetal. A hemorragia intratumoral, que é um evento raro, pode resultar no óbito

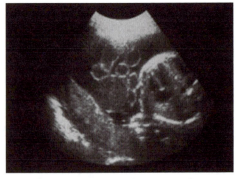

Figura 7.1 Gastrósquise – diagnóstico antenatal por ultrassonografia.

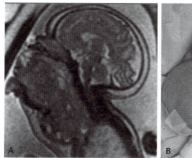 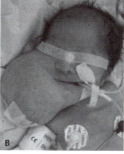

Figura 7.2 Diagnóstico pré-natal e ressonância magnética pré-natal. (A) Ressonância evidenciando teratoma cervical; (B) linfangioma. (Veja imagem colorida no encarte.)

do feto. As tentativas intrauterinas de ressecção tumoral ou coagulação a *laser* da artéria nutridora do teratoma são terapêuticas de exceção.

MALFORMAÇÕES DO SISTEMA NERVOSO CENTRAL

A USG deve avaliar todo o SNC e a coluna vertebral. As malformações mais frequentes do SNC são apresentadas na Tabela 7.1.

Os casos de hidrocefalia obstrutiva inicialmente foram tratados com derivações ventriculoamnióticas intrauterinas. A intervenção aumentava a sobrevida, porém não melhorava o prognóstico neurológico, sendo desconsiderada pela maioria dos autores[10].

A correção cirúrgica antenatal nos casos de espinha bífida e defeitos abertos do tubo neural foi devidamente estudada para a cirurgia uterina a céu aberto no estudo MOMS (*The Management of Myelomeningocele Study*), o qual comprovou a vantagem deste tipo de abordagem quando comparada à pós-natal[11]. A terapia fetal favorece o desfecho em longo prazo, com melhora no desenvolvimento motor aos 30 meses de vida e redução da necessidade de derivação ventrículo-peritoneal após o nascimento. Outra vantagem da cirurgia fetal é que o reparo seria menos propenso à cicatrização, evitando a chamada síndrome da medula presa.

Tabela 7.1 Malformações do sistema nervoso central	
Hidrocefalia	38%
Espinha bífida + hidrocefalia	14,5%
Anencefalia	14,5%
Encefalocele	9%
Agenesia de corpo caloso	4,5%
Malformação de Dandy-Walker	5,5%

A fetoscopia intraútero para a correção de mielomeningocele (MMC) é uma técnica promissora, porém ainda faltam dados para que seja oferecida fora de projetos de pesquisa. Apesar de apresentar menor taxa de deiscência da cicatriz uterina, ainda possui taxas maiores de rotura prematura de membranas e prematuridade quando comparada à cirurgia aberta[12,13].

MALFORMAÇÕES DO SISTEMA DIGESTÓRIO

A presença de polidrâmnio é o grande sinal de alerta. As anomalias do trato gastrointestinal geralmente se manifestam na USG no final do 2º e 3º trimestres da gestação em razão do processo fisiológico de regulação da quantidade de líquido amniótico já descrito. As atresias de esôfago são diagnosticadas com dificuldade. Nos casos de atresia de esôfago sem fístula (6 a 8% do total), a associação de polidrâmnio e bolha gástrica ausente ou pequena é altamente suspeita, porém não confirma o diagnóstico. Nos casos de atresia com fístula traqueoesofágica (89 a 92% do total), o diagnóstico é quase impossível.

As obstruções intestinais do intestino delgado e do cólon são diagnosticadas pela presença de segmentos de alça intestinal dilatados, que são mais numerosos quanto mais distal for a obstrução. No caso de obstrução duodenal, o achado ultrassonográfico clássico é o da dupla-bolha, produzido pelo estômago e porção duodenal proximal dilatados. Nestes casos, deve-se pesquisar a síndrome de Down, presente em mais de 40% dos portadores dessa obstrução[14]. O diagnóstico final é confirmado somente na cirurgia – atresia de duodeno, estenose ou pâncreas anular.

Os cistos abdominais no hipocôndrio direito podem corresponder a cistos de colédoco ou cistos hepáticos simples.

O parto não deve ser antecipado em nenhum caso de doença do sistema digestório. No entanto, dependendo da gravidade do polidrâmnio e da medida do colo uterino, a amniodrenagem pode ser realizada com o intuito de aliviar o desconforto materno. A suspeita de atresia de esôfago fará o neonatologista ser rigoroso na confirmação do diagnóstico quando não houver progressão da sonda orogástrica durante a reanimação.

MALFORMAÇÕES DO SISTEMA RESPIRATÓRIO

As doenças do sistema respiratório, quando diagnosticadas, devem ser acompanhadas em exames seriados. Pela gravidade, sempre devem ser discutidos com a equipe multidisciplinar e o parto, programado em hospital adequado.

Cistos pulmonares isolados, quando estáveis, normalmente não causam a deterioração do feto e não requerem tratamento antenatal. Cistos grandes, levando ao desvio do mediastino e à hidropsia fetal (raríssimos), podem ser tratados por punção e colocação de derivação toracoamniótica.

A malformação adenomatoide cística (MAC) e a hérnia diafragmática congênita (HDC) podem ter diagnóstico diferencial difícil. A RM pode ajudar com informações adicionais quanto ao tamanho e à localização da lesão, bem como nos casos de dúvida diagnóstica e diagnósticos diferenciais.

A MAC pode acometer os dois pulmões e deve ser classificada nos tipos macro, microcística e mista[15] (Figura 7.3). Mesmo apresentando grandes dimensões e desvio de mediastino sem hidropsia, tem bom prognóstico. No entanto, o desvio de mediastino progressivo pode levar à hidropsia fetal (Figura 7.4), condição extremamente grave e fatal na maioria dos casos sem tratamento. A terapêutica fetal

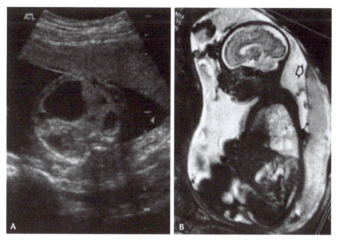

Figura 7.3 Doença adenomatoide cística. (A) Ultrassonografia; (B) ressonância magnética.

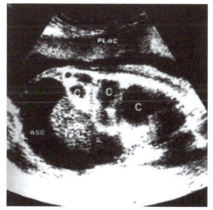

Figura 7.4 Hidropsia fetal.
ASC: líquido ascítico; C: cistos; PLAC: placenta.

pode ser indicada, tanto por meio de punções (toracocentese fetal) e/ou drenagens (*shunts* toracoamnióticos em cistos grandes dominantes e excepcionalmente a toracotomia e exerese da lesão com útero aberto) (Figura 7.5). São situações de extremo risco para o feto, constituindo-se em exceções e indicadas somente na presença de hidropsia fetal[16,17].

Os sequestros pulmonares apresentam-se como lesões intratorácicas com nutrição por artéria anômala geralmente proveniente de ramo da aorta abdominal, que, em alguns casos, pode ser evidenciado na USG antenatal. O diagnóstico diferencial com a MAC é difícil e muitas vezes feito somente durante a cirurgia[18,19]. Foi descrita coagulação da artéria nutridora com *laser* em situações de grandes sequestros e hidropsia[20].

A HDC é, talvez, a doença fetal de maior gravidade em razão da hipoplasia e da hipertensão pulmonar resultante da passagem das vísceras abdominais para o tórax. Essa malformação pode ser isolada, porém em 30 a 50% dos casos está associada com defeitos cromossômicos, sendo os principais trissomia do 18 e a síndrome de Pallister-Killian (tetrassomia do 12p). Após o diagnóstico da lesão, deve-se estudar os fatores prognósticos para a indicação terapêutica. São considerados fatores de pior prognóstico as hérnias diafragmáticas à direita, a presença de fígado intratorácico e o polidrâmnio, bem como *lung to head ratio* (LHR) – índice da área pulmonar sobre circunferência da cabeça fetal – < 1, com sobrevida mínima. Apenas nesses casos estão indicados procedimentos antenatais[21].

Um estudo multicêntrico mostrou que um procedimento conhecido como FETO (*fetoscopic endoluminal tracheal occlusion*) melhora a sobrevida neonatal nos casos de hérnia diafragmática grave. A taxa de sobrevida nas hérnias à esquerda foi de 49,1% comparada a 24,1% da conduta expectante e de 35,3 *versus* 0% nas hérnias à direita. Essa técnica consiste na colocação de um balão endotraqueal por fetoscopia, promovendo o acúmulo de líquido dentro dos pulmões e seu crescimento[22,23].

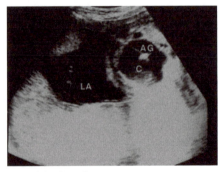

Figura 7.5 Drenagem de cisto torácico intraútero.
AG: agulha; C: cisto; LA: líquido amniótico.

Atualmente, um novo estudo multicêntrico randomizado, o TOTAL (*tracheal occlusion to accelerate lung growth*) *trial*, foi realizado para comprovar se há benefícios do FETO nos casos de hérnia diafragmática isolada à esquerda moderada *versus* o tratamento expectante durante a gestação. A fase de recrutamento terminou em maio deste ano (2019) e os resultados serão publicados após o nascimento do último caso selecionado[24].

MALFORMAÇÕES DO SISTEMA UROLÓGICO E GENITAL

As anomalias do trato urinário são relativamente comuns, responsáveis por cerca de 20% das malformações fetais. Podem ser obstrutivas ou não obstrutivas.

As malformações obstrutivas podem ser altas (estenose de junção ureteropélvica [JUP]), médias (obstrução na junção ureterovesical ou refluxo vesicoureteral) ou baixas (válvula de uretra, agenesia uretral). Geralmente, as obstruções mais altas têm melhor prognóstico.

As principais malformações não obstrutivas são os rins policísticos, as displasias renais, as agenesias e/ou os rins unidos (ferradura). A gravidade da lesão pode ser avaliada pela quantidade de LA. Os casos mais graves levam ao oligoâmnio grave com repercussões pulmonares que podem levar ao óbito neonatal antes mesmo da deterioração da função renal do RN por hipoplasia pulmonar. As malformações renais apresentam graus variáveis de preservação da função renal, porém o oligoâmnio grave é o fator de pior prognóstico.

Derivações do trato urinário (*shunts*) foram os primeiros procedimentos fetais realizados na década de 1980. Sabe-se hoje que a maioria desses procedimentos foi ineficaz e mesmo prejudicial[25]. Atualmente, os procedimentos no trato urinário são mais raros e devem ser realizados em casos individualizados e bem discutidos com a equipe multiprofissional.

A bexiga fetal pode ser visualizada em 100% dos casos a partir da 13ª semana. Na presença de megabexiga (diâmetro longitudinal > 7 mm) na USG de rotina do 1º trimestre, recomenda-se a pesquisa de cariótipo fetal pela associação com trissomias[26]. A extrofia vesical é suspeitada quando não se visualiza a bexiga fetal na presença de líquido amniótico normal.

A determinação do sexo fetal é importante para o manejo de diversas condições clínicas, como as doenças ligadas ao X. Entre as malformações dos órgãos genitais, as genitálias ambíguas incluem os casos de micropênis, hipospádias e clitoromegalia. A presença de cistos abdominais, geralmente paravesicais, em fetos do sexo feminino sempre tem como diagnóstico principal os cistos de ovário. Quando o conteúdo for heterogêneo, significa que houve torção intrauterina com necessidade de cirurgia neonatal.

MALFORMAÇÕES CARDÍACAS

As malformações cardíacas são a principal causa de morte entre as crianças com doenças congênitas e constituem os defeitos inatos mais comuns, 8 em cada 1.000 nascidos vivos, sendo mais frequentes que a síndrome de Down[27,28]. No entanto, apenas 3 em 1.000 são malformações cardíacas maiores com necessidade de intervenção cirúrgica[29].

A maioria dos defeitos cardíacos acontece na população de baixo risco. Assim, faz parte da boa prática médica o rastreamento universal durante as USG de rotina. A partir das 12 semanas de gestação diversas malformações cardíacas graves podem ser excluídas[30]. No entanto, o período ideal para a avaliação da anatomia do coração é a partir da 20ª semana.

Alguns poucos casos beneficiam-se de tratamento fetal. Em geral, a via de parto é obstétrica no termo e em centro terciário com cirurgião cardíaco e estrutura adequada disponíveis.

PROCEDIMENTOS INVASIVOS

Os procedimentos invasivos são exames diagnósticos capazes de excluir uma anormalidade cromossômica/gênica suspeitada pelos métodos de imagem ou por características da paciente, como a idade e antecedentes pessoais, devendo sempre ser levada em consideração a idade gestacional e os possíveis riscos inerentes ao procedimento.

O conhecimento do cariótipo fetal é obrigatório para qualquer terapia fetal intraútero.

Podem ser indicados nas seguintes situações:

- Idade materna avançada.
- Translucência nucal aumentada.
- Rastreamento combinado de 1º trimestre indicando alto risco para aneuploidias.
- Alguma anormalidade ultrassonográfica que sugira uma alteração cromossômica/gênica.
- Pesquisa de infecções fetais.
- Um filho, um natimorto ou um aborto anterior com anomalias cromossômicas.
- Pais portadores de alteração citogenética balanceada ou não.
- Irradiação de células germinativas parentais.

No 1º trimestre, preferencialmente entre a 12ª e a 14ª semanas de gestação, opta-se pela técnica da biópsia de vilo corial, com a retirada de fragmentos de placenta para avaliação do cariótipo fetal. Tal procedimento foi proscrito antes da 11ª semana, pois há evidências de malformações dos membros[31].

A amniocentese pode ser realizada a partir da 16ª semana e é a técnica mais difundida. Nesse método, coleta-se líquido amniótico em volume proporcional à idade gestacional. Além do cariótipo fetal, a amniocentese pode ser indicada para a pesquisa de infecções congênitas e, também, como terapêutica nos casos de polidrâmnio sintomático, que requerem a amniodrenagem[32].

Já na cordocentese, faz-se a coleta do sangue do cordão umbilical, permitindo além da análise do DNA fetal, a presença de anticorpos, em especial do tipo IgM. A pesquisa positiva confirma o acometimento do feto pela infecção congênita. O procedimento pode também servir como via terapêutica para as transfusões sanguíneas nos casos de anemia fetal moderada e grave.

Os riscos associados aos exames invasivos variam de 0,5 a 3%, dependendo da técnica utilizada, devendo a indicação ser sempre criteriosa[33]. As intercorrências abrangem contrações uterinas, rotura prematura de membranas, corioamnionite, trombose de cordão umbilical, óbito fetal e abortamento.

CONCLUSÕES

O pré-natal bem conduzido é a base da assistência materno-fetal adequada. A associação entre exame clínico, exames de rotina e USG, associados ou não a métodos invasivos para a pesquisa de cariótipo fetal, permite o diagnóstico das malformações fetais na maioria dos casos. Uma vez feito o diagnóstico, é de fundamental importância a integração da equipe multidisciplinar (obstetras, neonatologistas, cirurgião pediátrico, neurocirurgião, urologista pediátrico, cirurgião cardíaco) para a programação da conduta a ser seguida, a necessidade ou não de terapêutica fetal intrauterina, a intervenção imediata ou tardia após o nascimento, o local e a via de parto. O neonatologista e o cirurgião pediátrico devem, portanto, estar habituados aos novos procedimentos da medicina fetal – punções, derivações, cirurgias fetais e estratégias de parto como o EXIT e, principalmente, a suas indicações precisas.

REFERÊNCIAS BIBLIOGRÁFICAS

1. Nicolaides KH, Azar G, Byrne D, Mansur C, Marks K. Fetal nuchal translucency, ultrasound screening for chromosomal defects in first trimester of pregnancy. BMJ. 1992;304(6831):867-9.
2. Salomon LJ, Alfirevic Z, Berghella V, Bilardo C, Hernandez-Andrade E, Johnsen AS, et al. Practice guidelines for performance of the routine mid-trimester fetal ultrasound scan. Ultrasound Obstet Gynecol. 2011;37(1):116-26.
3. Ficara A, Syngelaki A, Hammami A, Akolekar R, Nicolaides KH. Value of routine ultrasound examination at 35-37 weeks' gestation in diagnosis of fetal abnormalities. Ultrasound Obstet Gynecol. 2020;55(1):75-80.

Doenças cirúrgicas da criança e do adolescente

4. Callen PW, editor. Ultra-sonografia em Obstetrícia e Ginecologia. 4ª ed. Rio de Janeiro: Guanabara Koogan; 2002.
5. Nicolaides KH, Pilu G, Ximenes R, Jeanty P. Diagnosis of fetal abnormalities – the 18-23 week scan. Int Soc Ultrasound Obstet Gynecol. 2000.
6. Salvesen KA. Fetal abdominal wall defects – easy to diagnose – and then what? Ultrasound Obstet Gynecol. 2001;18(4):301-4.
7. Lakasing L, S Cicero, Davenport M, Patel S, Nicolaides KH. Current outcome of antenatally diagnosed exomphalos: an 11 year review. J Pediatr Surg. 2006;41(8):1403-6.
8. Patroni L, Brizot ML, Mustafá AS, Carvalho MHB, Silva MM, Zugaib M. Gastrósquise: avaliação pré-natal dos fatores prognósticos para sobrevida pós-natal. RBGO. 2000;22(7):421-8.
9. Hirose S, Farmer DL, Lee H, Nobuhara JJ, Harrison MR. The Ex Útero Intrapartum Treatment Procedure: looking back at the exit. J Pediatr Surg. 2000;39(3):375-80.
10. Clewell WH. Congenital hidrocephalus: Treatment in uterus. Fetal Ther. 1988;3(1-2):89-97.
11. Adzick NS, Thom EA, Spong CY, Brock JW 3rd, Burrows PK, Johnson MP, et al.; MOMS Investigors. A randomized trial of prenatal versus postnatal repair of myelomeningocele. N Engl J Med. 2011;17;364(11):993-1004.
12. Araujo-Junior E, Eggink AJ, Vandendobbelsteen J, Martins WP, Oepkes D. Procedure-related complications of open vs endoscopic fetal surgery for treatment of spina bifida in an era of intrauterine myelomeningocele repair: systematic review and meta-analysis. Ultrasound Obstet Gynecol. 2016;48(2):151-60.
13. Kabagambe SK, Jensen GW, Chen YJ, Vanover MA, Farmer DL. Fetal surgery for myelomeningocele: a systematic review and meta-analysis of outcomes in fetoscopic versus open repair. Fetal Diagn Ther. 2018;43(3):161-74.
14. Nicolaides DA, Snijders RJM, Cheng HH, Gosden C. Fetal gastrointestinal and abdominal wall defects: Associated malformations and chromosomal abnormalities. Fetal Diagn Ther. 1992;7(2):102-15.
15. Adzick NS, Harrison MR, Glick PL, Golbus MS, Anderson RL, Mahonyy BS, et al. Fetal cystic adenomatoid malformation: prenatal diagnosis and natural history. J Pediatr Surg. 1985;20(5):483-5.
16. Bunduki V, Ruano R, Silva MM, Miguelez J, Maksoud JG, Zugaib M. Prognostic factors associated with congenital cystic adenomatoid malformation of the lung. Prenat Diagn. 2000;20(6):459-64.
17. Davenport AS, Cacciaguerra WS, Patel S, Greenought A, Nikolaides K. Current outcome of antenatally diagnosed cystic lung disease. J Pediatr Surg 2004;39(4):549-56.
18. Wright C. Congenital malformations of the lungs. Current Diag Pathol. 2006;12(3):191-201.
19. Heranz SM, Stein IM, Neblett WW, Atkinson JB, Kirchner SG, Heller RM, et al. Pulmonary sequestration: diagnosis with color flow sonography and a new theory of associated hydrotorax. Radiology. 1991;180(3):817-21.
20. Ruano R, Pimenta EJA, Silva MM, Maksoud JG, Zugaib M. Percutaneus intrauterine laser ablation of abnormal vessel in pulmonary sequestration with hydrops of 29 Wees'Gestation. J Ultrasound Med. 2007;26(9):1235-41.
21. Jani JC, Nicolaides KH, Gratacos E, Vandercruys H, Deprest J; FETO task Group. Fetal lung-to head ratio in the prediction of survival in severe left-sided diaphragmatic hernia treated by fetal endoscopic tracheal occlusion (FETO). Am J Obstet Gynecol. 2006;195(6):1646:50.
22. Kitano Y. Prenatal intervention for congenital diaphragmatic hérnia. Semin Pediatr Surg. 2007;16(2):101-8.
23. Ruano R, Yoshisaki CT, da Silva MM, Ceccon ME, Grasi MS, Tannuri U, Zugaib M. A randomized controlled trial of fetal endoscopic tracheal occlusion versus postnatal management of severe isolated congenital diaphragmatic hernia. Ultrasound Obstet Gynecol. 2012;39(1):20-7.
24. TOTAL trial. Available from: totaltrial.eu.
25. Kitagawa H, Pringle KC, Junki K, Jane Z, Yasuji S, Munechika W, et al. Vesicoamniotic shunt for complete urinary tract obstruction is partially effective. J Pediatr Surg. 2006;41(20):394-402.

26. Liao AW, Sebire NJ, Geerts L, Cicero S, Nicolaidea KH. Megacystis at 10-14 weeks of gestation: chromosomal defects and outcome according to bladder length. Ultrasound Obstet Gynecol. 2003;21(4):338-41.
27. Allan LD. Congenital heart disorders in the fetus. Fetal Matern Med Rev. 1995;5(1):39-44.
28. Abu-Harb M, Hey E, Wren C. Death in infancy from unrecognised congenital heart disease. Arch Dis Child. 1994;71(1):3-7.
29. Ferencz C, Rubin JD, McCarter RJ, Brenner JI, Neill CA, Perry LW, et al. Congenital heart disease: prevalence at livebirth. The Baltimore-Washington Infant Study Am J Epidemiol. 1985;121(1):31-6.
30. Karim JN, Roberts NW, Salomon LJ, Papageorghiou AT. Systematic review of first-trimester ultrasound screening for detection of fetal structural anomalies and factors that affect screening performance. Ultrasound Obstet Gynecol. 2017;50(4):429-41.
31. Schloo R, Miny P, Holzgreve W, Horst J, Lenz W. Distal limb deficiency following chorionic villus sampling?. Am J Med Genet. 1992;42:404-13.
32. Sundberg K, Bang J, Smidt-Jensen S, Brocks V, Lundsteen C, Parner J, et al. Randomised study of risk of fetal loss related to early amniocentesis versus chorionic villus sampling. Lancet. 1997;350(9079):697-703.
33. Halliday JL, Lumley J, Sheffield LJ, Robinson HP, Renou P, Carlin JB. Importance of complete follow-up spontaneous fetal loss after amniocentesis and chorion villus sampling. Lancet. 1992;340(8824):886-90.

Seção II

Cabeça, Pescoço e Tórax

8 | Afecções cirúrgicas da região cervical

Uenis Tannuri

> **Após ler este capítulo, você estará apto a:**
> 1. Reconhecer e diagnosticar as principais afecções cirúrgicas da região cervical na criança.
> 2. Orientar o tratamento das afecções mais comuns.
> 3. Direcionar a conduta diante de uma criança com adenomegalia cervical.

INTRODUÇÃO

As doenças cirúrgicas da região cervical na criança são, em geral, diagnosticadas pela história e pelo exame físico. Conforme será mostrado, exames laboratoriais ou de imagem mais sofisticados são dispensáveis para o diagnóstico da maioria dessas afecções. Para efeito didático, este capítulo será dividido em afecções congênitas (cistos, fístulas, tumores e torcicolo) e adquiridas (adenomegalias e afecções da glândula tireoide).

AFECÇÕES CONGÊNITAS

Cistos e Fístulas Congênitas da Linha Média do Pescoço

A glândula tireoide origina-se de espessamento e evaginação do epitélio do assoalho da faringe primitiva (conduto tireoglosso). A persistência desse conduto após a 8ª semana de vida intrauterina pode originar cistos ou fístulas na linha média do pescoço, denominados cistos ou fístulas do conduto tireoglosso.

O conduto tireoglosso estende-se desde a base da língua, ao nível do forame cego, até o istmo da glândula tireoide, passando pelo osso hioide, com o qual estabelece íntima relação. Portanto, o cisto pode estar localizado da base da língua até a região tireoidiana na linha média. Na maioria dos casos, situa-se logo acima da cartilagem tireoide e acompanha os movimentos da deglutição. Com frequência, pode ser sede de processos infecciosos com ruptura espontânea, saída de secreção mucoide purulenta e posterior formação de fístula. No diagnóstico diferencial, deve-se lembrar que a tireoide ectópica corresponde a um nódulo de consistência fibroelástica na linha média, acima da região da glândula tireoide.

Nas crianças com cisto tireoglosso, pode-se solicitar ultrassonografia (USG) cervical para a verificação da glândula tireoide normal. Em caso positivo, exclui-se o diagnóstico de tireoide ectópica. Outro exame é a cintilografia com iodo marcado com radioisótopo, cuja desvantagem é a eventual necessidade de anestesia geral, para que a criança permaneça imóvel durante a realização.

A fístula do conduto tireoglosso é representada por orifício na linha média, pelo qual ocorre drenagem de secreção mucoide purulenta (Figura 8.1).

O tratamento do cisto ou fístula do conduto tireoglosso consiste na remoção cirúrgica, incluindo-se a porção mediana do osso hioide e todo o conduto até a base da língua, pelo perigo de recidiva do cisto[1,2].

Tireoide Ectópica e Outras Lesões Tireoidianas

Pode ocorrer a parada de descida embriológica normal, desde a base da língua até a loja tireoidiana, em algum ponto, originando-se as tireoides ectópicas. O primeiro local é a base da língua, em que se forma um tumor ao nível do forame

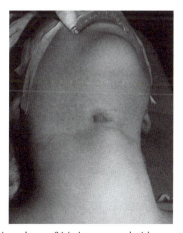

Figura 8.1 Fístula do conduto tireoglosso. (Veja imagem colorida no encarte.)

cego na submucosa, podendo causar dificuldade respiratória nas primeiras horas de vida. Finalmente, pode haver tecido tireoidiano ectópico no mediastino, junto ao arco aórtico. A tireoide ectópica é o único tecido tireoidiano presente no organismo e, em geral, insuficiente, sendo necessária suplementação hormonal.

A tireoide pode ser sede de tumores congênitos, às vezes de grandes proporções, causando obstrução respiratória, já nos primeiros dias após o nascimento. Entre esses destacam-se os teratomas, originários de células germinativas primitivas multipotentes que se diferenciam em tecidos maduros, diferentes do local anatômico de origem. Embora a região sacrococcígea e as gônadas sejam as mais frequentemente acometidas, cerca de 5% pode incidir na região cervical e na tireoide (Figura 8.2). São em geral solitários, sem outras malformações congênitas ou anomalias cromossômicas. Ainda que 95% de todos os teratomas sejam benignos, os teratomas cervicais, se não tratados adequadamente, levam à morte em 80% dos casos por problemas respiratórios obstrutivos[3].

Cistos e Fístulas Laterais do Pescoço

No embrião existem cinco arcos branquiais e, entre eles, quatro fendas responsáveis pela formação de várias estruturas na face e no pescoço. Os cistos e as fístulas laterais do pescoço, em geral, derivam-se da segunda fenda branquial e localizam-se em uma linha que corresponde à borda anterior do músculo esternoclidomastóideo. Os cistos se apresentam como tumores de consistência elástica bem delimitada e móveis. As fístulas se exteriorizam como pequenos orifícios pelos quais ocorre

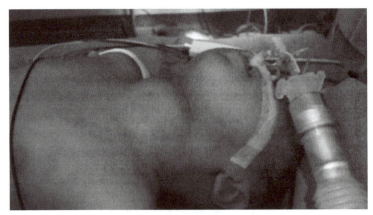

Figura 8.2 Recém-nascido com massa cervical anterior e desconforto respiratório. Verificou-se alívio imediato da dificuldade respiratória logo após a intubação endotraqueal. A exploração cirúrgica revelou tratar-se de tumor de origem tireodiana, confirmando-se o diagnóstico de teratoma benigno. A criança apresentou recuperação total, sendo mantida com terapia hormonal substitutiva. (Veja imagem colorida no encarte.)

drenagem de secreção mucoide ou purulenta. O tratamento consiste na remoção cirúrgica do cisto e de todo o trajeto fistuloso até a base da hipofaringe.

Sinus Pré-Auricular

É lesão relativamente frequente, cuja ocorrência não se relaciona com as fendas branquiais, mas com anomalias de desenvolvimento dos tubérculos auditivos. Caracteriza-se por pequeno orifício, anterior ao trágus do pavilhão auditivo, que corresponde à exteriorização de um trajeto revestido por epitélio escamoso que pode conter pelos ou outros anexos cutâneos. Esse trajeto é longo, está em íntima relação com a artéria temporal superficial e estende-se até a cartilagem do conduto auditivo externo. Em alguns casos, não ocorrem sintomas, mas habitualmente surgem infecção do trajeto e drenagem de material purulento fétido, que levam à indicação cirúrgica para remoção de todo o trajeto fistuloso.

Apêndices Pré-Auriculares

Constituem pequenas pregas cutâneas situadas anteriormente ao pavilhão auditivo. Possuem pequenas hastes cartilaginosas que se unem à própria cartilagem do pavilhão auditivo. O tratamento tem finalidade estética e consiste na remoção cirúrgica, tendo-se o cuidado de ressecar o esqueleto cartilaginoso.

Tumores Cervicais

Os linfangiomas constituem os principais tumores congênitos cervicais na criança. Podem ocorrer em qualquer região do organismo em que existam vasos linfáticos, mas em três quartos dos casos localizam-se na região cervicofacial, na qual a circulação linfática é mais rica[4,5]. Originam-se do desenvolvimento anômalo de vasos linfáticos periféricos ou da falha no sistema de drenagem dos sacos linfáticos em direção ao sistema venoso. Classicamente, são divididos em quatro tipos de tumores[6].

Linfangioma capilar

Apresenta-se como lesão cutânea ou mucosa superficial (linfangioma capilar simples) ou ligeiramente mais profunda, atingindo o subcutâneo (linfangioma capilar circunscrito). São formados por pequenas pápulas ou vesículas com aspecto semelhante a verrugas e podem ser simples ou múltiplos. O primeiro tipo acomete principalmente a cavidade oral, a língua e os genitais, enquanto a segunda forma ocorre mais frequentemente na face, no tórax e nas extremidades. Os problemas decorrentes desses tumores são dores, infecção, sangramento, secreção local e alterações estéticas. O tratamento é baseado em ressecção cirúrgica ou cauterização com bisturi elétrico ou *laser*.

Linfangioma cavernoso

É caracterizado pela dilatação dos canais linfáticos superficiais e profundos, com presença de células musculares lisas nas paredes[7]. Pode existir em qualquer região do organismo em que a circulação linfática esteja presente, inclusive na pele e nas mucosas, porém frequentemente invade os planos profundos. Acomete a língua, a face, o tórax, as extremidades e o retroperitôneo. Em geral, causa problemas funcionais, estéticos e, em alguns casos, ocorre formação de fístula linfática. Traumatismos locais e infecção podem causar aumento rápido do volume do tumor. Outra complicação, a hemorragia intratumoral, produz também aumento de volume do tumor e alterações na cor, levando à confusão diagnóstica com hemangioma. Nos tumores de maiores proporções, é possível haver dificuldade de drenagem linfática e linfedema. O acometimento lingual produz macroglossia e, nos casos mais graves, pode haver insuficiência respiratória.

A regressão espontânea de linfangiomas cavernosos pode ocorrer principalmente após a ocorrência de processos infecciosos locais[8], motivo pelo qual, em casos assintomáticos, deve-se adotar a conduta expectante. No entanto, para a maioria, indica-se remoção cirúrgica, o que em alguns casos é impossível dado o caráter invasivo do tumor. Traqueostomia pode ser indicada nos casos de insuficiência respiratória por macroglossia.

Linfangioma cístico (higroma cístico)

É o tipo de linfangioma mais importante, constituído por grandes cistos com conteúdo linfático, cujo tamanho significativamente maior os diferencia dos linfangiomas capilar e cavernoso. O termo higroma deriva do grego (*higros* = água), dada a consistência do tumor, caracteristicamente mole. Os cistos são revestidos internamente por células endoteliais e, entre eles, existem septos formados por tecido fibroso e células musculares lisas. A incidência é de 1:12.000 nascimentos e, em mais da metade dos casos, o tumor é diagnosticado no período neonatal[4].

A consistência é característica, com delimitação pouco nítida, podendo existir áreas endurecidas correspondentes a zonas de fibrose ou linfonodos linfáticos. Habitualmente, ocorre invasão de planos profundos. Em recém-nascidos, o tumor pode ser desproporcionalmente grande e causar distocia de parto (Figura 8.3).

Nos grandes higromas cervicais, pode haver invasão do mediastino ou do assoalho da boca com acometimento associado da língua, da hipofaringe e da laringe, que eventualmente causa obstrução das vias aéreas superiores. A invasão mediastinal pode ser responsável por compressão respiratória ou vascular. O acometimento

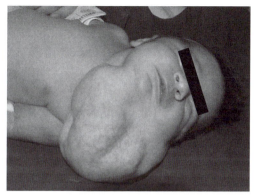

Figura 8.3 Grande linfangioma cervical em recém-nascido. (Veja imagem colorida no encarte.)

lingual, em geral, é difuso e acentuado, com presença de inúmeras vesículas com 1 a 2 mm de diâmetro, visíveis em toda a superfície mucosa. A macroglossia piora a dificuldade respiratória e impede o fechamento da boca. O acometimento associado de linfangioma na hipofaringe ou na laringe aumenta a gravidade do caso, dada a possibilidade de ocorrer obstrução respiratória. Nos higromas que atingem a região supraclavicular, pode haver extensão até a região axilar correspondente.

O crescimento dos higromas pode ser proporcional ao desenvolvimento normal da criança, porém o aumento exagerado de volume pode ocorrer por crescimento propriamente dito, infecção ou sangramento interno. A infecção do tumor é causada pelas bactérias existentes na superfície da pele e nas vias aéreas superiores, em geral do grupo dos estafilococos.

A suspeita diagnóstica dos higromas cervicofaciais pode ser feita no período antenatal, por meio da ultrassonografia materna no último trimestre da gravidez[9]. A confirmação do diagnóstico, no entanto, é feita pelo exame clínico após o nascimento. Nos casos em que não se consegue palpar o limite inferior da massa, radiografia simples de tórax ou tomografia computadorizada são exames úteis para investigar a invasão mediastinal.

Linfangio hemangiomas

Quando há concomitante proliferação de vasos sanguíneos, os tumores apresentam-se com coloração mais avermelhada e presença de telangiectasias na superfície.

O tratamento para qualquer tipo de higroma é a ressecção completa em qualquer idade. Em alguns casos, a remoção completa é impossível em um só tempo, dado o volume do tumor. Nos higromas que envolvem o nervo facial, a cirurgia deve ser feita após 6 meses de idade, quando a dissecção dos ramos nervosos se torna tecnicamente menos dificultosa. Os índices de mortalidade dessa afecção variam entre 2 e 6%[7].

Pela grande dificuldade no tratamento de alguns higromas muito infiltrativos, métodos alternativos têm sido descritos com algum sucesso[9,10]. A punção esvaziadora dos cistos seguida de injeção de substâncias esclerosantes, como o quimioterápico bleomicina[11,12] e a substância OK-432 (Picibanil Chugai Pharmaceutical, Tokio, Japão)[13]. Esta última é um potente imunoestimulante utilizado no tratamento de neoplasias malignas, produzido a partir da incubação do *Streptococcus pyogenes* de origem humana com penicilina G potássica.

Hemangiomas

Hemangiomas são tumores benignos de vasos sanguíneos localizados na região cervicofacial e em outras partes do organismo. Nas primeiras semanas, são habitualmente pequenos, pouco perceptíveis, crescendo rapidamente nos primeiros meses de vida e, em torno do segundo ano, começam a sofrer regressão espontânea, até o sexto ano de vida, quando praticamente desaparecem. Durante o processo de involução, podem surgir ulcerações e sangramentos, que devem ser tratados com cuidados locais. Os hemangiomas localizados em torno de orifícios (ânus, vulva) podem sangrar com facilidade, tornando-se necessário remoção cirúrgica mais precoce.

O tratamento deve ser conservador, desde que a regressão espontânea habitual ocorra. Em crianças com grandes hemangiomas, pode-se administrar prednisolona (2 a 4 mg/dia, por até 6 meses) ou interferon (IFN), como medida terapêutica auxiliar. Terapêuticas agressivas cirúrgicas e arteriografias constituem medidas pouco eficazes e arriscadas. Embolizações devem ser indicadas apenas em casos selecionados de grandes repercussões funcionais, como hemangiomas retro-orbitários em que há risco de perda da visão.

Finalmente, é importante lembrar que nos grandes hemangiomas pode haver consumo local de plaqueta, plaquetopenia e distúrbios hemorrágicos (síndrome de Kasabach-Merritt) (Figura 8.4).

Torcicolo Congênito

Ocorre em 0,4 a 1,3% dos recém-nascidos vivos e consiste na presença de fibroblastos e colágeno em torno das fibras musculares do músculo esternoclidomastóideo, que, em consequência, sofre processo de retração e atrofia. A intensidade dessa fibrose é variável de caso a caso e se distribui no músculo de forma não homogênea. Em cerca de 2 a 3% dos casos, o fenômeno é observado em ambos os lados.

A ocorrência de fibrose madura em recém-nascidos sugere que a doença se inicia precocemente na vida intrauterina. Por outro lado, a alta frequência de parto pélvico das crianças acometidas (7 vezes maior do que das crianças normais) tam-

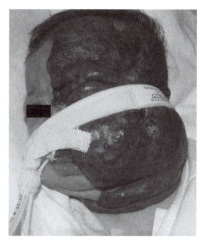

Figura 8.4 Grande hemangioma cervicofacial com consumo local de plaquetas e plaquetopenia. (Veja imagem colorida no encarte.)

bém sugere que a fibrose do músculo esternoclidomastóideo altera a posição do feto na cavidade uterina e impede a inserção da cabeça no canal de parto.

Quadro clínico e diagnóstico

Em cerca de 0,4% dos recém-nascidos, nota-se, em torno da 2ª ou 3ª semanas de vida, tumor duro e indolor ao nível do músculo esternoclidomastóideo, com inclinação da cabeça para o mesmo lado e rotação da face para o lado oposto. Com o passar das semanas, o tumor tende a se distribuir por todo o músculo, que se torna mais rígido.

Em metade dos casos, o tumor desaparece e o músculo se normaliza naturalmente sem nenhuma medida terapêutica. Em algumas crianças, persiste discreta fibrose muscular, mas não suficiente para causar torcicolo. Finalmente, em 5 a 10% dos casos, persiste o tumor ou a fibrose até a idade de 12 a 15 meses, com a instalação do torcicolo.

Fibrose muscular e torcicolo podem se manifestar também na criança de mais idade, entre 5 e 10 anos, embora se acredite que o problema se inicie no período antenatal.

Nos três primeiros meses de vida, se a criança permanecer na posição habitual, sem movimentação passiva da cabeça, pode-se instalar assimetria craniana denominada plagiocefalia, em que um dos quadrantes cranianos se torna achatado. Se a parte craniana achatada for do mesmo lado do músculo afetado, conceitua-se como plagiocefalia concordante. Com o passar do tempo, a plagiocefalia se acompanha de assimetria facial, com aumento da hemiface do mesmo lado do achatamento craniano. Outro fato observado é a atrofia ipsilateral do músculo trapézio, em decorrência do desuso.

O diagnóstico é feito baseando-se nos sinais clínicos descritos e na palpação do músculo esternoclidomastóideo, que se mostra espessado, endurecido e encurtado. A USG cervical pode contribuir para a confirmação do diagnóstico e melhor definir o tipo de fibrose presente no músculo. Recentemente, verificou-se por meio de estudos ultrassonográficos que, quando a fibrose se limita ao terço inferior do músculo, a possibilidade de regressão espontânea é grande, enquanto a presença de fibrose no terço médio e inferior ou em toda extensão do músculo indica que as chances de regressão espontânea são menores[14].

O diagnóstico diferencial do tumor do esternoclidomastóideo no recém-nascido é feito com outros tumores cervicais, principalmente as adenomegalias, os neuroblastomas de cadeia ganglionar cervical e os sarcomas musculares. Nas outras idades, a doença deve ser diferenciada de outras afecções na criança que causam anomalias de posicionamento do pescoço e da face, afecções como hemivértebras cervicais, adenites cervicais, fasciítes agudas, algumas formas de estrabismo, tumores do sistema nervoso central, algumas formas de paralisia cerebral e atetoses. É importante lembrar que, nesses casos, a palpação revela que a consistência do músculo esternoclidomastóideo é normal.

Os exames subsidiários utilizados para o diagnóstico diferencial consistem em radiografia simples de coluna cervical para afastar a presença de hemivértebra cervical, tomografia computadorizada de crânio ou coluna cervical para investigar afecções neurológicas e, finalmente, exame oftalmológico para averiguação de eventual estrabismo como causa da anomalia de posição da cabeça.

Tratamento

A evolução natural das crianças demonstra que, em aproximadamente 80 a 90% dos casos, ocorre regressão espontânea da fibrose do esternoclidomastóideo, sem evolução para torcicolo. O tratamento conservador inclui, inicialmente, a manipulação passiva da cabeça, colocando-a em posições alternadas, para evitar a plagiocefalia. No entanto, embora seja bastante utilizada na prática, essa conduta é de valor ainda discutível.

O tratamento cirúrgico deve ser indicado em torno do 8º ou do 10º mês de vida nos casos de desenvolvimento de assimetria facial. Consiste na secção total das fibras do músculo esternoclidomastóideo ao nível do terço médio, por meio de cervicotomia transversa.

AFECÇÕES ADQUIRIDAS

Adenomegalia Cervical

O aumento de volume dos linfonodos constitui o problema mais comum da região cervical de crianças entre 2 e 10 anos de idade. Do ponto de vista prático, linfonodos cervicais com diâmetro até 1 cm são considerados normais, por representarem uma etapa do desenvolvimento normal do tecido linfoide ou serem resultantes de hiperplasia reativa não específica, decorrente de infecções prévias das vias aéreas superiores ou de pele. Apesar desse fato, a presença de qualquer linfonodo cervical com aumento de volume causa ansiedade aos pais, preocupados com a possibilidade de doença maligna.

As adenomegalias na região cervical podem ocorrer de forma isolada ou em associação com aumento de volume de linfonodos linfáticos em outras regiões do organismo. Podem ser decorrentes de infecções virais, bacterianas ou fúngicas, infestações parasitárias, doenças de depósito, colagenoses e, finalmente, neoplasias primárias ou metastáticas.

Nos casos em que o diagnóstico não pôde ser estabelecido após período de observação clínica ou por exames subsidiários, recomenda-se o exame direto do material colhido do próprio linfonodo. A retirada de pequena amostra de tecido ganglionar por punção por agulha sob anestesia local realizada em ambulatório, embora muito utilizada em adultos, não deve ser indicada em crianças por dois motivos básicos: pela dificuldade em se realizar procedimentos invasivos em crianças sob anestesia local e pela dificuldade de o patologista definir o diagnóstico com material exíguo, o que, na prática, leva a erros.

A biópsia com excisão total do linfonodo ou de grupos ganglionares, sob anestesia geral, é o meio mais seguro para a definição diagnóstica das adenomegalias. Deve ser indicada nas seguintes situações:

- Quando os linfonodos não sofrerem nenhuma redução do tamanho após 3 a 4 semanas de evolução, se não for estabelecido nenhum diagnóstico nesse período por meio de exames laboratoriais ou se for constatado que não houve formação de pus.
- Quando a adenomegalia estiver associada a sintomatologia sugestiva de infecção ou doença sistêmica grave.
- Quando a adenomegalia localizar-se em região cervical inferior ou supraclavicular ou estiver associada a adenomegalias profundas.
- Quando o linfonodo não apresentar sinais de involução após tratamento específico adequado ou após teste terapêutico para adenite infecciosa bacteriana.

- Sempre que houver suspeita clínica de que a adenomegalia é sinal de uma doença grave.

As causas mais comuns de adenomegalia cervical na criança, em ordem decrescente de frequência, são:

A. Linfadenite viral – hiperplasia linfoide: os agentes mais comuns são os vírus da gripe e da mononucleose infecciosa.

B. Linfadenite aguda supurativa bacteriana: os microrganismos causadores desses processos infecciosos são em geral aqueles resistentes à ação da penicilina, *Staphilococcus aureus, Staphilococcus epidermidis* e *Streptococcus beta-hemolyticus,* e, mais raramente, os anaeróbios e o micoplasma.

C. Síndrome da imunodeficiência adquirida (aids): pode se apresentar inicialmente com adenomegalia cervical e generalizada em cerca de 50% das crianças. Em geral, a adenomegalia faz parte do quadro clínico de outras doenças associadas, decorrentes da depressão do sistema imune, como pneumonias, tuberculose, linfoma e mononucleose, ou decorre de processos infecciosos recorrentes que caracteristicamente acometem esses pacientes, como otites, faringoamigdalites, estomatites, parotidites, infecções respiratórias oportunísticas e outras. Adenomegalia generalizada persistente, hepatoesplenomegalia, atraso do ganho ponderoestatural e infecções recorrentes, especialmente as gastroenterites, constituem os achados mais comuns[15].

D. Linfadenite por micobactérias.

E. Blastomicose sul-americana (paracoccidioidomicose).

F. Doença da arranhadura do gato.

G. Outras adenites cervicais: difteria, toxoplasmose, síndrome conhecida pela sigla FAPA (faringite, adenite cervical, febre periódica e estomatite aftosa), histiocitose, sarcoidose, artrite reumatoide e doenças de depósito podem se manifestar com adenomegalia cervical.

H. Adenomegalias de origem neoplásica: linfomas, principalmente os de Hodgkin, caracterizam-se pelo crescimento ganglionar lento, indolor, de consistência endurecida e, na maioria dos casos, unilateral. Atingem principalmente as cadeias mediastinais, pré-auricular e supraclavicular, e deve-se atentar para o diagnóstico diferencial com metástases de neuroblastoma. O linfoma de Hodgkin raramente incide em crianças com menos de 5 anos de idade. Os linfomas não Hodgkin na criança acometem a região cervical em apenas 10% dos casos. As leucemias podem apresentar-se inicialmente com adenopatia, mas geralmente estão associadas a manifestações sistêmicas, como febre, palidez, manifestações hemorrágicas, hepatoesplenomegalia e comprometimento do estado geral.

AFECÇÕES DA GLÂNDULA TIREOIDE

Nódulo Tireoidiano

Aproximadamente 70% dos nódulos na glândula tireoide em criança são neoplasia maligna. De modo geral, a primeira manifestação clínica é a presença de massa tumoral no pescoço, o que motiva a consulta ao pediatra. Após a comprovação da massa ao exame físico (Figura 8.5), deve-se realizar cuidadosa palpação de todo o pescoço para se verificar o acometimento de linfonodos cervicais por neoplasia metastática. Em seguida, pode-se realizar biópsia aspirativa da massa com agulha fina para análise citológica do material obtido, com 90% de possibilidade de se firmar o diagnóstico[16]. Em casos de dúvida, indica-se cirurgia para biópsia, com exame microscópico do tumor sob congelação, para que se possa tomar uma conduta no mesmo ato.

Os exames de imagem são pouco úteis para decisão da conduta terapêutica, pois apenas confirmam a presença da massa. Outro exame muito utilizado em adultos, o mapeamento radioisotópico da tireoide, é de pouca utilidade em crianças, já que é rara a ocorrência de nódulo "quente" hipercaptante. A radiografia de tórax deve ser feita, pois em 20% dos casos pode haver metástases pulmonares.

Confirmado o diagnóstico de neoplasia maligna da glândula tireoide, deve-se realizar tireoidectomia total, com esvaziamento dos linfonodos cervicais, se estes estiverem acometidos por metástase, fato que ocorre em cerca de 20% dos casos. A complementação da cirurgia é feita com administração de iodo radioativo para destruir neoplasia residual.

O prognóstico depende do tipo histológico da neoplasia. Em 98% das crianças, trata-se do carcinoma papilífero, cujo prognóstico é muito bom. Em casos de ressecção completa, considera-se que a criança esteja curada. Mesmo que haja tumor

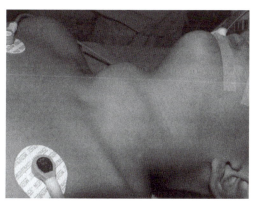

Figura 8.5 Nódulo tireoidiano correspondente ao carcinoma papilífero. (Veja imagem colorida no encarte.)

residual, o tratamento complementar com iodo radioativo permite boa evolução e cura. O carcinoma do tipo medular é muito raro em crianças, de pior prognóstico e associado à síndrome de neoplasias endócrinas múltiplas.

CONCLUSÕES

As afecções da região cervical na criança são frequentemente diagnosticáveis pelo exame físico. Os critérios para indicação cirúrgica dependem de cada paciente e no caso de adenomegalias é importante lembrar que, de modo geral, são de causa inespecífica. Diante da evolução desfavorável, representada pela ausência de involução do linfonodo em período máximo de 4 semanas, deve-se indicar a remoção deste e estudo histopatológico.

REFERÊNCIAS BIBLIOGRÁFICAS

1. Sattar AK, McRae R, Mangray S, Hansen K, Luks FI. Core excision of the foramen cecum for recurrent thyroglossal duct cyst after Sistrunk operation. J Pediatr Surg. 2004;39(4):e3-5.
2. Turkyilmaz Z, Sonmez K, Karabulut R, Demirgoullari B, Sezer C, Basaklar AC, et al. Management of thyroglossal duct cysts in children. Pediatr Int. 2004;46(1):77-80.
3. Colleti Junior J, Tannuri U, Monti Lora F, Armelin Benites EC, Koga W, Honda Imamura J, et al. Case Report: Severe acute respiratory distress by tracheal obstruction due to a congenital thyroid teratoma. Version 2. F1000Res. 2015;4:159.
4. Bill AH Jr, Summer DS. A unified concept of lymphangioma and cystic hygroma. Surg Gynecol Obstet. 1965;120:79-89.
5. Levine C. Primary disorder of the lymphatic vessels. A unified concept. J Pediatr Surg. 1989;24(3):233-40.
6. Kennedy TL. Cystic hygroma-lymphangioma. A rare and still unclear entity. Laringoscope. 1989;99(10Pt2 Suppl 49):1-10.
7. Williams HB. Hemangiomas and lymphangiomas. Adv Surg. 1981;15:317-49.
8. Gan RW, Chauhan K, Singh S. Spontaneous resolution of a recurrent axillary cystic hygroma following acute infection. BMJ Case Rep. 2015; 2015. pii: bcr2015211383.
9. Pijpers L, Reuss A, Stewart PA, Wlademeroff JW, Sachs ES. Fetal cystic hygroma: prenatal diagnosis and management. Obstet Gynecol. 1988;72(2):223-4.
10. Saba C, Bossi MC, Barlette A. Therapy of subcutaneous cystic lymphangioma with ultrasound-guided puncture and alcoholization. Radiol Med. 1992;83(3):270-2.
11. Dickerhoff R, Bode VU. Cyclophosphamide in non-resectable cystic hygroma. Lancet. 1990;335(8703):1474-5.
12. Tanaka K, Inomata Y, Utsunomiya H, Uemoto S, Asonuma K, Katayama T, et al. Sclerosing therapy with bleomicyn emulsion for lymphangioma in children. Pediatr Surg Int. 1990;5(4):270-4.
13. Mikhail M, Kennedy R, Cramer B, Smith T. Sclerosing of recurrent lymphangioma using OK-432. J Pediatr Surg. 1995;30(8):1159-60.
14. Lin JN, Chou ML. Ultrassonographic study of the sternocleidomastoid muscle in the management of congenital muscular torticollis. J Pediatr Surg. 1997;32(11):1648-51.
15. Sant'Anna CC. Tuberculose. In: Rozov T, editor. Doenças pulmonares em pediatria. São Paulo: Atheneu; 1999.
16. Amrikachi M, Ponder TB, Wheeler TM, Smith D, Ramzy I. Thyroid fine-needle aspiration biopsy in children and adolescents: experience with 218 aspirates. Diagn Cytopathol. 2005;32(4):189-92.

Emergências respiratórias no recém-nascido – malformações congênitas pulmonares

9

Uenis Tannuri

> **Após ler este capítulo, você estará apto a:**
> 1. Reconhecer e diagnosticar as principais afecções respiratórias cirúrgicas do período neonatal.
> 2. Realizar o diagnóstico diferencial dessas afecções.
> 3. Direcionar a conduta diante de um recém-nascido com insuficiência respiratória.

INTRODUÇÃO

A maioria das afecções cirúrgicas torácicas do período neonatal é de caráter emergencial. O conhecimento dessas afecções, os primeiros cuidados e a assistência adequada no período pós-operatório constituem fatores decisivos para o prognóstico.

OBSTRUÇÃO DAS VIAS AÉREAS SUPERIORES

O primeiro movimento respiratório do recém-nascido (RN) é feito pela abertura da boca, o que gera pressão negativa de quase 70 cm de água[1]. Entretanto, os movimentos respiratórios subsequentes são efetuados basicamente pelas narinas, principalmente durante o sono, no qual essa via é exclusiva. A respiração oral surge apenas algumas semanas mais tarde[1] e, dessa forma, qualquer processo de obstrução nasal no RN causa asfixia, taquipneia, retração intercostal ou subcostal, dificuldade na inspiração, com choro normal e sem dificuldade expiratória. As causas de obstrução das vias aéreas superiores no RN estão relacionadas a seguir.

Atresia de Coana

A atresia de coana consiste na persistência de um septo membranoso (10% dos casos) ou ósseo (90%) que oclui a coana[2]. Quando é unilateral, o quadro clínico é pouco evidente, representado apenas por secreção nasal crônica. Nos casos de defeito bilateral, surge dificuldade respiratória grave, principalmente quando a criança adormece e tende a ocluir a boca. A sucção e a deglutição de leite são extremamente dificultosas e acompanhadas de aspiração para as vias aéreas. O lado direito é o mais frequentemente acometido e a incidência em meninas é duas vezes maior[2].

Podem estar associadas à atresia de coanas: cardiopatias, atresia de esôfago, outras malformações digestivas, colobomas ou síndrome de Treacher Collins (disostose mandibulofacial – hipoplasia de maxilar, zigomático e mandíbula, com diminuição do conduto nasofaríngeo e conduto auditivo)[2].

O diagnóstico é feito diante da impossibilidade de passagem de sonda através da narina em direção à faringe. A confirmação diagnóstica pode ser feita pela radiografia do crânio em perfil com administração de contraste na cavidade nasal ou pela tomografia computadorizada (TC).

O tratamento é formado por assistência respiratória, aspiração de secreções e colocação de chupeta oral com orifício largo para permitir a respiração bucal. A alimentação pode ser feita por sonda orogástrica. O tratamento cirúrgico consta de perfuração sob visão direta.

Macroglossia

A macroglossia pode ser decorrente de hipertrofia ou hiperplasia muscular, ou mesmo acometimento difuso da língua por linfangioma, neurofibroma ou hemangioma (Figura 9.1). A hipertrofia muscular habitualmente ocorre em associação com a síndrome de Beckwith Wiedemann (onfalocele ou grande hérnia umbilical, visceromegalia [rins, pâncreas, adrenal e fígado], gigantismo somático ou hemi-hipertrofia e hipoglicemia no período neonatal)[2]. Pode haver dificuldade respiratória dependendo do tamanho da língua.

Síndrome de Pierre-Robin

A principal característica desta afecção é a micrognatia, com o posicionamento inadequado da língua que, embora normal em volume, cai sobre a glote, ocluindo-a quando a criança permanece em decúbito dorsal (Figura 9.2).

Em 70% dos casos existe algum grau de fissura palatina e em 20% ocorre a associação com cardiopatia[2]. A anomalia pode também se associar a defeitos oculares,

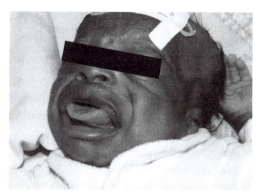

Figura 9.1 Macroglossia em recém-nascido. Observar a tendência à exteriorização da língua. (Veja imagem colorida no encarte.)

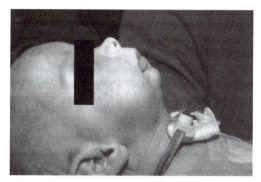

Figura 9.2 Recém-nascido com síndrome de Pierre-Robin e traqueostomia. Observar a micrognatia típica. (Veja imagem colorida no encarte.)

como síndrome de Moebius, condrodistrofias e disostoses. A morte pode ocorrer precocemente por asfixia, pneumonia aspirativa ou cardiopatia. A hipoxemia pode levar ao retardo mental ou até mesmo, junto com hipercapnia, à vasoconstrição pulmonar e *cor pulmonale*.

A colocação da criança em posição de decúbito lateral ou ventral promove pronto alívio da dificuldade respiratória, pois a língua deixa de obstruir a glote. A alimentação pode ser feita por sonda nasogástrica ou gastrostomia. São inadequados e ineficazes os recursos cirúrgicos que tentem promover a fixação da língua por meio de pontos. Em casos mais graves, recomenda-se traqueostomia para alívio da insuficiência respiratória.

Com o crescimento, a criança naturalmente aprende a manipular adequadamente a língua e ocorre crescimento mandibular satisfatório, com melhora da dificuldade respiratória. A correção cirúrgica do defeito promove também alívio do desconforto respiratório.

Obstrução da Faringe por Cistos e Tumores

A obstrução à passagem do ar pela faringe pode ser decorrente de tumores ou cistos presentes nessa região, na base da língua ou na boca. Ocorre habitualmente dificuldade para a inspiração, com discreta ou nenhuma dificuldade à expiração. Na parede da faringe podem surgir cistos dermoides ou branquiais. Na base da língua, ao nível da linha média, as anomalias do desenvolvimento da glândula tireoide podem dar origem à tireoide ectópica lingual ou mesmo a cisto do conduto tireoglosso que causam obstrução à passagem do ar.

Outros tumores encontrados nessa região são: linfangiomas, hemangiomas, teratomas, cisto enterógeno, hemangiopericitomas e tecido cerebral ectópico.

O diagnóstico do tumor na faringe é feito, geralmente, no momento da intubação intratraqueal. Esse procedimento deve ser realizado para alívio da obstrução respiratória antes da excisão do tumor. Em casos especiais mais graves, em que não se consegue a intubação traqueal, torna-se necessária a traqueostomia[2].

Afecções Cervicais

Os tumores cervicais congênitos que podem causar obstrução laríngea ou traqueal são: linfangiomas, hemangiomas, teratomas, cisto enterógeno, cistos de origem tímica e bócio congênito (Figura 9.3).

É importante lembrar que hemangiomas podem ser pouco visíveis externamente e acometer seletivamente a glote e a subglote. Em relação aos linfangiomas, é comum, além da massa cervical, o acometimento difuso da mucosa da faringe e da laringe, o que complica significativamente o tratamento. Finalmente, o bócio congênito de grandes proporções pode causar obstrução traqueal e laríngea[3].

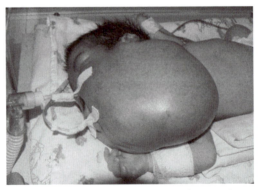

Figura 9.3 Linfangioma cervical de grandes proporções em recém-nascido com obstrução respiratória. (Veja imagem colorida no encarte.)

Em todas essas situações, a medida terapêutica de urgência é a intubação orotraqueal, procedimento que pode ser dificultado pela posição anômala da laringe. Após o alívio da dificuldade respiratória, o diagnóstico pode ser confirmado por meio de radiografias, ultrassonografia (USG) e exame endoscópico de laringe e traqueia. Tumores e cistos requerem remoção cirúrgica. Os hemangiomas podem sofrer regressão espontânea ou por meio de terapia com corticosteroides e os de laringe e traqueia são passíveis de remoção endoscópica com *laser*.

Laringe

A atresia de laringe é caracterizada pela presença de membrana ao nível das cordas vocais, ou ligeiramente acima, que causa obstrução à entrada do ar. Logo ao nascer, a criança apresenta intensa dificuldade respiratória, com retração da parede torácica e ausência de choro. Outras anomalias congênitas da laringe responsáveis por dificuldade respiratória são:

- Laringomalacia.
- Cistos submucosos.
- Estenose subglótica.
- Paralisia de cordas vocais.
- Tumores (neurofibroma, linfangioma e hemangioma)[2].

Em todas essas situações ocorre dificuldade respiratória em diferentes graus de intensidade, choro rouco, estridor ou afonia. Diante desses sintomas, impõe-se o exame endoscópico para diagnóstico e intubação endotraqueal para alívio respiratório.

Fissura Laringotraqueoesofágica

Resulta do desenvolvimento incompleto do septo traqueoesofágico. O defeito pode se limitar a uma pequena fissura entre a parede posterior da laringe e o esôfago superior até uma fissura total em que existe um tubo único, com comunicação completa entre a laringe, a cartilagem cricoide e a traqueia na frente e, posteriormente, o esôfago. O defeito pode ser mais complexo com atresia esofágica associada. Logo após o nascimento, o RN começa a apresentar salivação abundante, aspiração maciça para os pulmões, estridor respiratório, choro normal ou, até mesmo, ausência de qualquer ruído durante o choro. O diagnóstico é inicialmente suspeitado quando o tubo intratraqueal utilizado para assistência respiratória desloca-se para o esôfago. Da mesma forma, o posicionamento anterior da sonda nasogástrica, visível à radiografia de perfil, sugere o diagnóstico[4].

O exame endoscópico define o diagnóstico. No entanto, às vezes a fissura não é facilmente visível, pois tende a permanecer fechada durante os movimentos respiratórios. A colocação de um tubo endotraqueal discretamente caliberoso promove a separação das bordas da fissura, tornando a visualização mais fácil[4].

O tratamento cirúrgico é complexo. Consiste em secção longitudinal do tubo comum seguido de sutura, construindo-se anteriormente à traqueia e posteriormente ao esôfago. A tireoide, a laringe e a cricoide são rebatidas lateralmente para a exposição adequada da parede posterior da laringe e da traqueia. A correção é feita por cervicotomia, porém, se houver evidência por meio de endoscopia prévia de que o defeito se estende para a traqueia torácica, deve-se realizar também toracotomia[4].

AFECÇÕES DA TRAQUEIA E DOS BRÔNQUIOS

Traqueomalácia e Bronquiomalácia

São anomalias congênitas frequentes. Decorrem de imaturidade do esqueleto cartilaginoso que, por não ser adequadamente rígido, permite o colabamento da luz da via aérea durante o movimento inspiratório. Quando ocorre comprometimento da porção intratorácica da traqueia, o colapso ocorre também durante a expiração, com estridor expiratório.

O diagnóstico é feito pelo quadro clínico e pela radiografia em posição lateral que demonstra o colapso anteroposterior da traqueia. A endoscopia define o diagnóstico. Nas crianças com acometimento da porção torácica, ocorre aumento do diâmetro anteroposterior do tórax em virtude da dificuldade expiratória.

A traqueomalácia, embora possa ocorrer como entidade isolada, é frequentemente secundária à fístula traqueoesofágica, à atresia de esôfago, aos tumores mediastinais com compressão traqueal e aos anéis vasculares.

O tratamento é baseado em cuidados respiratórios, principalmente nas crises de infecção respiratória, já que com o crescimento existe natural tendência à regressão espontânea[4].

Estenoses e Membranas Traqueais

São anomalias congênitas que produzem dificuldade respiratória precocemente. O diagnóstico é feito por exame endoscópico, radiografia contrastada da traqueia ou TC (Figura 9.4).

As membranas e as estenoses de pequena extensão respondem satisfatoriamente ao tratamento dilatador por via endoscópica. Estenoses mais rígidas exigem tratamento cirúrgico, que consta de ressecção do segmento acometido seguido de

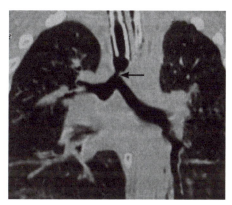

Figura 9.4 Imagem de tomografia mostrando acentuada estenose traqueal próxima à carina (seta).

anastomose terminoterminal. Quando o acometimento é extenso, realiza-se plástica para ampliação da luz com enxerto de cartilagem[5].

Cistos e Tumores do Mediastino

Qualquer tumor mediastinal pode causar compressão traqueal ou brônquica, com hiperinsuflação ou atelectasia do pulmão aerado pelo brônquio comprimido. O quadro clínico é de insuficiência respiratória, dificuldade às mamadas e ausência de ganho ponderal. Às vezes, esses tumores estendem-se além do tórax, tornando-se palpáveis no pescoço. Os mais encontrados nos RN são:

- Aumento do volume do timo por hemorragia ou cisto.
- Teratomas mediastinais.
- Cisto broncogênico.
- Duplicação esofágica.
- Hemangiomas e linfangiomas.

Em todas essas situações, a massa é diagnosticada pela radiografia simples do tórax ou pela TC. O tratamento é cirúrgico.

No mediastino posterior, os neuroblastomas, os ganglioneuroblastomas, as duplicações esofágicas e as meningoceles anteriores podem produzir compressão das vias aéreas[6].

PULMÕES

As afecções congênitas do pulmão – cistos, sequestro pulmonar e enfisema lobar – podem causar precocemente desconforto respiratório, pois comprimem o parênquima normal em razão do fenômeno da hiperinsuflação ou em virtude de infecção secundária. A despeito de terem manifestações clínica e radiológica diversas, apresentam origem comum e correspondência quanto aos aspectos anatomopatológicos. As agenesias e as hipoplasias pulmonares, embora não sejam doenças de resolução cirúrgica, também constituem causa de insuficiência respiratória precoce e serão abordadas nos itens a seguir.

Embriologia

No embrião de 4 mm, após a separação de esôfago e traqueia, esta última emite duas ramificações que vão até o tórax para formar os brônquios principais durante a 6ª semana. Até a 16ª semana, o pulmão ainda se encontra na fase ganglionar. A partir da 24ª até o nascimento, formam-se as ramificações brônquicas e os alvéolos. O processo de alveolização do pulmão persiste após o nascimento até o 4º ano de vida, sendo que o número de alvéolos aumenta até o 8º ano[7]. A agenesia e a hipoplasia pulmonar ocorrem em virtude de uma falha no desenvolvimento logo após a 4ª semana. O sequestro origina-se entre a 6ª e a 8ª semanas, enquanto os cistos, em torno da 24ª semana. Essas lesões representam uma anormalidade no processo de formação das ramificações brônquicas[7].

Cistos Congênitos do Pulmão e Malformação Adenomatoide Cística

Os cistos congênitos são lesões que se localizam no interior do parênquima pulmonar e que apresentam aspectos histológicos característicos: revestimento interno por epitélio ciliado colunar pseudoestratificado, parede bem definida com fibra muscular lisa, tecido elástico e até cartilagem. Embora apareçam como únicos na radiografia, habitualmente existem septos dentro do cisto, formando várias lojas.

A afecção que mais comumente se confunde com o cisto congênito de pulmão é a pneumatocele após infecção estafilocócica. Nessa afecção, embora possa haver revestimento interno com epitélio respiratório ou parede fibrosa, não há fibras musculares lisas ou cartilagem na parede. Outra doença que merece destaque como diferenciação diagnóstica é o cisto broncogênico, cuja localização é caracteristicamente mediastinal ou paratraqueal, e não no interior do parênquima[8].

A malformação adenomatoide cística é definida como um tecido pulmonar multicístico no qual ocorre proliferação de estruturas brônquicas. Pode também ser definida como uma displasia pulmonar focal, já que em muitos casos identifica-se tecido muscular esquelético na parede do cisto. Diferencia-se dos cistos congênitos pelas seguintes características[8]:

- Ausência de cartilagem brônquica.
- Ausência de glândulas tubulares brônquicas.

9 Emergências respiratórias no recém-nascido – malformações congênitas pulmonares

- Presença de lojas revestidas de epitélio colunar mucinoso.
- Presença de estruturas bronquiolares em grande quantidade, sem diferenciação alveolar.
- Aumento do lobo afetado com compressão do parênquima vizinho.

São descritos três tipos de malformação adenomatoide cística, segundo as características anatomopatológicas:

1. Grandes cistos com parede espessa, muito similares ao cisto congênito.
2. Múltiplos cistos pequenos, com menos de 1 cm de diâmetro, separados por tecido pulmonar normal.
3. O terceiro tipo é representado pelo acometimento de todo o lobo do pulmão, correspondendo a uma lesão sólida, com múltiplas estruturas semelhantes a bronquíolos, entremeadas com estruturas alveolares revestidas por epitélio cuboidal[8].

Às vezes, existe vascularização anômala através de artéria oriunda da circulação sistêmica, motivo pelo qual alguns autores classificam essas lesões como sequestro pulmonar.

Finalmente, é importante lembrar que pode ocorrer certo grau de hipoplasia nos outros lobos pulmonares não acometidos, em virtude da compressão exercida durante o desenvolvimento embrionário. Esse fato explica a manutenção da insuficiência respiratória em algumas crianças após a ressecção do parênquima pulmonar doente[8].

Diagnóstico

A USG materna antenatal, em geral, demonstra lesões císticas no interior do parênquima pulmonar do feto.

No período pós-natal, os sintomas decorrem fundamentalmente da compressão do cisto sobre o parênquima pulmonar remanescente e dos surtos de infecção do próprio cisto ou do parênquima comprimido. Radiograficamente, observa-se região de hipertransparência e ausência de trama correspondente ao cisto. Pode-se visualizar nível hidroaéreo quando há infecção e formação de pus. A malformação adenomatoide cística caracteriza-se pela presença de múltiplos cistos pequenos ou massa sólida (Figura 9.5). Exames contrastados ou endoscópicos são desnecessários[8].

Tratamento

Baseia-se na ressecção do lobo pulmonar acometido pelo cisto. Na vigência de quadro infeccioso agudo, a cirurgia deve ser adiada e recomenda-se o tratamento clínico da infecção.

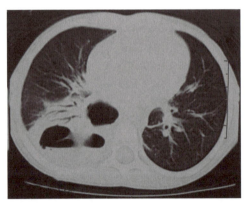

Figura 9.5 Tomografia de tórax mostrando lesões císticas pulmonares sugestivas de malformação adenomatoide cística.

Enfisema Lobar Congênito

É importante causa de insuficiência respiratória em RN e lactentes. Consiste em hiperinsuflação ou grande distensão de determinado lobo pulmonar, com compressão e atelectasia dos outros lobos, desvio do mediastino e hérnia de pulmão para o lado contralateral. O lobo superior esquerdo é o mais frequentemente acometido (quase 50% dos casos), seguido dos lobos superiores ou médio direito em 40% dos casos. Os 10% restantes correspondem aos lobos inferiores[8].

Patologia

Em geral, a insuflação do lobo é tão grande que chega a ocupar toda a cavidade pleural. No ato operatório, nota-se que, logo ao abrir a cavidade torácica, o lobo acometido hernia por meio da incisão e, diferentemente do pulmão normal, permanece constantemente insuflado, apesar das variações de pressão intratraqueal. As bordas são arredondadas e a consistência é de esponja. O brônquio correspondente ao lobo, em geral, é normal, não sendo observada qualquer anormalidade macroscópica na secção transversal. Outro detalhe interessante é que o lobo permanece insuflado mesmo após a secção do brônquio.

Estudos mais detalhados tentam encontrar alguma explicação lógica para a etiologia do enfisema lobar congênito. Assim, a dissecção cuidadosa da segmentação brônquica, após injeção de formalina no pulmão, demonstra distribuição desordenada das cartilagens brônquicas e aumento de tecido fibroso em torno dos alvéolos distendidos, que seriam responsáveis pela permanente insuflação alveolar, mesmo durante a expiração[9].

Algumas situações podem trazer confusão diagnóstica com enfisema lobar congênito. Assim, um lobo pulmonar pode se tornar enfisematoso secundariamente à obstrução mecânica parcial do brônquio correspondente, em consequência de vaso anômalo, cisto brônquico, estenose brônquica congênita ou atresia do brônquio. Outra situação que traz confusão diagnóstica com enfisema lobar é o enfisema do lobo inferior direito, que pode ocorrer como resultado de assistência ventilatória mecânica prolongada. A intubação prolongada, as aspirações intratraqueais repetidas e o barotrauma levam à suboclusão do brônquio do lobo inferior e à hiperinsuflação do parênquima correspondente. Finalmente, deve-se considerar como diagnóstico diferencial a síndrome do pulmão hipertransparente de Swyer-James, em que todo o pulmão é acometido, com hiperinsuflação e baixo fluxo sanguíneo[8].

Algumas cardiopatias congênitas, como defeitos do septo ventricular, coartação da aorta e ducto arterioso prévio, podem estar associadas ao enfisema lobar.

Diagnóstico

Metade das crianças com enfisema lobar congênito apresenta dificuldade respiratória, em algum grau, logo após o nascimento. Em outros casos, nos primeiros dias, a dispneia pode ser quase imperceptível e, após os primeiros meses, surge dificuldade respiratória mais significativa, em geral, decorrente de infecção de vias aéreas. No exame físico, percebe-se deslocamento do *ictus* cardíaco, hipertimpanismo à percussão e diminuição do murmúrio vesicular no lado acometido. A radiografia simples do tórax demonstra insuflação do lobo afetado, com delicada trama vasobrônquica (Figura 9.6).

É importante examinar a radiografia com cuidado, pois pode haver confusão diagnóstica com pneumotórax. O lobo hiperinsuflado comprime o parênquima normal do mesmo lado, desloca o mediastino e hernia para o lado oposto. Nos primeiros dias de vida, a radiografia revela opacificação do lobo acometido, pois a reabsorção

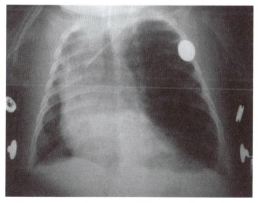

Figura 9.6 Radiografia de tórax mostrando imagem típica de enfisema lobar à esquerda. Deve-se observar a delicada trama vasobrônquica e o deslocamento do mediastino para a direita.

de líquidos pulmonares é retardada. Acredita-se que o lobo pulmonar com enfisema retenha líquido da mesma forma que retém o ar que deveria ser expirado.

O diagnóstico é habitualmente feito com base no quadro clínico e na radiografia simples ou TC. No entanto, em crianças maiores, a broncoscopia deve ser feita para afastar o diagnóstico de obstrução brônquica por alguma causa específica, como corpo estranho ou tumor.

Tratamento

No RN, a melhor conduta é a ressecção do lobo afetado. Em crianças maiores com sintomas mínimos, pode-se tomar conduta expectante[10].

Sequestro Pulmonar

É definido como um tecido pulmonar que não tem conexão com a árvore brônquica normal e é irrigado por artéria proveniente da circulação sistêmica. Pode ser do tipo extralobar, quando completamente separado do pulmão, ou intralobar, quando está no interior do parênquima[7,8].

Patologia

O sequestro extrapulmonar é caracterizado por um segmento de tecido pulmonar separado do pulmão normal, com envolvimento pleural próprio. Localiza-se habitualmente no recesso diafragmático posterior esquerdo, junto ao esôfago e à aorta. Não há brônquios, porém, microscopicamente, identificam-se estruturas brônquicas terciárias, alvéolos e até cistos. Existe descrição de sequestro pulmonar dentro da cavidade abdominal, constituído por um tecido mole, de cor avermelhada e aspecto visual semelhante ao fígado. Uma vez que não possui conexão com a árvore brônquica principal, o sequestro pulmonar não sofre infecção e, habitualmente, é descoberto por ocasião de correção de hérnia diafragmática de Bochdalek, ou em toracotomias para correção de outras malformações. A sequestração intralobar caracteriza-se por estar localizada dentro do parênquima pulmonar, mais frequentemente no segmento basal do lobo inferior. Não há conexão com a árvore brônquica, mas a insuflação ocorre por meio dos alvéolos adjacentes. A irrigação arterial é feita pela artéria derivada da aorta abdominal ou torácica, ou mesmo de artéria intercostal. A drenagem venosa é feita por veias que vão diretamente ao átrio esquerdo, veias ázigos ou cava superior[7,8].

Existem casos em que todo o pulmão de um dos lados é hipoplásico e funcionalmente corresponde ao sequestro, pois não há comunicação com o brônquio-fonte correspondente. A irrigação arterial e a drenagem venosa obedecem às mesmas características já citadas. Nesses casos, o brônquio pode se originar do esôfago torácico[8].

Diagnóstico

Habitualmente, o sequestro pulmonar não provoca sintomas e, portanto, o diagnóstico é feito acidentalmente em toracotomias ou laparotomias, ou mesmo na mesa de necropsia. No entanto, o sequestro extralobar de grandes proporções provoca sintomas compressivos e dificuldade respiratória. O sequestro intralobar pode ser sede de infecções e causar pneumonia ou abscesso no lobo afetado. Nas crianças maiores, pode provocar hemoptise. Nos casos em que todo o pulmão é afetado, a manifestação clínica pode ser decorrente do *shunt* de sangue que circula através do tecido pulmonar e não é oxigenado[8].

A radiografia simples do tórax revela massa tumoral no mediastino posterior nos casos de sequestro extralobar. O tipo intralobar deve ser suspeitado quando há imagem cística no lobo inferior ou sinal persistente de pneumonia. A TC fornece todos os dados para o diagnóstico final e demonstra, inclusive, a vascularização anômala (Figura 9.7).

O exame angiográfico comprova a vascularização a partir da aorta, embora seja habitualmente dispensável para o diagnóstico[8].

Tratamento

Consiste na remoção cirúrgica do sequestro extralobar ou de todo o lobo no tipo intralobar. Atualmente, em crianças assintomáticas tem-se preconizado conduta expectante, com base na experiência de acompanhamento de crianças com o problema, em que se verifica não haver qualquer comprometimento do desenvolvimento físico e nem risco de malignização do tecido pulmonar anômalo[11].

Agenesia ou Hipoplasia Pulmonar

A agenesia de um pulmão significa ausência de brônquio, parênquima e vasos. A hipoplasia consiste em desenvolvimento anômalo e incompleto do pulmão, em

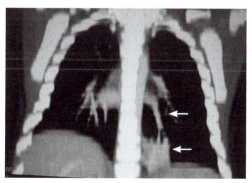

Figura 9.7 Imagem tomográfica de sequestro pulmonar esquerdo (seta inferior). Observar irrigação arterial anômala, diretamente da aorta (seta superior).

diferentes graus de intensidade. A causa mais comum da hipoplasia pulmonar é a hérnia diafragmática de Bochdalek[12]. Frequentemente, existe associação com outras malformações, como cardiopatias, atresia do esôfago e anomalia anorretal[12].

Um terço das crianças com agenesia do pulmão falecem antes do primeiro ano de vida, e metade, até o quinto ano[12]. Os pacientes que sobrevivem apresentam infecção respiratória crônica, chiado e dispneia. O pulmão remanescente é do tipo enfisematoso e preenche o espaço de ambos os hemitórax.

Para investigação diagnóstica, recomendam-se radiografia simples do tórax, exame endoscópico ou contrastado dos brônquios e angiografia. Este último é particularmente indicado nos casos de associação com cardiopatia, pois o estudo do coração e dos grandes vasos é feito concomitantemente[12].

O tratamento deve ser direcionado para a correção das anomalias associadas. As tentativas de tratamento cirúrgico não obtiveram êxito. A evolução de crianças com hipoplasia de um pulmão é habitualmente boa. Da mesma forma, a agenesia de um lobo pulmonar produz poucos sintomas[12].

Pneumotórax – Pneumomediastino – Pneumopericárdio

O pneumotórax é definido pela presença de ar no espaço pleural entre a pleura visceral e a parietal. Assim, o espaço pleural, virtual, preenchido por finíssima camada de líquido, passa a ser real. Pode ocorrer em todas as idades e, na criança, incide mais frequentemente no período neonatal, secundariamente a afecções pulmonares ou em decorrência de respiração mecânica.

Quadro clínico e diagnóstico

O quadro clínico depende da intensidade do pneumotórax e pode variar desde pequenas alterações à ausculta pulmonar (sem repercussão clínica) até o quadro dramático do pneumotórax hipertensivo, que pode levar à parada cardíaca em poucos minutos. Este quadro requer pronto atendimento médico, pois ocorre insuficiência respiratória (taquipneia, cianose, agitação) e instabilidade hemodinâmica que evolui para o choque. No exame físico, notam-se dificuldade respiratória e alteração do estado de consciência em algum grau. A expansibilidade torácica está diminuída no lado acometido, há abaulamento no hemitórax, timpanismo à percussão e diminuição do murmúrio vesicular. Notam-se também taquicardia, abafamento de bulhas cardíacas, aumento de pressão venosa central, hepatomegalia e estase jugular. Deve-se dar atenção especial aos pacientes submetidos à colocação de cateter venoso por punção percutânea, por serem população de risco.

No pneumotórax não hipertensivo, a manifestação clínica é menos expressiva. As alterações respiratórias ocorrem em graus variáveis, desde quadros assintomáticos até um certo comprometimento respiratório e hemodinâmico. O exame físico revela timpanismo e diminuição da expansibilidade e do murmúrio vesicular em intensidade variáveis.

A radiografia simples define o diagnóstico. O pneumotórax caracteriza-se pela presença de área hipertransparente, na qual não se visualiza trama vasobrônquica na periferia dos campos pulmonares. O pulmão tende a ficar colabado, retraído junto ao hilo. Se o pneumotórax for hipertensivo, ocorre colabamento total do pulmão (que se torna invisível à radiografia), desvio do mediastino para o outro lado, retificação da cúpula diafragmática e alargamento dos espaços intercostais (Figura 9.8).

Ao examinar a radiografia para o diagnóstico do pneumotórax, é importante lembrar as situações que possam trazer confusão diagnóstica, como radiografia muito penetrada, hiperinsuflação pulmonar por obstrução brônquica ou aspiração de corpo estranho, enfisema lobar congênito, cistos pulmonares e pneumatocele.

A medida dos gases sanguíneos comprova a baixa da pO_2, diminuição inicial da pCO_2 com posterior aumento e diminuição do pH.

O pneumomediastino habitualmente não causa problemas funcionais apreciáveis. O diagnóstico é basicamente feito pela radiografia simples de tórax. Observa-se um halo paracardíaco e a presença do ar em volta do timo produz uma imagem típica em "nau invertida" ou "vela de navio".

O pneumopericárdio frequentemente ocorre com o pneumomediastino. O diagnóstico é feito pela radiografia simples do tórax, que mostra imagem típica de gás em torno da sombra cardíaca.

Tratamento

Existem basicamente dois tipos de tratamento do pneumotórax: o conservador e o cirúrgico. A decisão entre um e outro depende da repercussão clínica, da avaliação radiográfica e dos fatores de risco envolvidos.

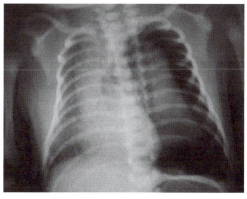

Figura 9.8 Imagem radiográfica típica de pneumotórax à esquerda.

Na criança em ventilação mecânica, recomenda-se sempre drenagem cirúrgica, pois o risco de um pequeno pneumotórax apresentar aumento súbito e tornar-se hipertensivo é muito grande.

O tratamento conservador é restrito aos casos de pequeno pneumotórax e para pacientes assintomáticos, ou seja, naqueles em que não haja repercussão clínica e não exista risco imediato. A criança é mantida sob observação, principalmente quanto a parâmetros respiratórios e hemodinâmicos. Se houver qualquer dado que sugira aumento do pneumotórax, deve-se solicitar imediatamente novo exame radiográfico para avaliação e eventual mudança terapêutica.

Em RN, tem sido preconizada a utilização de hiperoxia para acelerar a reabsorção do ar coletado no espaço pleural. Tal procedimento é baseado no aumento da reabsorção de nitrogênio por aumento do gradiente de oxigênio. No entanto, a criança sofre os riscos inerentes à própria oxigenoterapia, como fibroplasia retrolental e displasia broncopulmonar. Assim sendo, a hiperoxia deve ser utilizada criteriosamente, pois a reabsorção mais rápida não traz vantagens adicionais sobre o simples tratamento expectante.

Existem situações em que as condições clínicas são críticas e há forte suspeita de pneumotórax hipertensivo. A realização do exame radiográfico para confirmação diagnóstica pode representar demora inaceitável. Nesses casos, está indicada a punção diagnóstica que se torna muitas vezes terapêutica para alívio temporário. Trata-se de um procedimento simples e rápido. A punção é realizada com a utilização de uma agulha (calibre 8) acoplada a uma seringa parcialmente preenchida com água destilada. O local da punção é o segundo espaço intercostal na linha hemiclavicular do lado suspeito. Após assepsia local, introduz-se a agulha em ângulo reto com a pele, procurando sempre passar junto da borda superior da costela inferior (evitando lesar o plexo vasculovenoso). Quando a agulha atingir o espaço pleural, faz-se movimento de aspiração com o êmbolo da seringa. Se houver presença de bolhas de ar, a prova é positiva, indicando a necessidade de esvaziamento desse pneumotórax. Um método rápido consiste em acoplar essa agulha a um equipo de soro, com a extremidade distal imersa em selo d'água. Com os movimentos respiratórios e a expansão pulmonar, a agulha pode lesar o pulmão. Assim, é preferível trocar essa agulha por um cateter do tipo endovenoso, menos traumático. Após atingir o espaço pleural, introduz-se 2 a 3 cm de cateter e conecta-se ao sistema de drenagem.

Com alívio do pneumotórax, as condições da criança tendem a melhorar, permitindo, com mais tranquilidade, a realização do exame radiográfico. Em alguns casos, esse tipo de drenagem é suficiente para o tratamento, podendo permanecer no local por alguns dias. No entanto, habitualmente torna-se necessária a drenagem cirúrgica.

O pneumomediastino é uma afecção em que raramente é necessário algum tratamento cirúrgico específico, por ser autolimitada e desaparecer espontaneamente com a cura do processo pulmonar (Figura 9.9).

Quilotórax

É a causa mais comum de derrame pleural no RN. Pode ser uni ou bilateral. Em aproximadamente metade dos casos, o quadro inicia-se nas primeiras 24 horas e em um quarto até o fim da primeira semana de vida, ocorrendo dificuldade respiratória progressiva, macicez à percussão e diminuição do murmúrio vesicular. A radiografia de tórax demonstra sinais de derrame pleural no lado acometido, em intensidade variável.

O diagnóstico é feito por meio de punção pleural, que revela líquido de aspecto leitoso se a criança já tiver sido alimentada. Caso contrário, o material obtido será de aspecto claro, amarelo transparente. A análise do líquido comprova, no primeiro caso, presença de gordura, proteína e linfócitos[13].

Etiopatogenia

Conforme relatado, em grande parte dos RN, a causa não é detectada. Em outros casos, acredita-se que a causa seja a ruptura do ducto torácico em virtude do aumento brusco da pressão da veia cava superior, em decorrência de manobras rigorosas de ressuscitação ou parto traumático. O quilotórax pode ser consequente a cirurgias torácicas, principalmente correção da coartação de aorta, em que ocorre lesão acidental do ducto torácico. Essa complicação já foi descrita, também, após cirurgia corretiva de hérnia diafragmática e atresia de esôfago com aorta à direita. Após a introdução da nutrição parenteral prolongada na terapêutica pediátri-

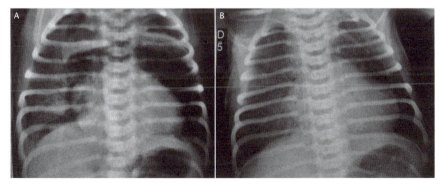

Figura 9.9 A: Imagem de pneumomediastino. Notar o halo negro em torno do coração, pela presença do ar. B: Radiografia da mesma criança, após 4 dias, mostrando desaparecimento espontâneo do pneumomediastino.

ca, uma nova causa de quilotórax passou a ser descrita: aquela representada pela trombose da veia cava superior decorrente da permanência prolongada do cateter venoso central. Como consequência da trombose, ocorre hipertensão nos canais linfáticos, tributários do ducto torácico, cuja drenagem se faz para o sistema da veia cava superior. Esse tipo de quilotórax, em geral, é grave, recidivante e de difícil tratamento, pois se tornam necessárias múltiplas punções pleurais para alívio respiratório, o que acarreta expoliação de linfócitos e proteínas[12].

Tratamento

Consiste em punções pleurais para esvaziamento. No quilotórax espontâneo do RN, habitualmente 3 a 5 punções são suficientes para que se obtenha cura do processo. Nos casos em que as punções esvaziadoras forem ineficazes, recomenda-se a drenagem pleural em selo d'água. Esse fato acontece, habitualmente, no quilotórax associado à trombose de veia cava superior ou mesmo no iatrogênico, após toracotomia. Nesse último caso, em geral, há aderências pleurais que dificultam o esvaziamento com uma simples punção.

Quanto ao suporte nutricional, deve-se fornecer dieta hiperproteica, rica em hidratos de carbono e isenta de gorduras. A prática comum de se administrar triglicerídeos de cadeia média para fornecimento de calorias tem vantagem apenas teórica. Estes são absorvidos diretamente no sistema porta, não passam pelo ducto torácico e, dessa forma, não aumentam o fluxo linfático. Em alguns casos, torna-se necessária a administração de dietas elementares ou a nutrição parenteral prolongada.

Hemotórax

O sangramento na cavidade pleural pode ocorrer em consequência de traumatismo, tumores ou mesmo de forma espontânea, na vigência de coagulopatias ou no período neonatal, após parto traumático. O tratamento consiste em punção pleural esvaziadora, transfusão sanguínea e correção da doença de base. Se a punção não for suficiente, recomenda-se drenagem pleural com dreno tubular[14].

ANOMALIAS DO DIAFRAGMA

As anomalias diafragmáticas que podem causar comprometimento respiratório são hérnia posterolateral de Bochdalek, do forame anterior ou Morgani e paralisia ou eventração diafragmática. Entre essas, a que tem maior importância é a hérnia de Bochdalek, pois, a despeito dos progressos no diagnóstico e no tratamento intensivo pós-operatório, os índices de mortalidade persistem altos (em média 30%)[15-17].

Hérnia Diafragmática Posterolateral

O forame posterolateral persistente de Bochdalek apresenta diâmetro de, em geral, aproximadamente 2 a 3 cm. Mesmo nos casos de orifícios maiores, há uma pequena borda de diafragma persistente, habitualmente na parede posterior, recoberta pelo peritônio. Em 80% dos casos, o defeito ocorre do lado esquerdo e as alças intestinais migram para o tórax. À direita, ocorre migração de parte do fígado com alças intestinais. Em 20% dos casos, existe um saco que recobre as alças herniadas, representado pela membrana pleuroperitoneal[17].

Malformações associadas

O mais importante efeito da herniação do conteúdo abdominal para o tórax, na vida intrauterina, é a compressão e a perturbação do desenvolvimento do pulmão. O resultado é a hipoplasia pulmonar em diferentes graus, variando desde acometimento mínimo homolateral à hérnia até hipoplasia bilateral grave.

A hipoplasia decorre de falha na ramificação brônquica, sem que haja, no entanto, número anormal de alvéolos para cada brônquio. Outra alteração anatomopatológica importante é a diminuição do volume do leito vascular pulmonar com o espessamento da parede de arteríolas de tamanho médio, à custa de musculatura lisa.

A hipoplasia pulmonar e as alterações da vascularização pulmonar acarretam aumento da resistência vascular pulmonar e causam hipoxemia, responsável pelo óbito. Outras malformações associadas incluem cardiopatias, sequestro pulmonar, malformações do sistema nervoso central e genitourinárias[17].

Diagnóstico

Atualmente, o diagnóstico deve ser feito no período antenatal por meio da USG materna, seja de forma rotineira, seja por indicação decorrente de doença obstétrica.

Nos casos não diagnosticados no período antenatal, o diagnóstico é feito logo após o nascimento, quando surge insuficiência respiratória. Em alguns casos, a dificuldade surge ao nascimento, associada à contagem de Apgar baixa. Em casos excepcionais, a manifestação clínica e o diagnóstico podem ocorrer horas ou dias mais tarde ou até na vida adulta. Outras vezes, as primeiras radiografias não mostram qualquer anormalidade e, algum tempo depois, um novo exame demonstra a presença de alças intestinais no tórax.

O RN com hérnia diafragmática exibe insuficiência respiratória, palidez e cianose com piora progressiva e, à medida que a criança deglute ar, as alças intestinais distendem-se e comprimem o pulmão. O murmúrio vesicular é reduzido no lado da hérnia, o *ictus* cardíaco é desviado para o lado contralateral, em virtude da compressão das alças e do desvio do mediastino. O abdome é escavado pela ausência de alças intestinais.

A radiografia simples do tórax e do abdome demonstra o aspecto típico de alças intestinais no tórax e a pobreza de gases no abdome (Figura 9.10).

Nas hérnias do lado direito, ocorre a migração do fígado para o tórax, o que pode confundir com tumor intratorácico ou, até mesmo, não ser diagnosticada por mostrar imagens pouco expressivas[15]. É importante lembrar também que as imagens de alças intestinais no tórax podem fazer confusão diagnóstica com malformação adenomatoide cística e, em crianças maiores, com pneumonia estafilocócica. Em ambos os casos, a distribuição de gases no abdome é normal.

Tratamento

Após análise das condições respiratórias, deve-se colocar uma sonda nasogástrica de alívio para evitar que o ar deglutido provoque distensão do estômago e das alças intestinais. Toda a atenção deve ser voltada para a adequada monitoração da função respiratória e deve-se evitar hipóxia, hipercapnia, hipotermia e acidose. Se necessário, a criança deve ser colocada em respiração mecânica com o objetivo de corrigir os distúrbios ventilatórios, para que seja conduzida à cirurgia nas melhores condições possíveis. Nessa fase, se houver melhora dos parâmetros gasométricos com a respiração assistida, torna-se possível prever prognóstico mais favorável. Nos casos em que essa melhora não ocorre, provavelmente existe hipoplasia pulmonar grave e a cirurgia de nada adiantará.

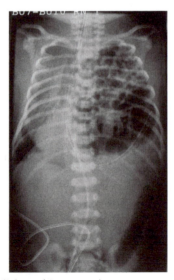

Figura 9.10 Imagem de hérnia diafragmática esquerda.

A cirurgia consta de laparotomia oblíqua subcostal no mesmo lado da hérnia, redução de todas as vísceras para a cavidade abdominal e fechamento do orifício diafragmático. É importante lembrar que, se houver saco herniário, este deve ser ressecado. Ao se visualizar a cavidade torácica, percebe-se o pulmão habitualmente muito pequeno. Deve-se evitar a drenagem pleural em selo d'água, pois a expansão pulmonar deverá ocorrer naturalmente[16].

O tratamento pós-operatório inclui, basicamente, assistência ventilatória e manutenção das condições hemodinâmicas.

A hipoplasia pulmonar acarreta diminuição na capacitância total vascular e na hiper-reatividade das arteríolas pulmonares. Como consequência, ocorre hipertensão arteriolar pulmonar, *shunt* da direita para esquerda através do forame oval e do ducto arterioso. A hipoxemia e a acidose, por sua vez, causam mais vasoconstrição arteriolar pulmonar e retardo no fechamento do ducto arterioso. Conclui-se que todo esforço deve ser concentrado no sentido de manter as condições respiratórias e hemodinâmicas.

Nas crianças com hipertensão pulmonar pode-se usar drogas que ajam na circulação pulmonar, como a tolazolina, que tem efeito alfabloqueador e ação cardiotônica direta. O efeito é imediato, com abertura da vasculatura pulmonar e consequente melhora significativa da hipóxia. Outras drogas utilizadas são: clorpromazina, nitroprussiato de sódio e dopamina.

Dois recursos citados para os casos mais graves são a oclusão traqueal pré-natal, nos casos em que os exames de imagem mostrarem acentuada hipoplasia pulmonar, e a circulação extracorpórea, com oxigenador de membrana após o nascimento[17-20].

Eventração Diafragmática

A eventração diafragmática ocorre em virtude de áreas de aplasia muscular localizada. Pequenos defeitos podem ser assintomáticos e diagnosticados acidentalmente por meio de radiografia de tórax. As grandes eventrações, decorrentes de acometimento difuso de todo o hemidiafragma, confundem-se com a paralisia secundária à lesão do nervo frênico. Essa lesão pode resultar de estiramento do plexo cervical em trauma de parto ou em cirurgias que envolvam o mediastino quando ocorre lesão acidental do nervo. A paralisia do hemidiafragma leva a sério comprometimento respiratório, pois o RN depende basicamente da respiração diafragmática.

Quadro clínico e diagnóstico

A eventração diafragmática pequena, conforme já dito, pode ser assintomática. Nos casos de maior proporção ou quando houver paralisia total de todo o diafragma, ocorre basicamente taquipneia, dificuldade às mamadas, infecções pulmonares de repetição e ausência de ganho ponderal. Nos casos mais graves, a insuficiência respiratória surge logo após o nascimento. O exame clínico revela pobreza de murmúrio vesicular no lado afetado.

As radiografias simples de tórax, de frente e perfil, selam o diagnóstico e permitem diferenciar das hérnias diafragmáticas. Nos casos de eventração parcial, pode haver confusão diagnóstica com as hérnias que possuem saco. Deve-se lembrar que os defeitos do lado direito podem trazer dificuldade de interpretação pela presença do fígado.

Tratamento

Consta, basicamente, de plicatura cirúrgica do diafragma, a fim de se obter rebaixamento, encurtamento e enrijecimento do músculo.

CONCLUSÕES

Com base na leitura deste capítulo, conclui-se que, em um RN com emergência respiratória, de modo geral, a avaliação clínica e o exame radiográfico simples do tórax permitem que se direcione a um diagnóstico sindrômico ou nosológico. A primeira medida terapêutica é, em geral, a intubação endotraqueal para assistência respiratória mecânica, enquanto se solicita o auxílio do cirurgião ou realizam-se outros exames para uma conclusão diagnóstica definitiva.

REFERÊNCIAS BIBLIOGRÁFICAS

1. Tannuri U, Tannuri ACA. Afecções cirúrgicas do RN. In: Rugolo LMS. Manual de neonatologia. 2ª ed. Rio de Janeiro: Revinter; 2000.
2. Johnson DG. Malformations and obstructions of the airway. In: Ashcraft KW, Holder TM, editors. Pediatric Surgery. 2nd ed. Philadelphia: W.B. Saunders Company; 1993.
3. Mustafá SR, Mustafá Z, Mathias MS, et al. Bócio congênito dis-hormoniogenético em lactente: apresentação de um caso – Hospital da Cruzada Pró-infância. In: X Congresso da Sociedade Brasileira de Cirurgia Pediátrica, Salvador – BA; 1984.
4. Azizkhan RG. Congenital airway malformations. In: Puri P, Höllwarth M, editors. Pediatric surgery: diagnosis and management. Berlin: Springer-Verlag; 2009.
5. Maksoud-Filho JG, Gonçalves ME, Cardoso SR, Tannuri U. Early diagnostic and endoscopic dilatation for the treatment of acquired upper airway stenosis after intubation in children. J Pediatr Surg. 2008;43(7):1254-8.
6. Tannuri U. Tumores Intratorácicos. In: Rozov T, editor. Doenças pulmonares em pediatria: diagnóstico e Tratamento. São Paulo: Atheneu; 1999.
7. Gourlay DM, Oldham KT. Congenital malformations of the lungs. In: Puri P, Höllwarth M, editors. Pediatric Surgery – Diagnosis and management. Berlin: Springer-Verlag; 2009.
8. Othersen Jr. B. Pulmonary and bronchial malformations. In: Ashcraft KW, Holder TM, editors. Pediatric surgery. 2nd ed. Philadelphia: W.B. Saunders Company; 1993.

9. Henderson R, Hislop A, Reid L. New pathological findings in emphysema of childhood. 3. Unilateral congenital emphysema with hypoplasia-and compensatory emphysema of contralateral lung. Thorax. 1971;26(2):195-205.
10. Ceran S, Altuntas B, Sunam GS, Bulut I. Congenital lobar emphysema: is surgery routinely necessary? Afr J Paediatr Surg. 2010;7(1):36-7.
11. Morini F, Zani A, Conforti A, van Heurn E, Eaton S, Puri P, et al. Current Management of Congenital Pulmonary Airway Malformations: A "European Pediatric Surgeons' Association" Survey. Eur J Pediatr Surg. 2018;28(1):1-5.
12. Greenough A, Ahmed T, Broughton SJ. Unilateral pulmonary agenesis. J Perinat Med. 2006;34(1):80-1.
13. Tannuri U, Matias MSG, Mathias MS, et al. Hidrotórax durante a evolução de trombose de veia cava superior em recém-nascidos. Relato de seis casos. In: 3ª Jornada Paulista de Cirurgia Pediátrica, São Paulo; 1983.
14. Sawaia DE, Colombani PM. Pediatric thoracic trauma. In: Puri P, Höllwarth M, editors. Pediatric Surgery – Diagnosis and management. Berlim: Springer-Verlag; 2009.
15. Falcão MC, Carvalho Mde F, Tannuri U, Silva CH. Early-onset neonatal sepsis and late-appearing diaphragmatic hernia. Rev Hosp Clin Fac Med São Paulo. 1998;53(3):152-5.
16. Santos LRL, Maksoud-Filho JG, Tannuri U, Maksoud JG. Fatores prognósticos e sobrevida em recém-nascidos com hérnia diafragmática congênita. J Pediatr. 2003;79(1):81-6.
17. Puri P, Nakazawa N. Congenital diaphragmatic hernia. In: Puri P, Höllwarth M, editors. Pediatric Surgery – Diagnosis and management. Berlin: Springer-Verlag; 2009.
18. Rodrigues CJ, Tannuri U, Tannuri AC, Maksoud-Filho J, Rodrigues AJ Jr. Prenatal tracheal ligation or intra-amniotic administration of surfactant or dexamethasone prevents some structural changes in the pulmonary arteries of surgically created diaphragmatic hernia in rabbits. Rev Hosp Clin Fac Med São Paulo. 2002;57(1):1-8.
19. Ruano R, Bunduki V, Silva MM, Tannuri U, Maksoud JG, Zugais M. Prenatal diagnosis and perinatal outcome of 38 cases with congenital diaphragmatic hérnia: 8-year experience of a tertiary brazilian center. Clinics. 2006;61(3):197-202.
20. Tannuri U, Rodrigues CJ, Maksoud-Filho JG, Santos MM, Tannuri AC, Rodrigues AJ Jr. The effects of prenatal intraamniotic surfactant or dexamethasone administration on lung development are comparable to changes induced by tracheal ligation in an animal model of congenital diaphragmatic hernia: studies of lung glycogen content, elastic fiber density, and collagen content. J Pediatr Surg. 1998;33(12):1776-83.

10 Hérnia diafragmática congênita

Maria Esther Jurfest Rivero Ceccon
Marcos Marques da Silva

Após ler este capítulo, você estará apto a:

1. Explicar que a hérnia diafragmática congênita (HDC) é um defeito do músculo diafragmático que ocorre intraútero.

2. Descrever por que as vísceras abdominais invadem a cavidade torácica, dificultando o crescimento pulmonar.

3. Explicar que a hipertensão pulmonar persistente neonatal (HPPN) é causada pela hipoplasia pulmonar do lado da hérnia.

4. Explicar que o tratamento do recém-nascido (RN) pode ser iniciado intraútero e continuar na unidade de terapia intensiva neonatal (UTIN).

5. Orientar sobre o procedimento cirúrgico, que deverá ocorrer após a estabilização do RN.

INTRODUÇÃO

As anomalias diafragmáticas podem ser responsáveis pelo comprometimento da função respiratória no recém-nascido (RN). Entre elas, destacam-se a hérnia posterolateral de Bochdalek, a do forame anterior ou Morgagni e a paralisia ou eventração diafragmática.

Destas, a que tem maior importância é a hérnia de Bochdalek, genericamente denominada hérnia diafragmática congênita (HDC), doença muito grave, cujos índices de mortalidade ainda persistem altos nos dias atuais (em média 30%), a despeito dos progressos no diagnóstico e tratamento intensivo pós-operatório. O efeito mais grave da herniação do conteúdo abdominal para o tórax na vida intrauterina é a compressão com o consequente prejuízo do desenvolvimento do pulmão do lado herniado. O resultado é a hipoplasia pulmonar, em diferentes graus, variando desde acometimento mínimo homolateral à hérnia até a hipoplasia bilateral grave.

A maturação pulmonar fetal e neonatal depende fundamentalmente de um processo de ramificação e de alveolarização associado à angiogênese. A participação de fatores de crescimento, como fator de crescimento epidérmico (EGF) e fator de crescimento do fibroblasto (FGF), de receptores de membrana, como receptores da família das tirosinas quinases e de vias de transdução de sinal intracelular, tem sido extensamente estudada e entendida, tanto nos modelos puros de desenvolvimento pulmonar como nos modelos de HDC[1].

Embora o leito vascular pulmonar seja reduzido nos pulmões de pacientes com HDC, observa-se espessamento das camadas médias e adventícia das arteríolas pulmonares, fato que contribui, juntamente com a hipoplasia pulmonar, para a hipertensão pulmonar observada como principal manifestação clínica no RN e grande responsável pela mortalidade pela doença. Por esse motivo, o estudo da angiogênese pulmonar também tem sido alvo de atenção de alguns pesquisadores[2,3].

As fases de desenvolvimento pulmonar podem ser divididas em:

- Pseudoglandular.
- Canalicular.
- Sacular.
- Alveolar.

Durante a fase canalicular, que dura aproximadamente da 16ª a 26ª semana de gestação humana, as vias aéreas distais adquirem uma arquitetura histológica acinar característica. Nessa fase, os espaços aéreos são pequenos e arredondados, e os septos alveolares são espessos. A transição para a fase sacular, que dura até o termo da gestação (36 a 37 semanas), caracteriza-se por alargamento dos espaços aéreos e por adelgaçamento do septo alveolar associados ao aumento da complexidade da unidade acinar respiratória.

A hipoplasia pulmonar relacionada à HDC, tanto em humanos como em modelos experimentais, apresenta características de imaturidade morfológica[4,5] como menor ramificação das vias aéreas, espessamento do septo alveolar e diminuição da complexidade do ácino respiratório e, portanto, guarda semelhanças histológicas com o pulmão da fase canalicular.

ETIOLOGIA

As anomalias anatômicas do diafragma causam herniação das vísceras abdominais para o tórax. As hérnias podem ocorrer pelo forame posterolateral de Bochdalek, pelo forame anterior, denominada hérnia de Morgagni, e pela paralisia ou eventração diafragmática e podem causar comprometimento da função respiratória no RN, sendo a primeira a mais importante, por comprometer o desenvolvimento pulmonar durante a vida intrauterina.

A persistência do forame posterolateral de Bochdalek apresenta diâmetro, em geral, em torno de 2 a 3 cm. Mesmo nos casos de orifícios maiores, há uma pequena borda de diafragma persistente, habitualmente na parede posterior, recoberta pelo peritônio.

Em 80% dos casos, a HDC ocorre do lado esquerdo, e as alças intestinais migram para o tórax. À direita, ocorre migração de parte do fígado com alças intestinais. Em 20% dos casos, existe um saco que recobre as alças herniadas, representado pela membrana pleuroperitoneal.

A hipoplasia pulmonar decorre de falha na ramificação brônquica, sem haver, no entanto, número anormal de alvéolos para cada brônquio. É importante a diminuição do volume do leito vascular pulmonar com o espessamento da parede de arteríolas de tamanho médio, à custa de musculatura lisa[5]. A hipoplasia pulmonar e as alterações da vascularização pulmonar acarretam aumento da resistência vascular pulmonar (RVP) e causam hipoxemia, hipercapnia e acidose mista, sendo todas essas alterações responsáveis pelo óbito.

Outras malformações associadas incluem:

- Cardiopatias – estão presentes em 10,6% dos pacientes.
- Sequestro pulmonar.
- Malformações do sistema nervoso central (SNC) e geniturinárias.
- Síndromes genéticas associadas: 1,3% dos pacientes com hérnia diafragmática tem síndrome de Fryns[6] com sobrevida pior que os demais grupos (17%).
- Atresia de esôfago ocorre em 0,5% dos casos.
- A incidências de CDH bilateral é rara, ocorrendo em 0,9% dos estudos.

A incidência da HDC é de 1:2.500 a 1:1.500 nascidos vivos[7], mais frequentemente no sexo masculino, e a mortalidade é elevada na maioria dos centros médicos. Em países desenvolvidos, são citadas taxas entre 10 e 30%[8] e, em países em desenvolvimento, os valores atingem 80%[9].

As taxas tão diferentes em relação à mortalidade são pelo tipo de hospital em que as gestantes e os RN são atendidos, sendo menor quanto mais referenciado for o hospital para atender esse tipo de paciente. Um centro é reconhecido como referência quando recebe, no mínimo, 6 casos por ano de pacientes com HDC[1].

DIAGNÓSTICO

A investigação da HDC pode ser feita nos períodos ante e neonatal.

Diagnóstico Antenatal

O diagnóstico antenatal é feito por meio da ultrassonografia (USG) materna, no 2º ou 3º trimestre da gestação, de forma rotineira ou por indicação decorrente de doença obstétrica. Em casos de dúvidas, pode-se solicitar a ressonância magnética (RM) da gestante, na fase final da gestação.

A USG além do diagnóstico preciso e afastar diagnósticos diferenciais visa a avaliar:

- O tamanho da herniação.
- Consequências – balanço do mediastino.
- Posição do fígado.
- Medidas de índices prognósticos, que estão relacionadas com a evolução neonatal do RN com HDC:
  - LHR (*lung-to-head ratio*) – produto da multiplicação dos dois maiores eixos do pulmão contralateral, dividido pela circunferência da cabeça[10].
  - O/E LHR – LHR observado sobre LHR esperado para a idade gestacional (IG), com base em tabelas de fetos normais[11,12].

Estes índices são aceitos como os melhores de prognóstico da sobrevida, ainda que não sejam absolutos.

Índices de pior prognóstico:

1. LHR < 1.
2. O/E LHR < 0,25.
3. Fígado intratorácico.

A RM e Doppler dos vasos pulmonares também são usados em situações especiais, como obesidade mórbida materna, avaliações mais acuradas dos vasos pulmonares, oligoâmnio e propiciam medidas mais precisas do volume pulmonar fetal.

Diagnóstico Pós-natal

Nos casos de HDC não diagnosticados no período antenatal – felizmente mais raros atualmente – o diagnóstico é feito logo após o nascimento, quando surge insuficiência respiratória, associada à contagem de Apgar baixa. Em casos excepcionais, a manifestação clínica e o diagnóstico de HDC podem ocorrer horas ou dias mais tarde ou até na vida adulta. Outras vezes, as primeiras radiografias não mostram nenhuma anormalidade e, algum tempo depois, uma nova radiografia demonstra a presença de alças intestinais no tórax[13].

O RN com hérnia diafragmática exibe insuficiência respiratória, palidez e cianose com piora progressiva e, à medida que a criança deglute ar, as alças intestinais se distendem e comprimem o pulmão, e o que mais chama a atenção é a labilidade de oxigenação observada no oxímetro de pulso[14]. O murmúrio vesicular está diminuído no lado da hérnia, o ictus cardíaco está desviado para o lado contralateral e, à ausculta cardíaca, pode-se ouvir sopro sistólico em foco tricúspide (em função da regurgitação de sangue da artéria pulmonar para o ventrículo direito). A segunda bulha hiperfonética ocorre em virtude da compressão das alças e do desvio do mediastino[15]. O abdome está escavado pela ausência de alças intestinais.

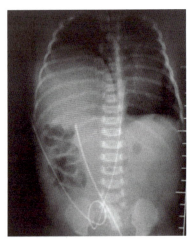

Figura 10.1 Hérnia diafragmática esquerda.

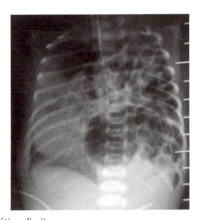

Figura 10.2 Hérnia diafragmática direita.

A radiografia simples do tórax e abdome demonstra o aspecto típico de alças intestinais no tórax e pobreza de gases no abdome. Nas hérnias do lado direito, ocorre a migração do fígado para o tórax, o que pode ser confundido com tumor intratorácico ou mesmo não ser diagnosticado.

As imagens de alças intestinais no tórax podem fazer confusão diagnóstica com malformação adenomatoide cística e, em crianças maiores, com pneumonia estafilocócica. Em ambos os casos, a distribuição de gases no abdome é normal.

FISIOPATOLOGIA

A fisiopatologia da hipertensão pulmonar persistente neonatal no RN com HDC ocorre na transição da circulação fetal para a neonatal, há diminuição direta e indireta da RVP, conforme se observa na Tabela 10.1[14,15].

O aumento na pressão arterial sistêmica (PAS) melhora a oxigenação ao reduzir o *shunt* da direita para à esquerda.

No RN com HDC, não ocorre diminuição direta da RVP de forma adequada e, quanto à diminuição indireta, também não ocorre em função do aumento de substâncias vasoconstritoras do pulmão e da diminuição das substâncias vasodilatadoras.

Esses eventos levam à persistência do *shunt* ou desvio de sangue direito-esquerdo pelo canal arterial (CA) e/ou forame oval (FO) e persistência da pressão elevada da artéria pulmonar que já ocorria intraútero, causando o quadro de hipertensão pulmonar persistente neonatal (HPPN), ocasionada, nesses casos, pela hipoplasia pulmonar.

Para o diagnóstico de *shunt* pelo CA, devem-se instalar 2 oxímetros de pulso, colocando um sensor na extremidade pré-ductal e o outro na pós-ductal; se a saturação de oxigênio pré-ductal for maior do que a pós-ductal em 10 a 15%, deve-se suspeitar de *shunt* direito-esquerdo pelo CA. Para ajuste ventilatório, deve-se valorizar o valor indicado na oximetria pré-ductal – entre 88 e 94%. Em relação à gasometria arterial pré e pós-ductal, quando a PaO_2 pré-ductal for 20 mmHg maior ou igual do que a pós-ductal, deve se suspeitar de *shunt* pelo CA.

Tabela 10.1 Fisiopatologia da hipertensão pulmonar

Diminuição direta e indireta da resistência vascular pulmonar	
Diminuição direta	**Diminuição indireta**
Variação na produção de substâncias vasoativas	Aumento da liberação de vasodilatadores endógenos: NO e PGI 2
Aumento da tensão de oxigênio	Diminuição da atividade de substâncias vasoconstritoras: ET-1 ligada ao receptor A e enzima Rho quinase
Movimentos respiratórios	
Aumento do FSP	

ET-1: endotelina 1; FSP: fluxo sanguíneo pulmonar; NO: óxido nítrico; PGI 2: prostaglandina.

Para calcular o índice de oxigenação, utiliza-se a fórmula a seguir:

$$\text{Fórmula IO: MAP} \times \text{FiO}_2/\text{PaO}_2 \times 100$$

Em que, IO: índice de oxigenação; MAP: pressão média das vias aéreas; FiO_2: fração inspirada de oxigênio; (PaO_2): pressão parcial de oxigênio.

O padrão-ouro para confirmação diagnóstica do *shunt* pelo CA é o ecocardiograma com Doppler colorido, o qual vai verificar a pressão média da artéria pulmonar, a presença de *shunt* direito-esquerdo pelo FO e/ou pelo CA, a função ventricular (hipoplasia do ventrículo esquerdo), o aumento das câmaras cardíacas direitas, além de afastar cardiopatias congênitas.

TRATAMENTO

Tratamento Antenatal

Os fetos que apresentam os parâmetros de prognóstico a seguir são elegíveis para a cirurgia fetal, desde que o diagnóstico seja realizado precocemente e não possuam outras malformações graves e/ou cromossomopatias, permitindo uma "janela" para o tratamento antenatal. Atualmente o tratamento fetal consiste na colocação por feto endoscopia de um balão (*plug*) traqueal entre as 26ª e 28ª semanas, sendo retirados na 34ª semana.

A cirurgia fetal a "útero aberto" foi abandonada na década de 1980, sendo substituída pela ligadura traqueal e, posteriormente, até os dias atuais pela colocação do *plug* traqueal[16-18].

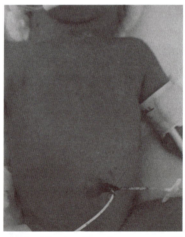

Figura 10.3 Recém-nascido com grave hipertensão pulmonar, com diferença da oxigenação pré e pós-ductal. (Veja imagem colorida no encarte.)

Parâmetros para indicação de *plug* traqueal:

- LHR > 0,7 e < 1,1.
- Fígado – lobo E ou D intratorácico.
- Ausências de cromossomopatias.
- Ausência de malformações graves.
- IG entre 26 e 28 semanas.

Com a obstrução traqueal há a interrupção do fluxo contínuo de líquido produzido nos pulmões em desenvolvimento para o líquido amniótico. Este líquido intrapulmonar levaria à dilatação e consequentemente ao aumento do pulmão ipsilateral[19].

A gestante é submetida à anestesia geral e por punção percutânea introduz-se o fetoscópio de duas vias até o útero, e por meio de visão direta penetra-se na traqueia fetal em que é insuflado um diminuto balão que é destacado, obstruindo a luz da traqueia.

Com 34 semanas o balão é perfurado por agulha guiada por USG e é expelido da traqueia.

O parto é realizado por via cirúrgica entre 37 e 38 semanas com equipe de reanimação neonatal experiente a seguir o protocolo de reanimação de hérnia diafragmática.

Quando ocorre trabalho de parto prematuro antes da retirada do balão, torna-se necessária a presença de endoscopista hábil para retirar o balão e entubar o RN.

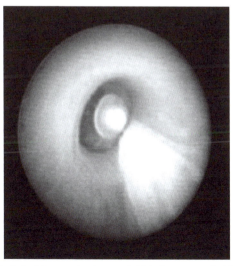

Figura 10.4 Traqueia fetal obstruída por *plug* traqueal. (Veja imagem colorida no encarte.)

Tratamento Clínico Pós-natal

Os protocolos de reanimação e atendimento dos RN com hérnia diafragmática necessitam de equipe multidisciplinar e experiente, com treinamento intensivo para a reanimação e os procedimentos necessários:

1. Reanimação com entubação orotraqueal.
2. Sonda orogástrica de alívio, para evitar que o ar deglutido provoque distensão do estômago e das alças intestinais.
3. Toda atenção deve ser voltada para a adequada monitoração da função respiratória e para tentar reverter a hipoxemia, a hipercapnia e a acidose.
4. Cateterização umbilical.
5. Monitoração.

Quando os RN retornam da sala de parto sempre entubados é necessário colocá-los em ventilação pulmonar mecânica. Sugere-se realizar um tratamento o mais conservador possível, iniciando com ventilação convencional com os seguintes parâmetros ventilatórios para não ocorrer lesão pulmonar.

Ventilação convencional

- FiO_2 = 60 a 80%.
- Pressão inspiratória (Pinsp) = 18 a 20 (evitar Pinsp > 25).
- Pressão positiva ao final da expiração (PEEP) = 5.
- Frequência respiratória (FR) = entre 40 e 60 rpm.
- Tempo de inspiração (Tinsp) = 0,5 segundo.
- Saturação pré-ductal: tolerar de 75 a 85% nas primeiras 2 horas de vida e entre 88 e 94%, posteriormente. Para ajuste ventilatório, deve-se utilizar sempre a gasometria pré-ductal. Os parâmetros devem ser ajustados para obter PaO_2 entre 50 e 70 mmHg; a pressão parcial de gás carbônico ($PaCO_2$) pode atingir um valor de até 60 mmHg (hipercapnia permissiva), desde que o pH > 7,20.

Com esse tipo de ventilação, evitam-se o barotrauma e o biotrauma (este último ocorre por produção de mediadores inflamatórios, como citocinas, que causam lesão pulmonar local e a distância)[20-22].

Nessa fase, se houver melhora dos parâmetros gasométricos, o que costuma ocorrer por volta do 3º dia de vida, torna-se possível prever que o prognóstico seja mais favorável e a correção cirúrgica estará indicada. Nos casos em que essa melhora não ocorre, provavelmente existe hipoplasia pulmonar grave, e a cirurgia não resolverá.

Ventilação oscilatória de alta frequência

A ventilação oscilatória de alta frequência é um tipo de ventilação mais protetora para os pulmões do que a convencional, uma vez que o volume corrente utilizado é de 2,5 mL/kg (na convencional, de 4 a 6 mL/kg). Com esse tipo de ventilação, existe a ventilação mais homogênea dos alvéolos.

A ventilação oscilatória de alta frequência não é a primeira indicação no paciente com HDC, pois, na prática, apesar de ser mais protetora para os pulmões, não se mostrou melhor do que a ventilação convencional.

Desse modo, a ventilação oscilatória de alta frequência está indicada nos seguintes casos[23,24]:

- Retenção de CO_2.
- RN não responder à ventilação convencional.
- Óxido nítrico (NO) ainda estiver em 20 partes por milhão (ppm).
- O IO se mantiver ≥ 20.
- Presença de enfisema intersticial.

Medicamentos

Várias terapias farmacológicas foram utilizadas no passado para o tratamento da HPPN no RN com HDC, como o uso do bicarbonato de sódio e a tolazolina. No entanto, essas terapias foram abandonadas por Goldman et al.[25] e Kinsella e Abman[26], na década de 1990.

Óxido nítrico inalatório

O NO, também denominado fator relaxante do endotélio, é um vasodilatador endógeno e regula o tônus muscular, é produzido pela ação da enzima óxido nítrico sintetase, que converte a arginina em citrulina e NO. Este gás produz vasodilatação utilizando a via monofosfato cíclico de guanosina GMPc.

O NOi é utilizado por meio do ventilador mecânico e, por isso, é um vasodilatador pulmonar seletivo. Está mundialmente liberado para uso em RN com IG maior ou igual a 34 semanas e deve ser indicado quando o IO for ≥ 20.

Entre os benefícios do NOi estão:

- Melhora da relação ventilação/perfusão (V/Q).
- Diminuição da resposta inflamatória.
- Diminuição do edema pulmonar.
- Influência na angiogênese, melhorando o crescimento pulmonar.

Os estudos mostraram que se deve iniciar o NOi com 20 partes por milhão (ppm), pois foi com esse valor que os pesquisadores observaram diminuição significativa da pressão da artéria pulmonar.

A diminuição do NOi deve ser realizada bem gradualmente e, apenas quando se conseguir diminuir a FiO_2 do ventilador para 60%, diminui-se de 5 em 5 ppm, conforme evolução clínica e gasométrica, até atingir a 5 ppm. Nesse momento, diminui-se 1 ppm de cada vez, para evitar o efeito rebote, que significa a necessidade de aumentar novamente o NOi para níveis anteriores e até mais elevados, por conta de piora súbita da oxigenação.

Durante o uso do NOi é necessária a dosagem da meta-hemoglobina, pois ele se liga após a ação vasodilatadora pulmonar à hemoglobina. É muito raro a meta-hemoglobinemia com o uso de 20 ppm, porém, se o resultado estiver acima de 7%, o NOi deve ser suspenso.

O dióxido de nitrogênio (NO_2) forma-se como metabólito do NO e, por ser lesivo ao pulmão, deve ser mantido abaixo de 2 ppm. Outro efeito adverso do NO é a ação antiagregante e antiadesiva plaquetária e, por isso, a verificação de sangramentos e a realização de USG de crânio antes da utilização, pois, se for observado sangramento do SNC, o NOi não deve ser indicado ou deve ser suspenso.

Estudos realizados em RN pré-termo (RNPT) com doses iniciais de 2 ppm de NOi não melhoraram a oxigenação; provavelmente o nível para esses RN deva ser de 5 ppm. Ainda permanece pouco conhecida a segurança do uso de NOi nos RNPT com pulmões imaturos.

Inibidores de fosfodiesterases

As fosfodiesterases são enzimas que inibem a via do GMPc e, com isso, diminuem a produção de NO. Assim, a administração de medicamentos inibidores dessas enzimas aumentaria a via do GMPc e, consequentemente, a produção de NO[23,27].

Os inibidores de fosfodiesterases mais utilizados são a milrinona e o sildenafila.

Milrinona

A milrinona é um medicamento de utilização endovenosa que tem como ação inibir a fosfodiesterase III. Apresenta ação inotrópica positiva e vasodilatadora. Com isso, consegue-se aumentar a contratilidade do miocárdio e, ao mesmo tempo, promover vasodilatação pulmonar.

A dose varia de 0,25 a 1 mcg/kg/minuto. A milrinona apresenta ação sistêmica e pulmonar, e é possível se observar diminuição dos níveis de PAS. Por esse motivo, a pressão arterial média (PAM) deve ser mantida em valores ≥ 30 mmHg em RNPT e em 40 mmHg nos RN a termo.

Se ocorrer hipotensão, deve ser utilizada dopamina, na dose de 5 e, no máximo 10 mcg/kg/minuto e, se não houver melhora, deve ser utilizada a noradrenalina, na dose de 0,1 a 1 mcg/kg/minuto.

Sildenafila

A sildenafila é um medicamento utilizado no Brasil por via oral (existe apresentação para uso endovenoso deste medicamento nos Estados Unidos). Apresenta como ação a inibição da FDE 5 e, assim, potencializa os efeitos do NOi, reduzindo seletivamente a pressão da artéria pulmonar, sem efeitos sistêmicos hemodinâmicos adversos.

A dose de sildenafila varia de 1 a 2 mg/kg/dia, até de 6 em 6 horas, administrado por via oral. Em virtude da administração ser por via oral, nos pacientes com HDC, a utilização é tardia, uma vez que o RN tem de apresentar a via enteral pérvia. Dessa forma, o medicamento pode ser utilizado após a correção cirúrgica.

No Consenso Europeu de 2016, em que foram revistas as normas de tratamento da insuficiência respiratória, foram mantidas as normas seguidas para a abordagem neonatal escritas neste capítulo.

Analgesia e Sedação

O RN com HDC é submetido a vários tipos de tratamentos invasivos, os quais causam dor e agitação. A analgesia e a sedação são recomendadas universalmente; no entanto, de forma gentil, ou seja, utilizando doses baixas de medicamentos.

São utilizados como analgésicos o tramadol, na dose de 0,5 a 1 mg/kg, de 12 em 12 horas, e o fentanil, na dose de 0,5 a 4 mcg/kg/hora (administração endovenosa). Como medicamento sedativo, é utilizado o midazolam, na dose de 0,01 a 0,06 mg/kg/hora.

Surfactante

O uso de surfactante não mostrou eficácia no tratamento do RN com HDC e, portanto, não deve ser utilizado.

Circulação Extracorpórea por Oxigenador de Membranas

Colocar o RN grave com hérnia diafragmática em circulação extracorpórea por oxigenador de membranas (ECMO) é uma estratégia controversa e de indicação muito criteriosa. Em alguns centros acredita-se que quase um terço dos pacientes graves necessitará desta estratégia de tratamento[28].

Atualmente, segundo o consenso europeu sobre hérnia diafragmática, os seguintes fatores indicariam o uso do ECMO[29,30]:

- SaO_2 pré-ductal < 85% ou pós-ductal < 70%.
- Acidose mantida em pH < 7,15.
- Pinsp > 28 cm de H_2O.
- Lactato elevado (> 5 mmol/L).
- Hipotensão sistêmica com anúria.
- Índice de oxigenação $\geq$ 40.

É importante notar que revisões sistemáticas têm mostrado que a despeito das indicações não existe clara demonstração dos benefícios da ECMO na HDC. Poucos estudos randomizados existem para demonstrar claramente os benefícios da ECMO.

A ECMO tem tido resultados favoráveis em pacientes extremamente graves passíveis de reversibilidade do quadro pulmonar, porém não existem testes confiáveis para prever a reversibilidade. Outros fatores não bem estabelecidos são o tempo de uso da ECMO e o melhor momento de se operar os RN31. As complicações do método são muitas, sendo o sangramento intracraniano o mais grave[32,33].

Tratamento Cirúrgico

O tratamento cirúrgico é realizado somente após a estabilização dos RN, o que pode demorar dias e até semanas.

Os parâmetros de indicação cirúrgica são:

- Saturação pré-ductal entre 85 e 95% com FiO_2 < 50%.
- Pressão da artéria pulmonar < 35 mmHg.
- PAM normal para IG.
- Ventilação convencional e sem NO.
- Diurese > 2 mL/kg/hora.

O tratamento cirúrgico consiste em:

- Laparotomia subcostal – para a maioria dos serviços, é a via de escolha ao tratamento da hérnia diafragmática, permitindo melhor acesso ao abdome e correção do defeito diafragmático independentemente do tamanho.
- Videotoracostomia – tem uso crescente, porém acredita-se que não se consiga usá-la em todos os casos, devendo ser usados em casos selecionados de melhor prognóstico e menores defeitos que possibilitem o fechamento borda a borda[34].

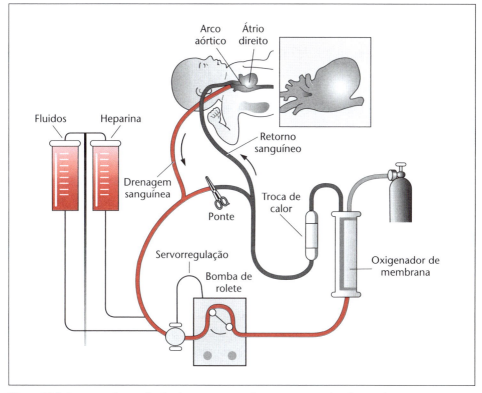

Figura 10.5 Esquema de uso de circulação extracorpórea por oxigenador de membranas (ECMO).

- Verificação de membranas que muitas vezes cobrem o pulmão, dificultando a expansão no pós-operatório. É fundamental esta verificação e sua exérese com visualização do pulmão coberto pela pleura visceral.
- Tempo importante leva a liberação do esôfago intra-abdominal e pilares diafragmáticos. Nas hérnias diafragmáticas grandes os pilares diafragmáticos são malformados, sendo responsáveis por 40% das correções cirúrgicas de refluxo gastresofágico destes RN. Tem sido indicada rotineiramente a confecção de válvula antirreflexo a Nissen no ato cirúrgico.
- Correção do vício de rotação associado à hérnia diafragmática. As vísceras intratorácicas impedem a rotação fisiológica normal do intestino, resultando em má rotação intestinal com consequentes problemas futuros.
- Fechamento diafragmático – a síntese das bordas diafragmáticas deve ser realizada preferivelmente com fios inabsorvíveis em pontos separados, porém existem controvérsias quanto ao tipo de fio. A dissecção cuidadosa do diafragma remanescente posterior, a partir da região medial, muitas vezes permite a síntese sem o uso de telas.

- Grandes defeitos podem necessitar de próteses. Dá-se preferência às telas Dualmaesh® ou Proceed® – telas dupla-face com face peritoneal antiaderente e face torácica de márlex, visando a minimizar as aderências das alças intestinais na tela que podem levar a aderências inflamatórias firmes e até perfurações.

Experimentalmente a engenharia genética para criação de diafragma tem sido desenvolvida em alguns centros com resultados promissores[35].

Os defeitos diafragmáticos grandes que necessitam de tela estão relacionados a maiores índices de recidivas, complicações e mortalidade.

- Em casos selecionados em que a pressão abdominal, após a redução do conteúdo intratorácico for muito grande – aumentando o risco de síndrome compartimental, pode-se utilizar também uma tela para o fechamento abdominal temporário, diminuindo a pressão infra-abdominal e realizando-se a síntese da parede oportunamente.
- Dreno de tórax – atualmente não se tem usado drenagem da cavidade torácica – esta muitas vezes é preenchida por líquido que é absorvido lentamente, causando a expansão contínua do pulmão e diminuindo assim episódios de barotrauma. Necessidade de drenagem torácica por pneumotórax é fator de piora prognóstica.

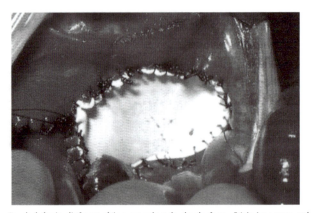

Figura 10.6 Correção de hérnia diafragmática usando tela dupla-face. (Veja imagem colorida no encarte.)

COMPLICAÇÕES

As principais complicações estão resumidas a seguir:

- Cardiopatias – aproximadamente 20%, hipertrofia do ventrículo direito até 43% em 5 anos.
- Displasia broncopulmonar (33 a 62%), com hipoplasia pulmonar em graus variados.
- Refluxo gastresofágico 32 a 100% das séries, sendo que 60% necessitam de tratamento cirúrgico.
- Dismotilidade esofágica com megaesôfago em até 69% dos RN, necessitando de alimentação por sondas e/ou gastrostomia (32 a 50%).
- Atraso no mecanismo de deglutição e aversão oral a alimentos.
- Necessidade de O_2 suplementar, broncodilatadores, corticosteroides e traqueostomias em graus variados.
- A maioria melhora após o 1º ano de vida.
- Recidiva de hérnia de 6 a 80%, principalmente nos casos de colocação de tela.
- Obstruções intestinais em razão de bridas em 18%, principalmente em pacientes com necessidade de tela para correção do defeito diafragmático.

PROGNÓSTICO

Os estudos cooperativos com o Congenital Diafragmatic Hernia Study Group (CDHSG), fundado em 1995, reunindo mais de 112 centros em 13 países, têm mostrado sobrevidas que variam principalmente em razão de dois parâmetros: tamanho do defeito diafragmático e presença de malformações cardíacas. Assim defeitos diafragmáticos pequenos sem anomalias cardíacas têm prognóstico excelente com 96% de sobrevida.

Na outra extremidade, defeitos grandes com malformações cardíacas gravem invariavelmente apresentam nas melhores séries sobrevidas de 39%[6,36].

A criação de centros multidisciplinares para tratamento específico da hérnia diafragmática tem feito melhorar muito o prognóstico dessas crianças, pois eles agregam tratamentos, equipamentos, material humano e conhecimentos atualizados, entretanto casos com graves defeitos diafragmáticos, associados a cardiopatias complexas e pulmões com pequeno desenvolvimento (LHR < 0,7), continuam a ensejar mortalidade altíssima.

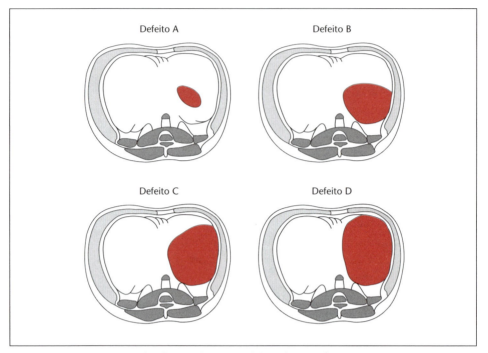

Figura 10.7 Diagrama com classificação do tipo de defeito diafragmático, de acordo com achado cirúrgico. Fonte: Morini et al.[6]
Defeito A: área pequena totalmente circulada por músculo; defeito B: grande, porém menor que 50%; defeito C: maior que 50% do diafragma; defeito D: ausência completa do diafragma.

CONCLUSÕES

O RN portador de HDC continua sendo um desafio para os profissionais de saúde que cuidam do feto e do RN. Devem ser investigadas outras malformações, além de ser tratadas, quando possível, as doenças genéticas associadas. A cada dia surgem mais pesquisas e novos protocolos para abordar esses RN, por isso tem sido possível diminuir a morbidade e a mortalidade, que é muito elevada.

REFERÊNCIAS BIBLIOGRÁFICAS

1. Schnitzer JJ. Control and regulation of pulmonary hypoplasia associated with congenital diaphragmatic hernia. Semin Pediatr Surg. 2004;13(1):37-43.
2. Chinoy MR. Pulmonary hypoplasia and congenital diaphragmatic hernia: advances in the pathogenetics and regulation of lung development. J Surg Res. 2002;106(1):209-23.
3. Chang R, Andreoli S, Ng YS, Truong T, Smith SR, Wilson J, et al. VEGF expression is down regulated in nitrofen-induced congenital diaphragmatic hernia. J Pediatr Surg. 2004;39(6):825-8.
4. Fauza DO, Tannuri U, Ayoub AA, Capelozzi VL, Saldiva PH, Maksoud JG. Surgically produced congenital diaphragmatic hernia in fetal rabbits. J Pediatr Surg. 1994;29(7):882-6.

5. Rodrigues CJ, Tannuri U, Tannuri AC, Maksoud-Filho J, Rodrigues AJ Jr. Prenatal tracheal ligation or intra-amniotic administration of surfactant or dexamethasone prevents some structural changes in the pulmonary arteries of surgically created diaphragmatic hernia in rabbits. Rev Hosp Clin Fac Med Sao Paulo. 2002;57(1):1-8.
6. Morini F, Lally PA, Lally KP, Bagolan P. The congenital Diphragmatic Hernia Study Group Registry. Eur J Pediatr Surg. 2015;25(6):488-96.
7. Lally KP. Congenital diaphragmatic hernia. Curr Opinion Pediatr. 2002;14(4):486-90.
8. van der Hout L, Reiss I, Felix J, Hop W, Lally P, Lally K, et al.; Congenital Diaphragmatic Hernia Study Group. Risk factor for chronic lung disease and mortality in newbors with congenital diaphragmatic hernia. Neonatology. 2010;98(4):370-80.
9. Ruano R, Bunduki V, Silva MM, Uyoshizaki CT, Tannuri U, Macksoud JG, et al. Prenatal diagnosis and perinatal outcome of 38 cases with congenital diaphragmatic hernia: a 8 year experience of a terciary Brazilian Center. Clinics. 2006;61(3):197-202.
10. Metkus AP, Filly RA, Stringes MD, Harrison MR, Adzick NS. Sonographic predictors of survival in fetal diaphragmatic hérnia. J Pediatr Surg. 1996;31(1):148-52.
11. Jani J, Nicolaides KH, Keller RL, Benachi A, Peralta CFA, Favre R, et al. Observed to expected lung area to head circumference ratio in the prediction of survival in fetuses with isolated diaphragmatic hérnia. Ultrasound Obstet Gynecol. 2007;30(1):67-71.
12. Ruano R, Takashi E, Da Silva MM, Campos JA, Tannuri U, Zugaib M. Prediction and probability of neonatal outcome in isolated congenital diaphragmatic hernia using multiple ultrasound parameters. Ultrassound Obstet Gynecol. 2012;39(1):42-9.
13. Grushka JR, Laberge JM, Puligandia P, Skarsgrd ED; Canadian Pediatric Surgery Network. Effect of hospital case volume on outcome in congenital diaphragmatic hernia. The experience of the Canadian Pediatric Surgery Network. J Pediatr Surg. 2009;44(5):873-6.
14. Gersony WM. Neonatal pulmonary hypertension: phathophysiology classification and etiology. Clin Perinatol. 1984;11(3):517-24.
15. Walsh MC, Stork EK. Persistent pulmonary hypertension of the newborn. Clin Perinatol. 2001;28(3):609-28.
16. Harrison MR, Adzick NS, Flake AW, Jennings RW. The CDH two-step: A dance of necessity. J Pediatr Surg. 1993;28(6):813-6.
17. DiFiore JW, Fauza DO, Slavin R, Peters CA, Fackler JC, Wilson JM. Experimental fetal tracheal lagation reverses the structural and physiological effects of pulmonary hypoplasia in congenial diaphragmatic hernia. J Pediatr Surg. 1994;29(2):248-56.
18. VanderWall KJ, Skarsgard ED, Filly RA, Eckert J, Harrison MR. Fetendo-Clip: A fetal endoscopic tracheal clip procedure in a human fetus. J Pediatr Surg. 1997(7):970-2.
19. Ruano R, Yoshisaki CT, Silva MM, Ceccon MEJ, Grasi MS, Tannuri U, et al. A randomized controlled trial of fetal endoscopicntracheal occlusion versus postnatal management of severe isolated congenital diaphragmatic hérnia. Ultrasound Obtet Gynecol. 2012;39(1):20-7.
20. Wung J, James LS, Kilchevsky E, James E. Management of infants with severe respiratory respiratory failure and persistence of the fetal circulation without hyperventilation. Pediatrics. 1985;76(1):488 94.
21. Wung JT, Sahni R, Molfitt ST, Lipsitz E, Stolar CJ. Congenital diaphragmatic hernia: survival treated with very delayed surgery, spontaneous respiration and no chest tube. J Ped Surg. 1995;30(3):406-9.
22. Rossi F, Warth AN, Deutsch A, Troster EJ, Rebello C. Abordagem ventilatória protetora no tratamento da hérnia diafragmática congênita. Rev Paul Pediatr. 2008;26:376-62.
23. Reiss I, Shaible T, van den Hout L, Capolupo I, Alleaert K, van Heijst A, et al.; CDH EURO consortium. Standardizes Postnatal Management of infants with Congenital Diaphragmatic Hernia in Europe: the CDH Euro Consortium Consensus. Neonatology. 2010;98(4):354-64.

24. Migliazza L, Bellan D, Alberti D, Auriemma A, Burgio G, Locatelli G, et al. Retrospective study of 111 cases of congenital diaphragmatic hernia treated with early high frequency oscillatory and presurgical stabilization. J Pediatr Surg. 2007;42(9):1526-32.
25. Goldman AP, Tasker RC, Haworth SG, Sigston PE, Macrae DJ. Four patterns of response to inhaled nitric oxide for persistent pulmonary hypertension of the newborn. Pediatrics. 1996;98(4 Pt 1):706-13.
26. Kinsella JP, Abman SH. Inhaled nitric oxide therapy in children. Paed Respir Rev. 2005;6:190-6.
27. Baquero H, Soliz A, Neira F, Vanegas ME, Sola A. Oral sildenafil in infants with persistent pulmonary of the newborn: a pilot randomized blinded study. Pediatrics. 2006;117(4):1077-83.
28. Extracorporeal life Support Organization. ECMO. Registry of the extracorporeal Life Support Organization. Ann Arbor MI: Extracorporeal Life Support Organization; 2002.
29. Al-Salem AH, Zamakhshary M, Al Mohaidly M, Al-Qahtani A, Abdulla MR, Naga M. Congenital Morgagni's hernia: A national multicenter study. J Pediatr Surg. 2014;49(4):503-7.
30. Sweet DG, Carnielli V, Greisen G, Hallman M, Ozek E, Plavka R, et al. European consensus guidelines on the management of neonatal respiratory distress syndrome in preterm infants – 2013 update. Neonatology. 2017;111(2):107-25.
31. McHoney M, Hammond P. Role of ECMO in congenital diaphragmatic hernia. Arch Dis Child Fetal Neonatal. 2018;103(2):F178-81.
32. Jancelewicz T, Brindle ME, Harting MT, Tolley EA, Langham Jr MR, Lally PA, et al.; Congenital Diaphragmatic Hernia Study Group. Extracorporeal membrane oxygenation (ECMO) risk stratification in newborns with congenital diaphragmatic hernia (CDH). J Pediatr Surg. 2018;53(10):1890-5.
33. UK collaborative randomized trial of neonatal estracorporeal membrane oxynation. Collaborative ECMO Trial Group. Lancet. 1996;348(9020):75-82.
34. Chan E, Wayne C, Nasr A. Minimally invasive versus open repair of Bochdalek hernia: a meta-analysis. J Pediatr Surg. 2014;49(5):694-9.
35. Fauza DO. Tissue engineering in congenital diaphragmatic hernia. Semin Pediatr Surg. 2014;23(3):135-40.
36. Harting MT, Lally KP. The Congenital Diaphragmatic Hernia Study Group registry update. Semin Fetal Neonatal Med. 2014:19(6)370-5.
37. De Paepe ME, Rubin LP, Jude C, Lesieur-Brooks AM, Mills DR, Luks FI. Fas ligand expression coincides with alveolar cell apoptosis in late-gestation fetal lung development. Am J Physiol Lung Cell Mol Physiol. 2000;279(5):L967-76.
38. Deprest JA, Gratacos E, Nicolaides K, Done E, Van Mieghem T, Gucciardo L, et al. Changin perspectives on the perinatal management of isolated congenital diaphragmatic hernia. Europe Clin Perinatol. 2009;36(2):329-47.
39. Fauza DO, Wilson JM. Hérnia diafragmática congênita. In: Cirurgia pediátrica. 2ª ed. Revinter; 2003.
40. Kutasy B, Friedmacher F, Duess JW, Puri P. Prenatal administration of retinoic acid increases the trophoblastic insulin-like growth factor 2 protein expression in the nitrofen model of congenital diaphragmatic hernia. Pediatr Surg Int. 2014;30(2):137-42.

Atresia de esôfago 11

Ana Cristina Aoun Tannuri

Após ler este capítulo, você estará apto a:

1. Realizar o diagnóstico clinicorradiológico da atresia de esôfago no recém-nascido.
2. Reconhecer o tipo anatômico e as anomalias associadas.
3. Realizar corretamente o manejo pré-operatório do recém-nascido com atresia de esôfago.
4. Descrever as opções cirúrgicas mais adequadas para cada caso.
5. Reconhecer as principais complicações pós-operatórias.

INTRODUÇÃO

A atresia de esôfago é uma malformação congênita caracterizada pela interrupção da luz esofágica no nível do terço médio da víscera, com ausência de segmento em maior ou menor extensão[1].

A padronização e o aprimoramento na técnica operatória e o avanço nos cuidados anestésicos e intensivos neonatais foram responsáveis pelo aumento da sobrevida, que era nula até 1939, para índices de até 90 a 100%, atualmente[2,3].

EPIDEMIOLOGIA

A incidência varia de 1:3.000 para 1:10.000 nascidos vivos, com média de 1:4.000[4]. O índice de prematuridade no recém-nascido (RN) com atresia de esôfago é elevado, chegando a 35%[1]. Há discreto predomínio do sexo masculino.

Bases Embriológicas

Inicialmente, há um tubo endodérmico comum ao intestino primitivo e ao esboço respiratório, e por volta do 21º ao 23º dia de vida intrauterina surge uma septação lateral separando a porção traqueobrônquica da esofágica. Ao mesmo tempo, há uma intensa proliferação epitelial com obliteração de toda a luz que, em seguida, é restabelecida pela disposição linear de vacúolos.

Existem várias teorias para explicar a atresia de esôfago, como falha na recanalização da luz esofágica[5], desequilíbrio no crescimento diferencial do esboço esofágico e do traqueobroncopulmonar[6], e insuficiência vascular[7].

Tipos Anatômicos

Existem cinco tipos anatômicos de atresia de esôfago (Figura 11.1). O primeiro tipo, mais comum, compreende mais ou menos 90% dos casos: o coto proximal termina em fundo cego e o coto distal é fistulado na traqueia. A porção proximal é dilatada e hipertrofiada, em decorrência dos movimentos de deglutição do líquido amniótico na vida intrauterina. A porção distal é bastante fina em virtude do desuso e comunica-se com a traqueia no nível da porção flácida posterior, em geral 1 a 1,5 cm acima da carina. A distância entre os cotos é variável, desde zero, quando os dois segmentos esofagianos se superpõem, até 4 a 5 cm. O segundo tipo representa aproximadamente 8% dos casos e consiste na atresia sem fístula: o esôfago proximal termina em fundo cego e o distal é fechado, sem comunicação com a traqueia. A distância entre os cotos é muito grande. O terceiro tipo (1% dos casos) é constituído pela fístula traqueoesofágica sem atresia de esôfago, conhecido classicamente como fístula em H. A fístula ocorre entre o esôfago e a traqueia cervical, é ascendente e oblíqua. Mais raramente podem ocorrer atresia de esôfago com fístula entre o coto proximal e a traqueia, e atresia com fístula traqueoesofágica proximal e distal[8].

Anomalias Associadas

Em aproximadamente metade dos casos há alguma anomalia grave associada em outro órgão, sendo esta a principal causa de complicação e óbito no período pós-operatório. As anomalias cardiovasculares são as mais importantes, em termos de gravidade e frequência, e perfazem 15 a 20% dos casos[8]: persistência do ducto arterioso, defeitos do septo atrial e ventricular e arco aórtico à direita. Outras malformações podem associar-se à atresia de esôfago, sendo as anomalias anorretais as mais comuns, seguindo-se as atresias intestinais, as rotações intestinais incompletas

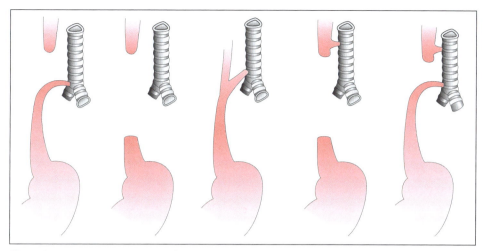

Figura 11.1 Representação esquemática dos tipos anatômicos de atresia de esôfago[1].

e a estenose hipertrófica do piloro. Entre as anomalias musculoesqueléticas associadas à atresia de esôfago, destacam-se as hemivértebras, as costelas extranumerárias e os defeitos das extremidades, principalmente no membro superior.

As malformações do aparelho respiratório, a estenose traqueal, a hipoplasia de pulmão e a estenose brônquica, embora raramente ocorram, podem ser responsáveis por graves complicações pulmonares. É de particular importância a laringotraqueomalacia associada à atresia de esôfago em decorrência da compressão exercida pelo coto superior sobre a laringe e a traqueia durante a vida intrauterina[9].

Finalmente, dentro do complexo de malformações associadas à atresia de esôfago, deve ser lembrada a clássica associação VACTERL, que designa crianças com anomalia vertebral (V), atresia anal (A), cardiopatias (C), atresia de esôfago com fístula traqueoesofágica (TE), anomalias renais (R) e malformações de membros (*limb* L), como displasia do rádio.

MANIFESTAÇÕES CLÍNICAS

O primeiro sinal para a suspeita da atresia de esôfago ou qualquer outra obstrução do aparelho digestivo do feto é o polidrâmnio materno, que ocorre em 80% dos casos de atresia sem fístula e 30% em atresia com fístula[8].

A ultrassonografia realizada no último trimestre da gravidez pode demonstrar imagens sugestivas do diagnóstico: dilatação do coto superior do esôfago e ausência de conteúdo gástrico. Logo após o nascimento, já na sala de reanimação do RN, a passagem de sonda nasogástrica calibre 8 constitui procedimento rotineiro para a lavagem e a remoção de resíduos do conteúdo gástrico. Nesse momento, o diagnóstico pode ser feito diante da impossibilidade da passagem da sonda, que se enrola no coto superior dilatado. Se o diagnóstico não for feito, o RN passará a exibir o sinal clínico característico, clássico para o diagnóstico: salivação abundante, aerada, pela boca e nariz. Com o passar das horas, surgem roncos pulmonares e retração costal por causa da aspiração de saliva para as vias respiratórias (Tabela 11.1). Infelizmente, em muitos berçários, o diagnóstico não é feito apesar desses sinais clínicos evidentes. O RN é alimentado observando-se, então, tosse, sufocação e cianose. Nos casos de atresia com fístula, há distensão abdominal por causa da passagem contínua do ar inspirado para o estômago através da fístula distal. Ao contrário, quando não há fístula, o abdome é escavado. A confirmação diagnóstica da atresia de esôfago é feita pela passagem da sonda nasogástrica, que deve ser de plástico ligeiramente duro, com calibre de 8 a 10, que não progride mais ao tocar no fundo do coto superior atrésico. Sondas de material mais flexível devem ser evitadas, pois se dobram e dão a falsa sensação de ter havido passagem para o estômago[10].

EXAMES COMPLEMENTARES

Radiografia Simples de Tórax e Abdome

Para confirmação radiológica, após colocação da sonda, são injetados de 10 a 20 mL de ar e realiza-se a radiografia de tórax e abdome, que terá cinco objetivos básicos para serem analisados[10]:

1. Presença do coto superior do esôfago atrésico cheio de ar (Figura 11.2).
2. Campos pulmonares: atelectasias, pneumonias.
3. Tamanho da silhueta cardíaca.
4. Presença de ar no abdome, indicativo de atresia com fístula. Na atresia sem fístula, o abdome está vazio. Adicionalmente, o diagnóstico de qualquer obstrução ou atresia intestinal poderá ser feito.
5. Análise da imagem dos ossos, principalmente as vértebras.

Tabela 11.1 Momentos do diagnóstico de atresia de esôfago com os respectivos sinais clínicos	
Pré-natal (ultrassonografia)	Polidrâmnio Dilatação do coto superior do esôfago Ausência de conteúdo gástrico
Ao nascimento	Impossibilidade de passagem de sonda nasogástrica
No berçário	Salivação abundante Roncos pulmonares Retração costal Tosse, sufocação e cianose à ingestão de leite

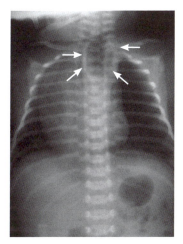

Figura 11.2 Radiografia simples de recém-nascido com atresia de esôfago com fístula distal. Notar o coto superior atrésico contrastado com ar (setas) e a presença de gases no abdome.

Deve-se sempre evitar a administração de contrastes para a visualização do coto proximal, pelo perigo de aspiração para a árvore traqueobrônquica.

Ecocardiograma

É importante para a detecção de malformações cardíacas associadas, bem como para a determinação da posição da aorta torácica. Em casos de dextroposição da aorta, a via de acesso para a correção cirúrgica da atresia de esôfago muda, pois a toracotomia, em vez de ser realizada à direita, deve ser feita à esquerda[9].

TRATAMENTO

Manejo Pré-operatório

O objetivo do tratamento pré-operatório é a melhora das condições gerais e pulmonares, a fim de diminuir o número e a gravidade de complicações pós-operatórias e dar maiores chances de sobrevida. Nessa fase, é fundamentalmente importante a avaliação global da criança, atentando-se para todas as malformações associadas à atresia de esôfago e a todos os problemas decorrentes. A conduta depende basicamente das condições clínicas do RN. O tratamento cirúrgico não é uma emergência e deve ser indicado apenas quando os quadros geral, hemodinâmico e respiratório permitirem.

Logo após o diagnóstico, o RN deve ser colocado em incubadora para a manutenção da temperatura corpórea. Coloca-se sonda no coto esofágico proximal, que deve ser mantida sob aspiração contínua, para evitar acúmulo de saliva e aspiração para a árvore traqueobrônquica.

O RN deve ser mantido em decúbito lateral direito elevado para diminuir o refluxo gástrico, nos casos em que houver fístula traqueoesofágica. Nas atresias sem fístula, deve-se manter em posição de Trendelenburg[1].

A entubação orotraqueal (EOT) está indicada nos casos de insuficiência respiratória por pneumonia aspirativa ou membrana hialina, traqueomalacia grave ou cardiopatias congênitas que possam se beneficiar da ventilação assistida.

Se não houver condições para atendimento adequado, o RN deverá ser transportado para unidades especializadas. Durante o transporte, deve-se ter cuidado para evitar hipotermia e aspiração de secreções.

Em casos de RN muito prematuros, de baixo peso ou em condições gerais e pulmonares não adequadas, o preparo pré-operatório inclui, basicamente:

- Nutrição parenteral prolongada por meio de cateter central ou veia periférica.
- Antibioticoterapia de largo espectro.
- Aspirações frequentes da orofaringe ou da árvore traqueobrônquica e da sonda nasoesofágica.
- Assistência respiratória mecânica, se necessário.
- Gastrostomia descompressiva, se o tempo necessário para o preparo for muito longo (superior a 15 dias)[10].

Tratamento Cirúrgico

Nos casos de atresia de esôfago com fístula do segmento distal, a distância entre os cotos esofágicos geralmente é pequena. Dessa forma, o tratamento ideal consiste na ligadura da fístula e anastomose primária do esôfago.

A via de acesso preferencial é a toracotomia posterior no espaço interescapulo-vertebral, no nível do triângulo auscultatório extrapleural[11]. Nessa abordagem, não há necessidade de secção da musculatura torácica, bastando a divulsão para adequada exposição do gradeado costal. Com isso, haverá menos dor pós-operatória e menor incidência de deformidade torácica. Recentemente, alguns cirurgiões têm utilizado a via toracoscópica[12]; no entanto, não há consenso nem comprovações em relação a reais benefícios e equivalência de resultados em relação à cirurgia aberta.

Após a ligadura da veia ázigos em sua croça, identifica-se e liga-se a fístula do coto distal com a traqueia. Por ser de fino calibre e mal vascularizado, o esôfago distal deve ser pouco manipulado.

Por outro lado, o coto proximal é espesso e bem vascularizado, o que permite a dissecção com objetivo de diminuir a distância entre os cotos.

Existem várias técnicas para realização da anastomose primária do esôfago, mas o fator mais influente no resultado cirúrgico é o primor técnico com o qual a sutura for realizada. A técnica utilizada na Unidade de Cirurgia Infantil do Instituto da Criança e do Adolescente do HC-FMUSP é a anastomose em plano único, terminoterminal com pontos separados de prolene 6,0. Deve-se ter atenção especial para abranger a mucosa do coto proximal, pois pode estar retraída.

Classicamente, ao final da cirurgia realiza-se drenagem do espaço extrapleural. Alguns trabalhos recentes têm questionado a necessidade e a eficácia do dreno na prevenção de complicações e diminuição da mortalidade[13].

Nos casos de atresia de esôfago sem fístula, a distância entre os cotos é, em geral, muito grande, impossibilitando a anastomose primária. Classicamente, indicam-se esofagostomia cervical e gastrostomia. Quando a criança atinge aproximadamente 1 ano de idade, é realizada substituição cirúrgica do esôfago, utilizando-se o colo ou o estômago[14].

Recentemente, Foker et al. propuseram uma técnica para alongamento esofágico e anastomose retardada nos casos de atresia de esôfago com longa distância entre os cotos[15]. São passados vários pontos nas extremidades dos cotos proximal e distal do esôfago, que são mantidos sob tração externa por alguns dias. Com isso, há indução do crescimento dos cotos, permitindo subsequente anastomose esofagoesofágica. No entanto, o seguimento dessas crianças revela elevados índices de complicações, como deiscências com mediastinite, estenoses de difícil tratamento e refístula traqueoesofágica.

COMPLICAÇÕES DO TRATAMENTO CIRÚRGICO

Deiscência da Anastomose

É uma complicação bastante temida, ocorrendo em 15 a 20% dos casos[1], geralmente entre o 2º e o 3º dia pós-operatório. Manifesta-se como saída de saliva através do dreno torácico.

Os fatores que contribuem para o aparecimento das fístulas são: anastomose feita sob tensão, isquemia por dissecção excessiva dos cotos (principalmente o coto distal) e infecção local[9].

Quando houver fístula de alto débito ou evidências de sepse grave, indica-se nova abordagem cirúrgica.

Estenose da Anastomose

É a complicação mais frequente e ocorre geralmente a partir do primeiro mês de pós-operatório[16]. Causa disfagia, perda de peso e episódios de aspiração, levando a crises de apneia e a pneumonias de repetição.

O tratamento é realizado por meio de dilatações endoscópicas. As estenoses graves e recidivantes podem estar associadas ao refluxo gastroesofágico, que deve ser tratado concomitantemente.

Recidiva da Fístula Esofagotraqueal

Ocorre em 3 a 14% dos casos[1]. Leva a quadros de engasgos durante a mamada e a broncopneumonias de repetição. O diagnóstico é firmado pela visualização endoscópica de contraste na traqueia após ser introduzido no esôfago. O tratamento consiste no fechamento cirúrgico da fístula.

Outras Complicações

Outras complicações frequentes são refluxo gastroesofágico e traqueomalacia.

FÍSTULA TRAQUEOESOFÁGICA CONGÊNITA SEM ATRESIA DE ESÔFAGO (FÍSTULA EM H)

Representa aproximadamente 1% de todas as anomalias congênitas do esôfago. Em virtude de não haver interrupção da luz esofágica, os sintomas do RN podem ser insidiosos. A manifestação clínica é basicamente respiratória, apresentando tosse, asfixia e cianose às mamadas. Muitas vezes, o diagnóstico é feito mais tardiamente, baseado na ocorrência de pneumonias de repetição. Outro sinal bastante sugestivo é a distensão abdominal em consequência da passagem contínua de ar da traqueia para as vias digestivas, por meio da fístula[8].

A confirmação diagnóstica pode ser feita por meio da radiografia contrastada do esôfago, tendo-se o cuidado de utilizar contraste bastante fluido. No entanto, a visualização direta do orifício da fístula na traqueia é o modo mais objetivo para se confirmar o diagnóstico. Por meio de exame endoscópico, injeta-se pequena quantidade de azul de metileno no esôfago e observa-se a sua passagem através da fístula para a traqueia.

Um recurso terapêutico que auxilia no diagnóstico é a administração de nutrientes por sonda nasogástrica. Dessa forma, consegue-se alimentar a criança ao mesmo tempo em que se propicia o alívio dos sintomas, fato que corrobora o diagnóstico.

O acesso à fístula é feito, na maioria dos casos, por meio de cervicotomia à direita[17]. Raramente a fístula deve ser abordada por toracotomia à direita. É necessário muito cuidado, a fim de evitar a lesão dos nervos laríngeos recorrentes inferiores. No período pós-operatório, a criança deve ser alimentada por sonda nasogástrica durante 4 ou 5 dias.

CONCLUSÕES

A atresia de esôfago caracteriza-se pela interrupção da luz da víscera no nível do terço médio. O tipo mais frequente é aquele em que o coto proximal termina em fundo cego e o distal é fistulado à traqueia. Há forte associação com outras malformações, especialmente as cardíacas.

As manifestações clínicas incluem tosse, sufocação e cianose, e o diagnóstico se firma pela impossibilidade de progressão da sonda oro ou nasogástrica. O tratamento cirúrgico deve ser indicado após estabilização das condições clínicas. Nos casos de atresia com fístula distal, a cirurgia consiste em toracotomia direita com ligadura da fístula e anastomose dos cotos esofágicos. Possíveis complicações pós-operatórias são deiscência, estenose da anastomose esofágica e recidiva da fístula traqueoesofágica.

REFERÊNCIAS BIBLIOGRÁFICAS

1. Pinus J. Atresia de esôfago. In: Maksoud JG. Cirurgia pediátrica. 2ª ed. Rio de Janeiro: Revinter; 2003.
2. Roberts K, Karpelowsky J, Fitzgerald DA, Soundappan SS. Outcomes of oesophageal atresia and trachea-oesophageal fistal repair. J Paediatr Child Health. 2016;52(7):694-8.
3. Goyal A, Jones MO, Couriel JM, Lostry PD. Oesophageal atresia and tracheo-oesophageal fistula. Arch Dis Child Fetal Neonatal Ed. 2006;91(5):F381-4.
4. Spitz L. Esophageal atresia. Lessons I have learned in a 40-year experience. J Pediatr Surg. 2006;41(10):1635-40.
5. Kreuter E. Die angeborenen verschliessungen und verengungen des Darmkanals in Licht der Entwicklungsgeschichte. Dtsch Z Chi. 1905;79:1.
6. Ioannides AS, Copp AJ. Embryology of oesophageal atresia. Semin Pediatr Surg. 2009;18:2-11.
7. Barnard CN. The genesis of intestinal atresia. Surg Forum. 1956;7:393.
8. Tannuri U, Tannuri ACA. Afecções cirúrgicas do RN. In: Rugolo LMSS. Manual de neonatologia. 2ª ed. Rio de Janeiro: Revinter; 2000.
9. Höllwarth ME. Esophageal atresia and tracheoesophageal fistula. In: Puri P, Höllwarth M, editors. Pediatric Surgery. Heidelberg: Springer; 2009.
10. Tannuri U, Tannuri ACA. Emergências cirúrgicas do recém-nascido. In: Carvalho WB, Proença Filho JO, editors. Emergências em pediatria e neonatologia. São Paulo: Atheneu; 2006.
11. Mortell AE, Azizkhan RG. Esophageal atresia repair with thoracotomy: the Cincinnati contemporary experience. Semin Pediatr Surg. 2009;18(1):12-9.
12. Davenport M, Rothenberg SS, Crabbe DC, Wulkan ML. The great debate: open or thoracoscopic repair for oesophageal atresia or diaphragmatic hernia. J Pediatr Surg. 2015;50(2):240-6.

13. Aslanabadi S, Jamshidi M, Tubbs RS, Shoja MM. The role of prophylactic chest drainage in the operative management of esophageal atresia with tracheoesophageal fistula. Pediatr Surg Int. 2009;25(4):365-8.
14. Tannuri U, Maksoud-Filho JG, Tannuri AC, Andrade W, Maksoud JG. Which is better for esophageal substitution in children, esophagocoloplasty or gastric transposition? A 27-year experience of a single center. J Pediatr Surg. 2007;42(3):500-4.
15. Foker JE, Kendall TC, Catton K, Khan KM. A flexible approach to achieve a true primary repair for all infants with esophageal atresia. Semin Pediatr Surg. 2005;14(1):8-15.
16. Koivusalo A, Pakarinen MP, Rintala RJ. Anastomotic dilatation after repair of esophageal atresia with distal fistula. Comparison of results after routine versus selective dilatation. Dis Esophagus. 2009;22(2):190-4.
17. Brookes JT, Smith MC, Smith RJ, Bauman NM, Manaligod JM, Sandler AD. H-type congenital tracheoesophageal fistula: University Of Iowa experience 1985 to 2005. Ann Otol Rhinol Laryngol. 2007;116(5):363-8.

Neoplasias torácicas 12

Uenis Tannuri

> **Após ler este capítulo, você estará apto a:**
> 1. Reconhecer e diagnosticar as principais neoplasias torácicas na criança.
> 2. Realizar o diagnóstico diferencial dessas afecções por meio de exames de imagem.
> 3. Direcionar a conduta diante de uma criança com neoplasia torácica.

INTRODUÇÃO

Com o objetivo de tornar a apresentação deste capítulo mais didática, os tumores intratorácicos na criança serão divididos em dois grandes grupos, de acordo com a localização primária: mediastinais e pulmonares. Os primeiros constituem a maioria, pois as neoplasias pulmonares na criança são raras. Os tumores do mediastino na criança representam ampla variedade de anomalias congênitas, cistos e neoplasias.

TUMORES DO MEDIASTINO

A presença de uma massa mediastinal significa muitas vezes um desafio do ponto de vista diagnóstico. Embora um terço destas não produza sintomas e seja descoberta acidentalmente em exame radiográfico de tórax rotineiro, a maioria pode representar doença grave, quer por se tratar de neoplasia maligna, quer por ter o potencial de provocar sintomas em virtude do crescimento. Aproximadamente

57% desses tumores são representados por neoplasias malignas e, no lactente jovem, podem acarretar compressão traqueal ou ser responsáveis por infecções respiratórias repetidas.

Os tumores mediastinais podem acometer crianças em diferentes idades, embora um terço destes seja de origem neurogênica e descoberto nos 2 primeiros anos de vida. Em virtude desse fato, as neoplasias mediastinais malignas nessa faixa etária têm melhor prognóstico do que em outras idades, quando predominam os linfomas não Hodgkin e os sarcomas indiferenciados de pior evolução.

Classificação

A identificação do local da massa, em um dos três compartimentos do mediastino, é importante como guia inicial para o diagnóstico[1]. O mediastino anterior é o espaço compreendido entre o coração e o esterno, contendo gânglios linfáticos, timo e, raramente, um prolongamento da glândula tireoide ou paratireoide. Assim, as massas que se localizam nesse espaço são originárias das estruturas previamente existentes, exceto os teratomas que se originam de restos embrionários.

O mediastino médio contém traqueia, brônquios, gânglios linfáticos, coração e grandes vasos. A maioria dos tumores localizados nesse setor é derivada dos gânglios linfáticos (neoplasias e infecções) ou dos cistos broncogênicos. O mediastino posterior corresponde ao espaço situado atrás do coração e das bases pulmonares e contém o esôfago e a cadeia ganglionar simpática na goteira paravertebral. As massas mediastinais posteriores geralmente incluem os tumores neuronais e os cistos de duplicação do intestino primitivo.

Finalmente, conforme será exposto, existe um pequeno grupo de tumores mediastinais na criança que não respeita essa localização anatômica, constituído pelos linfangiomas ou higromas císticos e, mais raramente, os lipomas e os lipossarcomas.

Diagnóstico

A criança com tumor mediastinal pode ser assintomática, conforme já mencionado. Dispneia ou respiração ruidosa podem ocorrer em virtude do efeito de massa no mediastino. Compressão de vias aéreas ou de veia cava superior em criança em idade escolar sugere o diagnóstico de linfoma não Hodgkin. Quadro clínico insidioso de febre, indisposição e perda de peso, em concomitância com massas ganglionares mediastinais, podem sugerir o diagnóstico de doença de Hodgkin ou doença infecciosa crônica específica, como tuberculose ou histoplasmose.

O exame físico da criança com tumor de mediastino pode ser normal. No entanto, os tumores podem crescer, tornando-se palpáveis no pescoço, ao nível da fúrcula esternal ou da fossa supraclavicular, ou mesmo comprimir vias aéreas, estruturas nervosas e invadir o canal medular. Os sintomas de compressão de estruturas nervosas incluem ataxia, déficits motores periféricos e alterações oculares, principalmente síndrome de Claude Bernard-Horner, em caso de invasão do gânglio estrelado da cadeia simpática cervical.

As radiografias de tórax em incidência anteroposterior e lateral constituem o exame mais importante e, geralmente, definem a massa, a localização no mediastino, as características gerais, a forma, o tamanho e a presença de calcificação. A tomografia computadorizada e a ressonância magnética são úteis para a melhor definição diagnóstica, principalmente para diferenciar as lesões císticas das sólidas. A ressonância magnética apresenta vantagem em relação à tomografia por não envolver radiação ionizante e prescindir da administração de contraste endovenoso (Figura 12.1). Nos tumores do mediastino posterior, a radiografia contrastada do esôfago demonstra compressão extrínseca na víscera produzida pelo tumor. Podem ser indicados outros exames como mielograma para o estudo de leucoses e neuroblastomas, endoscopia brônquica e esofágica e o teste tuberculínico para o diagnóstico de tuberculose.

O tratamento das neoplasias torácicas é, de modo geral, cirúrgico por meio de toracotomia. Nos últimos anos, com a maior experiência das equipes cirúrgicas para os tumores císticos, tem sido possível a ressecção por meio de videotoracoscopia[2].

TUMORES DO MEDIASTINO ANTERIOR

Os sintomas decorrentes das massas do mediastino anterior são aqueles provocados pela compressão traqueal e variam desde tosse pouco expressiva até rouquidão, hemoptise e dispneia grave. Os tumores mais comuns situados nesse espaço são os linfomas, seguidos dos teratomas e das lesões tímicas.

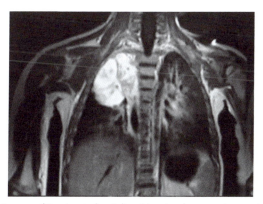

Figura 12.1 Ressonância magnética (corte frontal) evidenciando massa tumoral em mediastino posterior (neuroblastoma).

Embora a localização mais comum dos linfomas na criança seja a região cervical, algumas vezes a doença pode se iniciar no mediastino, causando sintomatologia respiratória. Os exames de imagem revelam massas no mediastino anterior e o diagnóstico pode ser confirmado pela biópsia direta do tumor ou de algum gânglio cervical metastático, mielograma ou pesquisa de células neoplásicas em líquido pleural. Ainda que a mediastinoscopia seja procedimento indicado em adultos e tecnicamente factível em crianças, a prática tem demonstrado que, para a coleta de gânglios do mediastino anterior, é preferível o acesso através de uma pequena incisão submamária. É importante lembrar que as doenças granulomatosas (tuberculose, histoplasmose) podem também provocar adenomegalias mediastinais e ser confundidas com linfomas.

O mediastino anterior é o segundo local mais comum de localização dos teratomas, sendo superado apenas pela região sacrococcígea[3]. São intimamente aderidos ao timo, o que sugere que o tumor derive dessa víscera. Diferentemente dos teratomas sacrococcígeos, que acometem preferencialmente as crianças do sexo feminino com menos de 1 ano, no mediastino anterior não há preferência por sexo ou idade.

A maioria dos teratomas mediastinais é histologicamente benigna, sendo que a forma maligna ocorre em 20 a 25% dos casos[4]. Habitualmente, são císticos e contêm estruturas derivadas de um ou mais das três camadas germinativas, com predomínio das estruturas ectodérmicas e das calcificações difusas. Esses tumores provocam sintomas respiratórios em virtude da compressão das vias aéreas ou mesmo do parênquima pulmonar nos casos de grandes massas. Outra complicação é a ruptura na cavidade pleural com a consequente formação de derrames em intensidades variáveis. Na criança com mais de 2 anos de idade e em adolescentes, ocorre maior incidência dos tumores de células germinativas. Nesses casos, observam-se elevados níveis séricos de alfafetoproteína e de gonadotrofina coriônica humana.

O diagnóstico dos teratomas de mediastino anterior é confirmado pela tomografia computadorizada. Os marcadores sorológicos, úteis para diagnóstico e controle de cura no pós-operatório, são a alfafetoproteína, o antígeno carcinoembriônico e a gonadotrofina coriônica humana.

O diagnóstico de aumento anormal do timo, ou mesmo um tumor em lactente, pode ser difícil, pois a glândula habitualmente é grande e ocupa grande parte do mediastino anterior sem causar qualquer sintomatologia respiratória (Figura 12.2).

Os cistos tímicos habitualmente são assintomáticos na criança e descobertos acidentalmente em exames radiográficos rotineiros de tórax. O diagnóstico é confirmado por meio da tomografia computadorizada, e o tratamento é baseado na ressecção cirúrgica.

Os timomas são raros em crianças. As formas malignas são de grave prognóstico e podem ser confundidas com linfomas. Enquanto 10 a 15% dos adultos com *miastenia gravis* apresentam timoma, essa associação na criança é mais rara.

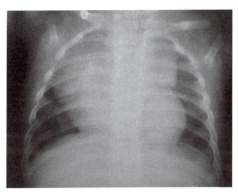

Figura 12.2 Radiografia simples de tórax normal em lactente. Notar a imagem do timo no mediastino anterior.

A *miastenia gravis* é uma doença neuromuscular caracterizada por progressiva fraqueza e fadiga da musculatura voluntária durante exercícios físicos. Nas crianças, que constituem aproximadamente 10% do total de pacientes, a moléstia se apresenta sob três diferentes formas. A primeira é a forma transitória do período neonatal e acomete 15% dos recém-nascidos de mães com *miastenia gravis*. É causada pela passagem transplacentária do anticorpo IgG contra receptor de acetilcolina. Os sintomas surgem, habitualmente, nos primeiros dias de vida, persistem por várias semanas e regridem espontaneamente.

A segunda forma é a miastenia congênita do recém-nascido em que as mães não estão afetadas. A fraqueza muscular generalizada é discreta e inicia-se precocemente. O tratamento é baseado em medicação anticolinérgica e não está indicada a timectomia. A terceira forma de miastenia é a juvenil, pois surge após o 10º ano de vida.

A *miastenia gravis* é causada por deficiência na transmissão neuromuscular em decorrência do bloqueio provocado por anticorpos específicos contra receptores de acetilcolina. Tal resposta imune é mediada por linfócitos produzidos pelo timo. O tratamento pode ser feito das seguintes formas:

- Drogas anticolinesterásicas que promovem o aumento da transmissão neuromuscular.
- Corticosteroides para suprimir a resposta imune.
- Plasmaférese com o objetivo de remover os anticorpos circulantes.
- Imunoglobulina endovenosa.
- Anticorpo monoclonal (anti-CD20).
- Timectomia para a remoção da fonte de produção de anticorpos.

A ablação do timo promove, de fato, melhora significativa dos sintomas nas crianças com *miastenia gravis*, particularmente naquelas em que o tratamento clínico foi ineficaz. Se os sintomas não desaparecerem totalmente, a resposta ao tratamento medicamentoso com anticolinesterásicos torna-se mais evidente. Do ponto de vista técnico, o timo pode ser retirado por meio de uma incisão cervical baixa ou toracotomia longitudinal anterior com esternotomia parcial ou total. Mais recentemente, têm sido relatados casos de ressecção por meio de videotoracoscopia[5].

MEDIASTINO MÉDIO

Nas crianças com menos de 2 anos, os tumores do mediastino médio mais comuns são os cistos broncogênicos e, nas demais idades, os linfomas são os tumores predominantes.

Os cistos broncogênicos, assim como os cistos de duplicação esofágica, constituem anomalias congênitas que se originam no intestino anterior. Localizam-se próximos ao esôfago ou à traqueia, habitualmente próximos à bifurcação dos brônquios, mas raramente se comunicam com a luz dessas estruturas. Diferem dos cistos neuroentéricos pelo fato de que a coluna é normalmente formada. Estruturalmente, os cistos broncogênicos são formados por uma parede fina com pequena quantidade de células musculares lisas, tecido cartilaginoso e revestimento interno constituído por epitélio respiratório e conteúdo de material viscoso (Figuras 12.3 e 12.4).

A sintomatologia das crianças com cisto broncogênico é muito variável. Os lactentes apresentam episódios de infecção respiratória que inicia habitualmente logo após o nascimento. A radiografia simples de tórax, em geral, mostra áreas de atelectasia ou mesmo hiperinsuflação pulmonar provocadas pela compressão do cisto sobre o brônquio correspondente. O diagnóstico diferencial inclui enfisema lobar congênito, pneumotórax, pneumonia, corpo estranho, estenose

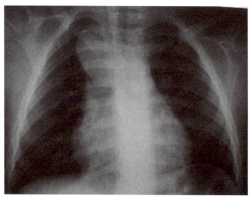

Figura 12.3 Radiografia simples do tórax: tumor em mediastino à direita. O limite medial da massa confunde-se com a imagem da traqueia e dos vasos da base, sugerindo tratar-se de tumor de mediastino médio.

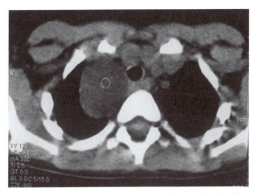

Figura 12.4 Tomografia computadorizada do caso anterior (Figura 12.3). Tumor cístico em mediastino médio (cisto broncogênico).

brônquica e hamartoma de pulmão. A tomografia computadorizada e a radiografia contrastada do esôfago confirmam o diagnóstico, sendo que a primeira demonstra a presença do cisto paratraqueal e a segunda mostra compressão posterior da luz esofagiana.

MEDIASTINO POSTERIOR E SULCO PARAVERTEBRAL

Neuroblastomas e ganglioneuromas são os tumores mediastinais mais comuns no lactente jovem. Em princípio, toda massa localizada no mediastino posterior ou na goteira paravertebral deve ser diagnosticada como um desses tumores. Constituem neoplasias derivadas das células originárias da crista neural primitiva, as quais darão origem a todo o sistema nervoso simpático e à medula da adrenal. Os neuroblastomas apresentam os mais diferentes graus de malignidade e agressividade, podendo evoluir desde uma forma grave, em que ocorrem rapidamente metástases difusas e óbito, até a cura completa, com regressão total espontânea da neoplasia ou maturação para a forma benigna denominada ganglioneuroma.

Os principais sintomas causados pelos neuroblastomas são relacionados à compressão da medula espinhal ou de nervos: fraqueza de extremidades, paralisias ou síndrome de Claude Bernard-Horner. As radiografias de tórax demonstram massa no mediastino posterior e alterações ósseas representadas por aumento dos espaços intercostais ao nível do tumor ou mesmo corrosões de costelas[6]. A tomografia computadorizada é importante para avaliar se existe crescimento do tumor para dentro do canal medular, através do forame intervertebral ou pela corrosão de vértebra. O tratamento é a ressecção cirúrgica, eventualmente quimioterapia e, se necessário, a laminectomia para descomprimir a medula espinhal (Figura 12.5). De modo geral, os neuroblastomas torácicos têm prognóstico melhor do que os de localização primária abdominal.

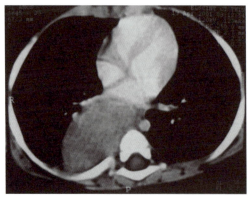

Figura 12.5 Tomografia computadorizada evidenciando tumor em sulco paravertebral (neuroblastoma).

Outro tumor a ser considerado no mediastino posterior é o neurofibroma, de natureza histológica benigna e que ocorre frequentemente em pacientes com doença de von Recklinghausen. A localização mais habitual desses tumores é o ápice do tórax, por se originarem do plexo braquial.

A meningocele torácica anterior, embora seja rara, deve ser lembrada no diagnóstico diferencial das massas mediastinais posteriores. É interessante frisar que esse tipo de meningocele não é congênita e sim adquirida em decorrência de alterações degenerativas, por crianças com deformidades prévias da coluna torácica. Costumam ocorrer sintomas neurológicos, como paraplegia e convulsões. O diagnóstico pode ser confirmado por tomografia computadorizada ou ressonância magnética.

As duplicações intestinais são tumores císticos congênitos que podem ocorrer em qualquer local do sistema digestório, desde a boca até o ânus, e, quando no mediastino posterior, derivam-se do intestino anterior. Relacionam-se intimamente com o esôfago e a traqueia, localizam-se habitualmente próximo à bifurcação traqueal e, embora intimamente aderidos, não se comunicam com a luz dessas estruturas. Algumas vezes se estendem inferiormente além do diafragma e penetram na cavidade abdominal. São também denominados gastrocitomas, cistos enterógenos ou cistos mediastinais do intestino anterior. Raramente esses cistos apresentam também conexões com o sistema nervoso central, sendo denominados cistos neuroentéricos. Nesses casos, existem malformações vertebrais associadas e a origem é um defeito no processo de separação entre a notocorda e o intestino anterior durante a vida embrionária.

O tipo mais comum de duplicação intestinal no mediastino posterior é aquele representado por uma massa intimamente aderida à parede muscular do esôfago. Histologicamente, apresenta camada muscular bem desenvolvida e ausência de revestimento externo seroso e é internamente revestido por epitélio ciliar do tipo respiratório, epitélio do tipo escamoso ou mucosa gástrica, sendo esta última a mais comum. Ulcerações ou processo inflamatório na parede do cisto podem ocorrer em virtude da secreção de pepsina ou ácido clorídrico. O quadro clínico é relacionado à compressão sobre os brônquios, provocada pela massa: dispneia, chiado à respiração, obstrução respiratória aguda, pneumonias. Pequenos cistos podem ser assintomáticos e o diagnóstico é feito incidentalmente em radiografia de tórax. Vale frisar que a disfagia é um sintoma pouco frequente, dado o fato de que existe compressão extrínseca com deslocamento do esôfago sem obstrução da luz.

A radiografia simples de tórax mostra massa de contornos homogêneos em mediastino posterior ocupando parte dos campos pulmonares. O diagnóstico pode ser confirmado por outros métodos de imagem (tomografia computadorizada e ressonância magnética) e radiografia contrastada do esôfago. Além desses, a cintilografia com tecnécio permite a identificação da presença de mucosa gástrica. O tratamento é baseado na ressecção cirúrgica, pois esses cistos podem levar a ulcerações, sangramentos e anemia. Do ponto de vista técnico, a remoção pode ser feita por toracotomia ou videotoracoscopia. Quando o tumor se estende até o abdome, recomenda-se dupla via de acesso, torácica e abdominal.

A forma variante constituída pelo cisto neuroentérico deve ser suspeitada em toda massa de mediastino posterior na qual haja concomitância de alterações da coluna espinhal, particularmente nas vértebras cervicais inferiores e torácicas superiores: espinha bífida anterior e hemivértebra.

TUMORES MEDIASTINAIS SEM LOCALIZAÇÃO ANATÔMICA ESPECÍFICA

Os higromas císticos, também denominados linfangiomas, são tumores congênitos que decorrem da falha dos sacos linfáticos em estabelecer drenagem no sistema venoso. Habitualmente, ocorrem na região cervical e, em cerca de 1 a 2% dos casos, podem se estender para o mediastino superior com acometimento concomitante da região axilar. Constituem de 5 a 6% das massas mediastinais e, em ordem de frequência, localizam-se nos compartimentos anterior ou médio e, mais raramente, no posterior. Como regra, para toda criança com linfangioma cervical baixo ou de região axilar deve ser investigada a possibilidade de extensão mediastinal do tumor por meio de radiografia simples ou tomografia computadorizada. Linfangiomas mediastinais isolados são raros.

A maioria dos linfangiomas mediastinais é assintomática. Eventualmente, eles comprimem vias respiratórias ou esôfago e provocam sintomas correspondentes. Também podem ser responsáveis por derrames crônicos do tipo quiloso na cavidade pleural ou pericárdica. O tratamento é cirúrgico e consta da ressecção da massa com drenagem pleural ou pericárdica para a resolução do derrame.

Finalmente, os lipomas e os lipossarcomas do mediastino representam, na verdade, exemplos de lipoblastomatose benigna. Esses tumores podem assumir grandes proporções e o diagnóstico é feito com a exploração cirúrgica e retirada da massa.

TUMORES PULMONARES

As lesões tumorais pulmonares não neoplásicas serão discutidas no Capítulo 16 – "Pleuropneumopatias infecciosas". Entre as neoplasias pulmonares, cerca de 80% representam metástases a distância de tumores extrapulmonares.

Tumores Pulmonares Metastáticos

Várias neoplasias da criança, como nefroblastomas (tumor de Wilms), osteossarcomas, hepatoblastomas, rabdomiossarcomas, sarcomas de Ewing e tumores de células germinativas, produzem metástases preferencialmente para os pulmões, enquanto nos tumores do sistema nervoso central e nos neuroblastomas, o acometimento pulmonar é pouco usual, mesmo nas fases finais da doença. Os modernos esquemas quimio e radioterápicos, combinados com ressecção cirúrgica para o tratamento das neoplasias na criança, têm permitido sobrevida de um número crescente de crianças portadoras de neoplasias malignas, particularmente de tumor de Wilms, osteossarcoma e hepatoblastoma (Figura 12.6).

Embora cada paciente deva ser estudado de forma individualizada, o tratamento das metástases pulmonares das neoplasias consta genericamente de quimio e/ou radioterapia, seguida de ressecção cirúrgica. O tratamento prévio tem a finalidade de promover ao máximo a diminuição do volume das metástases, minimizando assim o volume de parênquima pulmonar normal a ser ressecado junto com o tumor.

TUMORES PRIMÁRIOS DO PULMÃO

As neoplasias primárias do pulmão constituem raridades e, habitualmente, originam-se dos brônquios. São as seguintes, em ordem de frequência.

Adenomas Brônquicos

Compreendem aproximadamente 35% de todas as neoplasias pulmonares primárias da criança. O tipo histológico mais comum, cerca de dois terços, é o repre-

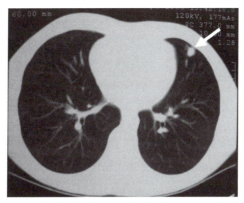

Figura 12.6 Tomografia computadorizada de controle, de criança com história de tumor de Wilms, tratado por ressecção cirúrgica e quimioterapia. Notar nódulo no pulmão esquerdo (seta), indicativo de metástase do tumor primário.

sentado pelo tumor carcinoide brônquico, seguido do carcinoma cístico adenoidiano (cilindroma) e, finalmente, o carcinoma mucoepidermoide. Esses tumores, em geral, acometem grandes brônquios, motivo pelo qual produzem sintomas de obstrução brônquica: hemoptise, tosse, pneumonia ou atelectasia de segmentos pulmonares. Na maioria dos casos, o diagnóstico é feito por exame endoscópico, visualização do tumor e biópsia. O tratamento consta de ressecção do brônquio e do correspondente lobo pulmonar. Em casos selecionados, é possível a remoção de tumor e do segmento brônquico, seguida de broncoplastia com preservação do parênquima pulmonar.

Carcinomas Broncogênicos Primários

São excepcionalmente descritos em crianças. Os tipos histológicos descritos são adenocarcinoma, carcinoma de células escamosas, carcinoma tipo *oat cells*, carcinomas de células pequenas e, finalmente, carcinoma indiferenciado. O prognóstico dessas formas é muito ruim, pois as metástases ocorrem precocemente.

Pseudotumores Inflamatórios

São lesões não neoplásicas de caráter inflamatório. As crianças acometidas apresentam, em geral, antecedentes de infecção respiratória, com persistência de febre, tosse, dor torácica e hemoptise. A radiografia de tórax demonstra massa pulmonar única bem delimitada, geralmente acometendo o lobo inferior direito. O tratamento consiste em remoção do lobo afetado e o exame histopatológico demonstra processo inflamatório crônico com fibrose. Essas lesões são genericamente denominadas granulomas de células plasmocitárias, xantofibromas, hemangiomas esclerosantes, histiocitoma e xantogranuloma.

Hamartomas e Teratomas

O termo hamartoma designa toda lesão benigna constituída pelos mesmos tecidos do órgão em que está localizada, porém dispostos de maneira desorganizada. Os exames de imagens demonstram lesão esférica, bem delimitada no interior do pulmão. O teratoma é constituído por tecidos originários das três camadas embrionárias e os poucos casos relatados em crianças referem-se a teratoma do tipo maligno.

Outros Tumores Benignos

Os tumores benignos de traqueia e brônquios podem ser originários de qualquer um dos tecidos da estrutura dessas vísceras. O papiloma de laringe é um tumor frequente que pode se estender distalmente até a traqueia. O papiloma do tipo escamoso pode se iniciar em brônquios periféricos e o tratamento definitivo deve exigir ressecção pulmonar. Outros tumores principais da traqueia ou brônquios são: leiomiomas, condromas, fibromas, tumores de origem neurogênica, hemangiomas e mioblastomas. O diagnóstico é feito por broncoscopia e tomografia computadorizada e o tratamento consta de ressecção do segmento brônquico ou mesmo do parênquima pulmonar nos casos de tumores mais periféricos.

Outros Tumores Malignos

Os blastomas pulmonares são neoplasias malignas de mau prognóstico e que, histologicamente, assemelham-se a tecido pulmonar fetal. Até o momento, existem 14 casos relatados na literatura. Entre os sarcomas pulmonares, o fibrossarcoma é o mais citado e se manifesta como massa pedunculada no interior de grande brônquio. Outras formas de sarcomas são o leiomiossarcoma e o rabdomiossarcoma. Os linfomas pulmonares, em geral, decorrem de invasão direta a partir dos gânglios do mediastino, local primário da doença. Os linfomas pulmonares primários constituem exceção.

TUMORES DA PAREDE TORÁCICA E DA MAMA

Todos os tecidos que compõem a parede torácica podem dar origem a tumores de natureza benigna ou maligna, como linfangiomas, hemangiomas, osteocondromas, tumores neuroectodérmicos e sarcoma de Ewing (ósseo). É importante lembrar que anomalias congênitas, como fusão de arcos costais, podem se manifestar como tumores pequenos palpáveis. Os métodos propedêuticos incluem radiografia simples, tomografia computadorizada, biópsia a céu aberto ou por agulha ou, se possível, ressecção total do tumor e posterior exame anatomopatológico.

O aumento simétrico de ambas as mamas com secreção láctea é muito comum no período neonatal, em virtude da passagem placentária de estrógeno e prolactina. Em alguns casos, ocorre infecção local com formação de abscesso. O desenvolvimento precoce das mamas (telarca) corresponde também a outra situação muito comum. À palpação, nota-se que existe pequeno nódulo subareolar móvel que surge entre 2 e 4 anos de idade e pode desaparecer espontaneamente ou persistir até a puberdade. A presença de grandes lábios normais e a ausência de pelos pubianos afastam o diagnóstico de puberdade precoce. O exame do esfregaço vaginal também é útil para a pesquisa da ação estrogênica nas células de descamação que ocorre na puberdade.

O aumento precoce do volume mamário pode decorrer da ingestão de drogas, como digoxina e anticonvulsivantes, ou mesmo hormônios, como anticoncepcionais e corticosteroides. Tumores funcionantes dos ovários e das suprarrenais podem ser causa de puberdade precoce. No entanto, na maior parte dos casos, não se consegue detectar a causa do problema.

Os tumores mais comuns da mama na criança são os hemangiomas, os linfangiomas (Figura 12.7) e as galactoceles. Essas últimas incidem em ambos os sexos nos primeiros meses de vida e se manifestam sob a forma de cistos. Na puberdade, o tumor de mama mais comum é o fibroadenoma, sendo mais incidente na etnia negra. O tratamento é a ressecção cirúrgica, tendo-se o cuidado de não lesar o tecido mamário. O carcinoma de tecido glandular mamário é muito raro na criança e em adolescentes e pode incidir em ambos os sexos.

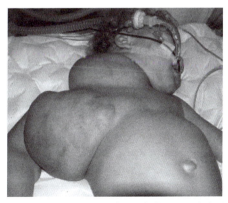

Figura 12.7 Grande tumor cervical e de parede torácica (linfangioma). (Veja imagem colorida no encarte.)

A ginecomastia é frequente em adolescentes do sexo masculino, manifestando-se sob a forma de tumor subareolar de consistência elástica, de 2 a 3 cm de diâmetro. Em geral, ocorre resolução espontânea da lesão em intervalos de 6 a 10 meses. Em adolescentes obesos, é comum o acúmulo de gordura na região mamária, denominado lipomastia, situação que causa muito desconforto emocional e que pode ser corrigida com ressecção cirúrgica.

CONCLUSÕES

A maioria dos tumores pulmonares corresponde a metástases de neoplasias malignas. De modo geral, as imagens de opacificação pulmonar visíveis à radiografia simples são consideradas, inicialmente, como de caráter infeccioso. A persistência da imagem após antibioticoterapia implica a continuidade de investigação por meio de broncoscopia para afastar a possibilidade de aspiração de corpo estranho ou mesmo para a coleta de secreção para pesquisa de células neoplásicas ou agente etiológico específico. É importante lembrar que as imagens pulmonares em crianças imunodeprimidas por quimioterapia ou em período pós-operatório de transplante de órgãos, em geral, decorrem de infecções oportunísticas. Nos casos não diagnosticados, toracotomia ou videotoracoscopia para biópsia ou ressecção total da lesão constituem recursos válidos.

REFERÊNCIAS BIBLIOGRÁFICAS

1. Shochat SJ. Mediastinal masses in children. In: Puri P, Höllwarth M, editors. Pediatric Surgery: diagnosis and management. Berlin: Springer-Verlag Berlin Heidelberg; 2009.
2. Eto A, Arima T, Nagashima A. Pericardial cyst in a child treated with video-assisted thoracoscopic surgery. Eur J Pediatr. 2000;159(12):889-91.
3. Pokorny WJ. Mediastinal tumors. In: Ashcraft KW, Holder TH, editors. Pediatric Surgery. 2nd ed. Philadephia: WB Saunders Company; 1994.
4. Raffensperger JG. Swenson's Pediatric Surgery. 5th ed. Norwalk: Appleton & Lange; 1990.
5. Furukawa T, Sakai K, Higashi M, Fumino S, Aoi S, Tajiri T. Thoracoscopic resection for mediastinal thymolipoma in a child. Asian J Endosc Surg. 2018;12(2):218-21.
6. Williams HJ, Alton HM. Imaging of pediatric mediastinal abnormalities. Pediatr Respir Rev. 2003;4(1):55-66.

Doença do refluxo gastroesofagiano

13

Manoel Carlos Prieto Velhote

Após ler este capítulo, você estará apto a:

1. Diferenciar refluxo de doença do refluxo gastroesofagiano.
2. Descrever o papel da cirurgia no tratamento da doença do refluxo gastroesofagiano.
3. Avaliar a expectativa de se obter bons resultados com o tratamento cirúrgico nas diferentes modalidades de refluxo gastroesofagiano.

INTRODUÇÃO

O refluxo gastroesofagiano (RGE), passagem de conteúdo gástrico para o esôfago, é evento normal, diário e imperceptível na vida de todos os seres humanos em qualquer idade. Episódios muito frequentes e detectáveis são encontrados nos recém-nascidos e lactentes, traduzidos pela regurgitação e vômitos fáceis, que vão se espaçando com o crescimento até tornarem-se clinicamente inaparentes.

Algum grau de RGE é normal em adultos e crianças assintomáticos que podem apresentar até 50 episódios de RGE por dia, de curta duração e desacompanhado de qualquer tipo de sintoma ou repercussão. Nos lactentes, esses episódios de RGE podem ocorrer, normalmente, até 70 vezes por dia[1].

A doença do refluxo gastroesofagiano (DRGE) é a que aparece quando existem sintomas danosos ou complicações do refluxo do conteúdo gástrico[2]. A definição de 2007, elaborada por um grupo internacional, é abrangente e inclui também sintomas decorrentes de refluxo não ácido.

Tabela 13.1 Semelhanças e diferenças entre refluxo gastroesofagiano (RGE) e doença do refluxo gastroesofagiano (DRGE)

RGE	DRGE
Regurgitação	Regurgitação
Vômitos	Vômitos persistentes
Crescimento normal	Crescimento anormal
	Agitação, irritabilidade
	Salivação
	Dor abdominal
	Queimação
	Alteração do sono
	Tosse, chiado

MECANISMOS FISIOLÓGICOS QUE PREVINEM O REFLUXO

O elemento mais importante de prevenção do RGE é o esfíncter inferior do esôfago (EIE). Na região da cárdia, área de transição entre o esôfago e o estômago, existe uma região de hiperpressão funcional, medindo de 2 a 3 cm, com pressão entre 10 e 30 mmHg, que não se traduz por um verdadeiro esfíncter anatômico representado por uma estrutura bem definida de musculatura lisa. O EIE é responsável pela manutenção de uma barreira pressórica que impede o retorno do conteúdo gástrico para o esôfago. Pelo relaxamento reflexo permite a passagem do bolo alimentar deglutido do esôfago para o estômago.

Outros elementos, além do EIE, colaboram para os mecanismos de prevenção do RGE: comprimento do esôfago abdominal, presença dos pilares diafragmáticos envolvendo o esôfago no hiato esofagiano, presença do ângulo esôfago-gástrico (ângulo de His) e o ritmo do esvaziamento gástrico.

Acredita-se que a principal causa de refluxo sejam episódios transitórios e periódicos de relaxamento do EIE[3].

Os fatores que facilitam o RGE são: falta de amadurecimento dos mecanismos antirrefluxo (prematuridade, lactente), aumento da tensão na parede gástrica, aumento da pressão intra-abdominal (tosse crônica, ascite, obstipação crônica), encefalopatia, posição deitada. Em lactentes, é clássica a associação do RGE com atresia de esôfago, onfalocele e gastrósquise[4].

DIAGNÓSTICO

História Clínica

Em crianças maiores, os sintomas digestivos mais frequentes são o vômito e a dor retroesternal (azia, pirose).

Embora o vômito seja a ocorrência mais facilmente associada ao RGE não é obrigatório na DRGE. A dor retroesternal, desencadeada pelo ácido no esôfago, nem sempre é fácil de se caracterizar em crianças pequenas.

É comum a DRGE manifestar-se por ganho ponderal e desenvolvimento insuficientes, agitação e inquietude na criança pequena, ruminação, dor noturna.

Atualmente, valorizam-se muito os assim ditos sintomas supraesofagianos do RGE[5]: sinusopatia crônica, rinite crônica, otites de repetição, tosse crônica, rouquidão, crises de broncoespasmo, pneumonias de repetição, apneia/bradicardia noturna, erosões dentais, halitose, dor de garganta crônica.

Entretanto costuma ser difícil a correlação de causa/efeito entre o RGE a esses sintomas, pois são causados também por inúmeros outros fatores desencadeantes.

Exames Complementares

Radiografia de esôfago, estômago e duodeno (REED)

O REED é o primeiro exame a ser pedido na suspeita da DRGE, mesmo sabendo que o valor é relativo no diagnóstico ou na conduta da doença. Mas deve ser sempre pedido, pois permite diagnosticar estenose péptica ou hérnia hiatal, situações de indicação formal de cirurgia[3].

A REED facilmente evidencia um refluxo exuberante, mas não é o exame ideal para surpreender um episódio ocasional de refluxo. Exige uma longa exposição à radioscopia até o evento ser detectado e poder ser substituído com vantagem pela cinerradiologia (cinedeglutograma acompanhando a deglutição até o tempo gástrico), mais sensível e confiável.

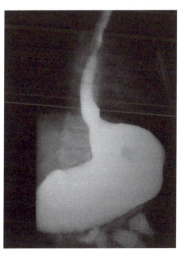

Figura 13.1 Radiografia de esôfago, estômago e duodeno com intenso refluxo gastroesofagiano.

pHmetria

É o melhor exame para se detectar o RGE[6] e consiste na monitoração, geralmente por 24 horas, do pH esofagiano medido a 5 cm da cárdia com eletrodo sensível à variação do pH intraluminal. O resultado do pH deve ser correlacionado com os sintomas, horário da amostragem, refeições, sono, uso de medicamentos etc.

Existem tabelas que mostram os valores normais e patológicos para as diferentes faixas etárias. O resultado, geralmente informatizado, avalia o número de episódios de refluxo (caracterizado por um pH menor que 4), o número de refluxos com duração maior do que 5 minutos e o tempo somado da duração dos todos os episódios de refluxo[7].

É comum utilizar-se o índice de De meester[8], que pondera vários achados da pHmetria obtendo um valor numérico para caracterizar o refluxo como patológico ou não.

Embora seja o exame mais sensível para demonstrar o RGE, o fato de o refluxo ser considerado patológico não indica, de maneira automática, a cirurgia.

Endoscopia digestiva alta e biópsia de esôfago

São exames de grande importância por demonstrar as consequências do refluxo patológico sobre a mucosa do esôfago[3]. A presença de esofagite moderada ou grave (classificação B-C de Los Angeles) demonstra a ação lesiva do conteúdo gástrico (ácido clorídrico e pepsina) que reflui e que tem correlação com os sintomas.

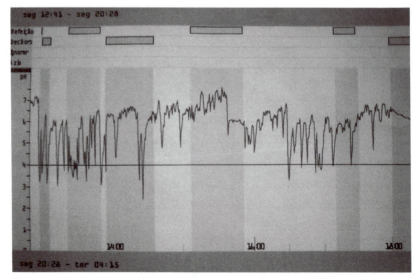

Figura 13.2 Exemplo de pHmetria de esôfago evidenciando vários episódios de refluxo, com pH < 4.

A esofagite persistindo por longo prazo leva a ulcerações que podem sangrar ou levar à estenose e encurtamento do esôfago.

A endoscopia pode também demonstrar a presença de hérnia hiatal e do esôfago de Barrett (metaplasia intestinal no esôfago), considerada como uma lesão pré-cancerígena.

Radioisótopos

Embora o mapeamento gástrico com tecnécio revele o refluxo, é ainda menos acurado que o REED para o diagnóstico do RGE. Para demonstrar a aspiração do isótopo nos campos pulmonares, mesmo que teoricamente atraente, raramente ocorre na prática, conferindo ao mapeamento um papel secundário na investigação do RGE.

Bioimpedância

É um recurso novo e promissor, recentemente introduzido na investigação do RGE[9]. Mede a variação da impedância elétrica intraluminar que ocorre com a passagem de qualquer tipo de material (sólido, líquido ou gasoso) no esôfago. Como não depende do tipo de conteúdo que transita é muito útil no diagnóstico dos refluxos não ácidos ou com pH acima de 4,0. Existem sensores que medem simultaneamente a impedância e o pH.

A importância entre os métodos diagnósticos do RGE na criança ainda está sendo definida.

Prova terapêutica

Com a alta eficiência do tratamento clínico de DRGE com inibidores da bomba de prótons (IBP) e procinéticos, aceita-se que, para um quadro inicial e não complicado com suspeita de DRGE, se faça uma tentativa de tratamento com pequena investigação inicial[3]. Uma investigação mais minuciosa somente se justificaria em casos de manutenção dos sintomas apesar da prova terapêutica.

TRATAMENTO

O tratamento inicial do refluxo é clínico[4], reservando-se a cirurgia para casos com complicação do RGE ou para falha terapêutica clínica após um acompanhamento, com boa adesão, de pelo menos 1 ano.

Tratamento Clínico

O tratamento clínico inclui medidas dietéticas, posicionais e medicamentosas na suposição que com o tempo e o crescimento da criança haja o desaparecimento do RGE[10].

É tradicional o uso da alimentação fracionada e engrossada, mas cujo papel efetivo no tratamento é desconhecido.

Os lactentes devem permanecer em posição elevada, mesmo à noite, tentando contrapor a ação da gravidade ao refluxo, reduzindo a duração. É discutido se a posição supina tem vantagem sobre a prona, no berço. A posição prona é mais favorável a diminuir o refluxo líquido para o esôfago, mas está, discutivelmente, associada à síndrome da morte súbita do lactente.

O tratamento medicamentoso objetiva diminuir o pH e facilitar o esvaziamento gástrico. Este é acelerado pelo uso de procinéticos que diminuem o volume e a pressão intragástricos, diminuindo a chance de ocorrência do RGE. Com esta finalidade utiliza-se a domperidona, a bromoprida. A droga de melhor resultado clínico, a cisaprida, foi retirada do mercado nacional pelo risco de efeitos colaterais graves.

Para diminuir o pH gástrico são usados antiácidos, bloqueadores de H_2 (ranitidina e similares), IBP (omeprazol e similares). Embora eficazes, estes últimos são aceitos com restrições na infância por possíveis efeitos colaterais.

Tratamento Cirúrgico

A cirurgia no tratamento da DRGE tem papel extremamente importante, embora sua posição como *gold standard* para as falhas do tratamento clínico esteja sendo, mais recentemente, questionada[10,11].

Existem na literatura várias cirurgias que se propõem a corrigir o RGE, todos com manobras que visam a aumentar a pressão intraluminal na zona do esfíncter interno. A cirurgia mais comumente empregada, em adultos e crianças, é a de Nissen-Rossetti, que envolve completamente o esôfago abdominal com o fundo gástrico.

A cirurgia visa a reverter os fatores anatômicos que predispõem ao refluxo. Durante o procedimento alonga-se o esôfago intra-abdominal, aumenta-se a pressão da região da cárdia mediante a construção de uma região de maior pressão obtida com envolvimento do esôfago distal pelo fundo gástrico.

Além disso, diminui-se, quando necessário, o alargamento do hiato diafragmático do esôfago, reduz-se a herniação do estômago pelo hiato e fixa-se o estômago, antes herniado, ao abdome.

Essa cirurgia, atualmente, é sempre realizada de maneira minimamente invasiva, por videolaparoscopia (Figura 13.3). A agressão à parede abdominal é mínima e com melhor efeito cosmético, a dor pós-operatória é escassa, a alta hospitalar é mais precoce e os resultados são equivalentes às cirurgias realizadas por laparotomia.

Embora com papel de destaque no tratamento do DRGE a correção cirúrgica deve ser sempre bem ponderada.

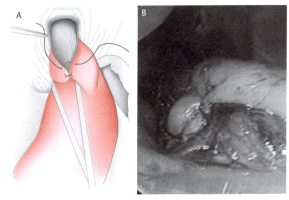

Figura 13.3 A: esquema da gastroesofagoplastia à Nissen-Rossetti. B: foto de uma válvula gastresofagiana laparoscópica. (Veja imagem colorida no encarte.)

A cirurgia tem indicação indiscutível nos casos de hérnia hiatal, na esofagite hemorrágica, na presença de esôfago de Barrett (metaplasia intestinal na área de ulcerações esofagianas) e nas estenoses do esôfago.

Nos pacientes com queixa gastroesofagiana, havendo falha no tratamento clínico ou recidiva dos sintomas na suspensão dos medicamentos, a cirurgia antirrefluxo apresenta bons resultados iniciais, da ordem de 90%. O acompanhamento no longo prazo, entretanto, mostra que os números iniciais diminuem com o tempo, havendo necessidade de reintrodução de bloqueadores da bomba de prótons com muita frequência[12].

Os resultados do tratamento cirúrgico nas consequências extraesofagianas do RGE são inferiores aos dos pacientes com queixa exclusivamente digestiva. A melhora ou a cura dos sintomas cai para 60% dos casos.

Em pacientes encefalopatas, os relatos de recidivas do refluxo por desfazimento da válvula ou por deiscência da sutura dos pilares do diafragma são frequentes[13].

No Instituto da Criança e do Adolescente da Faculdade de Medicina da Universidade de São Paulo, analisando 150 crianças operadas por DRGE, houve predominância de encefalopatas (54%). Das crianças operadas por sintomas digestivos, houve regressão total dos sintomas em 86,6% dos pacientes e o restante apresentou melhora acentuada dos sintomas[14].

OUTRAS OPÇÕES

Com a medicina em constante evolução é de se esperar opções mais simples e menos invasivas do que a cirurgia clássica ou laparoscópica.

Os métodos mais recentes estão em investigação sendo escassas as tentativas de uso em crianças, embora já liberados pelo FDA americano[15].

Assim, pode-se tentar o aumento leve da pressão na região do EIE pela injeção submucosa de biopolímero não absorvível por via endoscópica (Enteryx). Existe pequena experiência com crianças com recidiva de DRGE após cirurgia de Nissen, com resultados encorajadores.

Em vez de polímero pode-se provocar um edema e o enrijecimento da região do cárdia com radiofrequência (*stretta procedure*).

Outra opção é criar, mediante um aparelho de sutura endoscópica da mucosa da transição esôfago-gástrica uma área de hiperpressão na região do cárdia (Bard Endocinch e Wilson-Cook Endoscopic Suturing Device).

CONCLUSÕES

Recentemente, com o aparecimento da videocirurgia, pela facilidade técnica, baixa agressão aos tecidos, pouca dor, alta precoce e resolutividade dos sintomas há maior liberalidade na indicação do tratamento cirúrgico da DRGE.

Os resultados de cura são diferentes quando se comparam pacientes operados por sintomas exclusivamente digestivos e os com sintomas extraesofagianos.

Pacientes com complicações graves do RGE beneficiam-se bastante do tratamento cirúrgico. A cirurgia deve ser proposta aos pacientes que não mostraram tendência, com o crescimento, à reversão do RGE ou aos que apresentam dificuldade de adesão ao tratamento clínico.

REFERÊNCIAS BIBLIOGRÁFICAS

1. López-Alonso M, Moya MJ, Cabo JA, Ribas J, del Carmen Macías M, Silny J, et al. Twenty-Four-Hour Esophageal Impedance-pH Monitoring in Healthy Preterm Gastroesophageal Reflux. Pediatrics. 2006;118(2);e299-e308.
2. Vakil N, Van Zanten SV, Kahrilas P. The Montreal definition and classification of gastroesophageal reflux disease: a global evidence based consensus. Am J Gastroenterol. 2006;101(8):1900-20.
3. Richter JE. Gastroesophageal reflux disease. Best Pract Res Clin Gastroenterol. 2007;21(4):609-31.
4. Hassall E. Outcomes of fundoplication: causes for concern, newer options. Arch Dis Child. 2005;90(10):1047-52.
5. Wang C, Hunt RH. Medical management of gastroesophageal reflux disease. Gastroenterol Clin N Am. 2008;37(4):879-99.
6. Lazarescu A, Sifrim D. Ambulatory monitoring of GERD: Current technology. Gastroenterol Clin N Am. 2008;37(4):793-805.
7. Vandenplas Y, Sacré-Smits L. Continuous 24-houer esophageal monitoring in 285 asymptomatic infants 0-15 months old. J Pediatr Gastroenterol Nutr. 1987;6(2):220-4.
8. Johnson LF, De Meester TF. Twenty-four hour monitoring of the distal esophagus. A quantitative measure of gastroesophageal reflux. Am J Gastroenterol. 1974;62(4):325-32.
9. van Wijk MP, Benninga MA, Omari TI. Role of the multichannel intraluminal impedance technique in infants and children. J Pediatr Gastroenterol Nutr. 2009;48(1):2-12.

10. Guimarães EV, Marguet C, Camargos PAM. Tratamento da doença do refluxo gastroesofágico. J Pediatr (Rio J). 2006;82(5 Supl):S133-45.
11. Wakeman DS, Wilson NA, Warner BW. Current status of surgical management of gastroesophageal reflux in children. Curr Opin Pediatr. 2016;28(3):356-62.
12. Saedon M, Gourgiotis S, Germanos S. Is there a changing trend in surgical management of gastroesophageal reflux disease in children? World J Gastroenterol. 2007;13(33):4417-22.
13. Barnhart DC, Hall M, Goldin AB, Goldin AB, Berry JG, Faix RG, et al. Effectiveness of fundoplication at time of gastrostomy in infants with neurological impairment. JAMA Pediatr 2013;167(10):911-8.
14. Tannuri AC, Tannuri U, Mathias AL, Velhote MC, Romão RL, Gonçalves ME, et al. Gastroesophageal reflux disease in children: efficacy of Nissen fundoplication in treating digestive and respiratory symptoms. Experience of a single center. Dis Esophagus. 2008;21(8):746-50.
15. Triadafilopoulos G. GERD: the potential for endoscopic intervention. Dig Dis. 2004;22(2):181-8.

14 Acalasia de esôfago e lesão cáustica

Guilherme de Freitas Paganoti

Após ler este capítulo, você estará apto a:

1. Reconhecer os fatores de risco relacionados à exposição a substâncias cáusticas.
2. Descrever a fisiopatologia das lesões cáusticas, relacionando suas propriedades físicas e químicas.
3. Avaliar as etapas do tratamento e a necessidade de reabilitação das vítimas.
4. Entender a acalásia como causa importante de disfagia na população pediátrica.
5. Identificar os sinais e sintomas, indicando a melhor abordagem diagnóstica.
6. Reconhecer as opções de tratamento da acalásia.

LESÃO CÁUSTICA DE ESÔFAGO

Introdução

A ingestão de produtos cáusticos, embora rara nos países desenvolvidos, infelizmente ainda se faz presente na população pediátrica brasileira. Com o advento de campanhas educativas, associada à restrição e à normatização da venda de produtos químicos, houve redução no número de acidentes, entretanto mantém-se como um problema de saúde pública mundial.

Na população pediátrica, a exposição às substâncias corrosivas se faz, na maioria, de forma acidental na primeira infância, contrapondo as ingestões intencionais dos adultos. No Brasil, a soda cáustica, armazenada em frascos de refrigerante e em locais de fácil acesso, é o agente causal mais comum.

O atendimento às vítimas de lesão cáustica deve ser multiprofissional, criando uma interface de atuação entre os médicos do pronto atendimento, cirurgiões, anestesistas, endoscopistas, gastroenterologistas, otorrinolaringologistas e psiquiatras. As questões sociais devem ser investigadas em conjunto.

Epidemiologia

Infelizmente, a baixa notificação dos casos envolvendo exposição a substâncias cáusticas na população pediátrica mascaram, de forma significativa, os reais efeitos que este indicador tem na saúde pública no Brasil. Dessa forma, pode-se ter a falsa impressão de que as medidas preventivas estão sendo eficazes[1,2].

Em 80% dos casos, a lesão por substância cáustica está relacionada à população pediátrica. Grande parte dos acidentes ocorre por ingestão do produto químico armazenado em garrafas de refrigerante vazias, por curiosidade da criança que procura por comida ou bebida[3]. Dessa forma, a faixa etária entre os 2 e 6 anos, sexo masculino, transtornos de hiperatividade, baixo nível de educação dos pais, ausência de supervisão e morar em zona rural estão entre os principais fatores de risco para ingestão acidental de corrosivos[1].

A incidência de eventos anuais varia entre 5 a 518 casos para 100 mil habitantes, contudo, sabe-se que esses números devem ser maiores nos países em desenvolvimento. A mortalidade é rara, entretanto a morbidade e a interferência na qualidade de vida é devastadora[1-3].

Patogênese

Para entender melhor os mecanismos patogênicos relacionados às substâncias corrosivas é importante conhecer o pH, o estado físico de apresentação do produto químico e o tipo de lesão celular causada.

Os agentes cáusticos podem ser divididos em álcalis fortes (pH superiores a 11,2) e ácidos fortes (pH < 2), e, assim, quanto mais extremo for o pH da substância, maior o poder lesivo (Tabelas 14.1 e 14.2).

Tabela 14.1 Principais agentes alcalinos

Químico	pH	Nome comercial	Produtos de uso comercial/doméstico
Hipoclorito de sódio $NaOH$	12,9	Soda cáustica	Detergente industrial, relaxantes de cabelo, baterias
Hidróxido de cálcio $Ca(OH)_2$	12,4	Cal	Tintas Depiladores
Fosfato de sódio $Na_3(PO_4)$	11,9	Fosfato de sódio	Detergentes Limpadores automotivos
Carbonato dissódico $Na_2(CO_3)$	11,4	Carbonato de sódio	Detergentes Sabão

Tabela 14.2 Principais agentes ácidos

Químico	pH	Nome comercial	Produtos de uso comercial/doméstico
Ácido acético $C_2H_2O_2$	2,8	Vinagre	Produtos de culinária
Ácido cítrico $C_6H_8O_7$	2,2		Limpadores automotivos Produtos de limpeza domésticos
Ácido fosfórico H_3PO_4	1,08		Produtos de limpeza domésticos Material odontológico
Ácido clorídrico HCl	1,08	Cloro	Materiais para piscina Solventes

A forma física de apresentação define o padrão de lesão ao trato gastrointestinal. As substâncias sólidas aderem e causam lesão principalmente na boca e na faringe, ao contrário dos agentes líquidos que passam rapidamente por essas regiões e acabam lesando de forma mais intensa esôfago e estômago. Os vapores causam dano prioritariamente às vias aéreas[1,2].

A agressividade da lesão depende da concentração do produto, do tempo de exposição e das propriedades químicas. Os ácidos levam à necrose de coagulação dos tecidos e formam, por degradação e coagulação das proteínas locais, uma espécie de "casca" de queimadura que restringe a penetração local. Já as substâncias alcalinas levam à destruição de proteínas e gorduras com importante dano à arquitetura celular em um processo conhecido com necrose de coagulação. Se o álcali não for neutralizado, a lesão se propaga para as camadas musculares podendo levar à perfuração do órgão[1-3].

À medida que o processo de lesão cáustica se adentra aos tecidos, a trombose dos vasos sanguíneos reduz a perfusão local e agrava ainda mais o processo de lesão tecidual. Inflação e necrose se estendem para além das margens da queimadura química.

Manifestações Clínicas e Diagnóstico

As manifestações clínicas dependem das propriedades químicas, forma de apresentação do produto e da quantidade ingerida. Até três quartos dos casos de ingestão de cáustico são assintomáticos à entrada no pronto atendimento, entretanto merecem ser observados cuidadosamente uma vez que sintomas de resposta inflamatória e obstrução podem surgir após 24 a 48 horas do acidente[3,4].

Sintomas respiratórios podem sem encontrados em 6 a 18% dos casos de ingestão de cáusticos em razão da aspiração da própria substância ou dos vômitos. Queimadura da cavidade oral e faringe podem estar associadas à rouquidão, taquipneia, dispneia e ausculta pulmonar com crepitações. Se os sintomas respiratórios se intensificam, pode ser necessária uma traqueostomia de emergência[1-3].

Após a ingestão pode haver dor intensa em cavidade oral, retroesternal e epigástrica, salivação, disfagia e vômitos. Entretanto, a ausência de sinais e sintomas clínicos não exclui a possibilidade de lesão cáustica. Com o decorrer do processo de queimadura podem ser iniciados sintomas sistêmicos de taquicardia, febre, sintomas hemorrágicos e sépticos. Perfuração de esôfago ou estômago é uma complicação rara e eventualmente fatal nos casos de grande exposição a cáusticos fortes[1,3].

Terminada a fase aguda da lesão, e iniciado o processo de cicatrização, as principais consequências são as estenoses de faringe e esôfago associado a disfagias graves[2].

O diagnóstico é eminentemente clínico, por meio de boa anamnese, reconhecendo o agente causador, a forma de exposição e identificando as principais queixas do paciente. No exame físico, deve-se ficar atento às lesões de cavidade oral, face, couro cabeludo e vias aéreas. No pronto atendimento, os exames complementares de imagem pouco acrescentam ao diagnóstico. A endoscopia digestiva deve ser realizada nas primeiras 24 a 48 horas para estratificar e definir as probabilidades de a lesão evoluir com perfuração e estenose. Nos protocolos mais atuais, a tomografia computadorizada vem sendo utilizada para estratificar a lesão e definir o prognóstico da queimadura e as indicações de endoscopia[2,3].

Tratamento

A melhor forma de tratamento é, sem dúvida, evitar a exposição das crianças aos agentes químicos. Medidas públicas de controle e regulamentação da venda dos agentes cáusticos, bem como o controle do acesso doméstico aos produtos químicos se fazem essenciais na prevenção[1].

O tratamento da vítima de substâncias cáusticas pode ser dividida em quatro fases: medidas de primeiros-socorros no local do acidente, identificação e estratificação da gravidade da exposição ao nível de pronto atendimento, tratamento das complicações agudas e reabilitação das sequelas[1,3].

No local do acidente, deve-se interromper a exposição afastando o agente ou retirando (no caso de sólidos) da boca da criança. Ligar para o centro de atendimento para envenenamento ou exposição a substâncias químicas (telefone presente nos rótulos dos produtos) para ter as primeiras orientações, e encaminhar a criança, e o material ingerido, para o pronto atendimento mais próximo. Nunca estimular vômitos que podem piorar a queimadura química[1,3].

As crianças que se apresentam assintomáticas no pronto atendimento devem ser observadas por 12 a 24 horas, uma vez que manifestações clínicas podem se iniciar mais tardiamente. Nos casos de sintomas respiratórios leves, deve-se oferecer oxigênio suplementar, e caso evolua para dispneia, taquipneia e estridor, considerar intubação orotraqueal ou mesmo traqueostomia[1,3].

Jejum via oral e reposições volêmicas são, na maioria, necessários para os pacientes sintomáticos. Antibioticoterapia de amplo espectro deve ser considerada para os pacientes com quadros graves, sintomas sistêmicos de sepse, perfuração de víscera ou pneumonia. Nos casos mais leves, não são necessários. Radiografia de tórax é importante na avaliação de perfuração esofágica ou gástrica que se apresenta com pneumomediastino e pneumoperitôneo, respectivamente[3].

A endoscopia digestiva alta continua sendo o padrão-ouro para identificar e estimar a gravidade de lesão esofágica, além de possibilitar acesso ao estômago e ao duodeno. Entretanto, deve ser indicada nas primeiras 48 horas e somente após estabilização clínica do paciente. O procedimento é feito sob anestesia geral e com profissional capacitado, uma vez que não se deve utilizar grande volume de ar, não introduzir às cegas e, se encontrada uma área de fragilidade na parede, o exame deve ser interrompido a fim de evitar perfurações. Se possível, uma sonda nasoenteral deve ser passada e locada pós-pilórica com intuito de alimentação precoce[1-3].

Tomografia computadorizada com contraste pode ser utilizada para definir e apontar a gravidade de queimadura pela análise de parede e dos tecidos periesofágicos, identificando também a presença de perfuração com pneumomediastino ou pneumoperitôneo. Todavia, a dificuldade técnica e de acesso ao exame, associado ao risco de malignidade em longo prazo, limitam o uso na população pediátrica[3].

Caso se identifique perfuração de órgão com mediastinite e/ou peritonite, está indicada uma cirurgia de emergência. Nesses casos, a morbimortalidade se eleva muito, e a decisão tática da melhor abordagem se define no intraoperatório (esofagectomia total, esofagostomia, gastrectomia ou derivações intestinais).

Para os casos não cirúrgicos, é extremamente importante adotar medidas que visam à profilaxia ou à modulação do processo de estenose. O uso de inibidores da bomba de próton ou bloqueadores histamínicos H2 fazem parte do arsenal terapêutico, o objetivo seria a diminuição da produção ácida pelo estômago e, consequentemente, o refluxo deste conteúdo para área esofágica lesada[1]. Nistatina via oral é uma opção utilizada para prevenção de infecções fúngicas secundárias à perda da barreira mucosa após lesões cáusticas, deve ser mantida por três semanas após o acidente ou subsequentes os procedimentos endoscópicos de dilatação[1]. Nos casos de lesões graves, que inviabilizam a nutrição por via oral, a passagem de sonda nasoenteral é fundamental para nutrição precoce, evitando as complicações inerentes às nutrições parenterais e à desnutrição[1,3]. Não há evidências de que o uso da sonda piore as lesões esofágicas por contado direto de material rígido. Corticoides não apresentam evidências científicas que corroborem o uso na profilaxia das estenoses[1-3].

Uma vez instalado o processo de cicatrização e estenose, principalmente no esôfago, podem ser utilizadas medidas clínicas/endoscópicas e cirúrgicas para devolver a qualidade de vida para esses pacientes.

Os programas de dilatação endoscópica se iniciam, preferencialmente nos casos com sintomas disfágicos, após as primeiras três semanas do acidente. As dilatações são semanais e, à medida que se consegue calibres satisfatórios com baixa recidiva entre as sessões, os intervalos entre os procedimentos se tornam maiores[2,3]. Os melhores prognósticos são encontrados nas lesões não relacionadas à soda cáustica, menores de 5 cm de extensão, localizados no terço superior e médio do esôfago e em pacientes com menos de 8 anos[3]. A principal complicação do programa de dilatação seriada é a perfuração que incide entre 0,4% até 17%, com taxa de mortalidade que pode chegar até a 18%[2,3]. Associado ao programa de dilatação, pode-se utilizar injeções locais de corticoide (triancinolona), mitomicina C ou endopróteses[1].

A falha terapêutica com as dilatações endoscópicas pode chegar até 6%, e neste caso a substituição esofágica se faz necessária. Como técnica cirúrgica se destaca a substituição por estômago e pelo cólon. A faringocólon é, sem dúvida, a melhor opção pelo fato de se conseguir um enxerto vascularizado de maior extensão e anastomoses sem tensão, mantendo o estômago e a importante função no sistema digestório e nutricional da criança. No ato operatório, deve-se considerar a retirada do esôfago nativo pelo risco potencial de malignização, entretanto tal etapa cirúrgica acrescenta morbidade, em muitas vezes proibitiva ao ato que também deve ser ponderado[5] (Figura 14.1).

Conclusão

A lesão cáustica de esôfago infelizmente ainda se faz presente nos prontos atendimentos infantis. A abordagem multidisciplinar com intuito de reabilitar tais pacientes, minimizando o alto grau de sequelas funcionais para as vítimas, deve ser o objetivo principal do tratamento. Após a estabilização do paciente vítima da expo-

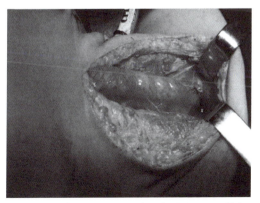

Figura 14.1 Anastomose de faringocólon na cirurgia de substituição esofágica utilizando o cólon. (Veja imagem colorida no encarte.)

sição cáustica, adotar medidas a fim controlar a lesão aguda e, consequentemente, a evolução para estenose por meio de medidas clínicas e endoscópicas, em sua grande maioria, são eficazes. Como opção cirúrgica de resgates a substituição do esôfago utilizando o cólon é a melhor opção, mantendo a fisiologia do trânsito intestinal através da manutenção do estômago, com baixas taxas de complicações. A retirada do esôfago nativo deve ser considerada individualmente no intraoperatório pela elevada morbidade do procedimento.

ACALASIA DE ESÔFAGO

Introdução

Distúrbio raro de motilidade do aparelho digestivo, caracterizado pela alteração nas ondas peristálticas com prejuízo ao relaxamento do esfíncter esofágico inferior. A principal causa de acalasia é idiopática, entretanto podem-se ter quadros desencadeados pela doença de Chagas ou síndromes paraneoplásicas.

A ausência dos neurônios que controlam a peristalse e o relaxamento do esfíncter esofágico inferior levam a quadros graves de dismotilidade com impactação alimentar na porção distal do esôfago.

Dor retroesternal, disfagia, azia, quadros respiratórios de repetição (sinusite, rouquidão, pneumonias) são queixas frequentes. Em longo prazo, a impactação alimentar leva à alteração no epitélio e ao aumento no risco de carcinoma.

Epidemiologia

A acalasia idiopática é considerada um distúrbio raro da motilidade do trato gastrointestinal, com incidência anual de 1 caso para 100 mil indivíduos na população geral. Desses, menos de 5% ocorrem na infância. Não há fatores preditores demográfico, de gênero ou epidemiológicos que agreguem maior risco para o surgimento da acalasia idiopática[6].

Patogênese

A coordenação dos movimentos peristálticos e do relaxamento do esfíncter esofágico inferior se devem aos neurônios do plexo mioentérico. Na acalasia idiopática, esses neurônios se encontram em número menor, ou mesmos ausentes, acarretando dismotilidade e ausência de relaxamento do esfíncter esofágico inferior[6,7].

A principal teoria para a perda destes neurônios seria o comprometimento em um processo inflamatório crônico mediado por autoanticorpos. Alguns agentes estão implicados no desencadeamento do processo imunomediado, como o herpes--vírus e o papilomavírus humano[6,7] (Figura 14.2).

Manifestações Clínicas e Diagnóstico

Em razão da dismotilidade e da obstrução distal do esôfago pelo não relaxamento do esfíncter esofágico inferior, o primeiro sintoma a surgir é a disfagia, inicialmente para sólido e, com a progressão da doença, há dificuldade para ingestão de líquidos. Não é infrequente a ingestão de grande quantidade de água durante a refeição para auxiliar a passagem do alimento pelo esôfago. A estase do alimento no esôfago pode gerar a regurgitação de alimentos inteiros e não digeridos. Associado a esse quadro crônico de regurgitação existe aumento da produção de saliva e consequentemente hipertrofia de parótidas bilateral, facilmente identificada ao exame físico. Dor retroesternal por ser decorrência de ondas peristálticas descoordenadas, semelhantes a espasmo dolorosos e aos eventos de regurgitação em que o paciente se queixa de azia ou queimação. Em situação mais avançadas, há perda ponderal por desnutrição. Vômitos de grande quantidade de conteúdo alimentar não digerido, e algumas vezes de pedaços inteiros de alimento, podem fazer parte das queixas do doente portador de acalasia[6-8] (Figura 14.3).

Sintomas respiratórios como tosse noturna, sinusite crônica e pneumonia de repetição são decorrentes do refluxo do conteúdo esofágico para vias aéreas altas e posterior aspiração[6-8].

O diagnóstico da acalasia pode ser feito associando boa anamnese e bom exame físico aos exames complementares. Entre ampla gama de exames sofisticados, a radiografia contrastada de esôfago fornece informações muitas vezes suficientes para o diagnóstico, sendo um exame de baixo custo e com baixa morbidade para o paciente. A imagem do "bico do pássaro" ou "bico de seio" é fortemente sugestiva de acalasia[4,6,7,9] (Figura 14.4).

Endoscopia digestiva alta auxilia nas obstruções esofágicas contribuindo para o diagnóstico diferencial das compressões intrínsecas e, em alguns casos, pode ser usada como forma de esvaziamento da impactação alimentar secundária à acalasia[4,7,8].

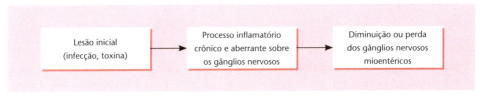

Figura 14.2 Fluxograma da fisiopatologia da lesão neuronal na acalasia idiopática

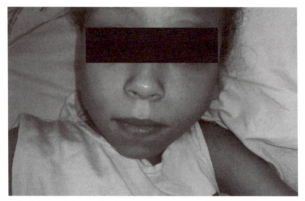

Figura 14.3 Hipertrofia bilateral de parótidas em criança com diagnóstico de acalasia idiopática.

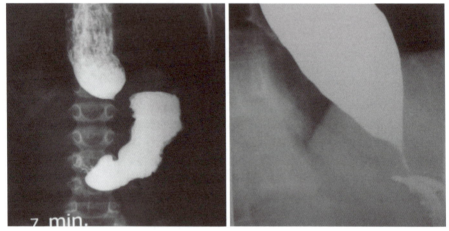

Figura 14.4 Exame contrastado de esôfago evidenciando o estreitamento ao nível do esfíncter esofágico inferior (não relaxamento muscular) e a dilatação acima da obstrução.

A manometria esofágica é considerada o exame padrão-ouro, uma vez que consegue definir os distúrbios da peristalse esofágica e, conjuntamente, a ausência de relaxamento do esfíncter esofágico inferior[4,10,11].

Tratamento

O tratamento da acalasia tem como objetivo desobstruir o esôfago reduzindo a pressão no esfíncter esofágico inferior, e pode ser divido em farmacológico, endoscópico e cirúrgico. A nifedipina, um bloqueador dos canais de cálcio, é a droga mais utilizada para o tratamento dessa doença, uma vez que diminui as pressões do esfíncter esofágico inferior. Entretanto a eficácia é baixa, há certo grau de tolerância da ação com o uso prolongado e efeitos colaterais significativos, como dor de cabeça, hipotensão e edema de membros inferiores. Os nitratos, por exemplo, o sildenafil, é uma opção como relaxador do esfíncter esofágico, entretanto há poucos estudos demostrando o real benefício e segurança para crianças. Mais atual, a toxina botulínica, infiltrada por endoscopia digestiva alta ao nível do esfíncter inferior, mostra bons resultados nos primeiros meses após a aplicação, contudo perde a eficácia no primeiro ano após a infusão[6-8].

Dilatação pneumática por endoscopia é um dos tratamentos mais antigos para acalasia. Consiste em alongar as fibras musculares do esfíncter esofágico inferior por meio de dilatações com balões. O resultado é imediato, e, algumas vezes, são necessárias novas sessões para melhor controle dos sintomas. Perfuração esofágica, dor retroesternal e refluxo gastroesofágico por incompetência do esfíncter após as dilatações são complicações vistas com essa técnica[8,10,11].

O tratamento cirúrgico para acalasia foi descrito em 1913 por Heller e, após os anos 1990, houve aprimoramento da técnica por videolaparoscopia ou toracoscopia. O procedimento consiste em seccionar as fibras musculares do esfíncter esofágico inferior ao nível da cárdia, expondo toda a mucosa. Com essa abertura ampla da musculatura há redução importante das pressões intraluminais nesta região, contudo o esfíncter pode se tornar incompetente e levar ao refluxo gastroesofágico. Nesse caso, a confecção de válvula antirrefluxo é uma etapa fundamental para o sucesso do procedimento[9-11].

Nos últimos anos, com o advento das técnicas minimamente invasivas, uma nova opção ao tratamento da acalasia vem ganhando espaço. A ressecção muscular do esfíncter por via endoscópica, realizada em adultos pela primeira vez em 2010, é uma alternativa, todavia ainda carece de estudos com crianças[7,10].

Apesar do amplo esforço para controle clínico e cirúrgico da acalasia, em uma minoria de pacientes refratários, a esofagectomia com reconstrução utilizando cólon ou estômago se torna uma opção radical para o tratamento.

Conclusão

Acalasia idiopática é um distúrbio motor raro do aparelho digestivo. A lesão imunológica crônica leva à diminuição e à perda dos neurônios do plexo nervoso mioentérico no esfíncter esofágico inferior. Prejuízo à peristalse associado ao não relaxamento do esfíncter leva à impactação alimentar, refluxo do conteúdo para orofaringe e para via aérea. Dor retroesternal, azia, salivação, hipertrofia de parótidas, infecções de vias aéreas, regurgitação de alimento não digerido são as queixas mais frequentes. O diagnóstico pode ser feito por exame contrastado do esôfago ou endoscopia, todavia o padrão-ouro é a manometria esofágica. Para o tratamento dispõem-se de medidas farmacológicas, endoscópicas e cirúrgicas.

REFERÊNCIAS BIBLIOGRÁFICAS

1. Arnold M, Numanoglu A. Caustic ingestion in children – a review. Semin Pediatr Surg. 2017;26(2):95-104.
2. Kurowski JA, Kay M. Caustic ingestions and foreign bodies ingestions in pediatric patients. Pediatr Clin N Am. 2017;64(3):507-24.
3. Chirica M, Bonavina L, Kelly MD, Sarfati E, Cattan P. Caustic ingestion. Lancet. 2017;389(10083):2041-52.
4. Nurko S. Motility disorders in children. Pediatr Clin N Am. 2017;64(3):593-612.
5. Tannuri U, Tannuri ACA. Total esophageal substitution for combined hypopharyngeal andesophageal strictures after corrosive injury in children. J Pediatric Surg. 2017;52(11):1742-6.
6. Islam S. Achalasia. Semin Pediatr Surg. 2017;26(2):116-20.
7. Boeckxstaens GE, Zaninotto G, Richter JE. Achalasia. Lancet. 2014;383(9911):83-93.
8. Caldaro T, Familiari P, Romeo EF, Gigante G, Marchese M, Contini AC, et al. Treatment of esophageal achalasia in children: today and tomorrow. J Pediatric Surg. 2015;50(5):726-30.
9. Petrosyan M, Khalafallah AM, Guzzetta PC, Sandler AD, Darbari A, Kane TD. Surgical management of esophageal achalasia: Evolution of an institutional approach to minimally invasive repair. J Pediatric Surg. 2016;51(10):1619-22.
10. Stavropoulos SN, Modayil R, Friedel D. Achalasia. Gastrointest Endoscopy Clin N Am. 2013;23(1):53-75.
11. Lee CW, Kays DW, Chen MK, Islam S. Outcomes of treatment of childhood achalasia. J Pediatr Surg. 2010;45(6):1173-7.

Anomalias do arco aórtico 15

Uenis Tannuri
Ana Cristina Aoun Tannuri

Após ler este capítulo, você estará apto a:
1. Descrever as anomalias do arco aórtico com base em conhecimentos de anatomia e embriologia.
2. Diagnosticar as compressões vasculares do esôfago e da traqueia.
3. Selecionar os exames a serem solicitados para um diagnóstico de forma objetiva diante da suspeita de compressão esofágica ou traqueal.

INTRODUÇÃO

As anomalias do desenvolvimento dos grandes vasos podem provocar compressão extrínseca da traqueia e do esôfago, com consequentes manifestações respiratórias e digestivas. O termo anel vascular foi inicialmente utilizado por Gross que, em 1945, fez a primeira secção de um duplo arco aórtico[1].

A incidência real dessas anomalias é desconhecida, pois em muitos casos não há sintomatologia clínica e o problema não é detectado.

CLASSIFICAÇÃO

A classificação mais prática e didática é ainda aquela que divide os anéis vasculares em completos e incompletos, embora recentemente os autores pretendam introduzir modificações com o objetivo de definir essas doenças mais adequadamente[1].

Anéis Vasculares Completos

Duplo arco aórtico

É o tipo mais comum de anel vascular completo e compreende quase a metade dos casos. Decorre da persistência de ambos os arcos aórticos, o direito e o esquerdo, em que não ocorreu o desaparecimento natural do arco direito. Como consequência, o esôfago e a traqueia ficam comprimidos dentro do anel assim formado[2]. Em geral, um arco é de maior calibre, dominante e corresponde ao arco direito, que se situa posteriormente ao esôfago. O arco esquerdo é o não dominante, situa-se anteriormente à traqueia e, em alguns casos, pode ser representado por um simples resquício fibroso. Os arcos unem-se em plano posterior ao esôfago, continuando com a aorta descendente e formando um anel vascular em torno da traqueia e do esôfago. As artérias carótidas e subclávia de cada lado originam-se do arco homolateral (Figura 15.1).

O duplo arco aórtico pode estar associado a outras cardiopatias, como tetralogia de Fallot ou transposição de grandes vasos da base.

Arco aórtico à direita com persistência do ducto arterioso

Constitui a segunda forma mais comum de anel vascular completo. Forma-se um anel constituído pela aorta ascendente e pela artéria pulmonar anteriormente, o arco da aorta à direita e, finalmente, a artéria subclávia esquerda e o ducto arterioso situados posteriormente e à esquerda (Figura 15.2). Pode apresentar componente retroesofágico, com a porção proximal do arco aórtico passando sobre o brônquio direito e à direita da traqueia, cruzando o esôfago posteriormente.

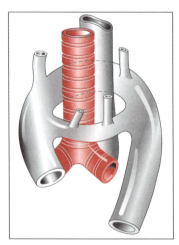

Figura 15.1 Desenho esquemático do duplo arco aórtico. Notar o arco anterior ao esôfago e à traqueia, não dominante. O arco posterior é o de maior calibre e deverá ser preservado.

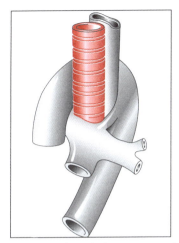

Figura 15.2 Desenho esquemático do arco aórtico à direita com persistência do ducto arterioso. Notar que o posicionamento do arco à direita com a persistência do ducto arterioso promove a compressão do esôfago e da traqueia.

Anéis Vasculares Incompletos

Artéria subclávia direita anômala

É a mais frequente de todas as anomalias do arco aórtico e tem origem embrionária pelo desaparecimento precoce do 4º arco aórtico, o qual normalmente forma a parte inicial da artéria subclávia direita. A artéria subclávia direita passa a ter origem na aorta descendente, atravessa obliquamente o mediastino posterior da esquerda para a direita, em trajeto ascendente, atrás do esôfago (Figura 15.3).

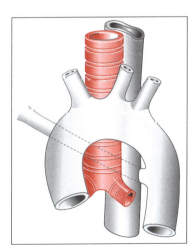

Figura 15.3 Desenho representativo da artéria subclávia direita anômala. Notar a artéria anômala originando-se à esquerda, no início da aorta descendente, passando atrás do esôfago e promovendo compressão na parede posterior.

A anomalia foi descrita pela primeira vez por Bayford, em 1789, e, em virtude de causar compressão esofágica posterior e disfagia, deu origem ao termo disfagia lusória (em latim, *luso naturae* significa acaso da natureza; lusório significa referente ao jogo)[2,3]. Nos lactentes, pode provocar sintomas respiratórios graves em virtude da flacidez da parede posterior da traqueia, porém, na maioria dos casos, não há sintomas relevantes.

Anel da artéria pulmonar

A artéria pulmonar esquerda origina-se da artéria direita e atinge o pulmão esquerdo, passando entre a traqueia e o esôfago. Forma-se, assim, um anel vascular que comprime o brônquio direito e o terço inferior da traqueia. Essa anomalia frequentemente está associada a defeitos cardíacos e à traqueomalacia ou a estenoses de brônquio ou traqueia. É a mais rara entre as anomalias do arco aórtico.

Artéria inominada direita anômala

Este defeito consiste em anel formado pela artéria inominada anormalmente curta e que, ao se originar de forma anômala, produz compressão na face anterior da traqueia. De forma semelhante ao defeito anterior, é muito raro.

DIAGNÓSTICO

As crianças com anel vascular apresentam quadro clínico muito variável, desde a ausência de sintomas até manifestações respiratórias muito graves, com necessidade de entubação endotraqueal. A prática demonstra que, de modo geral, os sintomas são mais graves quanto mais precocemente surgirem[3]. Os sintomas respiratórios oriundos da compressão traqueal são estridor, chiado, respiração ruidosa, dispneia e cianose às mamadas, tosse e secreção pulmonar. Algumas crianças podem apresentar sintomas respiratórios menos intensos, caracterizados por quadros respiratórios ocasionais, que simulam crises agudas de bronquite asmatiforme ou pneumonia. A compressão esofágica traduz-se clinicamente por disfagia, a qual pode não ser notada ou valorizada pelo fato de o lactente receber apenas dieta líquida ou pela exuberância dos sintomas respiratórios.

Por vezes, a compressão traqueal pode determinar hiperinsuflação pulmonar bilateral. Infecções respiratórias e pneumonias podem ocorrer em razão da compressão traqueal ou pela aspiração de alimentos para a árvore traqueobrônquica, em consequência da compressão esofágica.

A radiografia contrastada do esôfago, em incidência anteroposterior e perfil, é o exame auxiliar mais importante, pois fornece dados que praticamente selam o diagnóstico final. É importante lembrar que o contraste baritado deve ser administrado por mamadeira ou por sonda introduzida logo abaixo da faringe, pois a imagem de compressão da luz esofágica localiza-se no terço superior da víscera.

O duplo arco aórtico produz típica imagem de dupla compressão na radiografia contrastada do esôfago em incidência anteroposterior (Figura 15.4). O arco direito produz compressão superior à direita e o arco esquerdo, compressão inferior à esquerda. O arco aórtico à direita com persistência de ducto arterioso produz compressão à direita do esôfago (Figura 15.5). A artéria subclávia direita anômala provoca compressão posterior no esôfago à radiografia em incidência lateral (Figura 15.6), e imagem de compressão oblíqua ascendente em incidência anteroposterior. A imagem de compressão entre o esôfago e a traqueia faz a suposição diagnóstica de anel da artéria pulmonar[4].

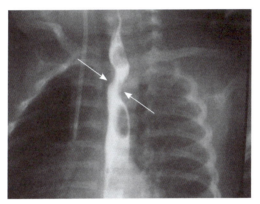

Figura 15.4 Radiografia contrastada do esôfago em incidência anteroposterior de criança com duplo arco aórtico. Notar a dupla compressão do esôfago (setas).

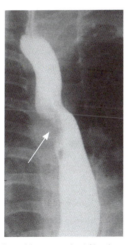

Figura 15.5 Radiografia contrastada do esôfago em incidência anteroposterior. Notar a compressão da luz esofágica à direita (seta).

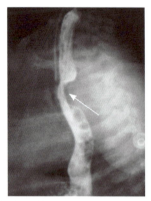

Figura 15.6 Radiografia contrastada do esôfago, em incidência lateral, de criança com artéria subclávia direita anômala. Notar a compressão posterior do esôfago (seta).

A endoscopia das vias aéreas é um exame útil, pois revela compressão posterior da traqueia e, no caso de artéria inominada direita anômala, compressão da parede anterior. Nos casos de dúvida diagnóstica, ou quando houver suspeita de malformação cardíaca associada, a investigação pode ser complementada pela ecocardiografia com Doppler colorido. Exames angiográficos podem ser dispensáveis para a conclusão diagnóstica. No entanto, podem ser utilizados exames de angiografia tridimensional (Figura 15.7) ou de tomografia computadorizada, pouco invasivos, que fornecem imagens bastante típicas e elucidativas (Figura 15.8)[5].

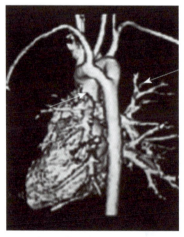

Figura 15.7 Imagem de angiorressonância digital – visão posterior. Notar a imagem típica do duplo arco aórtico (setas).

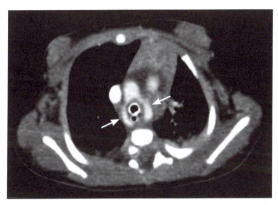

Figura 15.8 Tomografia computadorizada mostrando duplo arco aórtico (setas).

TRATAMENTO

Nos casos sintomáticos, impõe-se o tratamento cirúrgico. A via de acesso é a toracotomia posterolateral esquerda. Nos casos de duplo arco aórtico, realizam-se a ligadura e a secção do arco não dominante, em geral o anterior (esquerdo), entre a saída das artérias carótidas comuns. Nas crianças com arco aórtico à direita com a persistência do ducto arterioso, o tratamento é a secção completa do ducto, que em geral se restringe a um resquício fibroso, obtendo-se assim ampla abertura e liberação do anel de compressão sobre o esôfago. Nos casos de artéria subclávia direita anômala, procedem-se à ligadura e à secção dessa artéria por meio de toracotomia esquerda, sem nenhum comprometimento vascular para o membro superior, em virtude de circulação colateral previamente existente.

Em alguns casos, não se obtém o alívio imediato dos sintomas em razão da traqueomalacia no local da compressão ou mesmo à deformidade de cartilagens traqueais.

CONCLUSÕES

As anomalias do arco aórtico são pouco diagnosticadas em virtude de serem doenças pouco comuns. Toda criança com disfagia ou manifestação respiratória decorrente de compressão traqueal deve ser investigada com radiografia contrastada de esôfago, com a qual o diagnóstico pode ser confirmado. O tratamento dessas afecções é cirúrgico, com excelentes resultados pós-operatórios quanto ao alívio dos sintomas[6].

REFERÊNCIAS BIBLIOGRÁFICAS

1. Li S, Wen H, Liang M, Luo D, Qin Y, Liao Y, et al. Congenital abnormalities of the aortic arch: revisiting the 1964 Stewart classification. Cardiovasc Pathol. 2018;39:38-50.
2. Gaynor JW, Spray TL. Congenital heart disease and anomalies of the great vessels. In: O'Neil Jr. JA, et al. Pediatric surgery. 4th ed. St. Louis: Mosby; 1998.
3. Idriss FS. Vascular ring. In: Reffensperger JG, editor. Swenson's Pediatric Surgery. 5th ed. Norwalk: Appleton Lange; 1998.
4. Maksoud-Filho JG, Tannuri U, Gonçalves MEP. Compressões do esôfago e da traqueia por anomalias do arco aórtico na infância. Rev Ass Med Bras. 1993;39(3):165-9.
5. Browne LP. What is the optimal imaging for vascular rings and slings? Pediatr Radiol. 2009;39 (Suppl):S191-5.
6. Schmidt AMS, Larsen SH, Hjortdal VE. Vascular ring: Early and long-term mortality and morbidity after surgical repair. J Pediatr Surg. 2018;53(10):1976-9.

Pleuropneumopatias infecciosas 16

Uenis Tannuri

> **Após ler este capítulo, você estará apto a:**
> 1. Descrever a fisiopatologia dos empiemas pleurais na criança.
> 2. Acompanhar a evolução clínica peculiar dos empiemas na criança.
> 3. Orientar o tratamento das principais doenças pleuropulmonares infecciosas na criança.

INTRODUÇÃO

As pleuropneumopatias infecciosas de caráter cirúrgico incluem, basicamente, os empiemas pleurais, os abscessos pulmonares e as bronquiectasias.

EMPIEMA PLEURAL

Define-se empiema pleural como o acúmulo de pus entre as membranas pleurais. Ocorre em maior frequência como sequela de pneumonia bacteriana, mas pode ser secundário a traumatismos torácicos, perfuração de esôfago torácico, cirurgias torácicas e infecções intra-abdominais.

Do ponto de vista anatomopatológico, o empiema pode ser dividido didaticamente em três fases, embora do ponto de vista prático tal divisão seja de pouca utilidade:

- Fase inicial exsudativa, em que a pleura produz intensa quantidade de líquido claro com poucas células.

- Fibrinopurulenta: na evolução do processo, o líquido se torna espesso com migração de polimorfonucleares, leucócitos, fibrina e bactérias.
- Fase de organização: se o pus não for eliminado, ocorre tentativa de absorção e aumento da viscosidade, grande migração de fibroblastos e formação de membranas e aderências fibrosas.

A formação de membranas fibrosas em torno das pleuras pode levar ao encarceramento do pulmão em pacientes adultos.

De modo geral, na era pré-antibiótica, os agentes etiológicos mais comuns eram pneumococos, estreptococos ou flora mista da orofaringe. Na década de 1960, surgiram os estafilococos resistentes à penicilina. Atualmente, os agentes mais encontrados nas diferentes idades são o *Streptococcus pneumoniae*, seguido do *Haemophilus influenzae* e do *Staphylococcus aureus*.

Diagnóstico

Os sinais e os sintomas do empiema pleural correspondem àqueles encontrados quando ocorre intensificação do processo pneumônico: febre mantida, taquipneia, tosse e dor pleural. Nos casos de maior gravidade, surgem cianose e, em lactentes, distensão abdominal decorrente do íleo paralítico, fato que piora a dificuldade respiratória. No exame físico, observam-se os sinais clássicos de derrame pleural, como diminuição da expansibilidade, macicez à percussão, diminuição do frêmito toracovocal e do murmúrio vesicular.

A radiografia simples do tórax é o exame mais importante para confirmar o diagnóstico do derrame pleural. Na fase inicial, exsudativa, em que o volume de líquido existente na cavidade pleural é pequeno e se acumula no recesso diafragmático posterior, não é visível à radiografia simples do tórax em posição ortostática posteroanterior. Nesse caso, recomenda-se a radiografia em decúbito do lado acometido, com raios horizontais, para que o líquido flua ao longo da parede lateral do tórax. Nas fases mais adiantadas, o derrame é maior e pode ser identificado nas radiografias comuns anteroposteriores. O velamento pleural é proporcional à quantidade de líquido e, em alguns casos, há total opacificação do lado acometido e desvio do mediastino para o lado oposto ao da lesão. Com referência ao parênquima pulmonar, visualiza-se o processo inflamatório e identificam-se as eventuais lojas características das pneumatoceles. Na eventualidade de ruptura da pneumatocele ou alguma bolha subpleural, surge o pneumotórax que, com o derrame pleural purulento, define o piopneumotórax, situação de relativa gravidade.

A ultrassonografia pode ser utilizada como meio complementar para localizar derrames septados.

O exame mais importante para a definição do derrame pleural é a punção pleural. A simples inspeção do líquido obtido já é suficiente para se definir a presença do pus, fato que implica a instalação de um dreno na cavidade pleural.

Tratamento

As medidas clínicas incluem a administração de antibióticos de largo espectro, cuja escolha pode ser baseada nos resultados da cultura e do antibiograma. No entanto, o aspecto mais importante do tratamento do empiema pleural é a drenagem do pus, para permitir o controle do processo infeccioso e a expansão do pulmão. A primeira medida consta de punção pleural (toracocentese) na linha axilar média ou posterior, no 5º ou 6º espaço intercostal. Esse procedimento tem finalidade diagnóstica. Se o líquido obtido tiver coloração amarelo-citrino, pode-se tentar o simples esvaziamento nessa mesma punção. Se o líquido for de aspecto turvo, deve-se proceder à drenagem. Esta deve também ser indicada nos grandes derrames, ainda que o líquido seja de aspecto citrino, pois, habitualmente, ocorre recidiva após uma única punção esvaziadora.

A técnica para colocação do dreno é a mesma já descrita para o pneumotórax. Podem ser utilizados drenos de Pezzer ou Malecot, com cabeçote, ou drenos tubulares de borracha de silicone. Existem, atualmente, *kits* para drenagem torácica que contêm drenos tubulares delicados do tipo *pig tail* de boa qualidade e que são introduzidos com auxílio de fio condutor.

Cuidados e Controles na Colocação do Dreno Torácico

A colocação do dreno torácico implica alguns cuidados e controles muito simples, porém importantes para o sucesso do tratamento.

O menisco do sistema de drenagem deve oscilar amplamente, refletindo as pressões intrapleurais, ou seja, sobe na inspiração (pressão negativa) e desce na expiração. No início, a oscilação é ampla e, com o passar do tempo, torna-se pequena ou quase imperceptível, quando ocorre expansão do pulmão, acolamento das pleuras e bloqueio do dreno. No entanto, a parada súbita ou precoce da oscilação do menisco pode ser decorrente de obstrução por fibrina, acotovelamentos ou posicionamento inadequado do dreno. Deve-se corrigir o defeito por meio de aspiração do dreno ou mesmo trocá-lo.

Após a colocação do dreno pleural, em conjunto com antibioticoterapia apropriada, geralmente observa-se melhora significativa das condições clínicas. É enganoso imaginar que, logo após a drenagem da secreção pleural, ocorra desaparecimento da febre, a qual pode persistir por períodos de até três a quatro semanas, em consequência da infecção do parênquima pulmonar. Portanto, a permanência da febre, junto com imagem radiográfica sugestiva de pequenos derrames residuais encistados, espessamento pleural, ausência de expansão do parênquima pulmonar doente, formação de pneumatoceles, retração intercostal e deformidade torácica, não devem ser interpretados como falha da drenagem inicial.

O derrame encistado residual geralmente não revela a presença de bactérias, tanto no exame bacterioscópico direto como na cultura e, em consequência, não deve ser o fator causal da persistência da febre. Da mesma forma, o acúmulo de fibrina na serosa pleural, causando imagem radiológica de espessamento nas pleuras parietal e visceral, não provoca febre[1]. A experiência prática e inúmeras publicações científicas demonstram que todas essas alterações regridem de forma espontânea, após 2 a 3 meses, sem qualquer tipo de intervenção operatória[2,3]. Apenas em casos de formação de novos derrames de grandes proporções, com repercussão respiratória, ou diante da obstrução do dreno torácico, deve-se considerar a necessidade de nova drenagem pleural (Figuras 16.1, 16.2 e 16.3).

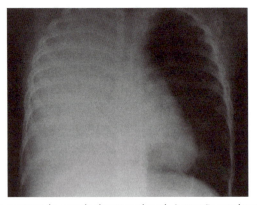

Figura 16.1 Radiografia mostrando grande derrame pleural. A punção revelou tratar-se de empiema.

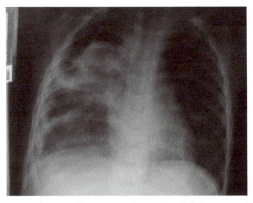

Figura 16.2 Após a drenagem do pus, observa-se a formação de lojas no parênquima pulmonar (pneumatoceles) e na cavidade pleural.

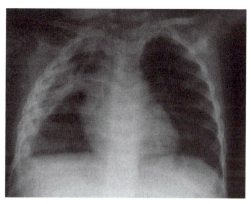

Figura 16.3 Após três semanas, observa-se a regressão completa das lesões. Persiste apenas o espessamento pleural, que deverá desaparecer espontaneamente.

Um aspecto de grande importância a ser lembrado no tratamento dos empiemas pleurais da criança refere-se às marcantes diferenças em relação aos de pacientes adultos. A evolução na criança é mais benigna, com excelente resposta apenas ao tratamento com antibióticos e punção e/ou drenagem pleural. Outro aspecto é que, na evolução do empiema pleural na criança, não há correspondência entre imagem radiográfica e quadro clínico.

Durante a evolução do empiema, após colocação do dreno pleural, alterações radiográficas demonstrando ausência de expansão pulmonar, formação de pneumatoceles, espessamento pleural e retração costal habitualmente não são acompanhadas de manifestação clínica evidente, a não ser a persistência de picos febris. Justifica-se apenas a manutenção de antibioticoterapia enquanto houver a persistência da febre, que decorre da evolução do processo inflamatório e/ou infeccioso do parênquima pulmonar, conforme enfatizado.

A decorticação pulmonar por meio de toracotomia ou videocirurgia (operação indicada para adultos, realizada com o objetivo de remover o acúmulo de fibrina e/ou fibrose em torno do pulmão) não tem indicação para a criança, pelo simples motivo de que o processo sofre cura espontânea, sem nenhum tipo de sequela tardia, anatômica ou funcional. Finalmente, pelo mesmo motivo, não se deve indicar a injeção intrapleural de estreptoquinase, com o objetivo de facilitar a lise da fibrina, recurso também citado em algumas publicações[4,5].

Quando há lesão concomitante da pleura visceral ou de pneumatocele rota, ocorre a fístula broncopleurocutânea, que se traduz pela presença de loja pleural e borbulhamento constante do dreno aos movimentos respiratórios, principalmente tosse. Nesses casos, apesar da manutenção da loja pleural, não há indicação de aspiração contínua e pressão negativa no frasco de drenagem. Além disso, as lavagens pleurais são contraindicadas pelo risco de inundação da árvore traqueobrônquica.

O dreno deve permanecer enquanto houver saída de pus e ser retirado quando não mais houver loja pleural e o pulmão estiver completamente expandido. Nos casos de drenagem mais prolongada, após três semanas, pode-se proceder à drenagem aberta, pois já ocorreu estabilização da cavidade empiemática. Basta, para tanto, apenas desconectar o dreno do resto do sistema. Tal procedimento facilita a mobilização da criança e abrevia o tempo de internação hospitalar.

Após o desaparecimento da cavidade, o dreno deverá ser retirado. É importante lembrar mais uma vez que, a despeito do espessamento e da fibrose das pleuras que ocorrem em consequência dos empiemas, com alteração radiológica significativa, não há manifestação clínica correspondente. Assim, recomenda-se sempre o tratamento conservador expectante, pois a normalização da imagem radiográfica ocorre em períodos de até oito meses. Também, estudos recentes têm mostrado que a função respiratória sempre retorna à normalidade, de forma independente do tipo de tratamento cirúrgico instituído, desde que seja feita inicialmente apenas a drenagem do pus[6].

ABSCESSOS PULMONARES

Os abscessos pulmonares são definidos como cavidades circunscritas no interior do parênquima pulmonar, com parede própria e conteúdo purulento. São pouco frequentes na prática diária e podem ser primários, quando ocorrem após pneumonias em pacientes sem doença prévia, ou secundários, quando há alguma afecção de base, como imunodeficiência, fibrose cística, malformação pulmonar congênita, aspiração ou supuração pulmonar crônica.

Do ponto de vista fisiopatológico, a causa mais comum do abscesso é uma infecção do parênquima pulmonar. Em grande parte dos casos, a infecção ocorre por aspiração crônica pela dificuldade de deglutição ou refluxo gastroesofágico. Confirma esse fato a observação de que os locais mais comuns de abscesso nos pulmões são os lobos superiores. Outra causa mais rara é a endocardite bacteriana, com formação de êmbolos sépticos que se dirigem aos pulmões.

Os agentes etiológicos mais comumente recuperados a partir dos abscessos pulmonares são as bactérias anaeróbias, seguidas das aeróbias *Pseudomonas aeruginosa*, *Staphylococcus aureus*, *Staphylococcus pneumoniae*, *Klebsiella* sp., *Haemophilus influenzae*. Em crianças imunodeprimidas ou imunossuprimidas, devem ser lembrados os fungos oportunistas como agente etiológico.

O quadro clínico é composto de febre e tosse do tipo produtiva, sem repercussão significativa no estado geral, diferente do que se observa em adultos, nos quais, além de toxemia intensa, a hemoptise é muito frequente. O diagnóstico é feito pela radiografia simples do tórax, quando se observa imagem típica de forma arredondada com parede própria e nível líquido no interior. A tomografia computadorizada confirma o achado da radiografia simples. O diagnóstico diferencial mais importante a ser feito é com as pneumatoceles que se formam após pneumonias. Tais lesões são significativamente mais frequentes do que os abscessos e, em princípio, devem sempre ser consideradas como o primeiro diagnóstico, diante de uma cavidade pulmonar com nível líquido.

Em pacientes com doença maligna imunossuprimidos por quimioterapia, devem ser lembrados os abscessos por fungos do tipo *Aspergillus*, cujo diagnóstico é feito por imagem típica à tomografia computadorizada, composta de uma cavidade com conteúdo sólido (tecido necrótico) com halo em torno (Figura 16.4).

O tratamento dos abscessos é inicialmente clínico, com antibióticos de largo espectro, manutenção das condições gerais da criança e fisioterapia respiratória. Obtém-se a cura do processo em quase todos os casos. Diante da falta de resposta ao tratamento clínico, particularmente de pacientes imunodeprimidos, pode-se realizar punção ou drenagem percutânea guiados por ultrassonografia, com cateteres de silicone do tipo *pig tail*[7].

BRONQUIECTASIAS

Constituem dilatações da árvore brônquica em consequência de alterações anatômicas da parede brônquica, cuja manifestação clínica fundamental é tosse e supuração crônica. A prevalência dessa afecção reduziu-se significativamente nos últimos 20 anos, em consequência do melhor tratamento clínico das infecções pulmonares, dos novos antimicrobianos, da aplicação das vacinas e do melhor conhecimento das técnicas de cirurgia pulmonar. Entretanto, a maior sobrevida de pacientes com

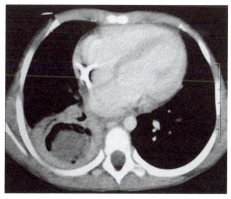

Figura 16.4 Imagem de abscesso por *Aspergillus* no pulmão direito. Observar a cavidade contendo tecido sólido e halo em torno.

síndrome de imunodeficiência adquirida e outras doenças pulmonares crônicas na criança, como fibrose cística, bronquiolite obliterante, tuberculose e transplantes pulmonares, poderá promover novo aumento na ocorrência das bronquiectasias[8].

As classificações das bronquiectasias, na prática, revestem-se de pouca importância. Para o direcionamento de uma conduta conservadora ou cirúrgica, o cirurgião baseia-se na evolução do paciente já previamente submetido ao tratamento clínico e no tamanho das dilatações brônquicas, visíveis à radiografia simples ou à tomografia. As dilatações discretas com boa evolução clínica do paciente devem ser consideradas como potencialmente reversíveis e, portanto, sem indicação cirúrgica.

A maioria das bronquiectasias é adquirida e se forma após infecção pulmonar. Tem como características comuns a estase brônquica de secreções e a infecção crônica. As causas congênitas são mais raras e fazem parte de síndromes, sendo a mais importante a síndrome de Kartagener, composta pela clássica tríade de bronquiectasias, sinusite e *situs inversus*. Os lobos mais comumente acometidos são os inferiores, pela maior dificuldade de drenagem das secreções.

Do ponto de vista etiopatogênico, o processo inicial é uma infecção pulmonar por bactérias inespecíficas, coqueluche, sarampo, tuberculose, adenovírus ou vírus influenza, micobactérias, micoplasma, *Aspergillus* ou actinomicose[9]. Por consequência, ocorre lesão das paredes brônquicas, com prejuízo do *clearance* mucociliar, retenção de secreção e maior possibilidade de nova infecção bacteriana, tendo como resultado final a dilatação brônquica. Com a evolução dos repetidos processos infecciosos, pode haver a destruição total do parênquima pulmonar. Na prática, verifica-se que algumas doenças pulmonares predispõem ao desenvolvimento das bronquiectasias: asma, imunodeficiências, síndrome do lobo médio, fibrose cística, deficiência de alfa--1-antitripsina, discinesia ciliar primária, malformações congênitas do pulmão, síndromes aspirativas crônicas, bronquiolite obliterante e aspergilose pulmonar alérgica.

As bronquiectasias geralmente acometem crianças na idade pré-escolar que apresentam pneumonia com evolução desfavorável. Os sintomas mais comuns são tosse crônica com secreção purulenta, hemoptise, sinusites de repetição, reagudização de pneumonias, febre, fadiga, anorexia e dispneia. Com a cronificação do processo, surgem cianose de extremidades, unhas em "vidro de relógio", baqueteamento de dedos e deformidades da caixa torácica. A semiologia pulmonar revela ausculta pulmonar compatível com secreção em brônquios. Nos casos mais graves, em que há destruição do parênquima pulmonar, a ausculta revela ausência ou diminuição do murmúrio vesicular.

Quanto aos exames de imagem, a radiografia do tórax mostra imagens sugestivas nos casos de maior gravidade, sendo que pode não se mostrar alterada nos casos mais leves. O melhor exame de imagem é a tomografia de alta resolução que revela os brônquios dilatados em corte transversal, com diâmetro maior do que o do vaso correspondente, formando imagem comparada ao de um "anel em sinete" (Figura 16.5).

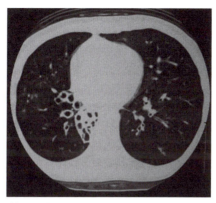

Figura 16.5 Imagem tomográfica de bronquiectasia no pulmão direito.

Diante do diagnóstico firmado, deve-se solicitar coleta de escarro para pesquisa do bacilo da tuberculose e dosagem do cloro no suor ou pesquisa do DNA para o diagnóstico de fibrose cística. A broncoscopia é útil para se identificar eventuais obstruções brônquicas por corpo estranho ou tumores.

O tratamento inicial é baseado, fundamentalmente, em medidas que promovam melhora das condições gerais da criança, drenagem das secreções e prevenção ou tratamento dos processos infecciosos, com antibióticos adequados. Detalhe importante do tratamento clínico refere-se à fisioterapia respiratória constante para a limpeza da árvore brônquica.

O tratamento cirúrgico deve ser reservado para os casos em que não houver resposta adequada às medidas clínicas. Deve ser indicado com o objetivo de evitar os surtos de infecção que poderão acometer os outros segmentos pulmonares normais. Por motivos óbvios, o tratamento cirúrgico não deve ser instituído em situações de bronquiectasias difusas. Realiza-se a ressecção dos segmentos pulmonares acometidos e, no caso de haver destruição de todo o pulmão, este deverá ser removido.

CONCLUSÕES

As complicações pleurais das pneumonias são frequentes na criança, apresentam evolução peculiar e benigna, diferente de adultos. O principal parâmetro para orientar o tratamento é a avaliação clínica seriada. É importante lembrar que as alterações radiológicas persistem por dois a três meses, apesar da cura clínica da criança.

REFERÊNCIAS BIBLIOGRÁFICAS

1. Rodrigues JC. Contribuição ao estudo etiológico de derrames pleurais parapneumônicos na infância [Dissertação]. São Paulo: Faculdade de Medicina da Universidade de São Paulo; 1989.
2. Tannuri U. Management of parapneumonic collections in infants and children. Correspondence. J Pediatr Surg. 2001;36(3):537.
3. Tannuri U, Matias MSG, Mathias AL, et al. Hidrotórax durante a evolução de trombose de veia cava superior em recém-nascidos – relato de seis casos. In: 3ª Jornada Paulista de Cirurgia Pediátrica. São Paulo; 1983.
4. Gates RL, Caniano DA, Hayes JR, Arca MJ. Does VATS provide optimal treatment of empyema in children? A systematic review. J Pediatr Surg. 2004;39(3):381-6.
5. Bishay M, Short M, Shah K, Nagray S, Arul S, Parkh D, et al. Efficacy of video-assisted thoracoscopic surgery in managing childhood empyema: a large single-centre study. J Pediatr Surg. 2009;44(2):337-42.
6. de Benedictis FM, Carloni I, Osimani P, Cobellis G, Martino A, Lanza C, et al. Prospective evaluation of lung function in children with parapneumonic empyema. Pediatr Pulmonol. 2019;54(4):421-7.
7. Hogan MJ, Coley BD. Interventional radiology treatment of empyema and lung abscesses. Pediatr Respir Rev. 2008;9(2):77-84.
8. Redding GJ. Bronchiectasis in children. Pediatr Clin North Am. 2009;56(1):157-71.
9. Yeung VH, Wong QH, Chao NS, Leung NW, Kwok WK. Thoracic actinomycosis in an adolescent mimicking chest wall tumor or pulmonary tuberculosis. Pediatr Surg Int. 2008;24(6):751-4.

Seção III

Abdome

17 Afecções cirúrgicas abdominais do recém-nascido

Uenis Tannuri

> **Após ler este capítulo, você estará apto a:**
> 1. Reconhecer as principais afecções cirúrgicas abdominais do período neonatal.
> 2. Fazer o diagnóstico diferencial entre as síndromes abdominais agudas no recém-nascido.
> 3. Direcionar o tratamento de cada afecção.

INTRODUÇÃO

No recém-nascido (RN) com abdome agudo, o quadro clínico e a radiografia simples são suficientes para se definir conduta terapêutica na maioria dos casos. Inicialmente, é importante lembrar os sinais clínicos de alarme, indicativos de abdome agudo:

- Vômitos repetidos: o vômito é o sintoma mais comum na prática pediátrica, especialmente nos primeiros meses de vida. No entanto, se o vômito for repetitivo, corado de bile, do tipo fecaloide ou mesmo em jato, deve ser considerado como sintoma de obstrução intestinal. Pode-se afirmar que não há obstrução intestinal sem vômitos.
- Distensão abdominal: pode decorrer de distensão de alças abdominais em consequência de obstruções das porções baixas do tubo digestivo ou em casos de íleo infeccioso adinâmico. As peritonites decorrentes de perfuração de víscera oca

podem levar também à distensão abdominal em virtude do acúmulo de líquido na cavidade peritoneal e do íleo paralítico consequente.

- Massa abdominal palpável: a presença de massa palpável em crianças com abdome agudo pode definir um diagnóstico. Por exemplo, em RN com distensão abdominal, vômitos e sangramento digestivo baixo, a presença de tumor abdominal palpável pode sugerir o diagnóstico de volvo intestinal ou enterite necrosante.
- Sangramento intestinal: a eliminação de sangue pelo ânus ocorre toda vez que há sofrimento da mucosa das porções mais baixas do tubo digestivo. O volvo ou a invaginação de alças intestinais e a enterite necrosante são as moléstias que mais frequentemente causam enterorragia.
- Peristaltismo visível: em RN pré-termo ou crianças muito desnutridas sem afecção digestiva, pode haver peristaltismo intestinal em decorrência de parede abdominal muito delgada. No entanto, em qualquer outra situação, o peristaltismo visível quase sempre constitui o selo de obstrução de alguma porção do tubo digestivo.

A radiografia simples, na maioria dos casos, fornece dados que permitem o diagnóstico sindrômico do abdome agudo. O pneumoperitônio que acompanha as síndromes perfurativas é visualizado habitualmente sobre a cúpula hepática. No entanto, a presença de gás entre as alças intestinais produz contrastação nítida da parede da alça intestinal, constituindo sinal característico. O diagnóstico radiológico da obstrução intestinal é feito por meio de duas características básicas: irregular distribuição das alças intestinais pelos quadrantes abdominais e diferença de calibre entre as elas. Os sinais radiológicos dos processos peritoníticos são semelhantes aos do adulto e baseiam-se no edema de alças intestinais e na presença de líquido na cavidade peritoneal.

CLASSIFICAÇÃO

O abdome agudo do RN é subdividido, didaticamente, em:

A. Obstrutivo:
- Atresias intestinais.
- Aganglionose (moléstia de Hirschsprung).
- Volvo do intestino médio.
- Íleo meconial.
- Peritonite meconial.
- Obstrução por rolha de mecônio.
- Obstrução por duplicações intestinais ou tumores císticos.
- Anomalias anorretais.

B. Inflamatório:
- Enterocolite necrosante.
- Outros.

C. Perfurativo:
- Perfuração gástrica.
- Perfuração intestinal.

D. Hemorrágico (traumas obstétricos):
- Ruptura hepática e esplênica.
- Hemorragia suprarrenal.

Atresia Intestinal

É a ausência de luz em algum segmento do intestino. Em consequência da zona obstruída, o intestino proximal dilata-se enormemente. A parede torna-se espessada, edemaciada e, ao mesmo tempo, bastante hipotônica por causa da grande dilatação. As atresias intestinais geralmente são únicas e não se associam com outras malformações graves. Em 6 a 10% dos casos, pode haver múltiplas atresias, em geral três a quatro, e, em casos extremos, há numerosas zonas de atresia, o que confere ao intestino delgado aspecto semelhante a um "colar de pérolas"[1,2].

A sede mais frequente de atresia é o íleo, seguindo-se o jejuno, o duodeno e, mais raramente, o colo[1,2].

Existem vários tipos anatômicos de atresia intestinal. O mais grave e de pior prognóstico é representado por uma atresia jejunal associada à atresia do mesentério dorsal, de forma que todo o intestino delgado distal é vascularizado por um ramo fino da artéria mesentérica inferior, enquanto esse intestino distribui-se de forma helicoidal em torno desse fino ramo arterial, conferindo um aspecto classicamente conhecido como intestino delgado em "árvore de Natal" ou "casca de maçã"[1,2].

Diagnóstico

O primeiro dado de história para o diagnóstico de qualquer afecção obstrutiva do tubo digestivo no período neonatal é presença do polidrâmnio. Em aproximadamente um terço dos casos de polidrâmnio materno há malformações fetais associadas, sendo que 25% destes correspondem às atresias do tubo digestivo[3]. Assim, o diagnóstico de suposição de atresias altas pode ser feito por meio da ultrassonografia (USG) materna no último trimestre da gravidez, particularmente nos casos em que houver polidrâmnio, fato que chama a atenção do ultrassonografista para a procura de malformações fetais.

O sintoma fundamental do RN com atresia intestinal é o vômito corado de bile. Há distensão abdominal em graus variáveis na dependência da altura da atresia. Nas atresias mais baixas, observa-se considerável distensão de alças intestinais com peristaltismo visível[1].

Nos RN em que o diagnóstico é feito precocemente, não há comprometimento do estado geral. Outro dado clínico de importância refere-se à eliminação de mecônio. Em condições normais, o RN deve eliminar mecônio pelo ânus até um período máximo de 24 horas após o nascimento. Nas atresias intestinais, esse fato não ocorre. Pode haver a eliminação de pequena rolha de muco não corada. Em casos excepcionais, em que o fenômeno vascular responsável pela atresia ocorreu em fase mais tardia, em que já houve passagem de material corado de bile pela luz intestinal, a criança pode eliminar pequena quantidade de muco de coloração esverdeada. Essa situação, no entanto, constitui exceção.

Nas atresias duodenais, o diagnóstico diferencial deve ser feito com pâncreas anular, obstrução duodenal por membrana mucosa e volvo do intestino médio[3]. Essa diferenciação diagnóstica, no entanto, não tem interesse prático, pois em todas essas afecções está indicado o tratamento cirúrgico. Nas atresias baixas, o diagnóstico diferencial deve ser feito com doença de Hirschsprung. Nesse caso, há quadro de suboclusão intestinal baixa e, ao toque retal, habitualmente nota-se intensa eliminação de mecônio, muitas vezes "explosiva", sendo esse sinal clínico característico da moléstia[4].

A radiografia simples do abdome revela aspecto compatível com obstrução intestinal em diferentes níveis (Figura 17.1).

Nos casos de obstrução duodenal, observam-se apenas duas imagens gasosas, o estômago e a porção dilatada do duodeno, aspecto classicamente conhecido como dupla bolha. É importante observar que apenas a radiografia simples sela o diag-

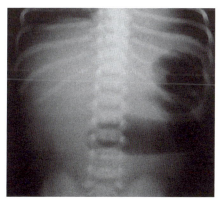

Figura 17.1 Radiografia simples de recém-nascido com obstrução intestinal alta. É importante notar a imagem do estômago e da primeira alça intestinal.

nóstico, sendo absolutamente dispensáveis, e até contraindicados, exames contrastados, pelo potencial perigo do vômito e aspiração do contraste baritado.

Tratamento

É obrigatório que a primeira medida terapêutica seja constituída pela correção dos distúrbios hidroeletrolíticos originados da perda excessiva de sucos digestivos por meio dos vômitos.

Administra-se, inicialmente, solução expansora do compartimento extracelular de acordo com a rotina do berçário e das condições de hidratação do RN. Caso esteja em boas condições, poderá ser levado à cirurgia. Essa consta de ressecção do segmento intestinal dilatado e reconstrução do trânsito intestinal com anastomose terminoterminal. No período pós-operatório, a criança deve ser mantida em regime de nutrição parenteral até que o trânsito intestinal seja satisfatório, permitindo iniciar as primeiras mamadas.

Nos RN em más condições, é aconselhável preparo pré-operatório com nutrição parenteral.

Moléstia de Hirschsprung (Megacolo Congênito ou Megacolo Aganglionar)

Constitui um dos problemas clássicos e típicos da doença cirúrgica pediátrica. Essa moléstia produz quadro de abdome agudo no período neonatal, fazendo parte, conforme foi visto, do diagnóstico diferencial das obstruções intestinais do período neonatal. Por outro lado, constitui o principal diagnóstico diferencial das obstipações intestinais de lactentes e pré-escolares.

A evolução dos conhecimentos sobre a fisiopatologia do megacolo congênito, descrito pela primeira vez em 1886 por Harold Hirschsprung[5], caminhou paralelamente à evolução de muitos aspectos da cirurgia pediátrica moderna.

A doença, embora muito bem descrita na forma anatomopatológica, ficou mal compreendida até 1945, quando Swenson[5], baseado em casos clínicos operados, estudou a histologia das porções de colo distais à zona dilatada e pôde verificar ausência de células ganglionares e peristalse insuficiente. Desde então, graças à melhor compreensão da doença, puderam-se estabelecer tratamentos cirúrgicos padronizados com boas expectativas quanto a resultados e baixo índice de complicações.

Fisiopatologia

A inervação intrínseca autônoma do intestino consiste de três plexos distintos de células ganglionares:

- De Auerbach, na camada muscular, entre as camadas circular e longitudinal.

- De Henle, no plano submucoso profundo.
- De Meissner, na intimidade da submucosa, logo abaixo da *muscularis mucosae*[4,5]. Há também uma rede de fibras de origem vagal que terminam e estabelecem sinapse nos plexos intrínsecos. Em retos de crianças, em um pequeno segmento terminal compreendido entre a linha pectínea e um ponto situado 1,5 a 2 cm acima desta, a quantidade de células ganglionares é bastante rarefeita ou pode haver ausência de células. Essa característica histológica, bem definida e estudada, é particularmente importante para a interpretação de biópsias da parede total do reto para o diagnóstico da moléstia de Hirschsprung.

Na moléstia de Hirschsprung, ocorre ausência dos três plexos nervosos nas porções terminais do intestino. A ausência de gânglios pode ocorrer em extensões variáveis, desde um segmento muito curto junto ao esfíncter interno do ânus até o comprometimento extenso e muito grave de todo o colo; no entanto, a forma mais importante é a chamada forma clássica da doença, em que a zona de aganglionose situa-se no reto até a transição com o sigmoide[5].

O segmento aganglionar não tem peristaltismo ordenado, é espástico e constitui um verdadeiro obstáculo ao livre trânsito intestinal. Em decorrência desse obstáculo funcional surgem, secundariamente, o megacolo e os sintomas clínicos de suboclusão intestinal.

Diagnóstico

O diagnóstico do megacolo congênito deve ser pensado em todo RN com quadro de suboclusão intestinal baixa e que, ao toque retal, apresenta eliminação de fezes de maneira explosiva após a retirada do dedo. Há distensão abdominal e, eventualmente, alças intestinais e peristaltismo visíveis, eliminação casual de mecônio em pequenas quantidades. No entanto, a primeira eliminação de mecônio frequentemente ocorre após as primeiras 24 horas de vida, fato que constitui um sinal clínico bastante sugestivo da moléstia.

Por outro lado, a estase fecal pode levar, já nos primeiros dias, à proliferação bacteriana anômala no colo e surgir, em consequência, quadros graves de enterocolite. Nessas eventualidades, há acentuado comprometimento do estado geral, toxemia, desidratação, distensão abdominal e eliminação de fezes diarreicas com odor pútrido. O reconhecimento dessa complicação é de grande importância, dada a alta taxa de mortalidade (80%) se a criança não for devidamente tratada. A radiografia simples do abdome revela os sinais clássicos de obstrução intestinal baixa. No entanto, o diagnóstico de certeza é feito pelo enema baritado. Por meio desse exame, pode-se visualizar a zona estreitada (espástica) de menor calibre e a zona a montante (dilatada), em consequência do obstáculo, e, entre ambas, a zona de transição, em forma de funil (Figura 17.2).

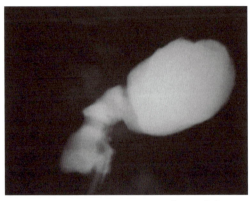

Figura 17.2 Imagem do enema opaco. Notar o reto com ondas espásticas e o sigmoide dilatado.

Para se obter imagens de boas características que possibilitem o diagnóstico radiológico de certeza, é necessário que o exame seja feito obedecendo algumas regras:

- Deve ser realizado sem preparo intestinal prévio, pois as lavagens aliviam o intestino dilatado e promovem diminuição da diferença de calibre entre as zonas ganglionar e aganglionar.
- Incidência da radiografia em perfil.
- Introdução de pouco bário, sob baixa pressão.
- Obtenção de radiografias de retardo após 24 horas[5].

Entretanto, no período neonatal, por vezes o exame radiográfico não revela diferença nítida de calibre entre a zona ganglionar e a aganglionar, fato causado pelo pequeno tempo de existência da moléstia.

Além do calibre do colo e do reto, deve-se atentar, no exame da radiografia, para a visualização dos sinais de enterocolite: no relevo mucoso do colo, em virtude do processo inflamatório, observando-se imagens em espícula. Nos casos mais graves, há também sinais de pneumatose, semelhantes à clássica enterocolite necrosante neonatal.

Outro método classicamente utilizado para o diagnóstico da moléstia baseia-se na biópsia de parede total do reto, corada pela hematoxilina-eosina. No entanto, esse método apresenta desvantagens:

- Os fragmentos necessários devem conter todos os elementos da parede retal, incluindo mucosa e camadas musculares.

- A biópsia deve ser feita 1,5 a 2 cm acima da linha pectínea, pois, nessa extensão, conforme foi citado, normalmente não há células ganglionares.
- A interpretação da lâmina é difícil, pois o patologista deve se basear em um dado negativo, isto é, na ausência de células ganglionares.

Foi demonstrado que, no nível do segmento aganglionar, há, caracteristicamente, aumento do número e do comprimento de fibras colinérgicas e da atividade de enzima acetilcolinesterase[6,7]. Esse fenômeno ocorre na *muscularis mucosae*, na lâmina própria da mucosa e na submucosa. Por meio de método histoquímico, pode-se corar nitidamente as fibras colinérgicas.

No exame microscópico do fragmento de mucosa retal de crianças com doença de Hirschsprung, observa-se um significativo aumento de fibras colinérgicas ao nível da *muscularis mucosae*, que se infiltram na intimidade da lâmina própria da mucosa. No entanto, em RN, foi verificado que a infiltração das fibrilas na mucosa é pouco intensa, ocorrendo caracteristicamente grossos troncos nervosos na submucosa. Dessa forma, a técnica histoquímica para o diagnóstico da moléstia de Hirschsprung tem a vantagem de apresentar um excelente grau de confiabilidade e permitir o diagnóstico com pequenos fragmentos obtidos na própria enfermaria, sem qualquer tipo de anestesia[6,7] (Figura 17.3).

Manometria anorretal

Este exame baseia-se na pesquisa do chamado reflexo de abertura do esfíncter interno, consiste da queda na pressão no nível do esfíncter interno do ânus como resposta à distensão do reto[5]. A presença desse reflexo é sinal de que a integridade anatômica e funcional da região está preservada. Caracteristicamente na moléstia

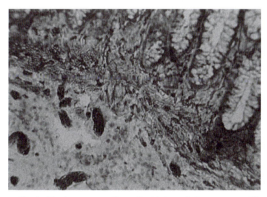

Figura 17.3 Microfotografia de lâmina com coloração histoquímica para acetilcolinesterase. Notar as estruturas coradas em marrom, correspondentes aos troncos nervosos calibrosos na submucosa e fibrilas infiltrando a mucosa. (Veja imagem colorida no encarte.)

de Hirschsprung ocorre ausência do reflexo de abertura do esfíncter interno, em virtude da ausência das células ganglionares.

Embora seja um exame útil para o diagnóstico do megacolo congênito, é importante ressaltar que a manometria anorretal pode revelar resultados falsos em RN com peso abaixo de 2.700 g e nos casos em que a idade gestacional somada ao período de vida pós-natal for inferior a 39 semanas. Nessas duas condições, o reflexo de abertura normalmente não ocorre em virtude da imaturidade funcional da região[5].

Diagnóstico diferencial

Deve ser feito com outras afecções intestinais que produzam oclusão ou suboclusão baixa. É particularmente importante ressaltar o diagnóstico diferencial com a síndrome do colo esquerdo. Essa afecção, presente em geral em RN filhos de mães diabéticas, produz um quadro muito semelhante ao megacolo congênito e ao enema opaco, e mostra intenso espasmo de todo o colo descendente, sigmoide e reto. Esse aspecto radiográfico é absolutamente superponível a uma forma de doença de Hirschsprung em que há aganglionose desses segmentos. O diagnóstico diferencial é feito por meio de biópsia da mucosa retal e pesquisa da atividade da acetilcolinesterase, a qual se revela ausente na síndrome do colo esquerdo[6,7].

Tratamento

O tratamento clássico consiste na realização da colostomia na zona de transição entre a porção dilatada, ganglionar, e a zona espástica, aganglionar. A criança deve ser mantida com colostomia até o fim do primeiro ano de vida, quando atinge a média de 10 kg, e, assim, pode ser submetida ao tratamento cirúrgico definitivo, que consiste no abaixamento de colo. Atualmente, tem se preferido realizar no período neonatal a cirurgia de abaixamento por via endoanal exclusiva, sem abertura da parede abdominal, evitando-se, dessa forma, a colostomia prévia[8-10]. Entretando, estudos atuais, baseados em qualidade de vida das crianças operadas, têm revelado resultados desanimadores em razão dos índices preocupantes de incontinência fecal, motivo pelo qual essa técnica tem sido preterida em favor das técnicas clássicas[11].

Volvo do Intestino Médio

É uma afecção de potencial muito grave no RN e está, basicamente, associada a um defeito de rotação intestinal.

Embriologia

No embrião de 5 mm (4ª semana), ocorre o início da diferenciação do intestino nas porções anterior, média e posterior. Nessa fase, em consequência do alongamento do intestino médio, que se exterioriza parcialmente em uma hérnia fisiológica ao nível do cordão umbilical. No intestino médio, distinguem-se duas porções importantes para o estudo dos fenômenos de rotação: a alça duodeno-jejunal e a alça ceco-cólica. O duodeno situa-se inicialmente à direita na artéria mesentérica inferior e, em consequência de rotação de 270º no sentido anti-horário, a posição final será acolada à parede abdominal posterior, com a 1ª e a 2ª porções situadas à direita da artéria, a 3ª porção abaixo e a 4ª, em conjunto com as primeiras alças jejunais, situada à esquerda da referida artéria. Ocorre também a fixação de todo o mesentério à parede abdominal posterior[12].

O processo de alongamento do intestino médio continua em atividade, estando ainda fora da cavidade. Em torno da 10ª semana de vida intrauterina, a cavidade celômica já possui capacidade suficiente para conter todo o intestino. A partir dessa época, passa a ocorrer o retorno da segunda alça, representada pela alça ceco-cólica, a qual sofre um processo de alongamento e rotação em sentido anti-horário, em torno de um eixo representado também pela artéria mesentérica superior. Finalmente, após rotação anti-horária de 270º, o ceco e o colo ascendente se acolam à parede posterior[12].

Na rotação intestinal incompleta do tipo mais comum, responsável pela maioria dos volvos de intestino médio, não ocorrem os fenômenos de rotação e fixação do mesentério à parede abdominal posterior, de forma que todo o intestino médio é sustentado por um estreito pedículo representado fundamentalmente pela artéria mesentérica superior. A falta de fixação posterior e o pedículo estreito criam condições para que ocorra facilmente o volvo de todo o intestino de 360º ou mais, no sentido horário. Em consequência das torções, pode haver comprometimento da irrigação, estabelecendo-se, por fim, a gangrena intestinal maciça[12].

Diagnóstico

O RN com volvo do intestino médio apresenta uma tríade de sinais clínicos característicos, representados por vômitos biliosos, eliminação de sangue pelo ânus e massa abdominal palpável. O vômito bilioso decorre da obstrução que se estabelece em nível duodenal, logo abaixo da papila, em consequência da torção. O sangramento intestinal é produto da estase venosa ao nível da mucosa, e a massa palpável é representada por todo o intestino, que se edemacia e sofre alteração da consistência. A radiografia simples do abdome revela quadro de obstrução intestinal alta e, habitualmente, ausência de ar em toda a região ocupada pelas alças intestinais em regime de torção.

Tratamento

O diagnóstico do volvo de intestino médio no RN implica indicação de laparotomia de emergência, logo após a melhora das condições gerais da criança. Recomenda-se a administração rápida de solução expansora ou sangue total, de acordo com as perdas sanguíneas prévias. Na laparotomia, constata-se se há ou não sofrimento vascular. Nos casos em que houver apenas estase venosa sem gangrena, desfaz-se o volvo no sentido anti-horário e percebe-se, logo após, que a cor e a perfusão do intestino voltam às condições normais. Todas as aderências são desfeitas e o intestino é recolocado na cavidade abdominal, observando-se o detalhe de posicionar todo o intestino delgado à direita e o colo à esquerda. Dois aspectos merecem ser citados: primeiro, é prudente pesquisar se há algum tipo de oclusão na luz duodenal associada, fato que ocorre com relativa frequência; o segundo diz respeito à discussão sobre os benefícios de se proceder à fixação das alças intestinais após a redução do volvo, para evitar recidiva do processo. Conforme a maioria dos autores, esse procedimento é, de fato, dispensável.

Os casos de maior angústia para o cirurgião pediatra são aqueles em que as alças intestinais apresentam-se enegrecidas em toda sua extensão, com aspecto de necrose. Nesses casos, a conduta clássica é realizar amplas ressecções intestinais e, em alguns casos, ressecção de todo o intestino delgado, com anastomose do duodeno ao colo ascendente, condenando a criança ao óbito em curto período. Em virtude desse fato e baseando-se na ideia de que a coloração enegrecida na alça intestinal pode ser decorrente de infarto hemorrágico e não necrose isquêmica, atualmente preconiza-se não realizar a ressecção intestinal e somente redução das torções. A parede abdominal é fechada e, durante 36 a 48 horas seguintes, são administradas soluções expansoras do compartimento extracelular. Ao fim desse período, a criança é reoperada e verifica-se que habitualmente ocorre recuperação de alguns segmentos intestinais, os quais podem ser preservados, melhorando significativamente o prognóstico da criança.

Íleo Meconial

É uma complicação abdominal que ocorre em 10 a 15% dos RN com mucoviscidose. Nessa moléstia, há alteração difusa de todas as glândulas exócrinas secretoras de muco e, como consequência, o mecônio torna-se espesso, com conteúdo aumentado de mucoproteínas. A doença é também conhecida pelo nome de fibrose cística do pâncreas, em consequência da alteração anatomopatológica que ocorre nessa glândula, a qual apresenta significativa redução na capacidade de produção de enzimas proteolíticas, fato que contribui para o aumento de consistência do mecônio.

Em virtude das características, o mecônio se acumula em todo o íleo, o qual se torna bastante dilatado, com paredes espessadas. A porção terminal do íleo, na extensão de 15 a 20 cm, é estreitada em virtude da obstrução a montante, determinada pela impactação do mecônio. Em aproximadamente metade dos casos, pode haver complicações representadas por gangrenas, volvo ou perfuração[13].

Quadro clínico

O RN com íleo meconial apresenta quadro clínico sugestivo de obstrução de íleo terminal. Nas primeiras horas de vida, ocorre distensão abdominal, vômitos biliosos e ausência da eliminação de mecônio. Também, as alças intestinais com mecônio no interior são palpáveis através da parede abdominal, apresentando consistência bastante aumentada, sendo este um sinal clínico muito sugestivo para o diagnóstico da moléstia.

A radiografia simples do abdome revela sinais característicos para o diagnóstico. O mecônio acumulado confere à radiografia um aspecto peculiar de miolo de pão. Além disso, em razão da impregnação do mecônio na parede das alças distendidas, nas incidências em posição supina não há níveis líquidos, tipicamente observados em outras obstruções, como nas atresias[12].

Tratamento

A conduta inicial consiste em tratamento clínico com enemas de gastrografina ou acetilcisteína, nos casos de obstrução intestinal pura sem complicação. Se o tratamento clínico não for eficaz, indica-se laparotomia para a remoção do conteúdo meconial com lavagens por enterotomia. Nos casos complicados, o tratamento cirúrgico é indicado de imediato; os segmentos intestinais acometidos são ressecados, retira-se todo o conteúdo meconial do intestino delgado e, se possível, o trânsito é restabelecido por meio de anastomose terminoterminal[13].

Peritonite Meconial

É um termo utilizado para designar toda perfuração intestinal que ocorre na vida intrauterina em consequência de atresia intestinal, íleo meconial, volvo, invaginação intestinal, catástrofes vasculares ou complicações decorrentes de divertículo de Meckel[13]. Em alguns casos, não há fator detectável.

Em consequência da perfuração, há extravasamento de mecônio para a cavidade peritoneal; o contato com o peritônio determina uma peritonite química, irritativa e asséptica e, com o evoluir do processo, ocorre depósito de cálcio.

O RN com peritonite meconial apresenta caracteristicamente quadro de abdome agudo obstrutivo, alto ou baixo, na dependência da região da alça intestinal afetada. Em alguns casos, pode haver passagem de mecônio para a região escrotal, em função do fato de que o conduto peritoneovaginal normalmente mantém-se aberto até o 7º ou 8º mês de vida intrauterina[13]. Nesses casos, há aumento de volume escrotal.

O exame radiográfico simples do abdome revela dados característicos para o diagnóstico final, como: distribuição de gases, sugestiva de obstrução intestinal; presença de líquido e calcificações intraperitoneais (Figura 17.4). Diante desses dois sinais radiológicos, a criança deve ser levada à cirurgia em condições de urgência. Em raras situações, pode haver resolução espontânea e a radiografia do abdome revela, nesses casos, apenas calcificações intraperitoneais, sem obstrução intestinal. A perfuração também pode ser feita tardiamente na vida intrauterina, observando-se, nesses casos, grandes distensões abdominais e até desconforto respiratório[14].

O tratamento cirúrgico da peritonite meconial consiste em laparotomia exploradora transversa. O acesso à cavidade peritoneal é muitas vezes difícil, em virtude do grande número de aderências e do processo inflamatório que formam uma verdadeira carapaça. Cuidadosamente, todas as aderências são desfeitas, após retirada do mecônio, e explora-se todo o intestino, a fim de localizar a zona de perfuração. O trânsito intestinal pode ser reconstituído primariamente ou em etapa posterior com realização temporária de derivações intestinais[14].

Obstrução Intestinal por Rolha Meconial

Constitui uma forma benigna de obstrução intestinal no período neonatal. O RN apresenta distensão abdominal, vômitos, muitas vezes corados de bile, e, na radiografia simples, notam-se apenas alças intestinais difusamente dilatadas, sem ca-

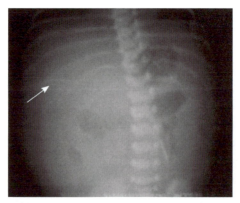

Figura 17.4 Aspecto radiográfico sugestivo de peritonite meconial: líquido intraperitoneal, distribuição anômala de gases intestinais e calcificação (seta).

racterizar propriamente quadro de obstrução intestinal. Não ocorre eliminação de mecônio nas primeiras 24 horas e, quando se realiza a lavagem intestinal, verifica-se a eliminação de uma rolha de muco, relativamente dura e suficiente para ocluir a luz do colo. Após a saída da rolha, o RN elimina grande quantidade de mecônio.

Conforme já referido, a obstrução intestinal por rolha de mecônio é uma forma benigna de obstrução intestinal do RN. Todavia, a prática demostra que esta pode ser a primeira manifestação de um megacolo aganglionar ou mucoviscidose[14]. Portanto, recomenda-se vigilância clínica rigorosa posterior em todo RN com esse tipo de obstrução intestinal.

Duplicação intestinal

As duplicações do trato gastrointestinal podem ocorrer em qualquer ponto, desde o esôfago até o ânus, e são de aspecto cístico, com formato esférico ou tubular. O primeiro é o mais comum, com camada muscular própria e adjacente à parede da víscera, com revestimento interno de tecido epitelial, contendo líquido seroso claro no interior. As duplicações do intestino delgado costumam localizar-se na borda mesenterial e são do tipo tubular, com revestimento correspondente à mucosa do intestino adjacente, e podem se comunicar, ou não, com o interior da víscera. Pode haver revestimento epitelial do tipo ectópico, como mucosa gástrica em casos de duplicação intestinal.

Em RN, as duplicações podem produzir sintomas decorrentes de compressão extrínseca da luz intestinal ou ser diagnosticadas como massa palpável (Figura 17.5). Outros sintomas consistem em sangramento para dentro da luz intestinal ou volvo intestinal causado pelo tumor. O diagnóstico é confirmado pela USG que revela tumor cístico adjacente ao intestino com conteúdo líquido e debris no interior. O tratamento consiste em ressecção da massa e, se necessário, remoção do segmento intestinal adjacente que se torna isquêmico pela lesão de vasos do mesentério (Figuras 17.5 e 17.6).

Malformações linfáticas do intestino

Correspondem a tumores císticos localizados no omento maior, no mesentério ou na região retroperitoneal. A maioria é diagnosticada após o período neonatal e, de modo geral, manifestam-se como massa palpável, produzindo poucos sintomas. Os cistos podem ser multiloculados e contêm líquido seroso claro. Decorrem de obstrução congênita dos canais linfáticos, o que resulta em acúmulo de linfa. Em RN, podem ser assintomáticos ou produzir sintomas de obstrução intestinal, em decorrência de compressão ou torção de segmentos intestinais. O exame clínico mostra massa palpável com consistência cística, muitas vezes móvel e maciça à percussão. Os grandes cistos podem ser confundidos com ascite, sendo que a diferenciação pode ser feita por meio da percussão do abdome, que revela difusamente

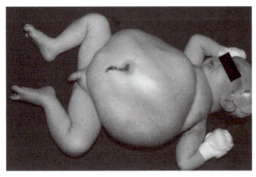

Figura 17.5 Recém-nascido com grande massa tumoral cística.

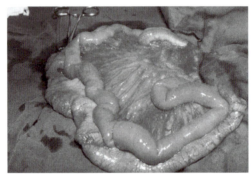

Figura 17.6 Aspecto operatório do caso anterior. Observar a duplicação intestinal, intimamente aderida à parede do intestino normal. (Veja imagem colorida no encarte.)

som maciço. É importante lembrar que, em casos de ascite, nota-se som timpânico no centro do abdome, com o sinal da macicez móvel nos flancos. Finalmente, deve-se enfatizar a importância desse diagnóstico diferencial por meio do exame físico, pois até mesmo os de imagem não conseguem fazer tal diferenciação. O tratamento baseia-se na ressecção do cisto e, à semelhança das duplicações intestinais, às vezes é necessária a ressecção de um segmento intestinal adjacente.

As anomalias anorretais são abordadas em capítulo específico.

Enterite Necrosante

É uma doença intestinal muito grave, na qual ocorre inicialmente necrose da mucosa do intestino delgado ou do colo. O processo pode se estender por toda a espessura da parede intestinal, determinando perfurações e, nos casos mais graves, comprometer extensos segmentos do intestino.

Epidemiologia

Classicamente, a enterocolite necrosante é uma doença que incide no período neonatal. É, na essência, uma doença de RN de baixo peso, e as estatísticas demonstram que aproximadamente 90% das crianças acometidas apresentam-se com menos de 2,5 kg ao nascimento e período de gestação inferior a 38 semanas[15]. No entanto, verifica-se que no Brasil e em outros países da América Latina, nos quais a desnutrição infantil incide em alta escala, a enterite necrosante incide também em lactentes, os quais se tornam vulneráveis para adquirir a moléstia por apresentarem algum grau de comprometimento do estado nutricional. A explicação para a incidência da moléstia em lactentes desnutridos baseia-se provavelmente no fato de que apresentam respostas imunológicas semelhantes ao RN pré-termo, particularmente no nível da mucosa intestinal.

Patogenia

No RN, a lesão anatomopatológica inicial, constituída por necrose da mucosa intestinal, é uma consequência direta da isquemia intestinal, a qual decorre da redução no fluxo sanguíneo mesentérico[15,16].

A hipóxia perinatal constitui um dos fatores mais importantes na patogenia da enterocolite necrosante. Problemas no parto, principalmente período expulsivo prolongado, e afecções pulmonares no período pós-natal imediato (membrana hialina, pneumonia aspirativa, crises de apneia) são as principais causas de hipóxia. Além desses fatores, hipovolemia, cardiopatias, cateterização de vasos umbilicais e exsanguinotransfusão podem também causar distúrbios circulatórios que resultam em isquemia e lesão da mucosa intestinal. No RN, durante os episódios de hipóxia ou qualquer anormalidade circulatória, ocorre um fenômeno reflexo em que o débito cardíaco é dirigido principalmente para órgãos vitais (coração e cérebro), privando, assim, o intestino e outros órgãos somáticos esplâncnicos de suficiente suplência sanguínea[16]. Esse fenômeno, presente nos mamíferos, é conhecido como reflexo do mergulho, pois protege o animal contra a asfixia durante a submersão prolongada.

Outro fator muito importante é o representado pelo leite de vaca ou mesmo as dietas hiperosmolares, utilizadas para nutrição. Já são classicamente conhecidos os efeitos benéficos do leite materno sobre a mucosa intestinal, pela baixa osmolaridade e, principalmente, pela presença de elementos imunológicos protetores, imunoglobulinas IgA e macrófagos. No entanto, sabe-se que a doença raramente ocorre em RN que não tenha sido previamente alimentado[16].

A exsanguinotransfusão é realizada habitualmente em RN pela veia umbilical. A cateterização dessa veia é suficiente para produzir vasoespasmo, em nível de território mesentérico, com consequências danosas para a perfusão intestinal. Também, durante a exsanguinotransfusão, é frequente haver episódios leves de hipotensão, os quais podem, igualmente, acarretar queda da perfusão intestinal. Outros fatores representados pela coagulação intravascular disseminada, ducto arterioso patente e hipotermia também participam como agravantes da hipoperfusão intestinal[16,17].

Na fase inicial da moléstia, verifica-se distensão de alças, edema, hemorragia e aumento do volume de líquido peritoneal. A serosa mostra-se, em geral, edemaciada e recoberta por placas de fibrina. O processo inicia-se com a necrose da mucosa e, com a evolução, instala-se a necrose de toda a parede intestinal. No início, apenas alguns segmentos são acometidos e, se o processo evoluir, ocorre necrose de porções mais extensas, podendo acometer, em casos extremos, todo o trato digestivo.

Frequentemente, observam-se bolhas de gás na submucosa e na intimidade do mesentério e, mais raramente, dentro dos vasos do sistema portal, aspectos que constituem o selo da enterite necrosante na criança. Verificou-se que esse gás é constituído fundamentalmente de hidrogênio, resultante do metabolismo bacteriano[16].

O segmento intestinal mais frequentemente acometido é o íleo terminal, seguido pelo colo e pelo jejuno.

O exame histológico confirma os achados macroscópicos cirúrgicos: observa-se intenso processo inflamatório, zonas de necrose e perfuração. As bolhas são visualizadas no plano submucoso, deslocando as camadas musculares e mucosa.

Diagnóstico

Baseia-se nos dados de história e são particularmente importantes os antecedentes da criança e as condições de parto.

A maioria dos RN acometidos está entre o 4º e o 10º dia de vida. Em países em desenvolvimento, conforme foi mencionado, a doença ocorre em lactentes desnutridos, com as características clínicas e anatomopatológicas semelhantes às observadas no período neonatal.

Os dados clínicos iniciais incluem distensão abdominal e vômitos de material claro, com conteúdo biliar ou sanguinolento. Em RN, normalmente há eliminação prévia de mecônio, enquanto nos lactentes, o quadro geralmente é precedido de processo infeccioso gastroentérico e diarreia.

Frequentemente, o estado geral é bastante comprometido, com exceção dos casos em que a doença é diagnosticada em fases muito precoces. Além da distensão do abdome, em alguns casos, observa-se na parede abdominal sinais de processo inflamatório, eritema, calor e endurecimento dos tecidos, particularmente na região periumbilical, sinal importante para o diagnóstico da moléstia no período neonatal. Em lactentes desnutridos, a ocorrência desse sinal clínico é menos frequente. Nas fases mais adiantadas da moléstia, observa-se aumento da distensão abdominal, maior comprometimento do estado geral, sinais de peritonite, desidratação e estado de choque. A necrose de toda a parede intestinal acompanha-se muitas vezes de bloqueios de epíploon e outras alças intestinais, que ocorrem evidentemente como mecanismo de defesa. Nesse caso, a palpação revela a presença de massas abdominais de proporções variadas.

A radiografia simples do abdome apresenta propriedades bastante variadas, desde um aspecto pouco característico até a presença de sinais indicativos de anormalidade, como:

- Desproporção entre o conteúdo de gases e o volume abdominal.
- Líquido na cavidade peritoneal.
- Desigualdade de calibre de alças intestinais ou mesmo irregularidade na distribuição dos gases, indicando obstrução intestinal ou coleções líquidas localizadas.

O pneumoperitônio pode ocorrer em casos de perfuração intestinal; porém, a ausência não afasta o diagnóstico de síndrome perfurativa. As bolhas de gás na intimidade da parede intestinal (pneumatose intestinal) são visíveis à radiografia como imagens aéreas dissecando a parede intestinal. O gás no sistema porta é visualizado sobre a sombra hepática (Figura 17.7).

A avaliação radiológica seriada a cada 12 horas, no sentido de se observar o aparecimento de algum sinal indicativo de perfuração intestinal, é particularmente importante. Também é muito importante a presença de alças intestinais fixas, com aspecto constante nas radiografias seriadas. Essa característica deve ser bastante valorizada como indicativo de gangrena intestinal.

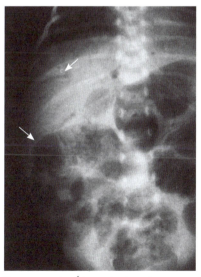

Figura 17.7 Imagens de enterite necrosante. É importante notar o aspecto de pneumoporta (seta superior) e de pneumatose intestinal (seta inferior).

Outro meio propedêutico importante é a punção abdominal, nos casos em que houver evidência clínica ou radiológica de líquido intraperitoneal. A obtenção de líquido purulento, de cor marrom, ou mesmo a presença de bactérias no exame microscópico são sinais indiretos de que há gangrena intestinal ou perfuração em peritônio livre. O líquido amarelo citrino claro é indicativo de que não há necrose de parede intestinal.

Tratamento

Clínico

Consiste em manutenção das condições gerais da criança, a fim de proporcionar repouso ao tubo digestivo. Portanto, a alimentação oral deve ser interrompida e deve-se promover descompressão gástrica por meio de sondagem de alívio.

Nas crianças desidratadas, em estado de choque ou em acidose metabólica grave, a hipovolemia e o distúrbio acidobásico devem ser agudamente compensados. Após essa fase, recomenda-se instalar nutrição parenteral para a manutenção das condições nutricionais da criança.

A antibioticoterapia visando a combater bactérias Gram-positivas, Gram-negativas e, particularmente, anaeróbias deve ser iniciada imediatamente. Há discussões na literatura sobre a real eficiência da administração complementar de antibióticos por sonda nasogástrica, no sentido de propiciar um efeito local dos antimicrobianos.

Cirúrgico

O tratamento cirúrgico deve ser indicado sempre que houver alguma evidência de perfuração em peritônio livre ou necrose de toda a parede intestinal. Esses fatos são evidenciados por meio da piora clínica, do estado geral e do exame local do abdome. Da mesma forma, os exames radiográficos constituem subsídios importantes para a indicação cirúrgica.

A cirurgia deve visar à ressecção dos segmentos de alças intestinais comprometidas. Recentemente, tem-se dado preferência à não realização da anastomose primária. São realizadas derivações intestinais externas (enterostomias ou colostomias) com a finalidade de descomprimir melhor o tubo digestivo. A criança deve ser mantida em nutrição parenteral prolongada até que ocorra estabilização das condições gerais e reversão da moléstia, quando então a anastomose intestinal poderá ser realizada com maior segurança[18].

Perfurações do Tubo Digestivo no Recém-Nascido

As perfurações do tubo digestivo no período neonatal podem ocorrer desde o estômago até o reto. Podem ser decorrentes de enterite necrosante, isquemia, obstrução mecânica, volvos ou mesmo em virtude da iatrogenia. As perfurações gástricas são decorrentes de zonas de necrose, geralmente extensas, localizadas na grande curvatura, e que vão desde o fundo gástrico até a região próxima ao piloro. A etiologia desse tipo de perfuração ainda não foi elucidada. Do ponto de vista clínico, os RN apresentam distensão abdominal e a radiografia revela pneumoperitônio. Em alguns casos, a primeira manifestação clínica pode ser sangramento digestivo alto de grandes proporções e, algumas horas após, ocorrer distensão abdominal e pneumoperitônio. Raramente a perfuração gástrica é iatrogênica, consequente à utilização de sondas rígidas.

A perfuração duodenal, geralmente isolada, ocorre em razão de úlceras agudas localizadas na face anterior da víscera. Às vezes, incide em RN com afecções respiratórias graves.

As perfurações do intestino delgado podem ser decorrentes das obstruções mecânicas, como atresias, íleo meconial ou volvo, ou mesmo associadas à enterocolite necrosante.

No intestino grosso, os locais de maior incidência de perfuração são o ceco e o sigmoide, sendo a moléstia de Hirschsprung e a enterite necrosante as causas consideradas. No sigmoide e no reto, essas perfurações podem ser consequência da passagem de sondas rígidas para a realização de enemas.

Abdome agudo hemorrágico

Podem ocorrer rupturas de vísceras abdominais em decorrência de parto normal traumático, causando abdome agudo hemorrágico. Essa incidência tem aumentado nos últimos anos, em virtude da insistência em se tentar o parto normal. Os órgãos que podem ser acometidos por traumatismos no RN são fígado, baço, rins e adrenais. Os fatores de risco para traumatismos incluem hepatomegalia, apresentação pélvica, macrossomia, prematuridade e distúrbios de coagulação. Os sinais clínicos de hemorragia intraperitoneal são palidez cutaneomucosa, choque e distensão abdominal. A hemorragia de adrenal pode se manifestar como massa palpável em flanco e equimoses em região lombar que, eventualmente, progridem até a região escrotal.

O diagnóstico é confirmado por exames de imagem, USG ou TC, ou punção peritoneal. Indica-se, inicialmente, tratamento clínico com reposição volêmica e manutenção das condições gerais do RN. O tratamento cirúrgico deve ser reservado aos casos em que o tratamento clínico for ineficaz.

CONCLUSÕES

A presença de sinais e sintomas sugestivos de afecção abdominal aguda chama a atenção do pediatra de forma que solicite uma radiografia simples para confirmar o diagnóstico sindrômico. Diante de qualquer dúvida, se a criança estiver em boas condições clínicas, pode-se optar por conduta expectante, com repetição do exame clínico e radiológico após 12 a 24 horas. No entanto, se houver sinais de piora das condições clínicas, justifica-se a indicação de laparotomia exploradora para avaliação das alças intestinais.

REFERÊNCIAS BIBLIOGRÁFICAS

1. Heinz R, Numanoglu A. Jejuno-ileal atresia. In: Puri P, Höllwath M, editors. Pediatric Surgery – Diagnosis and management. Berlin: Springer-Verlag; 2009.
2. Ashcraft KW, Holder TH. Pediatric Surgery. 2nd ed. Philadelphia: WB Saunders Company; 1993.
3. Sweed Y. Duodenal obstruction. In: Puri P, Höllwath M, editors. Pediatric surgery: diagnosis and management. Berlin: Springer-Verlag; 2009.
4. Puri P. Hirschsprung's disease and variants. In: Puri P, Höllwath M, editors. Pediatric surgery: Diagnosis and management. Berlin: Springer-Verlag; 2009.
5. Philippart AI. Hirschsprung's disease. In: Ashcraft KW, Holder TH. Pediatric Surgery. 2nd ed. Philadelphia: WB Saunders Company; 1993.
6. Santos MM, Tannuri U, Coelho MC. Study of acetylcholinesterase activity in rectal suction biopsy for diagnosis of intestinal dysganglionoses: 17-year experience of a single center. Pediatr Surg Int. 2008;24(6):715-9.
7. Coelho MC, Tannuri U, Benditt I, Santos MM. Studies of RET gene expression and acetylcholinesterase activity in a series of sporadic Hirschsprung's disease. Pediatr Surg Int. 2008;24(9):1017-21.
8. Dasgupta R, Langer JC. Transanal pull-through for Hirschsprung disease. Semin Pediatr Surg. 2005;14(1):64-9.
9. De la Torre-Mondragon L, Ortega-Salgado JA. Transanal endorectal pull-through for Hirschsprung's disease. J Pediatr Surg. 1998;33(8):1283-6.
10. Tannuri AC, Tannuri U, Romão RL. Transanal endorectal pull-through in children with Hirschsprung's disease – technical refinements and comparison of results with the Duhamel procedure. J Pediatr Surg. 2009;44(4):767-72.
11. Tannuri AC, Ferreira MA, Mathias AL, Tannuri U. Long-term results of the Duhamel technique are superior to those of the transanal pullthrough: A study of fecal continence and quality of life. J Pediatr Surg. 2017;52(3):449-53.
12. Stringer MD. Intestinal malrotation. In: Puri P, Höllwath M, editors. Pediatric surgery: diagnosis and management. Berlin: Springer-Verlag; 2009.
13. Rivosecchi M. Meconium ileus. In: Puri P, Höllwath M, editors. Pediatric Surgery. diagnosis and management. Berlin: Springer-Verlag; 2009.
14. Andrassy RJ, Bisiotis JG. Meconium disease of infancy: meconium ileus, meconium plug symdrome and meconium peritonitis. In: Ashcraft KW, Holder TH, editors. Pediatric surgery. 2nd ed. Philadelphia: WB Saunders Company; 1993.
15. Hunter CJ, Ford HR, Camerini V. Necrotizing enterocolitis. In: Puri P, Höllwath M, editors. Pediatric surgery: diagnosis and management. Berlin: Springer-Verlag; 2009.
16. Obladen M. Necrotizing enterocolitis – 150 years of fruitless search for the cause. Neonatology. 2009;96(4):203-10.
17. Bertino E, Giuliani F, Prandi G, Coscia A, Martano C, Fabris C. Necrotizing enterocolitis: risk factor analysis and role of gastric residuals in very low birth weight infants. J Pediatr Gastroenterol Nutr. 2009;48(4):437-42.
18. Al-Hudhaif J, Phillips S, Gholum S, Puligandla PP, Flaglole H. The timing of enterostomy reversal after necrotizing enterocolitis. J Pediatr Surg. 2009;44(5):924-7.

Megacolo congênito 18

Maria Mercês Santos

> **Após ler este capítulo, você estará apto a:**
> 1. Descrever a fisiopatologia do megacolo congênito.
> 2. Reconhecer os aspectos clínicos da doença.
> 3. Indicar os principais métodos de diagnóstico e tratamento da doença.

INTRODUÇÃO

O megacolo congênito (MC) ou moléstia de Hirschsprung (MH) é a suboclusão intestinal baixa, decorrente da ausência congênita de células ganglionares dos plexos entéricos em segmentos variáveis do intestino grosso. É uma das doenças-símbolo da cirurgia pediátrica. Foi descrita pela primeira vez em 1886, por Harald Hirschsprung, mas foi mais bem compreendida e tratada somente a partir de 1948 com os estudos realizados por Orvar Swenson. Desde então, grandes avanços ocorreram, não somente quanto ao melhor conhecimento da fisiopatologia e das alterações genéticas da doença, mas também no que diz respeito ao tratamento cirúrgico, com simplificação das técnicas cirúrgicas, passando se de cirurgias em 2 ou 3 estágios para cirurgias em apenas 1 estágio e eliminando, inclusive, a necessidade de colostomia prévia[1].

O MC é um dos principais diagnósticos diferenciais de obstrução intestinal baixa no período neonatal. Atualmente, esse diagnóstico é frequentemente feito logo após o nascimento, o que se deve ao melhor conhecimento da doença e à disponibilidade de métodos de diagnósticos eficientes.

Outro grande avanço, ocorrido nos últimos anos, e preconizado por alguns centros de cirurgia pediátrica, foi a realização do tratamento cirúrgico definitivo do recém-nascido (RN) com MC, por via transanal, sem colostomia e com a criança ainda no berçário. A melhora ocorrida nos cuidados de enfermagem, terapia intensiva e anestesia neonatal contribuíram para a obtenção dos bons resultados nessa mudança de abordagem cirúrgica[2,3].

EPIDEMIOLOGIA E GENÉTICA

O MC ocorre em aproximadamente 1:5.000 nascidos vivos, predominando no sexo masculino (4:1) nas formas clássicas em que a doença é localizada no retossigmoide. Na aganglionose cólica total, não há diferença na distribuição por sexo, embora exista maior ocorrência familiar.

O aumento de risco da doença em gêmeos e a associação com síndromes genéticas e com anomalias cromossômicas são evidências de que fatores genéticos são importantes na determinação do MC. Estudos genéticos em portadores de MC têm identificado mutações em 10 genes diferentes. As mutações mais comuns ocorrem no gene *RET* (7 a 35% de casos esporádicos)[4]. Estudo realizado no Instituto da Criança e do Adolescente do HCFMUSP sobre a expressão do *RET* em séries esporádicas de MC mostrou a significativa expressão em áreas gangliônicas e hipogangliônicas do intestino, enquanto nas áreas aganglionares não houve expressão, confirmando a participação na determinação do MC[5]. Sabe-se também que aproximadamente 7% de crianças com trissomia 21 (síndrome de Down) apresentam MC.

PATOGÊNESE

O MC tem como substrato anatomopatológico a ausência de células ganglionares nos plexos miontéricos (Auerbach) e submucosos, tanto no profundo (Meissner) quanto no superficial (Henle) da parede intestinal. Uma hipótese para explicar esse problema é a de que haveria uma parada da migração das células ganglionares a partir da crista neural em direção ao intestino distal. Essa alteração do sistema nervoso entérico (SNE) vem acompanhada de hipertrofia das fibras nervosas pré-ganglionares, colinérgicas ou parassimpáticas[6]. Marcadores de neurônios entéricos produtores de óxido nítrico, substância responsável pelo relaxamento da musculatura do tubo digestivo, têm sido também alvo de estudos para a elucidação da patogênese da MH. No MC, os neurônios produtores de óxido nítrico estariam ausentes na zona aganglionar, podendo explicar a falta de relaxamento do intestino nesta região.

A aganglionose pode ocorrer em qualquer segmento intestinal, sendo o retossigmoide o mais frequentemente afetado. Essa é a forma clássica e ocorre em 80% dos casos. Entretanto, pode haver comprometimento de segmento mais extenso, além do retossigmoide, conhecido como forma longa (5 a 7% dos casos) ou, além disso, o comprometimento de todo o colo, a aganglionose cólica total (10% dos casos). Poderá ocorrer ainda o comprometimento apenas da porção terminal do reto correspondendo à forma curta ou acalasia do reto.

No segmento intestinal, com ausência de célula ganglionar, não haverá peristaltismo, resultando em obstrução funcional intestinal e estase fecal. Macroscopicamente, observa-se que na região aganglionar, portanto região doente, o intestino é espástico. Acima dessa região, as células ganglionares estão presentes e o intestino mostra-se dilatado e com progressiva hipertrofia muscular. Entre a zona aganglionar (espástica) e a ganglionar (dilatada) há uma de transição hipoganglionar, que é o cone de transição (Figura 18.1). A identificação dessa região é importante, devendo ser ressecada durante o ato cirúrgico, pois funcionalmente é anormal.

MANIFESTAÇÕES CLÍNICAS

Caracteristicamente, a criança com MC apresenta em 60 a 90% dos casos retardo na eliminação de mecônio nas primeiras 24 a 48 horas de vida. É importante ressaltar que quase todos os RN afetados são a termo, praticamente inexistindo a doença em prematuros. Frequentemente, a criança apresenta distensão abdominal e vômitos biliosos. O toque retal provoca a eliminação explosiva de gases e fezes, sinal típico de MC. Isso ocorre porque houve relaxamento da zona espástica doente durante o exame do reto. Em muitos casos, após a eliminação do mecônio ocorre alívio da distensão abdominal. Quando o segmento aganglionar é longo, é possível que não ocorra a eliminação explosiva de fezes.

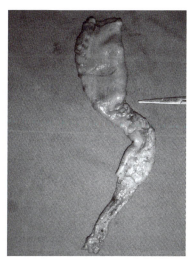

Figura 18.1 Colo ressecado. Observar segmento ganglionar dilatado, zona de transição (identificada com pinça) e segmento aganglionar estreitado. (Veja imagem colorida no encarte.)

Em algumas crianças, a obstipação intestinal pode ter início mais tardio, tornando-se mais intensa progressivamente, à medida que os alimentos sólidos vão sendo introduzidos.

Na aganglionose cólica total, também chamada moléstia de Zuelzer-Wilson, a alteração anatomopatológica é a hipoganglionose de todo o intestino grosso, diferentemente da aganglionose observada na forma clássica, não havendo hipertrofia de troncos nervosos, o que explica serem os sintomas menos intensos nessa forma, em relação à forma clássica (na qual o comprometimento é do retossigmoide). Nas formas curtas, os sintomas são tardios e a principal manifestação é a obstipação intestinal progressiva com aparecimento de megarreto.

A enterocolite é a complicação mais temida e grave do MC. Ocorre sobretudo em RN, lactentes e, especialmente, em crianças com trissomia 21. Entretanto, essa complicação poderá ocorrer também no pós-operatório de crianças operadas com MC. A enterocolite tem como etiopatogenia a estase fecal que, por sua vez, propicia a proliferação bacteriana, situação agravada com a redução da defesa da mucosa intestinal contra as infecções. Ocorre isquemia da mucosa intestinal que pode levar a comprometimento de extensos segmentos do colo e perfuração intestinal. Por esse motivo, nessa fase, não deve ser feito enema baritado[2].

O quadro clínico clássico da enterocolite é de queda do estado geral, distensão abdominal, vômitos, febre e diarreia pútrida. O tratamento clínico consiste em ressuscitação hidrossalina, lavagens intestinais frequentes e antibioticoterapia, sendo de grande importância para diminuição da mortalidade o rápido início dessas medidas.

DIAGNÓSTICO E EXAMES COMPLEMENTARES

Após uma cuidadosa história e exame físico, os passos seguintes para a confirmação do diagnóstico de MC são:

- Radiografia simples do abdome.
- Enema opaco.
- Manometria anorretal.
- Estudos histológicos de parede retal obtidos por biópsia cirúrgica.

Radiografia Simples do Abdome

Esse exame não faz o diagnóstico de certeza do MC. Mostra grande distensão abdominal com predominância de distensão do intestino grosso, sugerindo obstrução intestinal baixa. Eventualmente, pode-se observar zona retal espástica.

Enema Opaco

A radiografia do intestino grosso realizada com bário, denominada enema opaco, mostra, nos casos típicos de MC, a zona de transição (cone de transição) entre o intestino normal dilatado e o intestino aganglônico estreitado (Figura 18.2). Para a obtenção de imagens com boa qualidade técnica que possibilitem o diagnóstico, é necessário observar as seguintes regras:

- Realizar o exame sem preparo, pois as lavagens diminuem as diferenças de calibre do intestino, dificultando a identificação da zona de transição.
- Fazer radiografia de perfil.
- Usar pouco bário e obter radiografia de 24 horas.

Além de ser útil para o diagnóstico, o enema também identifica a extensão do segmento aganglionar, informação importante para o planejamento cirúrgico. Observar que, no período neonatal, o enema poderá ser inconclusivo, mesmo em RN com MC, fato atribuído ao pequeno tempo de existência da doença. Nos casos de aganglionose cólica total, o cone de transição não é identificado. Nesses casos, todo o colo é doente, hipoganglionar e espástico, sendo observado no enema aspectos peculiares, como ângulos cólicos arredondados, colo encurtado sem austrações, além de distensão do intestino delgado (Figura 18.3). Nos casos de MC na forma curta, em que a doença limita-se à porção terminal do reto, haverá dilatação deste, denominada de megarreto.

Manometria Anorretal

O exame baseia-se no processo da evacuação, que normalmente mostrará queda da pressão do esfíncter interno e relaxamento esfincteriano toda vez que é

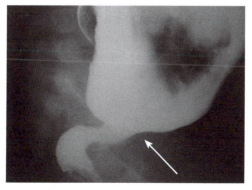

Figura 18.2 Enema opaco na moléstia de Hirschsprung. Notar a diferença de calibre entre o sigmoide dilatado e o reto de calibre (seta).

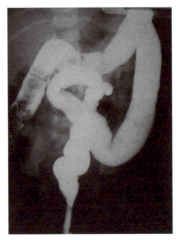

Figura 18.3 Enema opaco evidenciando aganglionose de todo o colo. Notar arredondamento dos ângulos hepático e esplênico. Notar, ainda, a alça do sigmoide curta.

aumentada a pressão retal pela passagem do bolo fecal. O objetivo da manometria é medir a pressão do esfíncter interno ao aumento da pressão do reto, provocado pela distensão de balão retal, chamado reflexo de abertura do esfíncter interno. A presença desse reflexo significa que a região apresenta integridade anatômica e funcional. O exame não é invasivo, necessita apenas de sedação para a realização, sendo muito útil para exclusão do diagnóstico de MC nas crianças com obstipação intestinal.

Caracteristicamente, no MC, a manometria mostra do reflexo de abertura à distensão retal.

EXAMES HISTOLÓGICOS

A confirmação do diagnóstico de MC é feita pelo exame histológico da biópsia retal, região sempre envolvida na MH. Existem vários métodos histológicos que podem ser usados para o estudo da inervação do tubo digestivo. Do ponto de vista prático, os métodos mais usados são o da hematoxilina-eosina (HE), a pesquisa da atividade da acetilcolinesterase (AChE) e método imuno-histoquímico da calretinina.

Pesquisa de Células Ganglionares pelo Método da Hematoxilina-Eosina

O aspecto histológico clássico do MC quando o material biopsiado é analisado pelo método da HE é a ausência de células ganglionares nos plexos intermusculares e submucosos do intestino e a presença de troncos hipertrofiados. A biópsia deverá ser obtida do reto, 1,5 a 2 cm acima da linha pectínea, de parede total, o que permite melhor análise dos plexos entéricos. A realização da biópsia de parede total, necessária para esse tipo de estudo histológico, necessita de anestesia geral e apresenta riscos de complicações locais. O material coletado deverá ter tamanho adequado, contendo todas as camadas da parede retal, mucosa, submucosa e, inclusive, a camada muscular, evitando-se, dessa forma, possíveis erros no diagnóstico (Figuras 18.4 e 18.5).

Pesquisa da Atividade da Acetilcolinesterase

Esse método baseia-se no fato de que há aumento de fibras colinérgicas na ausência de células ganglionares; onde há fibras colinérgicas há acetilcolinesterase. Diferentemente do método anterior, um pequeno fragmento de mucosa e submu-

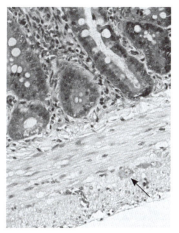

Figura 18.4 Método da hematoxilina-eosina. Intestino normal, neurônios presentes no plexo de Auerbach (seta). (Veja imagem colorida no encarte.)

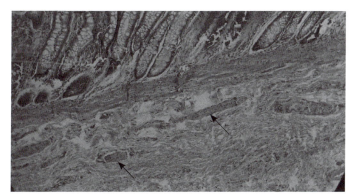

Figura 18.5 Método da hematoxilina-eosina. Moléstia de Hirschsprung, neurônios ausentes, hipertrofia de troncos (setas). (Veja imagem colorida no encarte.)

cosa é suficiente para análise segura e acerto do diagnóstico. No MC, observa-se aumento da atividade da acetilcolinesterase[7,8].

A biópsia coletada será processada pelo método histoquímico, de forma que o aumento da acetilcolinesterase será evidenciado do ponto de vista microscópico por fibras colinérgicas (troncos e/ou fibrilas) de coloração castanho-escuro na submucosa, *muscularis mucosae* e, por vezes, na lâmina própria. Esse método, além de muito simples, tem alta especificidade na identificação das fibras colinérgicas com acerto no diagnóstico do MC acima de 90%, conforme a experiência da equipe de cirurgia do ICr-HCFMUSP, que coincide com a literatura mundial[9,10] (Figuras 18.6 e 18.7).

Expressão imuno-histoquímica da calretinina

Este método é realizado em secções de biópsia emblocada em parafina. Nos segmentos intestinais normais ou gangliônicos, haverá imunorreatividade positiva,

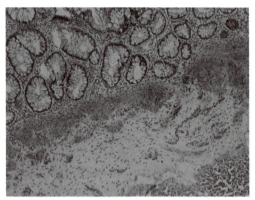

Figura 18.6 Método da acetilcolinesterase. Intestino normal. Ausência de atividade de acetilcolinesterase. (Veja imagem colorida no encarte.)

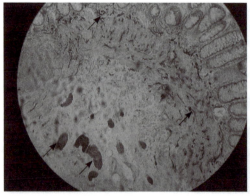

Figura 18.7 Método da acetilcolinesterase. Megacolo congênito. Troncos nervosos grossos e fibrilas na submucosa, *muscularis mucosae* e lâmina própria (setas). (Veja imagem colorida no encarte.)

ou seja, marcação em marrom das fibras neurais e/ou células ganglionares na lâmina própria, *muscularis mucosae* ou submucosa. Nos segmentos intestinais doentes, com MH, não será observada expressão de calretinina.

Esse método apresenta acurácia e especificidade altas, embora pouco menor que a da AChE[11]. Deve ser considerado alternativa valiosa no diagnóstico da MH, sobretudo quando não se dispõe do método da AChE ou nos casos de dúvida diagnóstica como método complementar[11].

Em resumo, na investigação da obstipação intestinal da criança com suspeita de MC, sugere-se o esquema básico utilizado na prática clínica do ICr-HCFMUSP (Figura 18.8).

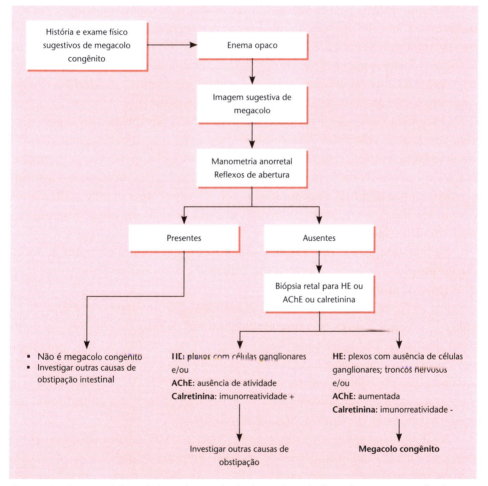

Figura 18.8 Esquema básico de investigação da obstipação intestinal na criança com suspeita de megacolo congênito.
AChE: atividade da acetilcolinesterase; HE: método de hematoxilina-eosina.

TRATAMENTO

Confirmado o diagnóstico de MC, o tratamento é cirúrgico e visa a resolver a constipação, proporcionando a continência fecal.

Classicamente, o reparo cirúrgico é feito em 2 estágios, sendo que, no primeiro tempo, é realizada colostomia na região ganglionar e, após alguns meses, o abaixamento do colo, compreendendo a ressecção da zona aganglionar e hipoganglionar com anastomose colorretal.

Diferentes técnicas cirúrgicas foram descritas para o tratamento do MC, sendo usadas no abaixamento abdominoperineal as técnicas de Soave, Swenson e no nosso serviço, mais frequentemente, a de Duhamel[12]. A partir de 1998, a cirurgia para o tratamento do MC passou também a ser realizada em apenas 1 tempo, por via transanal e transretal sem colostomia prévia. A técnica de abaixamento endorretal transanal foi descrita por De La Torre-Mondragón[13]. É um procedimento particularmente vantajoso para RN e crianças pequenas, sobretudo, quando se trata da forma clássica da doença, em que a região aganglôonica é o retossigmoide. Essa técnica é minimamente invasiva, sendo desnecessária a laparotomia.

O segmento aganglônico é dissecado e ressecado por meio do ânus e do reto, com anastomose colorretal. A técnica tem vantagens cosméticas e relatos de bons resultados em relação à continência fecal[13,14]. Nas formas longas e nas crianças maiores, ao se realizar o abaixamento endorretal, é, muitas vezes, necessária a associação do tempo abdominal, quer por laparoscopia[14] ou por laparotomia. A alternativa para esses casos é a realização da cirurgia clássica de abaixamento abdominoperineal, tipo Duhamel ou Soave[15,16].

Na literatura, não existe consenso quanto à melhor técnica cirúrgica no tratamento do MC[17], embora as técnicas de Duhamel e a endoanal sejam as mais frequentemente utilizadas.

Em 2017, foi realizado estudo no ICr-HCFMUSP analisando a qualidade de vida e o índice de continência fecal em longo prazo de crianças com MC submetidas à cirurgia de Duhamel e à cirurgia endoanal. Este trabalho mostrou que existia tendência para melhor continência e significativo melhor indicador de qualidade de vida para aquelas crianças que foram operadas pela técnica de Duhamel. Tendo em vista esta conclusão, no nosso serviço, na atualidade, passou-se a utilizar rotineiramente a técnica de Duhamel no tratamento da MC[18].

Após o abaixamento de colo, podem ocorrer complicações precoces, como deiscência de anastomoses, dermatite perineal, infecção de parede e complicações tardias, que se definem meses ou anos após a cirurgia. Entre essas, destacam-se a enterocolite e, sobretudo, a incontinência fecal, esta de grande importância, pois tem implicações na qualidade de vida da criança.

Nos casos com a forma curta, com alteração da porção terminal do reto, o tratamento cirúrgico deve ser restrito aos casos devidamente comprovados com biópsia do reto em 3 níveis, sendo indicada a anorretomiotomia, por via endoanal. Essa forma confunde-se com a constipação funcional e psicogênica, cujo tratamento é clínico.

CONCLUSÕES

O megacolo congênito é a suboclusão intestinal baixa, que frequentemente é evidenciada com a não eliminação de mecônio após o nascimento, nas primeiras 24 a 48 horas. Classicamente, a criança apresenta distensão abdominal e eliminação explosiva de fezes. A complicação mais temida da doença é a enterocolite, cujo diagnóstico precoce e o tratamento serão determinantes na evolução. O diagnóstico de certeza é definido pela biópsia retal. A análise do material coletado pelo método da HE mostra a ausência de células ganglionares nos plexos nervosos entéricos e, quando analisada pelo método de AChE, apresenta atividade aumentada. O tratamento é cirúrgico, e a cirurgia visa à ressecção do colo agangliônico com reconstrução do trânsito intestinal por anastomose do colo gangliônico ao ânus, preservando a função esfincteriana.

Na atualidade, prefere-se a técnica de Duhamel por conferir melhor continência e melhor qualidade de vida ao paciente.

REFERÊNCIAS BIBLIOGRÁFICAS

1. Theocharatos S, Kenny SE. Hirschsprung's disease: current management and prospects for transplantation of enteric nervous system progenitor cells. Early Hum Dev. 2008;84(12):801-4.
2. Coran AG, Teitelbaum DH. Recent advances in the management of Hirschsprung's disease. Am J Surg. 2000;180(5):382-7.
3. Santos MM, Mathias AL. Afecções cirúrgicas do abdômen. In: Gama-Rodrigues JJ, Machado MCC, Rasslan S, editors. Clínica cirúrgica. Barueri: Manole; 2008.
4. Amiel J, Sproat-Emison E, Garcia-Barcelo M, Lantieri F, Burzynski G, Borrego S, et al. Hirschsprung disease, associated syndromes and genetics: a review. J Med Genet. 2008;45(1):1-14.
5. Coelho MC, Tannuri U, Benditt I, Santos MM. Studies of RET gene expression and acetylcholinesterase activity in a series of sporadic Hirschsprung's disease. Pediatr Surg Int. 2008;24(9):1017-21.
6. Dasgupta R, Langer JC. Hirschsprung disease. Curr Probl Surg. 2004;41(12):942-88.
7. Meier-Ruge W, Lutterbeck PM, Herzog B, Morger R, Moser R, Schärli A. Acetylcholinesterase activity in suction biopsies of the rectum in the diagnosis of Hirschsprung's disease. J Pediatr Surg. 1972;7(1):11-7.
8. Martucciello G, Pini Prato A, Puri P, Holschneider AM, Meier-Ruge W, Jasonni V, et al. Controversies concerning diagnostic guidelines for anomalies of the enteric nervous system: a report from the fourth International Symposium on Hirschsprung's disease and related neurocristopathies. J Pediatr Surg. 2005;40(10):1527-31.

9. Santos MM, Tannuri U, Coelho MC. Study of acetylcholinesterase activity in rectal suction biopsy for diagnosis of intestinal dysganglionoses: 17-year experience of a single center. Pediatr Surg Int. 2008;24(6):715-9.

10. Brito IA, Maksoud JG. Acetylcholinesterase activity in suction biopsies of the rectum in the diagnosis of Hirschsprung's disease. J Pediatr Surg. 1972;7(1):11-7.

11. Jeong H, Jung HR, Hwang I, Kwon SY, Choe M, Kang YN, et al. Diagnostic accuracy of combined acetylcholinesterase histochemistry and calretinin immunohistochemistry of rectal biopsy specimens in Hirschsprung's disease. Int J Surg Pathol. 2018;26(6):507-13.

12. Maksoud JG. Cirurgia pediátrica. 2ª ed. Revinter; 2003.

13. De la Torre-Mondragón L, Ortega-Salgado JA. Transanal endorectal pull-through for Hirschsprung's disease. J Pediatr Surg. 1998;33(8):1283-6.

14. Tannuri AC, Tannuri U, Romão RL. Transanal endorectal pull-through in children with Hirschsprung's disease – technical refinements and comparison of results with the Duhamel procedure. J Pediatr Surg. 2009;44(4):767-72.

15. Duhamel B. Une nouvelle opération pour le mégacôlon congénital: lábaissement rétro-rectal et trans-anal du côlon. Presse Med. 1956;64(95):2249-50.

16. Soave F. Hirschsprung's disease: a new surgical tecnique. Arch Dis Child. 1964;39:116-24.

17. Seo S, Miyake H, Hock A, Koike Y, Yong C, Lee C, et al. Duhamel and transanal endorectal pull-throughs for hirschsprung' disease: a systematic review and meta-analysis. Eur J Pediatr Surg. 2018;28(1):81-8.

18. Tannuri AC, Ferreira MA, Mathias AL, Tannuri U. Long-term results of the Duhamel technique are superior to those of the transanal pullthrough: A study of fecal continence and quality of life. J Pediatr Surg. 2017;52(3):449-53.

19. Haricharan RN, Georgeson KE. Hirschsprung disease. Semin Pediatr Surg. 2008;17(4):266-75.

Afecções anorretais congênitas e adquiridas

19

Arthur Loguetti Mathias
Maria Mercês Santos

Após ler este capítulo, você estará apto a:

1. Fazer o diagnóstico clínico das afecções anorretais congênitas e adquiridas.
2. Solicitar os exames auxiliares necessários.
3. Fazer o tratamento clínico quando indicado.
4. Compreender a forma e os resultados do tratamento cirúrgico.

AFECÇÕES ANORRETAIS CONGÊNITAS

Introdução

A incidência das afecções anorretais congênitas (AARC) é de 1:5.000 nascidos vivos, por isso, os pediatras têm poucas oportunidades de examinar esses pacientes, sendo frequente que as AARC sejam reconhecidas tardiamente (Figura 19.1).

Histórico

Os principais marcos do conhecimento das AARC são:

- Ladd e Gross, 1941, descrição das diferentes formas de anomalias anorretais[1].
- Stephens, 1971, importância do músculo puborretal para a continência fecal[2].
- Peña, 1982, técnica da anorretoplastia sagital posterior[3].

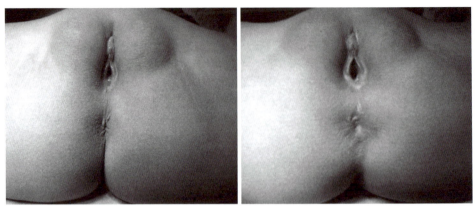

Figura 19.1 Anomalia anorretal congênita. O aspecto externo é enganador.

Patogênese

As AARC resultam de alterações da membrana cloacal na fase de gastrulação, determinada por cromossoma, gene ou agente teratogênico[4]. O defeito anorretal isolado é a forma não sindrômica, a associação com outras malformações constitui a forma sindrômica, com fenótipos variados.

Classificação

A classificação mais aceita atualmente é a do Consenso de Krickenbeck[5], baseada na presença e na localização da fístula retal (Tabela 19.1).

Tabela 19.1 Classificação Internacional de Krickenbeck: padrões para diagnóstico[5]

Principais grupos clínicos	Grupos raros, variações regionais
• Fístula perineal (cutânea)	• Colo sacular
• Fístula retouretral	• Atresia retal/estenose
– Prostática	• Fístula retovaginal
– Bulbar	• Fístula em H
• Fístula retovesical	• Outras formas
• Fístula vestibular	
• Cloaca	
• Sem fístula	
• Estenose retal	

Apresentação Clínica

São os principais sinais a não eliminação de mecônio e a obstrução intestinal baixa. A saída de mecônio por fístula perineal ou uretral pode demorar 16 a 24 horas, deve-se aguardar esse tempo, pois determina o tratamento inicial.

As formas sindromáticas (60% dos casos) têm fenótipos variados e os mais graves predominam no sexo masculino.

Pontos de Destaque do Exame Físico

Os pontos de destaque do exame físico são apresentados no Quadro 19.1. O ânus, no sexo masculino, situa-se a meia distância entre o cóccix e a bolsa escrotal, no sexo feminino é mais posterior, a um terço da distância do cóccix-vestíbulo vulvar. É necessário passar a sonda através do ânus (Figura 19.2).

Quadro 19.1 Exame físico em recém-nascido com anomalia anorretal
1. Posição e permeabilidade do ânus
2. Nádegas, sulco interglúteo e mancha anal
3. Sensibilidade e motricidade perineais
4. Sacrocóccix
5. Região lombossacral
6. Fístula perineal
7. Fístula urinária
8. Genitais externos

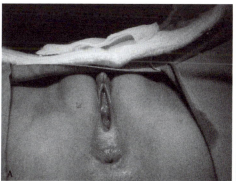 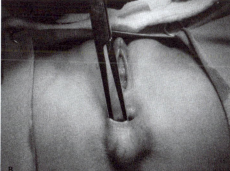

Figura 19.2 Anomalia anorretal congênita. Ânus anteriorizado e parcialmente coberto por dobra cutânea.

As nádegas bem desenvolvidas, o tônus muscular firme, a sensibilidade e a motricidade presentes indicam defeito menor (Figura 19.3):

- A palpação do sacrocóccix identifica a forma e a falta de vértebras.
- Estruturas anormais na região lombossacral indicam malformação vertebral.
- A fístula perineal ou vulvar indica defeito menor (Figura 19.4).

A fístula urinária está presente em mais de 90% dos meninos, mas a eliminação de mecônio ou gás pela uretra não é frequente (Figura 19.5).

No sexo feminino, a forma mais comum é a fístula vestibular, com vulva normal, apresentando três orifícios: uretral, vaginal e fistular. Na cloaca, a vulva é irreconhecível e há orifício único, que drena urina e mecônio (Figuras 19.6 e 19.7).

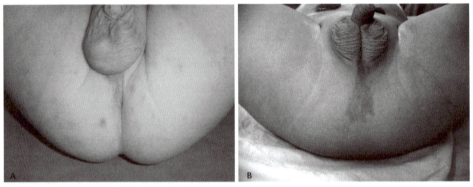

Figura 19.3 Anomalia anorretal congênita. A: períneo bem formado, sulco interglúteo nítido; B: períneo plano, sem sulco, bolsa escrotal dividida.

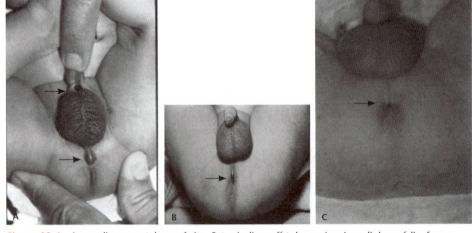

Figura 19.4 Anomalia anorretal congênita. Setas indicam fístulas perineais na linha média, forma baixa da anomalia.

19 Afecções anorretais congênitas e adquiridas   277

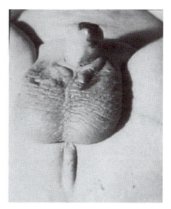

Figura 19.5   Mecônio na glande.

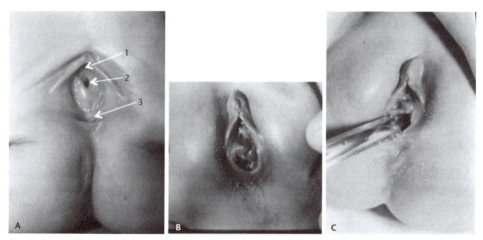

Figura 19.6   Fístula vestibular. A: vulva bem formada. Três orifícios identificados: uretral (1), vaginal (2) e retal (fístula) (3); B: o sentido da fístula é posterior, malformação anal, forma baixa; C: o sentido da fístula é cranial, malformação retal, forma mais alta.

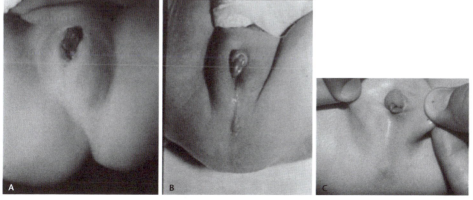

Figura 19.7   Cloaca. Vulva deformada, seus elementos não são reconhecidos. A: o sulco interglúteo é nítido, períneo melhor; B: o períneo é abaulado, sem sulco, malformado; C: o orifício único não é visível.

Exames Auxiliares Básicos no Recém-Nascido

- Radiografia da bacia e coluna lombossacral.
- Ultrassonografia dos aparelhos genital e urinário.
- Ecocardiografia.

A finalidade é identificar as malformações associadas mais comuns e graves. Caso a ultrassonografia (USG) mostre dilatação do trato urinário, deve ser repetida após alguns dias, para descartar dilatação fisiológica (Tabela 19.2 e Figuras 19.8 a 19.10).

Tabela 19.2 Anomalias anorretais congênitas: malformações associadas mais frequentes[5]

Malformações	Incidência
Cardiocirculatória	20%
Geniturinária	20 a 54%
– Refluxo vesicoureteral	50%
– Genital feminino	35%
– Hipospádia	6%
– Testículo não descido	3%
Vertebrais	26%
– Forma baixa	17%
– Forma alta	40%
Gastrointestinais	
Traqueoesofágica	10%
Moléstia de Hirschsprung	2%
Obstrução duodenal	1%

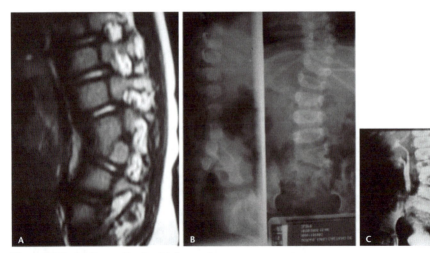

Figura 19.8 Malformação de vértebras e do sacro.

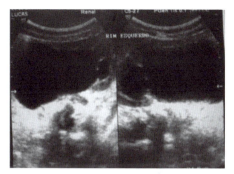

Figura 19.9   Ultrassonografia. Hidronefrose por estenose de junção pieloureteral.

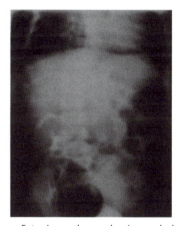

Figura 19.10   Urografia excretora. Ectopia renal cruzada, rim em bolo à direita. Malformação sacral.

Tratamento

Os exames clínicos e auxiliares básicos indicam o tratamento no recém-nascido (RN): proctoplastia por via perineal ou colostomia e posterior correção das AARC. Em caso de dúvida, a radiografia de Wangensteen-Rice ou invertograma pode esclarecer que a distância entre o reto e o local do ânus menor que 1 cm indica proctoplastia perineal, se a distância for maior indica-se colostomia (Figuras 19.11 e 19.12).

Trabalho recente descreve a USG perineal como exame capaz de ajudar na classificação das AARC. Por meio desse exame é possível localizar a fístula, a distância da bolsa retal ao períneo bem como a relação entre o músculo puborretalis e a bolsa retal distal[6].

Aproximadamente um mês após a colostomia pode-se programar a correção das AARC. No pré-operatório, é feito o colograma distal, que é o enema opaco da porção distal da colostomia, com o objetivo de situar a altura do reto e da fístula retourinária (Figura 19.13).

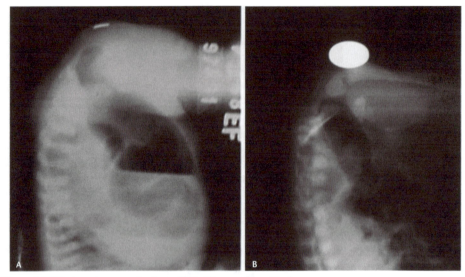

Figura 19.11 Invertograma (radiografia de Wangensteen-Rice).

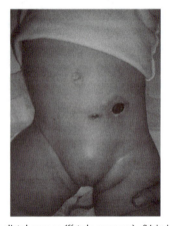

Figura 19.12 Colostomia. Boca distal menor (fístula mucosa). (Veja imagem colorida no encarte.)

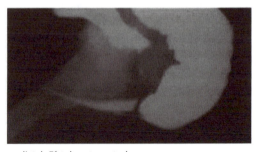

Figura 19.13 Colograma distal. Fístula retouretral.

A técnica operatória depende dos exames clínicos e auxiliares, as várias opções são identificadas pela via de acesso utilizada (Quadro 19.2).

O fechamento posterior da colostomia restabelece o trânsito retal.

Quadro 19.2 Procedimentos operatórios padronizados para acompanhamento na Classificação Internacional de Krinckenbeck[5]

- Procedimentos operatórios
    - Operação perineal
    - Acesso sagital anterior
    - Acesso sacroperineal
    - Anorretoplastia sagital posterior (ARPSP)
    - Abaixamento abdominoperineal
    - Abaixamento com auxílio laparoscópico
- Situações associadas
    - Malformações sacrais
    - Medula espinal presa

Resultados

O resultado funcional depende da gravidade do defeito congênito, principalmente de lesões nervosas e musculares do períneo. São frequentes a incontinência fecal, a obstipação e a bexiga neurogênica.

O tratamento pós-operatório multidisciplinar é essencial para a melhora funcional (Figura 19.14).

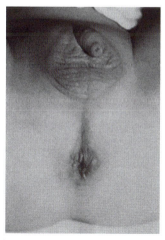

Figura 19.14 Fim da cirurgia, início do tratamento.

Conclusões

A afecção anorretal é um defeito complexo, com lesões de múltiplos órgãos, que exige a atenção de diversos especialistas. As complicações necessitam de atenção continuada mesmo na idade adulta.

O tratamento pós-operatório adequado consegue controle funcional em 70% dos casos, com poucas limitações de vida social.

Avaliação tardia de pacientes operados por AARC no ICr-HCFMUSP mostrou que a qualidade de vida e o índice de continência fecal foram comprometidos, não havendo diferença entre as formas altas ou baixas da doença[7].

AFECÇÕES ANORRETAIS ADQUIRIDAS

As afecções anorretais adquiridas são mais frequentes que as congênitas, sendo motivo comum de consulta ao pediatria, que deve reconhecê-las e habilitar-se a tratá-las (Quadro 19.3).

Quadro 19.3 Afecções anorretais adquiridas
1. Prolapso retal
2. Abscesso e fístula perianais
3. Fissura anal
4. Procidência anal
5. Doença hemorroidária
6. Condiloma acuminado
7. Pólipo retal

Prolapso retal

Epidemiologia

É frequente na faixa etária entre 2 e 6 anos, a incidência é maior na população carente.

Patogênese

É a exteriorização da mucosa do reto através do ânus, por 2 a 3 cm. São fatores determinantes: diarreia, verminose, constipação, paralisia da musculatura perineal, extrofia de bexiga, doença de Crohn, retocolite ulcerativa e mucoviscidose.

A maior frequência, entre 2 e 6 anos, é decorrente de características anatômicas[8,9] do hábito de evacuar de cócoras e do treinamento para controle das evacuações malconduzida, o que também explica a doença ser autolimitada.

Manifestações clínicas

Presença de mucosa retal exteriorizada, indolor, com redução espontânea.

Diagnóstico

Mucosa com pregas radiais, espaço raso entre a mucosa e a borda anal. Pode ser provocado pela manobra de Valsalva e a posição de cócoras. O diagnóstico diferencial é necessário em casos de pólipo, invaginação e procidência.

Tratamento

O tratamento do prolapso retal[10] deve ser feito conforme relacionado no Quadro 19.4:

- Clínico: para correção da diarreia ou obstipação, usar tábua sobre o vaso para apoiar as nádegas e não ficar de cócoras.
- Esclerose: injeção de 2 a 3 mL de glicose, 50% em cada quadrante da submucosa retal, realizado sob anestesia, pois é muito doloroso[7]. Pode ser repetido.
- Cerclagem: colocar fio inabsorvível na submucosa retal, reduzindo o diâmetro.

Quadro 19.4 Prolapso retal: tratamento
• Clínico: modo de evacuar
• Esclerose: injeção de glicose (50%)
• Cerclagem: redução da luz retal

Resultados

O tratamento clínico resolve a maior parte dos casos. Os casos mais refratários são de pacientes com mielodisplasia e doenças com diarreia recorrente.

Abscesso e Fístula Perianais

Epidemiologia

É doença frequente, nos lactentes é quase exclusiva do sexo masculino; nos escolares e adolescentes é decorrente de doenças sistêmicas ou infecções específicas.

Patogênese

A infecção inicia-se na cripta de Morgani[11] e passa para a glândula perianal formando-se o abscesso, que progride em várias direções chegando à pele. A fístula é o resultado desse trajeto, formando diferentes tipos de fístula em relação ao esfíncter externo[11], relacionadas no Quadro 19.5.

Quadro 19.5 Abscessos e fístulas anorretais[8]

Abscessos

- Perianais
- Isquiorretais
- Pelvirretais

Fístulas

- Interesfincteriana (caudal)
- Transesfincteriana (lateral)
- Extraesfincteriana (cranial)

Nos lactentes, acredita-se que a malformação das criptas, com relação hormonal, seja a causa[12]. Nos escolares e adolescentes, a infecção faz parte de doenças sistêmicas, como doença de Crohn, neoplasia, diabete ou imunodeficiência[13].

Manifestações clínicas

Ocorre abscesso perianal, único ou múltiplo, muito doloroso à evacuação e, geralmente, sem febre. Quando há contaminação dos espaços isquiorretal ou pelvirretal a febre é alta e o abscesso é mais distante do ânus.

Diagnóstico

Exame clínico: diferenciar de simples infecções cutâneas do períneo. Nos casos de abscesso perirretal, pode ser necessária tomografia ou fistulografia.

Tratamento

Drenagem cirúrgica ou espontânea. Nos casos sem febre ou doença associada não há necessidade do uso de antibióticos[14]. Caso se forme fístula, indica-se a fistulotomia, em um ou dois tempos, conforme a relação da fístula com o esfíncter externo.

Resultados

Nas crianças, a drenagem resolve mais de 50% dos casos. A fistulotomia causa incontinência anal, e a cirurgia em dois tempos procura evitá-la.

Fissura Anal

Epidemiologia

Na criança, é a principal causa de dor e sangramento ao evacuar.

Patogênese

A fissura é a ruptura do epitélio do canal anal causada por:

- Trauma (fezes duras).
- Hipertonia do esfíncter interno (acalasia), que leva à cronicidade.
- Isquemia local com menor irrigação, menor resistência ao trauma e cicatrização mais lenta.

A localização preferencial é na linha média posterior. A fissura pode ser a primeira manifestação da doença de Crohn.

Manifestações clínicas
Dor intensa, sangramento moderado ao evacuar e constipação.

Diagnóstico
O canal anal pode ser examinado ao ser evertido pela compressão da pele perianal. A fissura aguda apresenta fundo limpo e bordas baixas, a forma crônica tem fibrose, fibrina e bordas elevadas. As pregas cutâneas salientes que se formam na proximidade são os plicomas sentinelas.

Tratamento
As diferentes formas de tratamento são apresentadas no Quadro 19.6.

Quadro 19.6   Fissura anal: tratamento[12]

Clínico – relaxamento esfincteriano
- Nitroglicerina
- Nifedipina
- Toxina botulínica
Cirúrgico
- Desbridamento
- Esfincterotomia interna

Clínico

As medidas utilizadas são a correção da constipação, os banhos de assento e pomada anestésica. Deve-se fazer higiene com jato de água, não usar papel higiênico.

Os relaxantes do esfíncter interno usados em casos de cicatrização demorada são pomada de nitroglicerina ou nifedipina[15] e injeção local de toxina botulínica. No Instituto da Criança e do Adolescente do HC-FMUSP usa-se pomada de nifedipina 0,2% e lidocaína 1%, aplicada no canal duas vezes ao dia durante seis a oito semanas[16]. Não se indica dilatação digital do ânus pelo risco de lesão esfincteriana[17].

Cirúrgico

Indicado na forma crônica:

- Desbridamento do tecido fibroso e ressecção das bordas elevadas.
- Esfincterotomia interna promove a cicatrização, mas provoca incontinência anal[18].

Resultados

O tratamento clínico é eficiente em quase todos os casos. A falha pode indicar doença de Crohn.

Procidência Retal

Introdução

A procidência retal, na literatura, é denominada prolapso total ou simplesmente prolapso, o que causa alguma confusão. O prolapso não é considerado precursor da procidência[19].

Epidemiologia

Rara em adultos, predominante no sexo feminino e em idosos. Na criança é mais rara ainda ou, talvez, diagnosticada como prolapso refratário ao tratamento habitual, ocorre principalmente em crianças com mais de 4 anos, em paralisia dos músculos do períneo e em doentes mentais.

Patogênese

As seguintes causas são citadas[19]:

- Hérnia de deslizamento.
- Invaginação do reto.
- Frouxidão da estrutura perineal.

Manifestações clínicas

A porção do intestino exteriorizada é maior que a do prolapso, tem a forma de cone, com a metade posterior mais curta e a mucosa apresenta pregas circulares típicas. Em razão da secreção da mucosa exposta, causa obstipação, incontinência e umidade.

Diagnóstico

É feito pelo aspecto anteriormente descrito.

Tratamento

Clínico

A redução manual geralmente necessita de anestesia. A esclerose, a cerclagem e a manutenção das coxas em adução não são eficientes.

Cirúrgico

- Ressecção intestinal via perineal ou abdominal.
- Fixação do reto e do sigmoide via laparotomia ou laparoscopia.

Resultados

Na criança, a fixação por laparoscopia tem apresentado bons resultados, mas são poucos os casos relatados[19].

Doença Hemorroidária

Introdução

Os plexos venosos do reto são as hemorroidas internas que drenam para o sistema portal. Os plexos venosos do canal anal são as hemorroidas externas, tributárias da veia cava.

Epidemiologia

A doença hemorroidária é muito rara em criança, mesmo naquelas com hipertensão portal.

Patogênese

A causa é controversa, citando-se o fator familiar, a posição ereta prolongada, o aumento da pressão intra-abdominal e a degeneração de tecidos.

Manifestações clínicas

O sangramento após a evacuação é o principal sintoma. A congestão vascular e o prolapso causam desconforto perineal. A trombose e a tromboflebite provocam muita dor[20] (Quadro 19.7).

Quadro 19.7   Doença hemorroidária: classificação clínica
- 1º grau: sangramento sem prolapso
- 2º grau: prolapso com redução espontânea
- 3º grau: prolapso com redução manual
- 4º grau: prolapso permanente

Tratamento

Clínico

As hemorroidas congestas, mas assintomáticas, não necessitam de tratamento. Os cuidados em casos de doença hemorroidária de 1º e 2º graus são:

- Corrigir a obstipação.
- Reduzir o esforço e o tempo para evacuar.
- Substituir o papel higiênico por ducha.
- Fazer dieta rica em fibras.
- Evitar alimentos irritantes como álcool, pimenta e condimentos.
- Usar pomada anti-inflamatória e anestésica é útil.

Os casos mais graves podem ser tratados com ligadura elástica, esclerose ou fotocoagulação, que são procedimentos em sessões repetidas, sem experiência em crianças[13].

Cirúrgico

A doença hemorroidária de 3º e 4º graus tem indicação de ressecção do tecido hemorroidário e ligadura do pedículo.

Resultados

A cirurgia é curativa, com recidiva inferior a 3%[15]. Pode determinar incontinência para gases e fezes líquidas.

Condiloma Acuminado

Epidemiologia

A infecção pelo papilomavírus humano (HPV) é mundialmente difundida, com 80% da população entre 20 e 25 anos, sexualmente ativa, contaminada. Em crianças com menos de 1 ano de idade a transmissão é vertical, nas crianças maiores pode ser sexual.

Manifestações clínicas

As lesões são múltiplas, formando verrugas confluentes em regiões úmidas do corpo, sendo comum a perianal; também causa prurido.

Diagnóstico

O aspecto macroscópico é característico, e é possível identificar o tipo de HPV. O exame proctológico é necessário para identificar as lesões mais internas.

Tratamento

É feito com a destruição das lesões por agentes químicos como a podofilina, o ácido tricloroacético ou a eletrocoagulação. Em razão da relação do HPV com neoplasias, esses pacientes devem ser acompanhados.

Pólipo Retal

Introdução

Os pólipos do aparelho digestivo constituem capítulo complexo da moléstia gastrointestinal por causa da frequência, da diversidade histológica e do potencial de malignidade.

Epidemiologia

Os pólipos retais têm incidência de 1% entre as crianças de 2 a 10 anos de idade, sendo muito raros em outras idades. Pode ocorrer autoamputação dos pólipos.

Patogênese

Em crianças, 80% dos pólipos são do tipo juvenil, histologicamente hamartomas com componente inflamatório. Em 50% dos casos, são solitários e, quando múltiplos, contam de duas a dez lesões. Casos com muitos pólipos, até incontáveis, constituem a doença polipoide familiar ou não.

Os pólipos adenomatosos, potencialmente malignos, constituem menos de 3% dos casos. Eles são encontrados em meio aos pólipos juvenis múltiplos.

Manifestações clínicas

É a principal causa de sangramento anal indolor. Os pólipos pediculados exteriorizam-se como lesões separadas da borda anal e são semelhantes ao morango.

Diagnóstico

O toque retal, com limpeza prévia do reto, quase sempre identifica o pólipo. A colonoscopia, por ter acesso a todas as lesões, é preferível, quando disponível.

Tratamento

A polipectomia pode ser realizada, na maior parte dos casos, com o auxílio da retoscopia, com ligadura manual do pedículo, sendo limitada às lesões baixas. A polipectomia colonoscópica, por ter acesso a todas as lesões, é preferível, quando disponível.

Plicomas

Os plicomas são dobras ou pedículos cutaneomucosos formados por trauma ou inflamações anais, sendo denominados sentinelas de criptas inflamadas. Os maiores são notados ao fazer a higiene ou causam desconforto. O trauma pode edemaciá-los ou provocar leve sangramento.

O paciente assintomático não precisa ser tratado. Ao sintomático recomenda--se dieta rica em fibras, uso de ducha em vez de papel higiênico, banhos de assento e aplicação de pomada anti-inflamatória e anestésica. Persistindo os sintomas, o plicoma deve ser ressecado cirurgicamente.

CONCLUSÕES

A finalidade deste capítulo, associado ao Capítulo 24 – "Obstipação intestinal crônica e incontinência fecal", é oferecer conhecimento proctológico ao pediatra, habilitando-o a reconhecer e tratar as afecções proctológicas mais frequentes na criança.

REFERÊNCIAS BIBLIOGRÁFICAS

1. Ladd WE, Gross RE. Malformations of the anus and rectum. In: Ladd WE, Gross RE, editors. Abdominal surgery of infancy and childhood. Philadelphia and London: WB Saunders Company; 1941.
2. Stephens FD, Smith ED. Ano-rectal malformations in children. Chicago: Year Book Medical Publishers; 1971.
3. deVries P, Peña A. Posterior sagittal anorectoplasty. J Pediatr Surg. 1982;17(5):638-43.
4. Huston JM, van der Patte SCJ, Penington E, Kluth D, Fiegel H. The embryology of anorectal malformations. In: Holschneider AM, Hutson JM, editors. Anorectal malformations in children. Berlin Heidelberg New York: Springer; 2006.
5. Holschneider A, Hutson J, Peña A, Bekhit E, Chatterjee S, Coran A, et al. Preliminary report on the International Conference for the treatment of anorectal malformations. J Pediatr Surg. 2005;40(10):1521-6.
6. Hosokawa T, Yamada Y, Hsokawa M, Kikuchi S, Ohira K, Tanami Y, et al. Ultrasound imaging of the anorectal malformation during the neonatalperiod: a comprehensive review. Jpn J Radiol. 2018;36(10):581-91.
7. Tannuri AC, Ferreira MA, Mathias AL, Tannuri U. Long-term evaluation of fecal continence and quality of life in patients operated for anorectal malformations. Rev Assoc Med Bras (1992). 2016;62(6):544-52.
8. Cherry DA. Rothenberger DA. Pelvic floor physiology. Surg Clin North Am. 1988;68(6):1217-30.
9. Cares K, El-Baba M. Prolapse in Children: Significance and Management. Curr Gastroenterol Rep. 2016;18(5):22.
10. Antao B, Bradley V, Roberts JP, Shavis R. Management of rectal prolapsed in children. Dis Colon Rectum. 2005;48(8):1620-5.

11. Sobrado CW, Nahas SC, Marques CFS. Fistulas anorretais. In: Gama-Rodrigues, Machado MCC, Rasslan S, editors. Clínica Cirúrgica. Barueri: Manole; 2008.
12. Shafer AD, McGlone TP, Flanagan RA. Abnormal cryps of Morgani: the cause of perianal abscesses and fistula-in-ano. J Pediatr Surg. 1987;22(3):203-4.
13. Stites T, Lund DP. Common anorectal problems. Semin Pediatr Surg. 2007;16(1):71-8.
14. Watanabe Y, Todani T, Yamamoto S. Conservative management of fistula-in-ano in infants. Pediatr Surg Int. 1998;13(4):274-6.
15. Antropoli C, Perrotti P, Rubino M, Martino A, DeStefano G, Migliori G, et al. Nifedipine for local use in conservative treatment of anal fissure: preliminary results of multicenter study. Dis Coloc Rectum. 2000;43(3):430-1.
16. Higuero T. Update on the management of anal fissure. J Visc Surg. 2015;152(2 Suppl):S37-43.
17. Nahas SC, Nahas CSR. Fissura anal. In: Gama-Rodrigues J, Machado MCC, Rasslan S, editors. Clínica Cirúrgica. Barueri: Manole; 2008.
18. Nielsen MB, Rasmussen OO, Pedersen JF, Christiasen J. Risck of sphincter damage and anal incontinence after dilatation for fissure-in-ano. An endosonobraphy study. Dis Colon Rectum. 1993;36(7):677-80.
19. Shab A, Parikh D, Jawaheer G, Gornall P. Persistente rectal prolapse in children: sclerotherapy and surgical management. Pediatr Surg Int. 2005;21(4):270-3.
20. Nahas SC, Marques CFS, Sobrado CW. Hemorróidas e doença hemorroidária. In: Gama-Rodrigues J, Machado MCC, Rasslan S. Clínica Cirúrgica. Barueri: Manole; 2008.

20 Defeitos da parede abdominal e da região inguinoescrotal

Uenis Tannuri

> **Após ler este capítulo, você estará apto a:**
> 1. Identificar os defeitos congênitos da parede abdominal e sua patogenia.
> 2. Realizar o diagnóstico diferencial entre onfalocele e gastrósquise.
> 3. Orientar a conduta e o manejo das afecções mais comuns da parede abdominal que motivam a consulta ao pediatra.

INTRODUÇÃO

A parede abdominal é composta de músculos, fáscias, lâmina peritoneal e pele, com a função de proteger e abrigar as vísceras abdominais, além de auxiliar os movimentos respiratórios, a micção e a evacuação. A origem embriológica é complexa e depende dos três folhetos: ectoderma, mesoderma e endoderma. Os defeitos congênitos decorrem de falhas no desenvolvimento e no fechamento das estruturas ao nível da linha média. Na região inguinoescrotal, os defeitos originam-se do fechamento incompleto do conduto peritoniovaginal, canal formado durante o processo de descida dos testículos à bolsa escrotal.

As afecções cirúrgicas da parede abdominal são muito frequentes na criança e o diagnóstico é habitualmente feito apenas pelo exame clínico.

ONFALOCELE E GASTRÓSQUISE

A onfalocele é um defeito em que há falha no desenvolvimento da parede abdominal associada à persistência, em graus variáveis da hérnia fisiológica fetal, ou seja, a presença de alças intestinais fora da cavidade celomática que, normalmente, retornam a essa cavidade em torno da 10ª semana de vida intrauterina. Existe, assim, um saco constituído pelo peritônio parietal e uma membrana amniótica que recobre as vísceras abdominais parcialmente exteriorizadas: estômago, intestino e fígado. O tamanho do defeito varia desde pequenos sacos com 2 a 3 cm de diâmetro, contendo poucas alças intestinais, até grandes defeitos em que o saco abriga o intestino, o estômago e o fígado. Independentemente do tamanho, o cordão umbilical é inserido no ápice do saco amniótico, fato característico que constitui um dos critérios para a diferenciação diagnóstica com a gastrósquise (Figura 20.1).

A incidência varia entre 1:3.000 a 1:10.000 nascimentos. Há fatores genéticos envolvidos no desenvolvimento do defeito, pois em aproximadamente metade dos casos existem outras malformações associadas, como tetralogia de Fallot, defeitos do septo atrial, hérnia diafragmática, atresia intestinal, meningoceles, trissomias, microcefalia, hérnia inguinal, persistência do ducto onfaloentérico e lábio leporino. Praticamente em todos os casos de onfalocele de grandes e médias proporções existe defeito de rotação intestinal, em decorrência da interrupção do fenômeno de rotação e acolamento do duodeno e dos colos ascendente e descendente.

As onfaloceles podem fazer parte de síndromes, como a de Patau (trissomia do cromossomo 13) e a de Beckwith-Wiedemann, na qual se observam também macroglossia, gigantismo e hipoglicemia por secreção inapropriada de insulina. A síndrome, ou pentalogia, de Cantrell inclui, além da onfalocele, defeito no esterno, no diafragma e no pericárdio e malformação cardíaca, incluindo a *ectopia cordis*. Finalmente, outra malformação que pode se associar à onfalocele é a síndrome da linha média, decorrente de alteração embriológica da prega caudal e do intestino terminal, que compreende fissura vesicointestinal, atresia do colo, extrofia de bexiga, anomalia anorretal e defeito da coluna sacral ou meningocele (Figura 20.2).

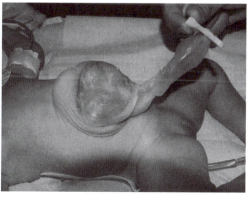

Figura 20.1 Onfalocele de grande proporção. Observar o cordão umbilical ao nível do defeito e a membrana recobrindo as estruturas abdominais. (Veja imagem colorida no encarte.)

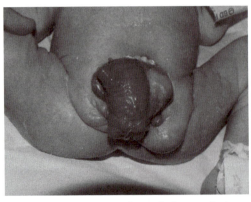

Figura 20.2 Fissura vesicointestinal. Observar o prolapso do íleo terminal e a separação das pregas genitais. (Veja imagem colorida no encarte.)

A membrana que recobre as vísceras é delgada e translúcida, sendo possível até a visualização das alças intestinais e do fígado. Pode ocorrer a ruptura dessa membrana durante ou após o parto, o que aumenta a gravidade da moléstia, pois criam-se condições para que se instale infecção das vísceras expostas, além de grande perda de líquido extracelular ou plasma, queda de perfusão tecidual periférica e acidose metabólica.

A gastrósquise, ou laparosquise, é uma afecção congênita em que ocorre exteriorização do estômago e/ou das alças intestinais por meio de um defeito na parede abdominal, à direita do cordão umbilical (Figura 20.3). Esse fato caracteriza e define a malformação, pois, na onfalocele, o cordão umbilical é inserido no próprio defeito, em continuidade com a membrana amniótica. Não há saco herniário recobrindo as vísceras, fato que também diferencia esse defeito das onfaloceles. A serosa peritoneal das alças intestinais torna-se espessada em consequência do permanente contato com o líquido amniótico e a urina fetal e, de forma semelhante às onfaloceles, existe rotação e acolamento incompletos das alças intestinais. Um fato bastante característico desse defeito refere-se ao fígado, que não se exterioriza e permanece na posição normal, diferentemente das onfaloceles. Finalmente, é importante lembrar a alta incidência de prematuridade nos recém-nascidos (RN) com gastrósquise e, diferentemente das onfaloceles, a baixa incidência (< 4%) de malformações associadas em outros órgãos.

Em aproximadamente 10% dos casos, a posição anômala do intestino e do mesentério durante a vida intrauterina cria condições para a ocorrência de complicações, como atresias, estenoses, volvos de segmentos intestinais ou estrangulamento com sofrimento vascular das alças intestinais exteriorizadas.

O diagnóstico das onfaloceles e das gastrósquises pode ser feito no período antenatal, por meio da ultrassonografia materna[1]. A inspeção do RN ao nascimento

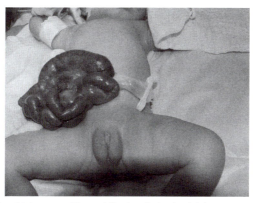

Figura 20.3 Gastrósquise. Notar o cordão umbilical ao lado do defeito e a serosite das alças intestinais exteriorizadas. (Veja imagem colorida no encarte.)

na sala de parto confirma o diagnóstico. Particularmente nos casos de onfalocele, deve-se verificar outras malformações com exame clínico, ecocardiografia ou mapeamento cromossômico, quando houver suspeita de trissomia.

Tratamento

Nos casos em que o diagnóstico for feito durante a gestação, não se recomenda a antecipação do parto. Embora o parto por via abdominal não traga vantagem em relação à via vaginal, de modo geral do ponto de vista prático, recomenda-se a cesárea eletiva para melhor assistência ao RN[2,3].

O manuseio de um RN com onfalocele ou gastrósquise deve ser o mais delicado possível. Os cuidados imediatos consistem em proteção da membrana amniótica ou das alças intestinais com compressas estéreis embebidas em solução fisiológica morna e colocação de sonda nasogástrica de alívio. O tratamento cirúrgico, uma vez indicado, deve ser precocemente instituído, pois, além de eliminar o risco de ruptura da membrana nas onfaloceles, torna-se tecnicamente mais fácil, já que, com o decorrer do tempo, o estômago e as alças intestinais distendem-se em consequência do ar deglutido.

O tratamento cirúrgico de eleição consiste no fechamento total da parede abdominal por planos, após a redução de todas as vísceras para dentro da cavidade. Nas onfaloceles de grandes proporções ou nas gastrósquises em que há intenso edema das alças intestinais, além da sondagem nasogástrica de alívio, realiza-se enteroclisma com o objetivo de esvaziar o conteúdo do colo e facilitar a redução das alças intestinais para dentro da cavidade abdominal. No período pós-operatório, faz-se necessária a assistência ventilatória, particularmente nos defeitos de grandes proporções, em virtude da compressão das cúpulas diafragmáticas. Se houver temor com esse tipo de problema, pode-se realizar a cobertura temporária das vísceras com um cilindro feito de tela de silicone ou plástico adequado. Diariamente, deve ser realizada uma verdadeira ordenha no sentido de forçar a entrada das vísceras para dentro da cavidade e, ao fim de 5 dias, o cilindro é retirado, sendo que, nessa fase, torna-se possível o fechamento completo da parede abdominal. Durante esse período, a criança deve receber antibioticoterapia de largo espectro e nutrição parenteral[3].

Outra opção para o tratamento das grandes onfaloceles e gastrósquises é a ampliação da cavidade abdominal graças às secções transversais da aponeurose anterior do abdome e dos músculos retoabdominais. A cobertura das alças é feita com retalhos de pele descolados de ambos os flancos, suturados borda a borda, sobre as vísceras. Resultando, assim, em uma grande "hérnia" ao nível da região umbilical, que deverá ser corrigida em época oportuna, entre o 2º e o 3º ano de vida.

O tratamento das gastrósquises deve incluir quase sempre a administração parenteral de nutrientes, quer pelo prolongado íleo adinâmico pós-operatório consequente à serosite quer pela diminuição da capacidade absortiva da mucosa intestinal. O tempo de íleo adinâmico é, em média, de 30 a 50 dias, período em que a criança permanece em nutrição parenteral total[4-6]. Finalmente, nas onfaloceles de grandes proporções em que a membrana amniótica está íntegra e há risco cirúrgico em virtude de outra malformação associada, pode-se realizar tratamento clínico conservador. A criança é mantida em ambiente hospitalar sob rigorosos cuidados e são feitos três ou quatro curativos por dia, com gaze embebida em álcool absoluto ou iodopovidona. Formam-se crostas que, ao fim de algumas semanas, estarão epitelizadas, ao mesmo tempo em que deverá ocorrer redução parcial das vísceras para dentro da cavidade abdominal. Esse tipo de tratamento tem sido abandonado por possibilitar o desenvolvimento de infecções sistêmicas, dada a facilidade de penetração bacteriana pela membrana amniótica exposta.

ANOMALIAS DA LINHA MÉDIA

Diástase dos Músculos Retoabdominais

É um problema frequente em lactentes e pré-escolares e caracteriza-se por abaulamento, ao nível da linha média, da parede abdominal aos esforços. Ocorre em virtude do afastamento exagerado entre os músculos retoabdominais, o que provoca fraqueza da linha média da parede abdominal. O tratamento é expectante, já que ocorre a tendência natural à regressão espontânea.

Hérnia Epigástrica

Localiza-se na linha média (linha alba), entre a cicatriz umbilical e o apêndice xifoide. Ocorre a herniação de uma pequena porção da gordura pré-peritoneal por meio de um defeito na aponeurose anterior do abdome. Clinicamente, manifesta-se por sensação de dor no local da hérnia e a presença de um pequeno nódulo irredutível e palpável no subcutâneo da linha média.

O estiramento da aponeurose anterior, por aumento da pressão abdominal, e os orifícios oriundos da penetração de vasos por meio da aponeurose são os fatores responsáveis pela formação das hérnias epigástricas. O tratamento é cirúrgico e consiste na sutura do defeito aponeurótico.

ANOMALIAS DA REGIÃO UMBILICAL

As anomalias da região umbilical originam-se da falha no fechamento da fáscia abdominal em torno do cordão umbilical ou decorrente da persistência das estruturas fetais, do ducto onfaloentérico ou do úraco.

Hérnia Umbilical

É o resultado do fechamento incompleto da aponeurose dos músculos retos do abdome, ao nível da cicatriz umbilical, possibilitando a protrusão de alças intestinais ou gordura pré-peritoneal, que ficam cobertas apenas por peritônio parietal e pele. Decorre de um defeito no fechamento do anel umbilical, o qual normalmente oblitera-se pela involução dos componentes do cordão umbilical[7].

A hérnia umbilical tem alta incidência em RN pré-termos e em crianças negras, particularmente do sexo feminino. As moléstias como cretinismo, síndrome de Down e gargoilismo frequentemente estão associadas à hérnia umbilical.

Diagnóstico

- Na simples inspeção, observa-se abaulamento umbilical durante o choro ou outros esforços (Figura 20.4).
- Na palpação, percebe-se que o conteúdo da hérnia é constituído por alças intestinais.
- O anel herniário apresenta-se em tamanhos variados, entre uma polpa digital até alguns centímetros (Figura 20.5).

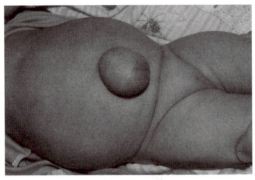

Figura 20.4 Hérnia umbilical. (Veja imagem colorida no encarte.)

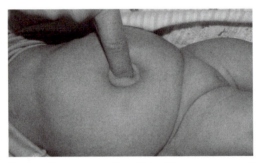

Figura 20.5 Hérnia umbilical: avaliação do anel herniário. (Veja imagem colorida no encarte.)

Tratamento

No lactente, pode haver cura espontânea até o fim do primeiro ano de vida, principalmente nas pequenas hérnias. A regressão, porém, torna-se menos provável após essa época, particularmente, se houver uma das condições citadas a seguir:

- Anel herniário maior do que 1 cm.
- Fibrose palpável na borda do anel, fato que passa a ocorrer geralmente após o primeiro ano de vida.
- Protrusão herniária grande, ou seja, saco com conteúdo intestinal.

O valor do uso de faixas de esparadrapo, com a finalidade de auxiliar o fechamento do anel herniário, é discutível. A princípio, deve-se evitar tal procedimento em crianças com menos de 2 meses de idade, pois alguns tipos de esparadrapo podem causar irritação da pele do abdome.

A cirurgia, quando indicada, poderá ser feita em qualquer tempo e consiste em incisão infraumbilical semilunar com isolamento e ressecção do saco herniário, seguida de sutura do plano aponeurótico. É muito raro o estrangulamento do conteúdo intestinal na hérnia umbilical, sendo, por isso, excepcional a cirurgia de urgência nessa afecção.

Granuloma Umbilical

É uma lesão representada por tecido de granulação de coloração avermelhada e diâmetro variável. Origina-se da persistência de pequena porção do cordão umbilical não inteiramente necrosado. Constitui a causa mais frequente de secreção mucoide ou purulenta do umbigo, sendo este o sintoma fundamental dessa afecção.

O tratamento baseado em cauterizações com bastões de nitrato de prata é pouco eficaz. O melhor método é a ressecção do granuloma, seguida de curativo compressivo para evitar sangramento ou cauterização com bisturi elétrico. Se houver persistência de secreção umbilical, suspeitar de *sinus*, fístula de ducto onfaloentérico ou úraco permeável.

Persistência do Ducto Onfaloentérico

O ducto onfaloentérico comunica o saco vitelino com o intestino primitivo e deve sofrer obliteração e reabsorção total até a 16ª semana de vida intrauterina. Por ocasião do nascimento, não deve haver nenhum resquício dessa estrutura. Defeitos no fechamento desse conduto, total ou parcialmente, determinam afecções com manifestações clínicas diversas.

Após obliteração da luz, deve haver reabsorção total da parede. Às vezes, persiste apenas a camada muscular, formando-se uma brida, que se dirige do íleo terminal ao umbigo. Em torno dessa brida, pode ocorrer volvo de intestino delgado com aparecimento de quadro de obstrução intestinal.

A persistência completa do ducto onfaloentérico, permeável em toda a extensão, causa drenagem constante de material fecal pelo umbigo, por causa da comunicação existente com o íleo terminal (Figura 20.6). Essa secreção, cuja quantidade depende do diâmetro do conduto persistente, determina irritação da pele da região periumbilical. Pode ocorrer também prolapso de mucosa do intestino delgado através do defeito.

A persistência parcial do ducto onfaloentérico pode ser de três tipos: persistência da porção periférica, da intermediária e da entérica.

No primeiro tipo, ocorre a persistência do ducto junto ao umbigo, formando-se o *sinus* umbilical, o qual se caracteriza por formação avermelhada, revestida de mucosa semelhante à do intestino delgado. Nesses casos, ocorre drenagem crônica de material mucoide pelo umbigo.

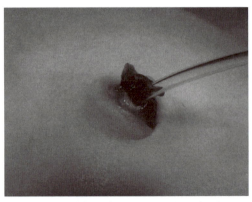

Figura 20.6 Persistência de conduto onfaloentérico – cateter introduzido no conduto. Notar a saída de conteúdo intestinal pelo orifício umbilical. (Veja imagem colorida no encarte.)

Quando ocorre obliteração do conduto nas extremidades, com persistência da porção intermediária, forma-se o cisto de conduto onfaloentérico. Este é revestido por mucosa intestinal, que secreta material mucoso, fazendo com que o cisto adquira proporções maiores.

A persistência da porção entérica do ducto onfaloentérico resulta no divertículo de Meckel. Localiza-se no íleo terminal, a cerca de 20 cm da válvula ileocecal (Figura 20.7). O divertículo pode ser revestido por mucosa normal do íleo, mucosa gástrica secretante, duodenal ou tecido pancreático. Esses tecidos podem causar úlceras sangrantes na mucosa circunvizinha. A hemorragia é geralmente aguda e manifesta-se por intensa enterorragia, que frequentemente causa alterações hemodinâmicas.

Outra complicação do divertículo de Meckel é a obstrução intestinal, que pode ocorrer por dois mecanismos: a invaginação intestinal, sendo a cabeça do invaginado o próprio divertículo e o volvo ou as hérnias internas, em razão da presença de brida congênita aderida ao divertículo. Qualquer que seja o mecanismo da obstrução, pode ocorrer necrose ou perfuração de alças intestinais. O diagnóstico etiológico é quase sempre intraoperatório, pois a indicação cirúrgica é geralmente feita diante do diagnóstico de abdome agudo obstrutivo.

A inflamação aguda do divertículo de Meckel (diverticulite) e a perfuração em peritônio livre produzem quadros clínicos semelhantes ao da apendicite aguda. No lactente, o quadro é mais grave, pois é possível ocorrer peritonite generalizada com ou sem obstrução intestinal associada, dependendo do bloqueio de alças intestinais ao nível do divertículo.

A cirurgia visa à ressecção do divertículo e do segmento intestinal comprometido, caso haja hérnia ou volvo intestinal com necrose.

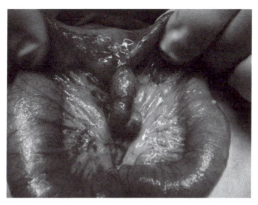

Figura 20.7 Divertículo de Meckel. (Veja imagem colorida no encarte.)

Pólipo Umbilical

Resulta da persistência de mucosa intestinal, em razão do fechamento incompleto da porção periférica do ducto onfaloentérico. Não há luz ao nível da lesão, ao contrário do que ocorre no *sinus* umbilical. Clinicamente, assemelha-se bastante ao granuloma umbilical. O tratamento requer ressecção cirúrgica ou cauterização com bisturi elétrico.

Persistência do Úraco

A persistência completa dessa estrutura embrionária é também denominada fístula vesicoumbilical, pois causa saída de urina pelo umbigo, com consequente irritação da pele circundante. O diagnóstico é confirmado pela passagem de sonda através da fístula, com a saída pela uretra ou pela fistulografia por meio da cicatriz umbilical, ocorrendo contrastação da bexiga urinária (Figura 20.8).

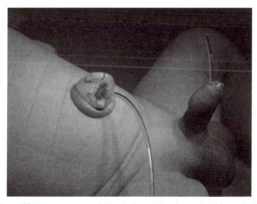

Figura 20.8 Presença de orifício no coto umbilical. O cateter introduzido exteriorizou-se pelo pênis, confirmando-se o diagnóstico de persistência do úraco. (Veja imagem colorida no encarte.)

Frequentemente, ocorre associação com obstrução do trato urinário baixo, a qual deve ser sempre investigada, por meio de urografia excretora e uretrocistografia retrógrada e miccional.

O tratamento é cirúrgico e busca a exérese extraperitoneal do úraco. Deve ser realizado o mais precocemente possível, pois os repetidos surtos de infecção dificultam o ato cirúrgico.

A persistência parcial do úraco, da porção intermediária, entre a bexiga e o umbigo, leva à formação de cistos, que podem conter no seu interior líquido mucoide, pus, sangue, células epiteliais e fibrina. Apresentam-se sob forma de cistos indolores na linha mediana, entre o umbigo e o púbis. Quando são infectados, tornam-se dolorosos. Os cistos podem drenar para o umbigo ou para a cavidade abdominal. O tratamento é cirúrgico e consiste na ressecção do úraco, por via extraperitoneal.

ANOMALIAS DA REGIÃO INGUINOESCROTAL

Hérnia Inguinal

Afecção cirúrgica frequente, que é quase sempre do tipo indireta e decorre do fechamento incompleto do conduto peritoniovaginal. Tal conduto corresponde ao prolongamento do peritônio, que acompanha o testículo no processo natural de migração até a bolsa escrotal. A porção inferior desse conduto corresponde à túnica vaginal do testículo, e a porção superior, em condições normais, sofre processo de obliteração ao final da vida intrauterina ou logo após o nascimento. A persistência do conduto, em graus variáveis, pode dar origem à hérnia inguinal, hidrocele comunicante ou cisto de cordão. Na menina, forma-se um conduto correspondente ao peritoniovaginal, junto do ligamento redondo, chamado conduto de Nück, que, persistindo na vida pós-natal, dará origem à hérnia inguinal. Os meninos são mais acometidos do que as meninas, em proporção aproximada de 4:1.

O sintoma mais frequente é o abaulamento na região inguinal durante o choro ou outro esforço (Figura 20.9). Quando a hérnia não é visível no momento do exame, o diagnóstico pode ser feito por meio da palpação do cordão espermático (ou do ligamento redondo), que se mostra espessado. Na menina, a hérnia inguinal pode também ser diagnosticada pela presença de pequeno nódulo na virilha, móvel, que corresponde ao ovário encarcerado no saco herniário, muitas vezes confundido com adenomegalia local.

O tratamento é cirúrgico, pelo risco de encarceramento ou estrangulamento, complicações mais frequentes e graves em pré-termos e lactentes de baixa idade. Nestes, portanto, a indicação cirúrgica não deve ser adiada. A cirurgia consiste no descolamento do saco herniário das estruturas do cordão espermático, da ligadura

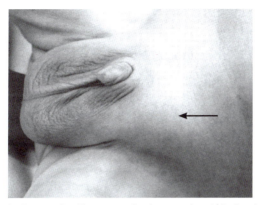

Figura 20.9 Hérnia inguinal esquerda. Observar o abaulamento herniário (seta).

e da ressecção. Nas meninas, o conteúdo do saco herniário é geralmente a trompa uterina e o ovário, e, nos meninos, as alças intestinais. Nas crianças com menos de 2 anos de idade, é prudente realizar a exploração inguinal contralateral, mesmo que não haja manifestação clínica de hérnia.

O estrangulamento e o encarceramento constituem complicações sérias da hérnia inguinal na criança. O primeiro, mais grave, consiste no sofrimento vascular ou na necrose das alças intestinais contidas no interior do saco herniário, iniciando-se com o comprometimento do retorno venoso e edema dessas estruturas, a dificuldade de redução para a cavidade e, finalmente, a necrose. O encarceramento é caracterizado pela impossibilidade de redução do conteúdo herniário, sem que haja sofrimento vascular. Em 30% dos casos, o encarceramento ou o estrangulamento representam a primeira manifestação da hérnia.

Clinicamente, a criança apresenta-se pálida, agitada e, precocemente, surgem vômitos no início de conteúdo gástrico e, em seguida, com refluxo de material intestinal. No exame físico, chama a atenção a presença de tumor inguinal irredutível muito doloroso.

O tratamento consiste em se tentar, inicialmente, a redução manual da hérnia. Para tanto, aplicam-se sedativos e coloca-se a criança em posição de Trendelemburg. A redução manual deve ser realizada com delicadeza, pelo perigo de lesão das vísceras edemaciadas e friáveis contidas no saco. Após a redução da hérnia, a criança deverá ser operada oportunamente, aguardando-se apenas 2 ou 3 dias, tempo suficiente para reduzir o edema do saco herniário e das estruturas vizinhas.

Quando não se consegue a redução manual da hérnia, está indicada a herniografia de urgência. No ato cirúrgico, além de correção da hérnia, verificam-se as alças intestinais contidas no interior do saco herniário, que devem ser ressecadas se o sofrimento vascular for irreversível. Em metade dos casos, posteriormente ocorre algum grau de atrofia do testículo homolateral à hérnia, em decorrência da compressão exercida sobre os vasos do funículo espermático.

Hidrocele e Cisto de Cordão

A hidrocele corresponde ao acúmulo de líquido em torno do testículo na cavidade vaginal e decorre da persistência completa do conduto peritoniovaginal, em que o pequeno calibre desse conduto permite apenas a passagem do líquido peritoneal que normalmente banha as alças intestinais. Portanto, do ponto de vista anatômico e embriológico, a hidrocele é similar à hérnia inguinal, sendo também conhecida pelo nome de hidrocele comunicante. Pode haver, por outro lado, obliteração parcial desse conduto afilado, dando origem ao acúmulo de líquido peritoneal no funículo espermático, com a formação de um cisto, também conhecido por cisto de cordão ou hidrocele de cordão (na menina, cisto do conduto de Nück).

A hidrocele manifesta-se clinicamente por aumento do volume escrotal. Na palpação, percebe-se presença de líquido em quantidade variável, em torno do testículo (Figura 20.9). O cisto de cordão e o cisto de conduto de Nück são tumores de consistência cística, em geral móveis e pouco dolorosos. Às vezes, podem ser confundidos com hérnia inguinal estrangulada. Com certa frequência, a hidrocele e o cisto de cordão associam-se com hérnia inguinal clinicamente visível.

Tratamento

Frequentemente, ocorre cura espontânea das hidroceles nos primeiros meses, representada pela reabsorção do líquido em torno do testículo e do fechamento do conduto peritoniovaginal. Portanto, recomenda-se conduta expectante até o 10º mês de vida, quando, caso a doença ainda esteja presente, a cirurgia poderá ser indicada. Por meio de exploração inguinal, o conduto peritoniovaginal é tratado de forma semelhante ao saco herniário na hérnia inguinal. Nas crianças com menos de 2 anos de idade, recomenda-se também exploração contralateral.

Para o cisto de cordão, indica-se, em qualquer idade, o tratamento cirúrgico, que deve constar de inguinotomia, ressecção do cisto e de todo conduto peritoniovaginal.

CONCLUSÕES

Os defeitos congênitos da parede abdominal são malformações de complexidade variável. É importante que em todo RN acometido pelo problema seja feita investigação para afastar a presença de outros defeitos. A correção cirúrgica é habitualmente factível, e mesmo nos casos de defeitos de grandes proporções, existem atualmente próteses de boa qualidade que permitem bons resultados pós-operatórios e bons índices de sobrevida[8]. As malformações da região inguinoescrotal são muito frequentes na prática clínica e devem ser diagnosticadas apenas pela história e exame físico.

REFERÊNCIAS BIBLIOGRÁFICAS

1. Duke D, Schwartz MZ. Omphalocele and Gastroschisis. In: Puri P, Höllwarth M, editors. Pediatric Surgery: Diagnosis and Management. Berlin: Springer Verlag Berlin Heidelberg. 2009.
2. Ashcraft KW, Holder TM. Pediatric Surgery. 2nd ed. Philadelphia: WB Saunders Company; 1993.
3. Maksoud-Filho JG, Tannuri U, da Silva MM, Silva MM, Maksoud JG. The outcome of newborns with abdominal wall defects according to the method of abdominal closure: the experience of a single center. Pediatr Surg Int. 2006;22(6):503-7.
4. Cheng G, Langham MR, Sninsky CA, Talbert JL, Hocking MP. Gastrointestinal myoeletric activity in a child with gastroschisis and ileal atresia. J Pediatr Surg. 1997;32(7):923-7.
5. Santos MM, Tannuri U, Maksoud JG. Alterations of enteric nerve plexus in experimental gastroschisis: is there a delay in the maturation? J Pediatr Surg. 2003;38(10):1506-11.
6. Guo W, Swaniker F, Fonkalsrud EW, Vo K, Karamanoukian R. Effect of intraamniotic dexamethasone administration on intestinal absorption in a rabbit gastroschisis model. J Pediatr Surg 1995;30(7):983-8.
7. Jona JS. Umbilical anomalies. In: Raffensperger JG. Swenson's Pediatrica Surgery. 5th ed. New York: Appleton-Century-Crofts; 1990.
8. Chakhunashvili DG, Lomidze N, Karalashvili L, Kikalishvili L, Chakhunashvili K, Kakabadze Z. Challenges and management of congenital abdominal wall defects (review). Georgian Med News. 2018;(276):24-33.

21 Afecções cirúrgicas abdominais agudas do lactente, do pré-escolar e do escolar

Uenis Tannuri

Após ler este capítulo, você estará apto a:

1. Reconhecer e diagnosticar as principais afecções cirúrgicas do lactente, do pré-escolar e do escolar.
2. Realizar o diagnóstico diferencial dessas afecções por meio do exame físico e da radiografia simples.
3. Direcionar a conduta diante de uma criança com abdome agudo.

INTRODUÇÃO

As queixas abdominais são frequentes em crianças. Define-se como abdome agudo toda situação de início súbito de dor abdominal, vômitos e parada de eliminação de gases e fezes, e não é obrigatória a presença concomitante desses três sintomas. Existem várias causas, inclusive os traumatismos, e, embora a maioria dos casos seja de resolução cirúrgica, alguns deles são de tratamento eminentemente clínico. Portanto, a primeira mensagem importante ao pediatra diz respeito ao diagnóstico diferencial[1]. Com os dados da história, do exame físico e da radiografia simples de abdome é possível chegar-se a um diagnóstico final sindrômico na maioria dos casos. Exames laboratoriais sofisticados ou outros exames radiográficos muitas vezes são dispensáveis, pois não trazem subsídios e retardam o diagnóstico final, com prejuízo para a criança, principalmente nos casos em que a indicação cirúrgica for imperiosa. Assim, para o diagnóstico final e a devida conduta, entram em jogo, fundamentalmente, a experiência e o bom senso do pediatra e do cirurgião.

A história clínica da criança é, habitualmente, obtida pelo relato dos pais, sendo que, em crianças maiores, qualquer queixa deve sempre ser valorizada. O exame clínico deve ser feito com prudência e cautela, procurando sempre, nas crianças maiores, obter sua confiança. Nunca se deve abordar a criança iniciando pelo exame físico; um brinquedo, um simples objeto ou mesmo uma conversa, muitas vezes, são suficientes para facilitar o exame clínico do abdome. Finalmente, em alguns casos, deve-se solicitar auxílio para a imobilização da criança a fim de que o exame clínico possa ser realizado.

A palpação do abdome, fase mais importante do exame, é, sem dúvida, uma arte, na qual a paciência, a prática e a delicadeza do pediatra são elementos fundamentais para conduzi-lo a um diagnóstico final.

Nas crianças menores, o relaxamento abdominal pode ser obtido com auxílio de uma chupeta ou mamadeira, enquanto, nas crianças maiores, a palpação pode ser facilitada com uma conversa qualquer durante o exame. A palpação deve ser iniciada por um local distante da região suspeita de haver doença, com a finalidade de não amedrontar a criança já de início. É importante frisar que o choro em lactentes não deve ser interpretado como manifestação de dor ou desconforto abdominal durante a palpação, pois a simples mudança do ambiente normal da criança e a presença do médico constituem estímulos suficientes para o choro.

A ausculta do abdome pode ser realizada antes da palpação, pois, após esta, a criança frequentemente torna-se agitada. Os sinais auscultatórios nas afecções abdominais agudas na criança são semelhantes aos do adulto; nas peritonites, há poucos ruídos hidroaéreos, enquanto, nas obstruções intestinais, há aumento da intensidade dos ruídos e timbre caracteristicamente metálico.

Na criança com abdome agudo, a precocidade do diagnóstico estará na dependência da exuberância do quadro clínico e da experiência do pediatra. Os sinais clínicos mais importantes, que são verdadeiros sinais de alarme e, uma vez presentes, devem ser considerados como indicativos de quadro abdominal, são: vômitos repetidos, principalmente quando de aspecto bilioso, quando há distensão abdominal, massa palpável, sangramento intestinal baixo e peristaltismo intestinal visível[1].

A radiografia simples do abdome, na maioria dos casos, fornece dados que permitem o diagnóstico sindrômico do abdome agudo. O pneumoperitônio, que acompanha as síndromes perfurativas, é visualizado habitualmente sobre a cúpula hepática. No entanto, a presença de gás entre as alças intestinais produz contrastação nítida da parede da alça intestinal, constituindo sinal característico (Figura 21.1). O diagnóstico radiológico da obstrução intestinal é feito por meio de duas características básicas: distribuição irregular das alças intestinais pelos quadrantes abdominais e diferença de calibre entre elas (Figura 21.2). Os sinais radiológicos

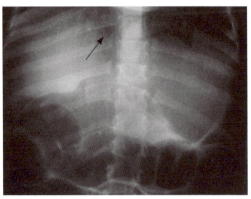

Figura 21.1 Radiografia demonstrando pneumoperitônio. Observar ar fora das alças intestinais (seta).

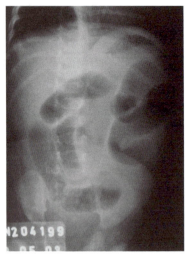

Figura 21.2 Radiografia de criança com obstrução intestinal. Observar as alças intestinais dilatadas proximais e ausência de gás nas alças distais.

dos processos peritoníticos baseiam-se no edema de alças intestinais e presença de líquido na cavidade peritoneal.

CLASSIFICAÇÃO GERAL

Para o cirurgião, o raciocínio diagnóstico do abdome agudo na criança baseia-se na classificação quanto à faixa etária, visto que a maioria das doenças incide especificamente em determinadas faixas.

Assim, o abdome agudo na criança pode ser subdividido de acordo com o Quadro 21.1.

Quadro 21.1 Abdome agudo na criança

Lactente

- Obstrutivo:
  - Estenose hipertrófica do piloro
  - Hérnia inguinal encarcerada
  - Invaginação intestinal
  - Ascaridíase
  - Bridas congênitas
- Inflamatório:
  - Diverticulite de Meckel
  - Íleo paralítico
- Perfurativo
- Hemorrágico

Pré-escolar e escolar

- Obstrutivo:
  - Ascaridíase
  - Outros
- Inflamatório:
  - Apendicite aguda
  - Pancreatite aguda
  - Peritonite primária
  - Gastroenterocolite aguda
  - Colecistite aguda
- Perfurativo:
  - Úlcera péptica gastroduodenal

ESTENOSE HIPERTRÓFICA DO PILORO

É uma afecção cirúrgica caracterizada por obstrução quase completa do canal pilórico, em decorrência de hipertrofia da camada muscular.

O sucesso do tratamento cirúrgico da estenose hipertrófica do piloro (EHP) foi, no início do século XX, um marco importante na cirurgia pediátrica[2,3].

No início da década de 1920, entre 20 e 30% das crianças morriam em consequência da cirurgia[3]. Atualmente, esse índice foi reduzido a quase zero, em virtude de melhor conhecimento da doença, diagnóstico mais precoce e, particularmente, em decorrência da melhor qualidade do tratamento cirúrgico global[4].

Patologia

A doença caracteriza-se, basicamente, pelo espessamento anormal e intenso da musculatura circular do piloro, causando compressão extrínseca e obstrução da luz.

Forma-se um verdadeiro tumor no piloro, duro, de coloração branca, quase sempre palpável pela parede abdominal. Ao exame histológico, nota-se hipertrofia e hiperplasia de fibras musculares, além de edema da submucosa. Um fato característico e muito importante para o cirurgião é que a hipertrofia muscular termina abruptamente no duodeno. Esse degrau é responsável pela perfuração duodenal durante a piloromiotomia. Em decorrência da obstrução pilórica, o estômago dilata-se e as paredes tornam-se espessadas e edemaciadas, particularmente na camada muscular.

Etiologia

Ainda é obscura; entretanto, alguns dados são conhecidos. A alta incidência familiar e a raridade da doença em negros sugerem que algum fator hereditário pode estar envolvido. Verificou-se que o nível de pentagastrina plasmática encontra-se elevado em casos de EHP[5]. Apesar da verificação experimental de que a administração prolongada de pentagastrina em cães produz hipertrofia da musculatura pilórica, até o presente não se sabe se a elevação plasmática desse hormônio constitui causa ou consequência da obstrução pilórica[6]. Alguns estudos histológicos tentaram correlacionar imaturidade ou degeneração das células ganglionares a causa do espasmo da musculatura pilórica[7], porém, não há conclusão definitiva a respeito. Recentemente, por meio de estudos de microscopia eletrônica, não foi encontrada nenhuma alteração nas fibras musculares ou nas células ganglionares que pudessem explicar a etiologia da doença[1].

Diagnóstico

Crianças portadoras de EHP apresentam, com certa frequência, história familiar. Não é rara a incidência de EHP em recém-nascidos (RN) cuja mãe também foi portadora. Não é raro, ainda, a doença incidir em irmãos. Os meninos são mais frequentemente afetados do que as meninas, na proporção de 4:1. Outro fato interessante é que a EHP ocorre principalmente em primogênitos. O sintoma clínico fundamental é o vômito de material não corado de bile. Geralmente, inicia-se na 2ª ou 3ª semanas de vida com piora progressiva em 7 a 10 dias. Raramente existe história prévia de regurgitações desde os primeiros dias de vida. Mais raramente, o quadro inicia-se na 5ª ou 6ª semanas de vida. Inicialmente, os vômitos confundem-se com simples regurgitações, mas, com o passar dos dias, tornam-se bastante intensos, em jato, e passam a ocorrer após todas as mamadas. É constituído de leite não digerido ou parcialmente coagulado. Às vezes, em virtude do rompimento de capilares da mucosa, os vômitos podem adquirir coloração escura. Apesar dos vômitos intensos e repetidos, a criança apresenta, caracteristicamente, um apetite voraz, fato muito importante para o diagnóstico diferencial. Frequentemente, a criança torna-se obstipada pela ausência de conteúdo alimentar no intestino.

Em geral, há algum comprometimento do estado geral e nutritivo. A intensidade dessa alteração dependerá, evidentemente, da duração da doença. Mais raramente, além da desnutrição, a criança pode se apresentar também desidratada em graus variáveis. Desde que o diagnóstico tenha sido feito precoce, a desidratação e as alterações do equilíbrio acidobásico (alcalose hipoclorêmica), embora frequentemente descritas em textos médicos, quase nunca têm efetivamente constituído um problema real. A obstrução pilórica é crônica e não é habitual o aparecimento de desidratação com hipoperfusão tecidual e queda do fluxo renal.

O exame do abdome deverá atentar para dois detalhes importantes, os quais, quando presentes, selam o diagnóstico de EHP e dispensam exames radiológicos: ondas peristálticas visíveis no epigástrio e a palpação do tumor pilórico. As ondas peristálticas são decorrentes do peristaltismo gástrico. Originam-se no quadrante superior esquerdo e progridem em direção à direita. O peristaltismo no epigástrio (ondas de Kussmaul) (Figura 21.3) não é patognomônico de EHP, podendo ocorrer em qualquer obstrução da via piloroduodenal. Junto com o quadro clínico e o tumor pilórico, as ondas peristálticas definem o diagnóstico. Em muitos casos, nota-se apenas distensão epigástrica após as mamadas. A palpação do abdome requer paciência, técnica e alguma experiência. Muitas vezes, a oliva pilórica não é palpável por falha na técnica da palpação.

Com a finalidade de promover relaxamento da musculatura abdominal, a palpação deve ser realizada enquanto se oferece à criança chá ou água com açúcar. Com a mão esquerda nas costas da criança, o tumor pilórico é palpável com a mão direita contra a coluna vertebral, logo acima da cicatriz umbilical. O tumor pilórico é duro, móvel e tem tamanho aproximado de uma azeitona, daí o nome oliva pilórica. O ci-

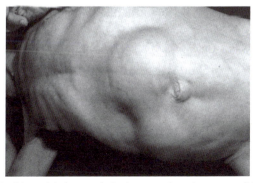

Figura 21.3 Ondas peristálticas visíveis no epigástrio, sugestivas de estenose hipertrófica do piloro. (Veja imagem colorida no encarte.)

rurgião experiente pode perceber a oliva pilórica e distingui-la de outras estruturas, como a borda do fígado, o rim direito ou o próprio músculo retoanterior do abdome.

Diagnóstico Diferencial

O vômito é sintoma muito frequente em crianças e ocorre em várias outras afecções clínicas ou cirúrgicas, as quais podem ser confundidas com EHP. Merece menção, pela relativa frequência, o refluxo gastroesofágico, associado ou não à hérnia hiatal. Outras afecções cirúrgicas mais raras, como obstruções do duodeno, duplicação gástrica, pâncreas anular e vício de rotação, também devem ser diferenciadas da EHP. Em todos esses casos, a radiografia contrastada permite esclarecer o diagnóstico correto.

Algumas afecções clínicas podem ser confundidas com EHP. Crianças portadoras de erros alimentares ou mesmo alergia à proteína do leite apresentam vômitos persistentes. Nesses casos, adequações da dieta acompanham-se de regressão do quadro. O diagnóstico diferencial deve ser feito ainda com outras doenças de RN e lactentes, como gastroenterocolite, infecção urinária, insuficiência suprarrenal, erros inatos do metabolismo (particularmente do metabolismo dos aminoácidos) ou mesmo afecções do sistema nervoso central (SNC). Detalhe clínico importante, como já foi visto, refere-se ao fato de que as crianças portadoras de EHP apresentam apetite voraz após surtos de vômitos, fato não habitual em outras doenças.

Em alguns casos, há icterícia com hiperbilirrubinemia indireta, a qual sempre desaparece 5 a 7 dias após a correção cirúrgica. A causa é desconhecida, mas parece estar relacionada ao menor teor de glicuroniltransferase no fígado.

Exames Subsidiários

A radiografia simples do abdome frequentemente revela distensão gástrica e escassez de ar nas alças intestinais. O exame contrastado fornece imagens típicas, firmando o diagnóstico definitivo; o estômago apresenta-se dilatado, com ondas peristálticas; a região antropilórica assume forma sugestivamente comparada a um bico de seio; o canal pilórico é alongado, em virtude da compressão da musculatura hipertrofiada, constituindo o sinal do fio (Figura 21.4).

A ultrassonografia (USG) revela espessamento da parede gástrica e presença da oliva pilórica[8].

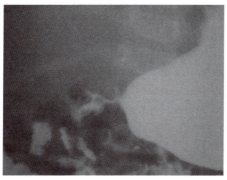

Figura 21.4 Radiografia contrastada de criança com estenose hipertrófica do piloro demonstrando alongamento e afilamento do canal pilórico (sinal do fio).

Tratamento

Após adequada correção da desidratação e dos distúrbios eletrolíticos, a criança deve ser levada à cirurgia. Esta consiste na clássica piloromiotomia à Fredet--Ramstedt, para promover a desobstrução do canal pilórico e cura da doença[9-11].

INVAGINAÇÃO INTESTINAL

Constitui a causa mais comum de obstrução intestinal no lactente. Como o próprio termo indica, é constituída pela invaginação de um segmento intestinal para a luz do segmento à jusante. A forma mais comum da invaginação tem início na válvula ileocecal ou próximo, sendo, por isso, denominada ileocólica ou ileocecocólica[12,13]. Raramente a invaginação é do tipo ileoileal ou colocólica.

A maioria das crianças é acometida no primeiro ano de vida, sendo que a maior incidência ocorre em lactentes, geralmente bem nutridos, entre 6 e 9 meses.

Na maior parte dos casos, não há fatores predisponentes detectáveis. Em 2 a 8% dos casos[13], é encontrada a causa da invaginação: divertículo de Meckel, linfoma de íleo terminal e pólipo intestinal. O folículo linfoide hipertrofiado, embora seja muitas vezes considerado causa de invaginação, parece ser consequência do processo obstrutivo e da inflamação local. Finalmente, na prática, verifica-se que alguns casos de invaginação intestinal podem estar relacionados com a administração da vacina contra o rotavírus, embora tal constatação não tenha sido compartilhada em outras partes do planeta[3].

O quadro clínico da invaginação intestinal é constituído por crises de choro intenso, de início abrupto, muitas vezes sem causa aparente, entremeadas por períodos de acalmia. As crises correspondem aos movimentos de espasmo intestinal que produzem intensas cólicas. Na fase inicial, podem ocorrer vômitos esporádicos de origem reflexa. Vômitos repetidos ocorrem em fase posterior, quando se instala a obstrução intestinal completa. Ao exame físico, nas primeiras horas, não há distensão abdominal e, em cerca de dois terços dos casos, nota-se massa palpável no hipocôndrio direito ou no epigástrio que corresponde ao segmento intestinal invaginado. Depois de algumas horas, surgem distensão abdominal, vômitos intensos e desidratação. Algumas crianças apresentam sintomas neurológicos de apatia, convulsões e até coma, que simulam quadros de encefalite[14]. O toque retal revela, em grande parte das vezes, a presença de sangue gelatinoso em decorrência do sofrimento da mucosa da invaginação quando, então, o diagnóstico é firmado, dispensando-se qualquer outra comprovação, mesmo radiográfica. Nos outros casos, quando o diagnóstico ainda não foi estabelecido, a radiografia simples de abdome mostra quadro genérico de obstrução intestinal. O enema baritado revela a parada súbita de progressão do contraste em algum nível do intestino grosso, com evidência das pregas da mucosa do intestino delgado invaginado, aspecto classicamente descrito como "casca de cebola"[13]. Evidentemente, na invaginação ileoileal, o enema opaco nada revela.

A USG pode revelar imagem característica da alça intestinal invaginada.

Tratamento

Inicialmente, realizam-se medidas gerais de pré-operatório, ou seja, sondagem nasogástrica e reposição hidroeletrolítica. Em crianças com boas condições gerais, sem sinais de peritonite e com história de até 24 horas de doença, tenta-se reduzir a invaginação com pressão hidrostática aplicada na luz do colo, feita sob visão radioscópica ou por meio de ultrassonografia. Se não houver sucesso e nos outros casos, opta-se por cirurgia, na qual a redução é feita deslocando-se a cabeça da invaginação retrogradamente, seguida de minucioso exame das alças para verificar eventuais perfurações ou áreas de necrose (Figura 21.5). Por vezes, já existe sofri-

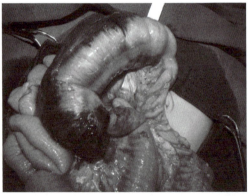

Figura 21.5 Aspecto cirúrgico de intussuscepção intestinal. Observar o colo ascendente dilatado contendo o segmento de íleo invaginado. (Veja imagem colorida no encarte.)

mento intenso ou mesmo necrose intestinal, ocasião em que a redução é impossível. Nesses casos, deve-se realizar a ressecção do intestino comprometido seguida de anastomose primária.

ÍLEO INFECCIOSO

Constitui causa muito frequente de confusão diagnóstica com outras afecções abdominais de urgência, particularmente a obstrução intestinal e a enterite necrosante. É, por isso, oportuna a menção neste capítulo.

O íleo infeccioso é uma atonia do intestino delgado e do colo por processo infeccioso grave a distância (broncopneumonia, sepse). Acomete, geralmente, lactentes de tenra idade ou RN. As alças intestinais apresentam-se uniformemente distendidas em toda a extensão, o peritônio está normal e não há acúmulo de líquido na cavidade peritoneal.

Clinicamente, notam-se toxemia e outros sinais decorrentes da doença de base. Apenas excepcionalmente ocorrem vômitos de material claro, fato de importância para o diagnóstico diferencial com obstrução intestinal. Na palpação, existe discreta rigidez de parede abdominal e, na percussão, timpanismo generalizado.

A radiografia simples é subsídio muito importante para o diagnóstico definitivo e para afastar afecção cirúrgica. Nota-se, em todo o campo abdominal, distensão difusa, homogênea e uniforme das alças intestinais, as quais se apresentam, também, com paredes finas e calibres semelhantes, características que permitem diferenciar o íleo infeccioso paralítico de processos obstrutivos (Figura 21.6).

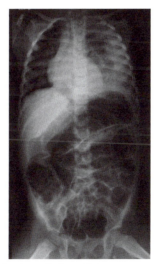

Figura 21.6 Imagem de radiografia típica de íleo adinâmico. Notar pneumonia do lado esquerdo, com derrame pleural. No abdome, as imagens das alças intestinais mostram dilatação homogênea em todos os quadrantes.

APENDICITE AGUDA

A regressão do quadro é obtida com o tratamento da infecção de base e o repouso do tubo digestivo até a recuperação do trânsito intestinal.

APENDICITE AGUDA

É a afecção cirúrgica abdominal aguda mais comum na criança[1]. É importante enfatizar que o diagnóstico da doença nas fases iniciais é eminentemente clínico e a evolução será mais tranquila quanto mais precoces forem o diagnóstico e a conduta cirúrgica. Por outro lado, diagnósticos feitos tardiamente, em casos em que se aguarda quadro clínico muito expressivo ou mesmo alterações laboratoriais muito características, certamente levarão a indicações cirúrgicas para pacientes com doença em fase mais avançada, peritonite difusa grave e evolução pós-operatória muito tormentosa. Em decorrência desse fato, a apendicite aguda ainda é causa de óbito, mesmo em países desenvolvidos[15,16].

O quadro clínico clássico é de dor de início insidioso no epigástrio ou na região periumbilical, com vômitos ou apenas náuseas. A seguir, a dor localiza-se na fossa ilíaca ou no flanco direito, ocorre localização do processo infeccioso e o quadro torna-se típico. Em alguns casos, a dor é difusa, inespecífica, em cólica e nunca se torna localizada. Habitualmente, surge febre, entre 37,5° e 38° C. No entanto, alguns casos apresentam evolução afebril nas fases iniciais. Temperaturas mais altas (38,5° a 39° C) são pouco frequentes no início, ocorrendo apenas nas fases tardias, com peritonite difusa ou grandes abscessos.

O exame clínico na maioria dos casos define o diagnóstico. A criança tende a movimentar-se pouco e a marcha, em geral, é lenta e cautelosa. Quando a criança está muito agitada e a dor é do tipo cólica, geralmente não se trata de apendicite aguda. Na palpação do abdome, nota-se que existem sinais de dor na fossa ilíaca ou no flanco direito. Nos casos de peritonite difusa, ocorre rigidez de parede abdominal e dor intensa. Na percussão e na descompressão brusca, a criança exibe dor. No entanto, em alguns casos, esses sinais característicos no exame clínico não estão presentes. Nos casos de dúvida diagnóstica, deve-se aguardar a evolução e repetir o exame clínico após 12 a 18 horas. Mesmo quando se tratar de apendicite aguda, a espera não vai acarretar nenhum malefício, pois a doença estaria em fase muito precoce.

Alguns comentários são importantes para o pediatra:

- A medida da temperatura retal e a consequente diferença axilar-retal não têm nenhuma importância prática. A ausência desse diferencial não afasta o diagnóstico de apendicite aguda na criança.
- É comum ocorrer diarreia, puxo ou tenesmo na evolução da apendicite, em virtude do processo irritativo do peritônio pélvico. Muitas vezes, esses sintomas são

interpretados de modo equivocado, levando o pediatra ao diagnóstico de gastroenterocolite[17].

- Da mesma forma, é comum surgirem sintomas urinários baixos, principalmente disúria, inclusive com alterações no exame do sedimento urinário, que induzem ao diagnóstico errôneo de infecção urinária[17].
- Nas crianças menores de 4 a 5 anos, em virtude da falta de informação, é comum o diagnóstico da apendicite aguda ser feito em fases mais adiantadas, quando há peritonite difusa ou abscessos intraperitoneais. O apêndice de localização retrocecal, quando sofre processo inflamatório, também produz quadros pouco característicos, com pouca manifestação peritoneal e mais manifestações lombares.

Os exames subsidiários pouco ajudam para a confirmação diagnóstica. A USG exibe alterações em fases mais adiantadas da doença, quando pode mostrar bloqueios, abscesso, líquido livre na cavidade peritoneal ou no fundo de saco pélvico. Da mesma forma, a radiografia simples do abdome ou a tomografia computadorizada mostram alterações em fases mais avançadas. O hemograma não é útil, pois revela leucocitose com desvio para a esquerda, fenômeno que ocorre de forma inespecífica em qualquer processo infeccioso bacteriano. Por outro lado, é comum o hemograma não sofrer nenhum tipo de alteração em quadros clinicamente característicos.

A apendicite aguda é de indicação cirúrgica em caráter de emergência. Não se justifica nenhuma conduta conservadora clínica baseada em antibioticoterapia para "esfriar o processo infeccioso", conforme preconizado em literatura atual[18]. A cirurgia deve visar à retirada do apêndice inflamado e à limpeza completa da cavidade peritoneal, para a remoção de pus e fibrina. Nesses casos, indica-se também a administração de antibióticos de largo espectro. De modo geral, utiliza-se a associação de amicacina, metronidazol e ampicilina, com excelentes resultados. Quando o processo está em fase inicial, sem peritonite, a antibioticoterapia é dispensável.

Outras afecções, hérnia inguinal encarcerada, obstrução intestinal por *Ascaris*, diverticulite de Meckel e úlcera péptica gastroduodenal perfurada são abordadas em capítulos específicos.

PANCREATITE AGUDA

A pancreatite aguda na criança, do ponto de vista conceitual e fisiopatológico, é afecção semelhante ao adulto, ou seja, é inflamação da glândula resultante da ativação intraparenquimatosa, secreção e digestão do tecido pancreático por suas próprias enzimas proteolíticas. Embora seja doença pouco frequente em crianças, com prevalência muito menor do que em adultos, deve sempre ser considerada no

Doenças cirúrgicas da criança e do adolescente

diagnóstico diferencial diante de um paciente com dor abdominal aguda, situação esta muito frequente na prática clínica pediátrica. Outro aspecto a ser comentado é que, atualmente, a doença é muito mais diagnosticada e descrita em crianças do que no passado. Tal fato decorre provavelmente pela maior disponibilidade de métodos de imagem para diagnóstico, maior utilização de drogas quimioterápicas para tratamento de neoplasias e melhor conhecimento da doença.

Etiologia e Diagnóstico

Diferentemente dos adultos, em que as mais importantes causas de pancreatite são alcoolismo e doença biliar, as causas de pancreatite aguda na criança podem ser muito diversas e deverão ser individualizadas após história e exame físico, confirmados por meio de exames laboratoriais e de imagem. Em artigo de revisão englobando 589 crianças com pancreatite aguda, foi mostrado que as causas da doença foram: idiopática (23%), trauma (22%), anomalias congênitas (15%), doenças sistêmicas (14%), drogas e toxinas (12%), infecções virais (10%), doenças hereditárias (2%) e doenças metabólicas – hiperlipemia e hipercalcemia – (2%)[19]. A queixa inicial é de dores no abdome superior, podendo ser ou não irradiada para os flancos, acompanhadas de vômitos e náuseas. Na investigação da etiologia, deve-se interrogar a história de cálculos biliares, traumatismos, antecedentes familiares de doença biliar ou pancreática, doenças infecciosas (principalmente caxumba) e administração de medicamentos, principalmente antineoplásicos.

As anomalias congênitas constituem importante causa de pancreatite na criança, pela precocidade das manifestações clínicas, já nos primeiros anos de vida. A mais comum é a anomalia da junção dos ductos biliar e pancreático, ao nível da papila duodenal, conforme será exposto adiante. Outra anomalia são as duplicações duodenais em que se forma um pequeno cisto que comprime o ducto pancreático próximo à desembocadura, com consequentes surtos de pancreatite aguda[20].

O exame clínico da criança com suspeita de pancreatite aguda deve atentar ao estado geral, comprometido pela intensa dor e eventual desidratação e estado de choque provocados pelos vômitos, jejum e sequestração de volume plasmático decorrente do processo inflamatório abdominal. A febre em geral é de pequena intensidade e a pressão arterial pode estar baixa em consequência do choque.

O exame do abdome revela dor de intensidades variáveis na região epigástrica, com ou sem peritonite generalizada. Em casos mais raros de pancreatite necro-hemorrágica, os clássicos sinais de Cullen (equimose em torno da cicatriz umbilical) ou nos flancos (sinal de Grey-Turner) poderão estar presentes. Do ponto de vista laboratorial, a elevação expressiva dos níveis de amilase sérica é o principal meio de se confirmar o diagnóstico. Vale a pena lembrar que níveis normais não afastam o diagnóstico, pois pode significar fase evolutiva de decréscimo dos níveis séricos da enzima, e que elevações discretas podem ser decorrentes de outras doenças inflamatórias como parotidites, perfurações intestinais ou insuficiência renal. Outro parâmetro é o representado pela medida da amilase urinária, que se eleva em virtude do aumento da amilasemia. Finalmente, pode-se utilizar a medida da lípase sérica, enzima mais específica do parênquima pancreático, cuja dosagem, na prática clínica, nem sempre está disponível em qualquer serviço de atendimento emergencial.

Quanto aos exames de imagem para confirmação do diagnóstico, deve-se solicitar a radiografia simples do abdome para afastar a possibilidade de outras causas de abdome agudo, como perfuração ou obstrução intestinal. No caso de pancreatite aguda, a radiografia pode revelar normalidade ou com sinais de íleo adinâmico regional na região do epigástrio, resultante do bloqueio de alças intestinais em torno do pâncreas inflamado. A radiografia simples do tórax mostra-se normal na maioria dos casos e, em situações de maior gravidade, pode revelar edema do parênquima pulmonar ou derrame pleural à esquerda. O exame ultrassonográfico do abdome na criança é o exame de imagem mais importante. Deve ser solicitado pela simplicidade, praticidade e não invasividade. Confirma os sinais de edema do pâncreas e, de forma muito importante, revela a presença ou não de calculose de via biliar ou de dilatação de vias biliares, intra ou extra-hepática. Finalmente, a tomografia computadorizada com duplo contraste mostra, com mais detalhes, o grau de lesão do parênquima pancreático e a condição do ducto pancreático principal. Outros exames laboratoriais como hemograma, calcemia, gasometria arterial poderão ser solicitados para se avaliar as condições gerais do paciente.

Tratamento

Os dois objetivos básicos do tratamento da criança com pancreatite aguda são a manutenção das condições gerais e a resolução da causa da doença, nos casos em que esta é possível de ser identificada. No tratamento clínico das condições gerais, em casos de maior gravidade, podem ser necessárias a entubação endotraqueal e a ventilação mecânica. Lembrar que pode ocorrer expressiva sequestração de líquidos em consequência do edema na região do pâncreas, associada a alterações da permeabilidade vascular periférica. O "repouso" intestinal deve ser obtido deixando-se a criança em jejum ou mesmo com descompressão do estômago por meio de sonda nasogástrica de alívio, principalmente quando a criança apresentar vômitos repetidos. Em casos de dor muito intensa, devem-se administrar analgésicos, evitando-se obviamente os opiáceos pelo efeito destas drogas sobre o esfíncter de Oddi. É discutível o benefício de se administrar antibióticos de largo espectro como preventivos de infecção sistêmica, sendo a opção pessoal do autor indicá-los apenas quando houver febre e sinais clínicos ou hematológicos indicativos de processo infeccioso efetivamente presente. Outras drogas apontadas como eventualmente benéficas são os análogos da somatostatina e os antagonistas H2 ou inibidores da bomba de próton, estes últimos com o objetivo de reduzir a secreção gástrica e diminuir o estímulo à secreção pancreática. Em casos de jejum por tempo superior a 5 dias, recomenda-se administração de nutrição parenteral. O tratamento cirúrgico, nos casos de pancreatite necro-hemorrágica, é excepcionalmente indicado em crianças.

Após se obter estabilização da criança e melhora da fase aguda, deve-se atentar para a correção da eventual causa da doença. Assim, a hiperlipidemia ou a hipercalcemia deverão ser adequadamente corrigidas, bem como a cirurgia das vias biliares para remoção da vesícula biliar ou de cálculos no colédoco. Em casos de anomalias da junção biliopancreática, deve-se programar a anastomose biliodigestiva.

Prognóstico e Complicações

Os critérios de prognóstico da pancreatite aguda indicados para pacientes adultos têm pouca aplicação em crianças. De modo geral, a maioria das crianças tem boa evolução e o prognóstico é bastante favorável. A complicação mais comum é a formação do pseudocisto pancreático, cujo mecanismo de formação é semelhante ao dos adultos, ou seja, acúmulo de suco pancreático decorrente de digestão de tecido da glândula, em uma loja formada por bloqueio de estruturas abdominais, como epíplon, mesocolo ou alças intestinais. Habitualmente surge após 2 ou 3 semanas e deve ser suspeitado sempre que os níveis de amilase sérica persistirem elevados. Sabe-se que aproximadamente metade dos pseudocistos sofre regressão espontânea em intervalo de até 2 ou 3 meses. Diante da persistência do cisto, diagnosticada por meio de exame ultrassonográfico, e diante de quadro clínico com persistência de dor, deve-se considerar a possibilidade de tratamento cirúrgico, que poderá ser feito por meio de drenagem endoscópica para o estômago ou por meio de laparotomia. Em casos de pseudocisto da cauda do pâncreas, o tratamento de eleição é a pancreatectomia caudal. Nas outras eventualidades, recomenda-se a drenagem em alça jejunal isolada ao Y de Roux.

Embora a maioria das crianças apresente boa evolução após o primeiro surto de pancreatite aguda, em alguns casos pode haver recidiva de outros surtos agudos, ou mesmo evoluir para pancreatite crônica.

Pâncreas *Divisum* e Pancreatite Aguda

Constitui a mais frequente anomalia congênita do pâncreas e pode ser observada em até 11% dos casos de necropsia. Resulta da falha da união dos brotos pancreáticos ventral e dorsal durante o processo de formação da glândula e, como consequência, o ducto do broto dorsal (ducto de Santorini) torna-se o ducto principal e drena para a papila duodenal menor. Muitos indivíduos com a anomalia permanecem assintomáticos por toda vida, de forma que o defeito pode ser considerado como variação anatômica do parênquima pancreático. De fato, o defeito é encontrado em cerca de 3% das colangiopancreatografias endoscópicas retrógradas, sem qualquer expressão do ponto de vista clínico. No entanto, a drenagem pela papila duodenal menor pode ser dificultosa em alguns casos, gerando surtos de pancreatite aguda que se torna crônica, com dilatação do ducto pancreático. Nesses casos, exames de imagem como colangiopancreatografia endoscópica, tomografia computadorizada ou ressonância magnética confirmam o diagnóstico.

O tratamento deve ser indicado nos casos em que ocorrem surtos de pancreatite aguda e sintomas clínicos relevantes. Pode ser feito por meio de endoscopia, em que se realiza secção do esfíncter da papila menor, com o objetivo de ampliar a drenagem do suco pancreático[21]. O maior problema do ponto de vista prático é que esse tratamento é de difícil execução técnica na criança, diferentemente de adultos. Em casos de dilatação do ducto pancreático visualizada nos exames de tomografia ou ressonância magnética, realiza-se a cirurgia para abertura ampla do parênquima pancreático, com exposição do ducto dilatado e drenagem para alça jejunal exclusa ao Y de Roux (Figura 21.7).

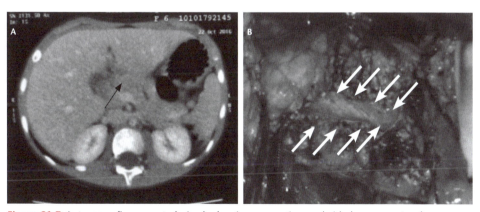

Figura 21.7 A: tomografia computadorizada de criança com 6 anos de idade, com surtos de pancreatite aguda desde os 2 anos, hiperamilasemia de até 10.000 unidades/L e dilatação do ducto de Wirsung (seta). Em virtude da exuberância do quadro clínico, julgou-se dispensável a realização da colangiopancreatografia endoscópica para a indicação cirúrgica. B: o pâncreas foi aberto lateralmente visualizando-se do ducto de Wirsung também aberto e dilatado, que será drenado para uma alça jejunal exclusa (setas). (Veja imagem colorida no encarte.)

PERITONITE PRIMÁRIA

De modo geral, a maioria das peritonites em crianças é secundária a algum processo infeccioso de vísceras abdominais, principalmente as apendicites agudas, ou mesmo perfurações intestinais, em que ocorre extravasamento do conteúdo entérico para a cavidade peritoneal. Em meninas adolescentes, deve-se considerar as infecções de origem ginecológicas, as pelveperitonites de etiologia gonocócica. No entanto, existe uma entidade nosológica, cuja frequência tem sido cada vez maior, representada pelas peritonites primárias ou bacterianas espontâneas, que incidem nas crianças com cirrose hepática de qualquer etiologia e nas crianças com síndrome nefrótica. Cerca de 30% das crianças com cirrose e ascite apresentam algum episódio de peritonite durante a evolução clínica, até o momento do transplante hepático. Os sintomas são os de uma infecção peritoneal, com dores abdominais, abatimento do estado geral, febre, vômitos decorrentes da reduzida motilidade intestinal e piora da função hepática com aumento dos níveis séricos de bilirrubina. O diagnóstico é confirmado pela paracentese abdominal, com mais de 250 polimorfonucleares por mm^3 de líquido ascético[22]. Os agentes etiológicos mais frequentes são as enterobacterias Gram-negativas e o *Streptococcus* sp. O tratamento deve ser feito com antimicrobianos específicos.

SÍNDROME DO INTESTINO CURTO

É uma condição caracterizada por trânsito intestinal rápido, levando à diarreia e má absorção de nutrientes. É frequentemente consequência de ressecção intestinal maciça, motivada por situações em que há necrose irreversível de grandes porções do intestino. As manifestações clínicas dependem do comprimento residual do jejuno e do íleo, da presença de uma enterostomia, da presença ou ausência da válvula ileocecal, do comprimento remanescente do colo, da persistência de doença intestinal e de outras eventuais complicações. As causas mais frequentes nos RN são enterite necrosante, volvo de intestino médio e outras malformações congênitas, como atresias intestinais e gastrósquise.

Definem-se como síndrome do intestino curto (SIC) os casos de ressecção de mais de 70% do intestino delgado e/ou necessidade de nutrição parenteral por mais de 42 dias, depois de ressecção intestinal e/ou comprimento de intestino delgado residual a partir do ângulo de Treitz de menos de 50 cm para prematuros, menos de 75 cm para RN a termo e menos de 100 cm para uma criança de 1 ano[23].

Logo após a ressecção intestinal, o intestino remanescente tenta aumentar a absorção de fluidos e nutrientes por meio de mecanismos adaptativos, como dilatação e alongamento das alças, espessamento da parede, hiperplasia das vilosidades da mucosa, aumento da profundidade das criptas, aceleração dos índices de proliferação dos enterócitos e hiperplasia das fibras da camada muscular. Essa fase de adaptação pode durar de 1 a 2 anos, durante a qual a absorção intestinal é inadequada, sendo necessária, portanto, a nutrição parenteral.

O cirurgião pediatra desempenha papel importante na condução dos casos de SIC. Existem três pontos principais de atuação do cirurgião:

1. Obtenção dos acessos venosos.
2. Procedimentos cirúrgicos para alongar o intestino remanescente e melhorar a capacidade absortiva.
3. Transplante de intestino está indicado apenas nos casos de impossibilidade de reabilitação intestinal. Lembrar que, nos últimos anos, o número de crianças submetidas ao transplante tem decrescido, em consequência das graves e letais complicações decorrentes da imunossupressão necessária para o controle da rejeição do enxerto[24].

CONCLUSÕES

Cabe ao pediatra diagnosticar as síndromes abdominais agudas, tendo por base o quadro clínico e, eventualmente, a radiografia simples do abdome. O cirurgião deve ser prontamente acionado, pois quanto mais precocemente a criança for submetida ao tratamento cirúrgico adequado, melhor será a evolução pós-operatória. Em casos de dúvida quanto ao diagnóstico de apendicite aguda, mesmo após um período de observação clínica, o cirurgião poderá realizar uma cirurgia exploradora.

REFERÊNCIAS BIBLIOGRÁFICAS

1. Irish MS, Pearl RH, Caty MG, Glick PL. The approach to common abdominal diagnoses in infants and children. Pediatr Clin North Am. 1998;45(6):729-72.
2. Dudgeon DL. Lesions of the stomach. In: Ashcraft KW, Holder TM, editors. Pediatric surgery. Philadelphia: WB Saunders; 1993.
3. Schwartz MZ. Hypertrophic piloric stenosis. In: O'Neil Jr. JA, Rowe MI, Grosfeld JL, Fonkalsrud EW, Coran AG, editors. Pediatric surgery 4th ed. St. Louis: Mosby; 1998.
4. Perger L, Fuchs JR, Komidar L, Mooney DP. Impact of surgical approach on outcome in 622 consecutive pyloromyotomies at a pediatric teaching institution. J Pediatr Surg. 2009;44(11):2119-25.
5. Spitz L, Zail SS. Serum gastrin levels in congenital hypertophic pyloric stenosis. J Pediatr Surg. 1976;11(1):33-5.
6. Dodge JA. Production of duodenal ulcers and hypertrophic pyloric stenosis by administration of pentagastrin to pregnant and newborn dogs. Nature. 1970;225(5229):284-5.
7. Jona JZ. Eletron microscopic observation in infantile hypertrophic pyloric stenosis (IHPS). J Pediatr Surg. 1978;13(1):17-20.

8. Huang YL, Lee HC, Yeung CY, Chen WT, Yen TH, Huang WH, et al. Sonogram before and after pyloromyotomy: the pyloric ratio in infantile hypertrophic pyloric stenosis. Pediatr Neonatol. 2009;50(3):117-20.

9. Dufour H, Fredet P. La sténose hypertrophique du pylore chez le nourisson et son traitment chirurgical. Rev Chir. 1908;37:208-13.

10. Ramsted C. Zur operation der angeborenon pylorostenosis. Med Klin. 1912;8:702.

11. Fujimoto T. Infantile pyloric stenosis. In: Puri P, Höllwath M, Eds. Pediatric Surgery: diagnosis and management. Berlin: Springer-Verlag; 2009.

12. Phua KB, Lim FS, Lau YL, Nelson EA, Huang LM, Quak SH, et al. Safety and efficacy of human rotavirus vaccine during the first 2 years of life in Asian infants: Randomized, double-blind, controlled study. Vaccine. 2009;27(43):5936-41.

13. Ramachandran P. Intussusception. In: Puri P, Höllwath M, Eds. Pediatric Surgery – Diagnosis and management. Berlin: Springer-Verlag; 2009.

14. Kleizen K, Hunck A, Wijnen M, Draaisma JM. Neurological symptoms in children with intussusception. Acta Paediatr. 2009;98(11):1822-4.

15. Neilson IR, Laberge JM, Nguyen LT, Moir C, Doody D, Sonnino RE, et al. Appendicitis in children: Current therapeutic recommendations. J Pediatr Surg. 1990;25(11):1113-6.

16. Cloud DT. Acute appendicitis. In: Ashcraft KW, Holder TM, editors. Pediatric surgery. Philadelphia: WB Saunders; 1993.

17. Anderson KD, Parry RL. Appendicitis. In: O'Neil Jr. JA, Rowe MI, Grosfeld JL, Fonkalsrud EW, Coran AG, editors. Pediatric surgery 4th ed. St. Louis: Mosby; 1998.

18. Zani A, Hall NJ, Rahman A, Morini F, Pini Prato A, Friedmacher F, et al. European Paediatric Surgeons' Association Survey on the Management of Pediatric Appendicitis. Eur J Pediatr Surg. 2019;29(1):53-61.

19. Benifla M, Weizman Z. Acute pancreatitis in childhood: analysis of literature data. J Clin Gastroenterol 2003;37(2):169-72.

20. Tannuri U, Gonçalves MEP. Correspondence Pancreatitis caused by duodenal duplication. J Pediatr Surg. 2000;35(2):398.

21. Casamassima MGS, Goldstein SD. The impact of surgical strategies on outcomes for pediatric chronic pancreatitis. Pediat Surg Internat. 2017;33:75-83.

22. Bolia R, Srivastava A, Marak R, Surender K. Yachha SK, Poddar U. Prevalence and Impact of Bacterial Infections in Children With Liver Disease – A Prospective Study. J Clin Exp Hepatol. 2018;8(1):35-41.

23. Tannuri U, Barros F, Tannuri AC. Treatment of short bowel syndrome in children. Value of the Intestinal Rehabilitation Program. Rev Assoc Med Bras (1992). 2016;62(6):575-83.

24. Rivera AM, Wales PW. Intestinal transplantation in children: current status. Pediatr Surg Int. 2016;32(6):529-40.

Doença péptica na criança 22

Ananda Castro Vieira Passos

Após ler este capítulo, você estará apto a:
1. Diagnosticar doença ulcerosa péptica primária e secundária.
2. Indicar o tratamento clínico.
3. Reconhecer os pacientes que necessitam de tratamento cirúrgico.

INTRODUÇÃO

A doença péptica ou doença ulcerosa péptica (DUP) resulta do desequilíbrio entre os fatores agressores (ácido clorídrico e pepsina) e protetores (muco e bicarbonato) do estômago[1-3]. Esse desbalanço provoca lesões na mucosa gastroduodenal que variam de erosões superficiais a úlceras profundas, podendo ultrapassar a camada *muscularis mucosae*[4]. A DUP é classificada em primária e secundária[5]. A doença primária está comumente associada à infecção pela bactéria *Helicobac ter pylori*[6-9], mas pode ser idiopática[10-12]. A doença secundária ocorre na presença de moléstia sistêmica grave e é também conhecida como úlcera de estresse[1,2,5], quando associada a lesões do sistema nervoso central recebe o epônimo de úlcera de Cushing[13] e em grandes queimados é denominada úlcera de Curling[1,2]. A DUP secundária pode ocorrer também em pacientes que utilizam medicações ulcerogênicas, tais como ácido acetilsalicílico, anti-inflamatórios não esteroidais e corticosteroides[2,14]. A síndrome de Zollinger-Ellison, caracterizada por tumor produtor de gastrina (gastrinoma), pode causar DUP secundária[2,15].

EPIDEMIOLOGIA

A prevalência da DUP na população pediátrica é de difícil determinação em razão da diversidade dos sintomas e da ausência de sinais clínicos característicos[2]. Estudos estimam a DUP em 2 a 5% das crianças e adolescentes submetidos à endoscopia digestiva alta (EDA) por diversos motivos[7,16]. O advento da EDA e o aumento da disponibilidade para crianças e adolescentes facilitaram o diagnóstico da DUP, todavia, essa doença é ainda considerada causa rara de dor abdominal na faixa etária pediátrica[16].

Desde 1984, quando Marshal e Warren descreveram a associação entre DUP e uma bactéria Gram-negativa espiralada que habita a mucosa gastroduodenal[6], muitos estudos epidemiológicos envolvendo a *H. pylori* foram realizados. Estima-se a prevalência global de infecção por *H. pilory* em 50%[17,18]. A frequência da infecção é maior em países subdesenvolvidos, e a contaminação acontece geralmente na infância[19-21]. A transmissão ocorre entre pessoas infectadas e pela ingestão de água contaminada[17,22,23]. A infecção pela *H. pylori* pode ser assintomática, todavia, uma ou mais das seguintes doenças poderão desenvolver-se: DUP, gastrite atrófica, displasia, adenocarcinoma gástrico ou doença linfoproliferativa (p. ex., linfoma de tecido linfoide associado à mucosa, do inglês, *mucosa-associated lymphoid tissue* [MALT])[8].

PATOGÊNESE

Fisiologia

O estômago é divido em fundo, corpo e antro. O tecido de revestimento mucoso é formado por células mucosas, células pépticas (ou principais) produtoras de pepsinogênio, e células parietais (ou oxínticas), que produzem ácido clorídrico (HCl). Outras células importantes na fisiologia da secreção cloridropéptica são as células G, presentes no antro gástrico, responsáveis pela produção de gastrina, e as células submucosas especializadas *enterocromafins-like* (ECL), produtoras de histamina[24].

Sob estímulo da acetilcolina liberada pelo vago, da gastrina e da histamina, as células parietais produzem o HCl, que mantém o pH gástrico entre 1,0 e 3,0. Nesse ambiente ácido, o pepsinogênio é convertido em pepsina[1,24].

As células mucosas, estimuladas por prostaglandinas, secretam muco e bicarbonato, que produzem uma barreira de proteção para a mucosa gástrica. Outros fatores importantes de proteção são: alto fluxo sanguíneo do estômago e acelerado *turn-over* da mucosa[2,24].

Fisiopatologia

Desequilíbrios entre a secreção cloridropéptica e a barreira de proteção mucosa podem resultar em lesões de variadas intensidades na parede gástrica[1,3].

Na DUP secundária à doença sistêmica grave, os fatores de proteção estão defasados por diminuição do fluxo sanguíneo no estômago e retardo no *turn-over* da mucosa[2,4]. Na DUP secundária à síndrome de Zollinger-Ellison, a lesão mucosa é decorrente de hipersecreção gástrica estimulada por tumor produtor de gastrina (gastrinoma)[15]. O uso de diversos medicamentos está implicado na formação de úlceras gastroduodenais, entre eles os anti-inflamatórios não esteroidais, o ácido acetilsalicílico e os corticosteroides são os mais conhecidos. Os anti-inflamatórios não esteroidais inibem as prostaglandinas sistemicamente, o que leva à diminuição da barreira muco-bicarbonato do estômago. O ácido acetilsalicílico, além da ação sobre as prostaglandinas, age localmente na mucosa gástrica; o efeito deletério diminui quando os comprimidos são revestidos[1,14,25]. A ação específica dos corticosteroides na patogênese da DUP secundária não está completamente esclarecida; acredita-se que esses medicamentos retardem o *turn-over* celular e a consequente cicatrização epitelial[26].

A *H. pylori* é uma bactéria espiralada geralmente encontrada no muco do antro gástrico; produz urease que transforma ureia em amônia e dióxido de carbono, neutralizando o entorno. Os metabólitos degradam as glicoproteínas do muco e possuem efeito citotóxico sobre o epitélio[23]. A complexa interação entre patógeno e hospedeiro depende dos mecanismos de proteção deste e da virulência da bactéria (adesinas [BabA e SabA]; citotoxina associada ao gene A [CagA]; citotoxina vacuolizante [VacA])[23,27]. Dessa interação resultará a variada gama de manifestações patológicas (DUP, gastrite atrófica, doença linfoproliferativa, adenocarcinoma gástrico). Apesar de causar inflamação celular em praticamente todos os pacientes[28], a infecção por *H. pylori* pode ser assintomática[23,29].

Algumas crianças com DUP não são infectadas por *H. pylori* e não possuem outros fatores causais conhecidos (como doenças sistêmicas graves ou uso de drogas ulcerogênicas)[10-12]. Os mecanismos envolvidos na fisiopatogenia desse grupo específico de pacientes ainda estão em estudo.

Resumidamente pode-se dizer que nem toda DUP primária é causada por *H. pylori* e que nem toda criança infectada com esta bactéria é portadora de DUP.

MANIFESTAÇÕES CLÍNICAS

Classicamente pacientes com DUP primária manifestam sinais e sintomas dispépticos: dor epigástrica, náuseas, vômitos, saciedade precoce, plenitude pós-prandial e distensão abdominal (Tabela 22.1). Na prática pediátrica, esses sintomas são de difícil caracterização, principalmente em crianças menores que podem apresentar apenas irritação, choro persistente, recusa alimentar ou perda de peso. Sangramento intestinal, exteriorizado por hematêmese ou melena, pode ocorrer em qualquer faixa etária[1,2,4,5].

Na DUP secundária à doença sistêmica grave, as manifestações clínicas são tardias e geralmente representam complicações: sangramento importante, perfuração e, mais raramente, obstrução intestinal alta (obstrução por úlcera antral ou duodenal). Não é incomum o sangramento preceder a perfuração[2]. Sangramento e perfuração gástrica são as principais formas de manifestação de DUP no período neonatal[1].

A infecção por *H. pylori* não associada a alterações endoscópicas é geralmente assintomática. De acordo com os Critérios de Roma IV, a dispepsia funcional é caracterizada por "sintomas dispépticos (saciedade precoce, plenitude pós-prandial, dor ou queimação epigástrica) que não possam ser totalmente explicados por outra condição médica após investigação apropriada"[30]. Pacientes com sintomas dispépticos podem ou não estar infectados com *H. pylori*. Não existem, até o momento, dados que comprovem a relação de causalidade entre *H. pylori* e esses sintomas, motivo pelo qual a erradicação da bactéria não está indicada para pacientes que possuem apenas dispepsia funcional sem lesão orgânica evidenciada endoscopicamente (ver Tratamento Clínico)[9,30,31].

Os principais diagnósticos diferenciais da DUP primária são: doença do refluxo gastroesofágico, gastroenterite aguda, pancreatite, colecistopatias, parasitoses intestinais e tumores abdominais[1].

Apesar de não haver no exame físico nenhum sinal característico ou patognomônico de DUP, deve ser realizado minuciosamente na tentativa de identificar diagnósticos diferenciais graves.

Exames Complementares

Antes do advento da EDA e da maior disponibilidade para a população pediátrica, o mais importante exame complementar para o diagnóstico de DUP era a

Tabela 22.1 Sinais e sintomas da doença ulcerosa péptica

Doença ulcerosa péptica não complicada	Doença ulcerosa péptica complicada
Dor epigástrica	Dor epigástrica de forte intensidade
Náuseas	Sangramento intestinal (hematêmese ou melena)
Vômitos	Instabilidade hemodinâmica
Saciedade precoce	Pneumoperitônio
Plenitude pós-prandial	Distensão abdominal importante
Distensão abdominal	Obstrução intestinal alta

radiografia contrastada com bário de estômago e duodeno (esôfago-gastro-duodenografia [EED]). Atualmente em desuso e citada principalmente pelo valor histórico, a EED diagnosticava úlceras gástricas e duodenais pelas falhas de enchimento do "nicho ulceroso"[1,5].

A EDA identifica desde erosões superficiais leves até úlceras profundas na mucosa gastroduodenal (Figuras 22.1, 22.2 e 22.3). O exame endoscópico também é capaz de evidenciar mucosa nodular em antro, que é especialmente encontrada em pacientes com infecção por *H. pylori*[32,33] (Figura 22.4). É descrito que úlceras de DUP primária, associadas ou não a infecção por *H pylori*, são geralmente duodenais, enquanto úlceras por DUP secundária são de localização gástrica[11,12] (Figuras 22.5 e 22.6).

Além do diagnóstico primário de DUP, a EDA é importante na investigação de alguns diagnósticos diferenciais e na recaída de sintomas após tratamento. Oferece opção de tratamento em casos de DUP complicada com sangramento digestivo[22].

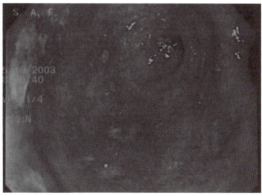

Figura 22.1 Gastrite erosiva de antro (imagem gentilmente cedida pela Dra. Silvia Regina Cardoso). (Veja imagem colorida no encarte.)

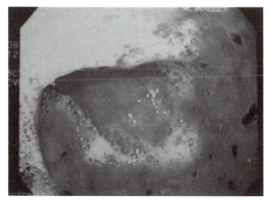

Figura 22.2 Gastrite erosiva de antro (imagem gentilmente cedida pela Dra. Silvia Regina Cardoso). (Veja imagem colorida no encarte.)

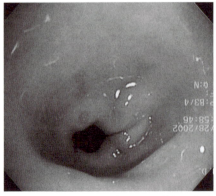

Figura 22.3 Gastrite erosiva de antro (imagem gentilmente cedida pela Dra. Silvia Regina Cardoso). (Veja imagem colorida no encarte.)

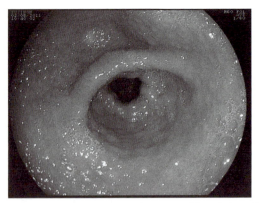

Figura 22.4 Gastrite nodular de antro (imagem gentilmente cedida pela Dra. Silvia Regina Cardoso). (Veja imagem colorida no encarte.)

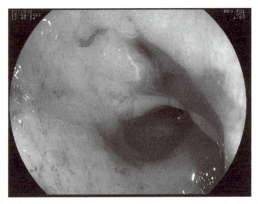

Figura 22.5 Úlcera bulbar hemorrágica (imagem gentilmente cedida pela Dra. Silvia Regina Cardoso). (Veja imagem colorida no encarte.)

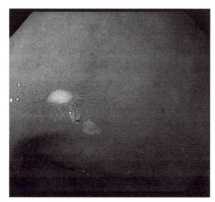

Figura 22.6 Úlcera bulbar (imagem gentilmente cedida pela Dra. Silvia Regina Cardoso). (Veja imagem colorida no encarte.)

Por meio da EDA é possível a realização de biópsias que auxiliam no diagnóstico da infecção por *H. pylori*[9].

A identificação da bactéria pode ser realizada por métodos invasivos e não invasivos. São considerados métodos invasivos os que necessitam de biópsia da mucosa gástrica feita por EDA: exame histológico, cultura, teste rápido da urease, reação em cadeia de polimerase (PCR). Os métodos não invasivos são: sorologias, teste de antígeno nas fezes e teste respiratório com carbono marcado[18]. É recomendável que o diagnóstico primário da bactéria seja feito por cultura positiva (sensibilidade de 100%) ou a associação de dois outros métodos invasivos. Quando indicada a erradicação, métodos não invasivos podem ser utilizados para confirmação da eficácia do tratamento[9].

TRATAMENTO

Clínico

O princípio básico do tratamento clínico da DUP não complicada é restabelecer o equilíbrio entre a produção de secreção cloridro-péptica e fatores de proteção da mucosa gástrica. Para esse fim, várias classes de medicamentos são utilizadas, entre elas: inibidores da bomba de prótons (IBP) (omeprazol, pantoprazol), bloqueadores de receptores de histamina-H2 (ranitidina e cimetidina), antiácidos (hidróxido de alumínio e magnésio) e sucralfato (cicatrização de ulceras já instaladas)[1,2,4] (Tabela 22.2).

Quando a DUP está associada à infecção por *H. pylori*, a erradicação está indicada. A diretriz das Sociedades Europeia e Norte-Americana de Gastroenterologia, Hepatologia e Nutrição sugere o seguinte esquema tríplice para infecções primárias, na ausência de antibiograma[9]: IBP, amoxicilina e metronidazol, 2 doses diárias por

Tabela 22.2 Tratamento medicamentoso da doença ulcerosa péptica

Medicamento	Posologia
Omeprazol	2 mg/kg/dia
Pantoprazol	1 mg/kg/dia
Ranitidina	6 a 8 mg/kg/dia

14 dias. Quando o antibiograma estiver disponível e a bactéria for sensível à claritromicina, esse antibiótico deve ser utilizado em vez do metronidazol (Tabela 22.3). A mesma diretriz recomenda o controle de erradicação da *H. pylori,* após 4 semanas do término do tratamento, por exames não invasivos[9].

Pacientes com sintomas dispépticos sem DUP não têm indicação de investigação e erradicação da *H. pylori.* Quando se opta por tratar a infecção, a família deve ser informada que essa conduta pode não resultar em melhora dos sintomas dispépticos[9].

Além do tratamento medicamentoso, medidas comportamentais devem ser orientadas: refeições regulares com tempo de jejum reduzido, contraindicação a alimentos irritantes da mucosa gástrica (condimentos, bebidas alcoólicas, cafeinadas ou gaseificadas) e não uso, se possível, de medicamentos anti-inflamatórios não esteroidais e corticosteroides[4].

Cirúrgico

Com o advento dos bloqueadores de receptores de histamina-H2 (1976), dos IBP (1989) e erradicação da *H. pylori* (1984), o tratamento da DUP tornou-se principalmente clínico, reservando-se o tratamento cirúrgico para as complicações: sangramento persistente e/ou massivo não tratável por EDA, perfuração ou obstrução[34,35]. Apesar do número de complicações em crianças e adultos ter diminuído drasticamente após a década de 1980, existe a tendência atual de aumento do número de cirurgias necessárias para tratar essas complicações em crianças, provavelmente secundária à melhora no tratamento de doenças graves (p. ex., transplante de órgãos e tecidos, insuficiência respiratória, choque hemodinâmico, prematuridade) e aumento da sobrevida em unidades de terapia intensiva[35]. Acredita-se que a profilaxia de DUP secundária com bloqueadores de receptores de histamina-H2 ou IBP diminua o aparecimento da moléstia e das complicações[25].

Tabela 22.3 Tratamento medicamento da *H. pylori*

Medicamento	Posologia
Amoxicilina	50 mg/kg/dia (dose máxima 1 g/dia)
Metronidazol	20-30 mg/kg/dia
Claritomicina	15 mg/kg/dia (dose máxima 1 g/dia)

O tratamento cirúrgico das complicações é principalmente de reparação: hemostasia de úlceras sangrantes e rafia com *patch* de omento em úlceras perfuradas. A associação com técnicas cirúrgicas que reduzam a produção gástrica ácida (p. ex., vagotomia + piloroplastia) não é comumente indicada e deve ser analisada individualmente[2,35].

CONCLUSÕES

Crianças e adolescentes com sintomas dispépticos devem ser submetidos à EDA para pesquisa de DUP. A doença é tratada com bloqueadores de receptores de histamina-H2 ou IBP. Na presença de DUP, devem ser realizadas pesquisa e erradicação da bactéria *H. pylori*. Quando associada a doenças graves e/ou uso de medicações ulcerogênicas, a DUP é considerada secundária e o manejo clínico deve contemplar o tratamento da doença de base. Com a evolução do tratamento clínico de DUP, o cirúrgico é reservado para pacientes com complicações: sangramentos maciços, perfurações e obstrução.

REFERÊNCIAS BIBLIOGRÁFICAS

1. Rocha RFC. Doença péptica na criança. In: Maksoud JG, editor. Cirurgia pediátrica. 2ª ed. Rio de Janeiro: Revinter; 2003.
2. Souza, JCK. Úlcera péptica. In: Souza JCK, Salle JLP, editors. Cirurgia pediátrica teoria e prática. São Paulo: Roca; 2008.
3. Hutson JM, O'Brian M, Woodward AA, Beasley SW. Bleeding from the alimentary canal. In: Hutson JM, O'Brian M, Woodward AA, Beasley SW, editors. Jones' clinical paediatric surgery diagnosis and management. 6th ed. Massachussetts: Blackmell Publishing; 2008.
4. Kawakami E. Doenças pépticas gastroduodenais e Helicobacter pylori. In: Porta G, Koda YKL, editors. Pediatria Instituto da Criança Hospital das Clínicas. Gastroenterologia e Hepatologia. Barueri: Manole; 2010.
5. Schuster S, Gross RE. Peptic ulcer disease in childhood. Am J Surg. 1963;105:324-33.
6. Marshal BJ, Warren JR. Unidentified curved bacilli in the stomach of patients with gastrites and peptic ulceration. The Lancet. 1984;1(8390):1311-4.
7. Ecevit ÇO, Ozgenç F, Yuksekkaya HA, Unal F, Arikan Ç, Yagci RV. Peptic ulcer disease in children: An uncommon disorder with subtle symptomatology. Turk J Gastroentrol. 2012;23(6):666-9.
8. Iwanczak BM, Buchner AM, Iwanczak F. Clinical diferences of Helicobacter pylori infection in children. Adv Clin Exp Med. 2017;26(7):1131-36.
9. Jones NL, Koletzko S, Goodman K, Bontems P, Cadranel S, Casswall T, et al. Joint ESPGHAN/NASPGHAN Guidelines for the Management of Helicobacter pylori in Children and Adolescents (Update 2016). J Pediatr Gastroenterol Nutr. 2017;64(6):991-1003.
10. Koca T, Serdaroglu F, Dereci S, Akcam M. Peptic ulcers and erosions in children at a pediatric unit in Turkey. Indian Pediatr. 2016;53:692-94.
11. Egbaria R, Levine A, Tamir A, Shaoul R. Peptic ulcer and erosions are common in Israeli children undergoing upper endoscopy. Helicobacter. 2008;13:62-8.
12. Kalach N, Bontems P, Koletzko S, Mourad-Baars P, Shcherbakov P, Celinska-Cedro D, et al. Frequency and risk factors of gastric and duodenal ulcers or erosions in children: a prospective 1-month European multicenter study. Eur J Gastroenterol Hepatol. 2010;22(10):1174-81.

13. Wijdicks EFM. Cushing's ulcer: The eponym and his own. Neurosurgery. 2011;68(6):1695-8.
14. Lau JY, Sung J, Hill C, Henderson C, Howden CW, Metz DC. Systematic review of the epidemiology of complicated peptic ulcer disease: incidence, recurrence, risk factors and mortality. Digestion. 2011;84:102-13.
15. Ito T, Igarashi H, Jensen RT. Zollinger-Ellison syndrome: recente advances and controversies. Curr Opin Gastroenterol. 2013;29:650-61.
16. Mouzan MIE, Abdullah AM. Peptic ulcer disease in children and adolescents. J Trop Pediatr. 2004;50(6):328-30.
17. Goh KL, Chan WK, Shiota S, Yamaoka Y. Epidemiology of Helicobacter pylori infection and public health implications. Helicobacter. 2011;16(Suppl 1):1-9.
18. Hunt RH, Xiao SD, Megraud F, Leon-Barua R, Bazzoli F, van der Merwe S, et al. Helicobacter pylori in developing coutries. World Gastroenterology Organisation Global Guideline. J Gastrointestin Liver Dis. 2011;20(3):299-304.
19. Rowland M, Daly L, Vaughan M, Higgins A, Bourke B, Drumm B. Age-specific incidence of Helicobacter pylori. Gastroenterology. 2006;130(1):65-72.
20. Perry S, Sanchez ML, Yang S, Haggerty TD, Hurst P, Perez-Perez G, et al. Gastroenteritis and transmission of Helicobacter pylori infection in households. Emerg Infec Dis. 2006;12(11):1701-8.
21. Queiroz DMM, Luzza F. Epidemiology of Helicobacter pylori infection. Helicobacter. 2006;11(Suppl 1):1-5.
22. Sonnenberg A, Olson CA, Zhang J. The effect of antibiotic therapy on bleeding from duodenal ulcer. Am J Gastroenterol. 1999;94(4):950-4.
23. Suerbaum S, Michetti P. Helicobacter pylori infection. N Engl J Med. 2002;347(15):1175-86.
24. Guyton AC, Hall JE. Funções secretoras do trato alimentar. In: Guyton AC, Hall JE, editors. Tratado de fisiologia médica. 11ª ed. Rio de Janeiro: Elsevier; 2006.
25. Lanas A, Carrera P, Arguedas Y, Garcia S, Bujanda L, Calvet X, et al. Risk of upper and lower gastrointestinal bleeding in patients taking nonsteroidal anti-inflammatory drugs, antiplatelet agents, or anticoagulants. Clin Gastroenterol Hepatol. 2015;13(5):906-12.
26. Bickler SW, Harrison MW, Campbell JR. Perforated peptic ulcer disease in children: association of corticosteroid therapy. J Pediatr Surg. 1993;28(6):785-7.
27. Kotilea K, Kalach N, Homan M, Bontems P. Helicobacter pylori infection in pediatric patients: update on diagnosis na eradication strategies. Paediatr Drugs. 2018;20(4):337-51.
28. Dooley CP, Cohen H, Fitzgibbons PL, Bauer M, Appleman MD, Perez-Perez GI, et al. Prevalence of Helicobacter pylori infection and histologic gastritis in asymptomatic persons. N Engl J Med. 1989;321(23):1562-6.
29. Hernández C, Serrano C, Einisman H, Villagrán A, Peña A, Duarte I, et al. Peptic ulcer disease in Helicobacter pylori – infected children: clinical findings and mucosal immune response. J Pediatr Gastroenterol Nutr. 2014;59(6):773-8.
30. Hyams JS, Di Lorenzo C, Saps M, Shulman RJ, Staiano A, van Tilburg M. Childhood functional gastrointestinal disorders: child/adolescent. Gastroenterology. 2016;150:1456-68.
31. Spee LAA, Madderom MB, Pijpers M, van Leeuwen Y, Berger MY. Association between Helicobacter pylori and gastrointestinal symptoms in children. Pediatrics. 2010;125(3):e651-69.
32. Hidaka N, Nakayama Y, Horiuchi A, Kato S, Sano K. Endoscopic identification of Helicobacter pylori gastritis in children. Dig Endosc. 2010;22(2):90-4.
33. Luzza F, Pensabene L, Imeneo M, Mancuso M, Contaldo A, Giancotti L, et al. Antral nodularity identifies children infected with Helicobacter pylori with higher grades of gastric inflammation. Gastrointest Endosc. 2001;53(1):60-4.
34. Azarow K, Kim P, Shandling B, Ein S. A 45-year experience with surgical treatment of peptic ulcer disease in children. J Pediatr Surg. 1996;31(6):750-3.
35. Edwards MJ, Kollenberg SJ, Brandt ML, Wesson DE, Nuchtern JG, Minifee PK, et al. Surgery for peptic ulcer disease in children in the post-histamine2-blocker era. J Pediatr Surg. 2005;40(5):850-4.

Obstipação intestinal crônica e incontinência fecal

23

Arthur Loguetti Mathias
Maria Mercês Santos

Após ler este capítulo, você estará apto a:

1. Reconhecer e tratar a forma mais comum de obstipação e incontinência fecal da criança, o megarreto funcional.
2. Reconhecer as muitas formas de obstipação orgânica e solicitar os exames básicos necessários.
3. Integrar-se à equipe multiprofissional para tratamento da incontinência fecal verdadeira.

ANATOMIA E FISIOLOGIA ANORRETAIS

O intestino grosso apresenta três segmentos com funções específicas:

1. O ceco e os colos ascendente e transverso têm movimentos lentos de contração e descontração das haustrações que misturam o quilo, expondo-o à mucosa para a absorção de água e eletrólitos; a propulsão em direção anal é lenta, sendo de 8 a 15 horas o tempo do trânsito por esses segmentos.
2. Os colos descendente e sigmoide acumulam as fezes até o momento da evacuação; o reto, separado do sigmoide por forte angulação e por esfíncter funcional, permanece vazio. O movimento propulsivo, denominado contração maciça do descendente e do sigmoide, ocorre uma a três vezes ao dia, geralmente após as refeições, desencadeado pela distensão do estômago e do duodeno, reflexos gastrocólico e duodenocólico, por estimulação do parassimpático pélvico. As fezes, então, ultrapassam o ângulo sigmoide-retal, distendendo o reto e desencadeando os reflexos para a evacuação. A contração maciça também é desencadeada por estimulação do próprio colo, como ocorre nas colites, provocando muitas evacuações.

3. O reto é o "gatilho da evacuação" e, ao toque retal, deve apresentar-se vazio. A distensão é percebida como "necessidade de evacuar" e por reflexo parassimpático provoca a contração do reto e o relaxamento do esfíncter interno. Dessa forma, o conteúdo retal aproxima-se da parte alta do canal anal, com sensibilidade proprioceptiva, permitindo perceber a natureza sólida, líquida ou gasosa. Por reflexo medular, há relaxamento dos músculos elevadores do reto (puborretal) e do esfíncter externo, aumento da prensa abdominal (Valsalva) e eliminação das fezes.

Após os 2 anos de idade, há controle da evacuação, que é impedida pela contração voluntária dos músculos elevadores e do esfíncter externo; com isso, o limiar de excitabilidade dos reflexos da evacuação são elevados, a contração maciça cessa e a necessidade de evacuar desaparece por algum tempo.

Nas malformações anorretais congênitas, as lesões de músculos e nervos comprometem o controle voluntário da evacuação, como também a própria exoneração, levando tanto à incontinência fecal como à constipação com formação de fecalomas.

O hábito de conter a evacuação, muito comum no sexo feminino, pode levar ao comprometimento permanente do ato da evacuação, sendo causa de obstipação intestinal crônica.

O esforço voluntário da prensa abdominal, sem a contração maciça do colo, pode provocar evacuação, mas em pequena quantidade. O hábito de querer evacuar "na hora errada", isto é, quando não há a contração maciça, é frequente nas pessoas obstipadas. O esforço prolongado e repetido lesa a musculatura perineal e a inervação (nervo pudendo), o que agrava a constipação.

Além dos reflexos citados, tem-se os reflexos peritoniointestinal, renointestinal, vesicointestinal e somatointestinal, que se iniciam por estimulação sensitiva dos órgãos citados e, por meio do sistema nervoso simpático, inibem o peristaltismo intestinal. O reflexo peritoniointestinal é muito intenso e determina o íleo paralítico na peritonite ou no pós-operatório[1].

OBSTIPAÇÃO INTESTINAL CRÔNICA

Introdução

A obstipação é um sintoma decorrente da anormalidade da evacuação caracterizada por:

- Frequência reduzida das evacuações.
- Consistência aumentada das fezes.
- Desconforto ao evacuar.

A frequência das evacuações é o aspecto mais destacado, mas a variação fisiológica é grande, considerando-se, de modo geral, normais a frequência entre três evacuações por dia a três por semana. É comum pacientes ou familiares considerarem-se obstipados quando não há evacuação diária, mesmo sem fezes duras ou desconforto.

Patogênese

A obstipação intestinal aguda ou esporádica é ocasionada por situações bem definidas, como doença febril, mudança alimentar, imobilização, viagens etc., normalizando-se a evacuação com o cessar da causa e com medidas dietéticas ou breve estímulo medicamentoso.

A obstipação intestinal crônica é aquela que se prolonga por mais de 1 mês, necessita de uso permanente de medicamentos ou lavagens intestinais, apresenta, com frequência, agravamento progressivo e até mesmo comprometimento nutricional. Dependendo da causa, é dividida em:

- Orgânica.
- Funcional, também denominada idiopática ou essencial.
- Psicogênica.

A forma orgânica é decorrente de condições anatômicas intestinais ou sistêmicas[2,3] (Quadro 23.1). As malformações do sistema nervoso entérico, como megacolo congênito e afecções anorretais congênitas, destacam-se na área da cirurgia pediátrica, estudadas, respectivamente, nos Capítulos 18 e 19 deste livro.

Quadro 23.1 Causas de obstipação intestinal crônica[2,3]

Malformações do sistema nervoso entérico

Isolada

- Aganglionose cólica (megacolo congênito ou moléstia de Hirschsprung)
- Displasia neuronal intestinal
- Hipoganglionose cólica
- Agenesia da inervação intrínseca
- Agenesia da inervação intrínseca e extrínseca
- Acalásia do esfíncter interno
- Imaturidade do sistema nervoso entérico

Associada

- Displasia neuronal intestinal
- Neoplasia endócrina múltipla tipo IIb (Sipple)

(continua)

338 Doenças cirúrgicas da criança e do adolescente

Quadro 23.1 Causas de obstipação intestinal crônica[2,3] *(continuação)*

Associada

- Síndrome da hipoventilação central (maldição de Ondine)
- Disautonomia familiar
- Síndrome de Down
- Neurofibromatose (síndrome de von Recklinghausen)
- Neuroblastoma

Degeneração do sistema nervoso entérico

- Neuropatia visceral familiar
- Neuropatia visceral esporádica
  - Não inflamatória
  - Inflamatória
  - Paraneoplásica (carcinoma de células pequenas do pulmão)
  - Não paraneoplásica (doença de Chagas)
- Megacolo catártico

Lesão primária da fibra muscular lisa

- Miopatia visceral familiar
  - Autossômica dominante
  - Autossômica recessiva
- Miopatia visceral esporádica

Lesão secundária da fibra muscular lisa

- Esclerose sistêmica progressiva
- Distrofia miotônica
- Amiloidose

Afecções anorretais congênitas

- Metabólicas
- Endócrinas
- Imunoalérgicas
- Drogas
  - Idiopática e psicogênica
  - Megarreto
  - Megacolo

Hipoperistaltismo cólico sem dilatação

A obstipação funcional é decorrente das anormalidades do peristaltismo intestinal ou do ato da evacuação, sem substrato anatômico reconhecível; o megarreto é o exemplo mais marcante.

A obstipação psicogênica tem como principal causa as alterações do comportamento com inibição voluntária da evacuação.

Epidemiologia

A obstipação tem alta prevalência na população geral e pediátrica e é considerada responsável por aproximadamente 25% das consultas em gastroenterologia pediátrica.

A obstipação crônica funcional ocorre em 80% dos casos e a orgânica, em 10 a 15%, destacando-se nesta o megacolo congênito.

Manifestações Clínicas

A obstipação intestinal crônica é diagnosticada pela presença de fezes endurecidas, desconforto ao evacuar e frequência reduzida das evacuações, sendo que este último sinal, quando isolado, não caracteriza a afecção. A obstipação intestinal é a causa mais comum de dor abdominal em crianças[4].

A incontinência fecal, encoprese ou *soiling*, é sinal característico da obstipação funcional, sendo frequentemente o motivo principal da consulta médica. Afecções neurológicas centrais ou periféricas podem causar incontinência fecal, mas, nesses casos, sempre são acompanhadas de incontinência urinária. Entretanto, a obstipação pode causar uropatia obstrutiva[5,6] ou incontinência urinária[7]. É necessário dar atenção a todos os dados clínicos do Quadro 23.2.

Quadro 23.2 Dados clínicos da obstipação intestinal crônica e da incontinência fecal

- História familiar
- Idade do início dos sintomas
- Presença e intensidade de sintomas de obstrução intestinal (distensão abdominal e vômitos)
- Uso de drogas
- Descrição do ato da evacuação
- Medidas usadas para promover a evacuação
- Aspecto das fezes
- *Soiling* ou encoprese
- Antecedentes urológicos
- Descrição da micção
- Estado nutricional
- Hábitos alimentares
- Comportamento social
- Tratamentos realizados

Diagnóstico

O diagnóstico da obstipação funcional e psicogênica é essencialmente clínico; não são indicados exames auxiliares de rotina, sendo o diagnóstico da forma psicogênica sugerido somente quando as alterações de comportamento antecederem, claramente, os sintomas digestivos. As principais diferenças entre a obstipação intestinal crônica orgânica e a funcional constam na Tabela 23.1.

Quando houver dúvida quanto à forma funcional da obstipação, os exames auxiliares indicados são manometria anorretal, enema opaco e biópsia retal, já comentados no Capítulo 18 – "Megacolo congênito".

Exames como defecograma e estudo do tempo de trânsito colônico podem ser úteis, embora tenham padronização limitada na criança.

A relação entre obstipação intestinal e infecção, e mesmo obstrução urinária, é frequente, sendo indicadas a realização de cultura de urina e a ultrassonografia do aparelho urinário[5,6].

Tratamento

Obstipação intestinal crônica orgânica e funcional

O tratamento cirúrgico das formas orgânicas está bem definido nos casos de megacolo congênito (aganglionose cólica ou moléstia de Hirschsprung, ver Capítulo 18 – "Megacolo congênito"), sendo clínico e conservador, nos casos de imaturidade do sistema nervoso entérico e na displasia neuronal intestinal. Nas demais formas, quando não respondem a medidas clínicas, indica-se ressecção ou derivação intestinal externa (ostomias).

Tabela 23.1 Principais diferenças entre megacolo congênito e obstipação funcional

	Megacolo congênito	Obstipação funcional
Retardo da eliminação do mecônio	Frequente	Muito raro
Idade de início dos sintomas	Neonatal	2 anos ou mais
Sintomas de obstrução (distensão e vômitos)	Intensos e frequentes	Ausentes
Toque retal	Reto vazio	Fecaloma
Manometria anorretal	Reflexo de abertura ausente	Reflexo presente
Enema opaco	Segmento "estreitado"	Megarreto
Biópsia hematoxilina-eosina	Ausência de neurônios	Neurônios presentes
Biópsia acetilcolinesterase	Aumento de fibras colinérgicas	Sem aumento de fibras colinérgicas
Sintomas extradigestivos	Presentes (afecção sistêmica ou sindromática)	Ausentes

Nos casos de acalásia do esfíncter interno, isto é, com reflexo de abertura ausente, histologia normal e ausência de segmento estreitado no enema opaco, indica-se a aplicação anal de relaxantes de fibra muscular lisa, nitroglicerina, nifedipina ou toxina botulínica, cujos resultados são similares ao da anorretomiotomia, sem as consequências[7]. A dilatação anal forçada não deve ser realizada, pois lesa o esfíncter externo.

O tratamento da forma funcional é clínico, sendo que o início é o esvaziamento ou a remoção do fecaloma do reto. Esse procedimento pode ser conseguido, nos casos iniciais, com uso de laxantes, mas frequentemente são necessárias lavagens intestinais ou mesmo a remoção do fecaloma sob anestesia geral.

O passo seguinte é manter o reto vazio por tempo prolongado (semanas), com o uso de laxantes, de preferência osmóticos, ou clisteres, até se obter a redução da dilatação do reto. Durante todo o tratamento, é necessário controle, pelo menos semanal, com uso programado do sanitário, dieta laxante rica em fibras, com acréscimo de 15 a 30 g diárias de fibras vegetais (farelo de trigo do tipo grosso é o ideal) e abundante ingestão de líquidos. Conforme a evolução, laxante ou lavagens são reduzidos, mas a dieta, o cereal adicional e o uso regular do sanitário devem continuar.

Probióticos na constipação funcional é discutível e o provável mecanismo se dá pela ação imunomoduladória e anti-inflamatória na luz intestinal[8].

A neuroestimulação sacral é também alternativa promissora no tratamento das desordens da defecação, embora estudos sejam ainda necessários, visando à padronização do método na criança[9].

Em casos especiais, nos quais se identifica pela manometria a contração paradoxal do músculo puborretal, o qual deveria relaxar-se ao evacuar, denominada dissinergia da evacuação ou obstrução da via de saída, é indicado o tratamento associado ao *biofeedback*, isto é, treinamento da evacuação monitorado pela manometria[10].

Resultados

A maioria dos casos de obstipação funcional resolve se bem com o tratamento descrito. Os casos de longa evolução em escolares e mesmo adolescentes são de resolução mais demorada ou mesmo refratários, talvez por serem formas orgânicas não reconhecidas ou pelo fato de a dilatação retal prolongada ter produzido lesão irreversível. O aparecimento de *soiling* indica recidiva da obstipação.

Na vida adulta, aproximadamente 20% desses pacientes continuarão constipados, usando laxantes, supositórios ou lavagens[11].

INCONTINÊNCIA FECAL

Introdução

A continência fecal é função complexa que depende basicamente de:

- Reservatório, colo descendente e sigmoide, em que as fezes são acumuladas.
- Peristaltismo, a contração maciça do reto e do sigmoide.
- Sensibilidade anorretal.
- Músculos voluntários, esfíncter externo e elevadores do reto.
- Percepção.

Essas estruturas e funções são acionadas um a três vezes ao dia, provocando evacuações periódicas, com longos intervalos sem eliminação fecal[12]. Com o desenvolvimento mental, a evacuação é permitida ou inibida voluntariamente. Alterações anatômicas ou funcionais desses elementos causam incontinência fecal de intensidade variada, desde perdas esporádicas de quantidade reduzida até eliminação continuada de todo o volume fecal.

A incontinência fecal (IF) geralmente não é declarada na consulta, devendo o paciente ser inquirido e examinado.

Epidemiologia

A IF é frequente na população (2%), em idosos, em portadores de lesões neurológicas e colorretais, sendo oito vezes mais comum na população feminina com mais de 45 anos de idade[13]. Entre escolares de 7 a 18 anos, presumivelmente normais, encontram-se 8% de IF grau leve. Embora a incidência de IF por megarreto seja a maior, a prevalência de afecções anorretais congênitas nos ambulatórios a supera, pois os pacientes permanecem em tratamento por muitos anos.

Patogênese

As principais causas de IF na criança estão relacionadas no Quadro 23.3. Em todas essas afecções, a IF ocorre por comprometimento variável de um ou mais elementos da continência fecal:

- Músculos esfincterianos voluntários.
- Peristaltismo intestinal.
- Sensibilidade anorretal.

Quadro 23.3 Principais causas de incontinência fecal na criança
• Megarreto funcional
• Afecções anorretais congênitas
• Cirurgias coloproctológicas (megacolo aganglionar)
• Afecções neurológicas (mielodisplasias)
• Doenças inflamatórias intestinais (doença de Crohn)
• Trauma (estupro)
• Síndrome de Fournier (neoplasias)

- Percepção.

A IF apresenta duas formas básicas, cuja identificação é fundamental para a programação do tratamento:

1. IF com constipação ou retenção fecal, também chamada falsa incontinência. Esses pacientes acumulam quantidades crescentes de fezes no reto, que se dilata (megarreto), formando fecaloma, e apresentam perdas fecais em forma semilíquida e de volume reduzido (*soiling*); eventualmente, apresentam evacuações voluntárias.
2. IF total ou verdadeira. Nesses casos, não há retenção fecal e a eliminação é volumosa e continuada.

Diagnóstico

Os dados clínicos relevantes constam do Quadro 23.2. O megarreto funcional, que é a causa mais comum de IF, é de fácil diagnóstico clínico, dispensando exames auxiliares. Nas demais formas, exames como enema opaco, manometria anorretal, ultrassonografia endoanal, cinedefecograma e ressonância magnética podem ser necessários para avaliar qual das estruturas ou funções estariam comprometidas. A estimulação elétrica da região anal, sob anestesia geral, é procedimento simples que dá informações úteis sobre a localização e a lesão do esfíncter externo.

Tratamento Clínico

O tratamento da IF é essencialmente clínico e deve ser adaptado a cada caso. Os casos de megarreto funcional de curta evolução resolvem-se com facilidade com o emprego de laxantes ou lavagens e recomendações dietéticas e higiênicas. Entretanto, aqueles de longa evolução com grande dilatação retal e encoprese são mais difíceis, pois as famílias já utilizaram irregularmente todas as medidas clínicas cabíveis e buscam uma solução radical, propondo-se a cirurgia.

Esses pacientes e aqueles com lesões estruturais congênitas ou adquiridas necessitam de tratamento abrangente, complexo, prolongado e, por vezes, com resultados parciais. Para esse tratamento, é necessária equipe multiprofissional[14], composta por cirurgião e gastroenterologista pediatras, psicólogo, assistente social, fisioterapeuta e enfermeiro. O prognóstico quanto à continência fecal desses pacientes baseia-se em indicadores anatômicos e funcionais apresentados nas Tabelas 23.2 e 23.3.

As recomendações gerais para o tratamento da IF estão no Quadro 23.4. A alimentação das crianças não lactentes deve restringir-se a três refeições diárias, proibindo-se a ingestão de alimentos ou guloseimas nos intervalos, pois provocam movimentos intestinais indesejáveis. Nos pacientes com tendência à retenção fecal, a dieta pode ser a habitual, não necessariamente laxante. Naqueles não retencionistas e com trânsito acelerado, deve-se excluir os alimentos que tenham efeito laxativo

Tabela 23.2 Afecções anorretais congênitas: indicadores anatômicos de prognóstico[10]

Formas favoráveis	Formas desfavoráveis
• Sacro normal	• Sacro anormal
• Tipo de afecção anorretal	• Tipo de afecção anorretal
– Atresia retal	– Fístula retocolovesical
– Fístula vestibular	– Cloaca com canal comum > 3 cm
– Fístula perineal	– Malformações complexas
– Fístula retouretral bulbar	
– Ânus imperfurado sem fístula	
– Cloaca com canal comum < 3 cm	

Tabela 23.3 Anomalias anorretais congênitas: sinais funcionais de prognóstico[10]

Favoráveis	Desfavoráveis
Sem *soiling*, 1 a 3 evacuações/dia	Com *soiling*, eliminação fecal constante
Evidência de sensibilidade (esforço, expressão facial)	Sem sensibilidade
Controle urinário	Incontinência urinária, *dribbling*

Quadro 23.4 Recomendações gerais para o tratamento da incontinência fecal

1. Alimentação: horário e composição
2. Redução do sobrepeso
3. Ingestão diária de fibras não solúveis (farelo de trigo do tipo grosso)
4. Ingestão abundante de água
5. Uso regular do sanitário momentos após as refeições
6. Aplicação de lavagens ou supositórios em horários fixos

e principalmente aqueles que a família identifica como diarreicos. A redução do sobrepeso é recomendável, pois o excesso de comida resulta em indesejável maior quantidade de fezes. A ingestão de fibras não solúveis, pouco absorvíveis e que, pela absorção de água, formam bolo fecal maior e de consistência macia, ajuda a sensibilidade e a eliminação das fezes. O excesso de água é para completar a ação das fibras. A ida ao sanitário, momentos após as refeições, visa a propiciar a evacuação voluntária, aproveitando-se dos reflexos gastro e duodenocólicos que desencadeiam a peristalse maciça do retossigmoide.

O completo esvaziamento dos colos somente é possível, na maioria dos casos, com lavagens intestinais, que devem ter composição, volume, extensão, frequência e modo de realizá-las definidas para cada paciente e é geralmente complicada pelo preconceito familiar contra o procedimento em si (enfraquecimento, perversão) e experiências anteriores negativas, com lavagens esporádicas e malconduzidas. Como esse esvaziamento cólico é essencial para o controle da IF, a equipe deve dedicar boa parte do trabalho para ensinar à família como fazê-lo, sendo até necessária a internação hospitalar para melhor realizá-lo[15].

Em casos selecionados, em que a lavagem intestinal convencional não for possível, até mesmo por não aceitação da criança, o *clister* poderá ser feito por via anterógrada no colo proximal. Para tanto, há necessidade da realização cirúrgica de uma apendicostomia (técnica de Malone), cecostomia entre outras técnicas[16]. Nessa alternativa de tratamento, é de grande importância que o paciente tenha compreensão do objetivo do procedimento e aceitação do tratamento.

Os casos de trânsito intestinal acelerado, não retencionista e considerados como de incontinência verdadeira são de controle mais difícil, devem ter dieta mais restritiva, esvaziamento cólico total mais frequente e receber drogas inibidoras do peristaltismo, como o loperamida.

Outros Tratamentos

Já citado para tratamento da constipação intestinal, o *biofeedback* tem sido empregado para tratamento da IF, sendo relatados bons resultados pela mobilização dos músculos esfincterianos[17]. O mesmo resultado é citado com a estimulação do nervo sacral, em casos de esfíncter externo intacto[18,19].

Tratamento Cirúrgico

O tratamento cirúrgico tem indicação muito restrita em IF. Nos casos de lesões traumáticas, com a lesão parcial dos músculos esfincterianos, é possível obter bons resultados com a reconstrução.

Nas afecções anorretais congênitas, a reconstrução cirúrgica deve ser indicada somente para casos de formas favoráveis (Tabela 23.1), em que o reto foi posicionado fora do complexo muscular esfincteriano (ultrassonografia endoanal ou ressonância magnética) com resultados favoráveis em torno de 50%.

CONCLUSÕES

A obstipação intestinal crônica frequente e atribuída a maus hábitos alimentares e vida sedentária raramente se resolve com a simples recomendação de mudança desses hábitos, mas exige que o médico convença o paciente a seguir rigorosamente as recomendações e fiscalizar, de perto, a aplicação.

A IF intensa é devastadora, as consequências deletérias somente se acentuam com a idade, deterioram profundamente a qualidade de vida e repercutem negativamente na própria estrutura familiar. O atendimento desses aspectos psicossociais é tão importante quanto as intervenções clínicas ou cirúrgicas.

REFERÊNCIAS BIBLIOGRÁFICAS

1. Guyton AC, Hall JE, editors. Textbook of medical physiology. Philadelphia: W.B. Saunders Company; 1996.
2. Koda YK. Obstipação intestinal crônica. In: Barbiere D, Koda YKL, editors. Doenças gastroenterológicas em pediatria. São Paulo: Atheneu; 1996. p. 311-42.
3. Mathias AL. Obstipação intestinal crônica. In: Maksoud JG, editor. Cirurgia pediátrica. 2ª ed. Rio de Janeiro: Revinter; 2003.
4. Loening-Bauke V, Swidsinky A. Constipation as cause of abdominal pain in children. J Pediatr. 2007;151(6):666-9.
5. Ruoss KA, O'Sullivan R. Chronic constipation causing obstructive uropathy in an adolescent male. Pediatr Emerg Care. 2008;24(7):462-3.
6. Loening-Bauke V. Urinary incontinence and urinary infection and their resolution with treatment of chronic constipation of childhood. Pediatrics. 1997;100(2Pt):228-32.
7. Foroutan HR, Hosseini SM, Bunani SA, Bahador A, Sabet B, Zeraatian S, Banani SJ. Comparison of botulinium toxin injection and posterior anorectal myectomy in treatment of internal sphincter achalasia. Indian J Gastroenterol. 2008;27(2):62-5.
8. Jin L, Deng L, Wu W, Wang Z, Shao W, Liu J. Systematic review and meta-analysis of the effect of probiotic supplementation on functional constipation in children. Medicine (Baltimore). 2018;97(39):e12174.
9. Lu PL, Di Lorenzo C. Neurostimulation of the gastrointestinal tract in chidren: is it time to shock the gut? Curr Opin Pediatr. 2016;28(5):631-7.
10. Rao SS, Seaton K, Miller M, Brown K, Nvgaard I, Stumso P, et al. Randomized controlled trial of biofeedback, sham feedback, and standard therapy for dyssynergic defecation. Clin Gastroenterol Hepatol. 2007;5(3):331-8.
11. Bongers ME, Benninga MA, Maurice-Stam H, Grootenhuis MA. Health-related quality of life in young adults with symptoms of constipation continuing from childhood into adulthood. Health Qual Life Outcomes. 2009;7:20.

12. Levitt MA, Peña A. Treatment of fecal incontinence. In: Holschneider AM, Hutson JM, editors. Anorectal malformations in children. Berlin Heidelberg: Springer-Verlag; 2006.
13. Teixeira MG, Habr-Gama A. Incontinência fecal. In: Pinotti HW, editor. Tratado de clínica cirúrgica do aparelho digestivo. São Paulo: Atheneu; 1994.
14. Barbieri D, Almeida DF. Assistência multiprofissional à criança portadora de incontinência fecal pós-cirurgia coloproctológica. In: Barbieri, Koda YKL, editors. Doenças gastroenterológicas em pediatria. São Paulo: Atheneu, 1996.
15. Bishop A, Levitt MA, Bauer C, Jackson L, Holder M, Peña A. Treatment of fecal incontinence with comprehensive bowel management program. J Pediatr Surg. 2009;44(6):1278-83.
16. Lu PL, Mousa HM. Constipation: Beyond theold paradigms. Gastroenterol Clin North Am. 2018;47(4):845-62.
17. Lucima G, Pera M, Amador A, Escaramis G, Piqué JM. Long-term results of biofeedback treatment for fecal incontinence: a comparative study with untreated controls. Colorectal Dis. 2010;12(8):742-9.
18. Boyle DJ, Knowles CH, Lunniss PJ, Scott SM, Williams NS, Gill KA. Efficacy of sacral nerve stimulation for fecal incontinence in patients with anal sphincter defects. Dis Colon Rectum. 2009;52(7):1234-9.
19. Wald A. Diagnosis and management of fecal incontinence. Curr Gastroenterol Rep. 2018;20(3):9.

24 Síndrome do intestino curto e outras insuficiências intestinais

Fábio de Barros

> **Após ler este capítulo, você estará apto a:**
> 1. Definir o conceito de falência intestinal e as principais etiologias.
> 2. Compreender a fisiopatologia da síndrome do intestino curto e do processo de adaptação pós-ressecções intestinais maciças.
> 3. Descrever as três principais modalidades de tratamento desses pacientes e as complicações associadas.

INTRODUÇÃO

A falência intestinal em crianças é um problema clínico complexo, com elevadas morbidade e mortalidade. Inicialmente, era considerada condição fatal, mas atualmente, com os inúmeros avanços no tratamento, incluindo a criação de novas técnicas cirúrgicas e inovação de medicamentos, essa complexa doença deixou de ser uma sentença de morte e passou a ser considerada uma condição crônica que demanda equipes multidisciplinares altamente especializadas para o adequado tratamento associado a um sistema de saúde que seja capaz de manejar toda a complexidade que esses casos demandam[1,2].

DEFINIÇÃO E ETIOLOGIA

A falência intestinal pode ser definida como a redução da massa intestinal funcional abaixo do mínimo necessário para a digestão e a absorção adequadas para garantir as necessidades hídricas e nutricionais basais de adultos e proporcionar, além disso, o adequado crescimento e desenvolvimento de crianças.

Essa perda pode ser anatômica ou funcional, resultando em um grupo de doenças com função residual intestinal inadequada para garantir equilíbrio nutricional, hidratação e crescimento. As causas mais comuns de insuficiência intestinal são a síndrome do intestino curto (SIC), enteropatias da mucosa intestinal e síndromes de dismotilidade intestinal (Tabela 24.1).

A SIC é responsável por aproximadamente 80% das causas de falência intestinal. Essa condição é decorrente da perda intestinal por ressecção cirúrgica ou de malformação congênita[3].

As principais etiologias que levam à SIC são: enterocolite necrotizante, gastrosquise, atresia intestinal e volvo de intestino médio. Mais raramente, trauma abdominal, isquemia intestinal, doenças inflamatórias (doença de Crohn) e neoplasias podem levar à ressecção intestinal maciça em crianças, embora sejam mais comuns entre adolescentes e adultos[3,4].

Entre as enteropatias da mucosa intestinal, destacam-se a displasia epitelial intestinal (*intestinal epithelial displasia* [IED]) ou enteropatia de células "estufadas" (*tufting enteropathy*) e a atrofia de microvilos (*microvillus atrophy* [MA]) ou doença de inclusão das microvilosidades. Ambas são doenças raras com forte evidência de que sejam decorrentes de alterações genéticas com componente autossômico recessivo.

As síndromes de dismotilidade intestinal também são doenças raras. A doença de Hirschsprung afeta 1 a cada 5 mil nascidos vivos e em 80% dos pacientes está restrita ao cólon sigmoide e ao reto. Porém, o segmento de aganglionose pode acometer todo o cólon e mais raramente (aproximadamente 1% dos casos) todo o intestino, levando ao quadro de falência intestinal[5].

A síndrome de pseudo-obstrução intestinal crônica é um conjunto de doenças extremamente heterogêneo em relação a apresentação clínica, características histo-

Tabela 24.1 Etiologias das diferentes formas de insuficiência intestinal em crianças

Redução anatômica do intestino (síndrome do intestino curto)	Enterocolite necrotizante
	Gastrosquise
	Atresia intestinal
	Volvo de intestino médio (vício de rotação intestinal)
	Doença de Crohn
	Neoplasias
	Trauma
Enteropatias da mucosa intestinal	Doença de inclusão das microvilosidades
	Displasia epitelial intestinal ou enteropatia de células "estufadas"
Síndromes de dismotilidade intestinal	Síndrome de pseudo-obstrução intestinal crônica
	Doença de Hirschsprung (formas longas)

patológicas, gravidade da dismotilidade intestinal e prognóstico. Muitos pacientes ficam dependentes de nutrição parenteral de forma permanente, o que os torna candidatos naturais para a realização de transplante intestinal[5].

Em razão da raridade das outras etiologias de falência intestinal, o foco principal deste capítulo é a SIC, e muitas das condutas do manejo da SIC podem ser extrapoladas para o tratamento das outras causas de falência intestinal.

EPIDEMIOLOGIA

Dados a respeito das reais prevalência e incidência de falência intestinal e SIC em crianças são difíceis de serem encontrados e apresentam muitas variações decorrentes da raridade das doenças, assim como variações na própria definição de insuficiência intestinal.

A maior coorte de recém-nascidos avaliada para o estudo da incidência de SIC, nos Estados Unidos, incluiu dados de 16 centros neonatais terciários, com 12.316 recém-nascidos com muito baixo peso e 5.657 com extremo baixo peso, com incidência de SIC de 0,7 e 1,1%, respectivamente, sendo a enterocolite necrotizante responsável por 96% dos casos[6].

Em 2008, um estudo italiano, publicou dados de 7 centros neonatais terciários, com a incidência de falência intestinal de 0,1% considerando-se todos os nascidos vivos e 0,5% quando considerados somente os pacientes internados em unidades de terapia intensiva neonatal[7].

Em 2004, um estudo canadense levantou a incidência de SIC baseando-se em dados populacionais, com a incidência de 24,5 casos para cada 100 mil nascidos vivos. O interessante desse estudo é que, quando separados os nascidos vivos com menos de 37 semanas e a incidência com os recém-nascidos a termo, a incidência de SIC entre prematuros foi muito maior (353,7/100.000 *versus* 3,5/100.000)[8].

As etiologias neste segundo estudo tiveram variação maior: enterocolite necrotizante (35%), íleo meconial complicado (20%), defeitos de parede abdominal (12,5%), atresia intestinal (10%) e volvo de intestino médio (10%).

A enterocolite é uma causa importante de SIC, e a incidência aumenta em 3% para cada decréscimo de 250 g em recém-nascidos com menos de 1.500 g. Nos últimos anos, observa-se aumento de partos prematuros, assim como melhora na sobrevida desses pacientes. Dessa forma, espera-se elevação tanto na incidência de enterocolite como na de SIC[1].

Do mesmo modo, a incidência de gastrosquise, outra importante causa de SIC, vem aumentando nos últimos anos. Alguns trabalhos descrevem o acréscimo de até 36% na incidência (de 3,6 casos/100 mil nascidos vivos para 4,9 casos/100 mil nascidos vivos), no período de 2006-2012[1].

Infelizmente, o Brasil não dispõe de dados confiáveis para quantificar exatamente os casos de insuficiência intestinal. Extrapolando os dados do estudo canadense para a nossa população e considerando os dados de nascidos vivos do departamento de informática do Sistema Único de Saúde (Datasus)[9] de 2016 (2.857.800 nascidos vivos), espera-se a incidência de aproximadamente 700 novos casos/ano no Brasil. Obviamente que esses números tratam de mera especulação já que as populações não são comparáveis, mas certamente essa doença está subdimensionada no sistema de saúde brasileiro.

FISIOPATOLOGIA

Após a perda maciça de intestino, inicia-se uma fase aguda, que pode durar por até 3 meses, sendo caracterizada por:

- Débitos elevados em estomas e/ou diarreia importante.
- Desidratação e distúrbios hidreletrolíticos que podem levar ao risco à vida.
- Má absorção de todos os nutrientes (macro e micronutrientes).
- Desenvolvimento de hipergastrinemia e hiperbilirrubinemia.

Nessa primeira etapa, é fundamental, além da estabilização do paciente, avaliar na cirurgia a quantidade exata de intestino remanescente, assim como quais partes do intestino delgado foram ressecadas. A clínica do paciente poderá variar conforme a quantidade de intestino remanescente, a parte do intestino preservada (jejuno e/ou íleo), a presença da válvula ileocecal e a quantidade de cólon remanescente[2].

Ressecções jejunais causam má absorção de carboidratos, lipídios, aminoácidos e vitaminas hidro e lipossolúveis, mas tendem a ser mais bem toleradas. O íleo é capaz de cumprir certas funções jejunais, porém, o contrário não ocorre.

Ressecções ileais tendem a causar mais complicações em curto e longo prazos. Compromete a absorção de carboidratos, lipídios, aminoácidos e vitaminas hidrossolúveis e sobretudo a absorção de vitaminas lipossolúveis (vitamina B12) e sais biliares, que ocorre exclusivamente no íleo. A alteração da absorção de sais biliares leva ao risco maior de desenvolvimento de colelitíase. Além disso, a mucosa ileal também é menos permeável que a jejunal, o que dificulta no equilíbrio da absorção de líquidos e sais.

Outras alterações incluem o desenvolvimento de aversão oral, hipergastrinemia e hiperacidez gástrica, com reflexo gastroesofágico associado, vômitos e diminuição da motilidade gástrica, má absorção de ferro, cálcio e vitaminas B (nos casos de ressecção duodenal), insuficiência exócrina pancreática (pelo estado de hiperacidez) e má absorção de água e eletrólitos, assim como triglicérides de cadeia curta nos casos em que ocorre ressecção de grandes porções do cólon[1].

A colestase associada ao uso crônico de nutrição parenteral tem causa multifatorial e será mais bem discutida adiante (em terapias nutricionais). Trata-se de uma causa importante de morbimortalidade em longo prazo, pelo maior risco de desenvolvimento de cirrose e falência hepática terminal.

Após a fase aguda, o intestino remanescente passará por um processo chamado adaptação, em que mudanças estruturais e funcionais levarão ao aumento da capacidade de absorção. Esse processo é fundamental para que o paciente possa atingir a autonomia enteral, ou seja, ficar independente do suporte nutricional parenteral, reduzindo assim as complicações associadas à nutrição parenteral e ao risco de óbito.

Histologicamente o processo de adaptação é marcado pelo aumento do tamanho das vilosidades intestinais e da profundidade das criptas, levando ao aumento na capacidade de absorção do intestino. Macroscopicamente essas alterações se traduzem em aumento do comprimento e da dilatação da luz intestinal. Todo esse processo é mediado pela ação de fatores mecânicos, humorais e intraluminais e pode durar até 2 anos, quando é atingida a fase de manutenção. Nessa fase, a capacidade absortiva do intestino residual é máxima e o equilíbrio nutricional e metabólico pode ser atingido completamente por via enteral, sendo necessário para alguns pacientes a oferta adicional de suporte nutricional ou uso de suplementos.

Diversos fatores descritos em estudos retrospectivos[10,11] podem influenciar positivamente o processo de adaptação e autonomia enteral, destacando-se:

- Quantidade de intestino delgado residual.
- Presença da válvula ileocecal.
- Ressecção intestinal realizada em pacientes mais jovens (por exemplo, prematuros).
- Enterocolite necrosante como causa de SIC.
- Ausência de doença hepática grave.
- Motilidade intestinal preservada.

TRATAMENTO

O tratamento da falência intestinal é extremamente complexo e demanda uma equipe multidisciplinar para os cuidados clínicos e cirúrgicos, de forma coordenada e intensiva. Programas de reabilitação intestinal contribuem para o desenvolvimento de experiência, auxilia na comunicação entre equipe, paciente e familiares, além de promover tratamento personalizado com adequada transição de pacientes pediátricos para equipes de adultos. É possível também a criação de um banco de dados para pesquisa, otimizando o tratamento de novos pacientes. A criação desses programas de reabilitação intestinal tem causado impactos positivos nos resultados em relação à adaptação intestinal, episódios de sepse, desenvolvimento de doença hepática associada à falência intestinal, cirurgias autólogas de reconstrução intestinal, necessidade de transplante e mortalidade[1-3,12].

O tratamento pode ser dividido em três grandes grupos terapêuticos:

1. Suporte nutricional (parenteral e enteral).
2. Tratamento medicamentoso.
3. Tratamento cirúrgico.

Suporte Nutricional

Nutrição parenteral

A partir dos anos de 1960, a nutrição parenteral revolucionou o tratamento dos pacientes com insuficiência intestinal, reduzindo consideravelmente as mortes decorrentes de desnutrição e desidratação[13]. O suporte nutricional com nutrição parenteral sempre deve ser realizado por equipe multidisciplinar, a fim de garantir os melhores resultados. Porém, apesar de a nutrição parenteral ser considerada uma terapia salvadora de vidas, o uso prolongado leva a inúmeras complicações, incluindo:

- Complicações mecânicas associadas ao cateter venoso central (fratura de cateter, trombose).
- Infecção de corrente sanguínea associada ao acesso venoso central de longa permanência.
- Doença hepática associada à falência intestinal.
- Doença metabólica óssea e outras complicações.

Pela necessidade de aporte calórico adequado para crescimento e desenvolvimento dessas crianças, as soluções de nutrição parenteral apresentam concentração elevada de glicose, também contêm emulsões lipídicas nas formulações, que demandam a presença de um acesso venoso central. O uso por tempo prolongado aumenta o risco de complicações infecciosas e mecânicas[2].

Deve-se, sempre que possível, realizar a passagem do cateter com punção ecoguiada, visando a reduzir complicações e número de tentativas, preservando assim veias para futuras punções. O posicionamento adequado da ponta do cateter com o uso rotineiro de radioscopia também sempre deve ser realizado, assim como evitar ao máximo a passagem de acesso venoso através de dissecção ou ligadura de acessos centrais.

Atenção especial deve ser dispensada à adequação do calibre do cateter ao diâmetro da veia, evitando a passagem de cateteres que ocupem mais de 30% da área da veia.

Em relação ao material de fabricação, os cateteres de silicone têm preferência em relação a outros matérias (por exemplo, poliuretano), pois são menos trombogênicos e permitem a realização de terapias com selo de etanol com menor risco de complicação (fratura do cateter). Esses cateteres devem ser preferencialmente tunelizados e exteriorizados por contra abertura na pele, o que aumenta o tempo de permanência e reduz os riscos de infecção.

O uso de curativos impregnados com clorexidina é controverso, mas pode ser utilizado para reduzir as taxas de infecção (nível de evidência IB)[14].

A trombose relacionada ao uso de cateter central tem incidência variável conforme o método diagnóstico utilizado (1 a 75%)[15]. Na maioria dos pacientes (80%) é subclínica, porém pode gerar condições devastadoras para esses pacientes, como síndrome da veia cava superior, trombose de átrio direito e embolia pulmonar. Além das complicações mecânicas causadas pela obstrução, a presença do trombo e/ou depósito de fibrina acaba criando um leito favorável para a colonização de bactérias e formação de biofilme[16].

Os protocolos de cuidados de acesso venoso central em crianças não recomendam a heparinização de rotina dos acessos, porém em pacientes que usam nutrição parenteral por longos períodos é recomendada a profilaxia com inibidores de vitamina K (nível de evidência IIC)[15]. Como essa é uma recomendação com baixo nível de evidência, não é realizada de rotina no serviço dos autores, ficando o tratamento com anticoagulação restrito para casos selecionados e com trombose documentada[15].

A infecção relacionada ao uso de cateter venoso central (IRCVC) é um problema comum em pacientes com insuficiência intestinal com densidade de incidência que varia entre 11,15 e 25,5 infecções para cada 1.000 cateteres/dia[17] (em média 2 a 3 vezes maior se comparada com outros grupos de pacientes). A sepse relacionada ao uso de cateter venoso central é responsável por prolongar o tempo de hospitalização, aumentar o risco de mortalidade, acelerar o processo de lesão hepática (outra importante causa de morbimortalidade que será discutida a seguir), além da necessidade de retirar o acesso venoso, com possibilidade de perda.

A IRCVC é a principal causa de morbimortalidade para pacientes com insuficiência intestinal e, portanto, estratégias para a prevenção e o tratamento são fundamentais. Dentre estas estratégias, o uso de selo de etanol, originalmente descrito para pacientes oncológicos em 2003[18], vem ganhando importância na redução e na prevenção de IRCVC, e manutenção dos acessos vasculares, além de possuir efeito direto na remoção do biofilme[17,19-22].

Outros selos, como a taurolidina, estão disponíveis para a utilização com respostas eficientes e comparáveis ao selo de etanol.

No serviço no ICr-HC-FMUSP, utiliza-se selo de etanol a 70% desde 2013 nos pacientes com insuficiência intestinal em uso de nutrição parenteral. É realizado o preenchimento diário do volume total do cateter, com tempo de oclusão de 2 a 6 horas, seguida de aspiração e salinização do cateter. No período de 2013 a 2016, houve melhora significativa do número do infecções, com redução de 2 vezes na densidade de incidência de IRCVC (28,4 infecções/1.000 cateteres/dia para 13,4 infecções/1.000 cateteres/dia, p = 0,005) e redução de 2,7 vezes nas taxas de troca de cateter venoso central (29,5 trocas/1.000 cateteres/dia para 10,7 trocas/1.000 cateteres/dia).

Os selos com antibióticos também são efetivos na redução das taxas de IRCVC, inclusive com recomendação em protocolos (categoria II)[14]. Existe preocupação em relação à penetração no biofilme, com necessidade de altas concentrações para que ocorra resposta efetiva, acarretando maior risco de toxicidade, hipersensibilidade aos antibióticos e indução de resistência[17].

A doença hepática associada à falência intestinal (DHANP) é caracterizada por um espectro clínico de alterações que vão desde a esteatose hepática e esteato-hepatite à fibrose e colestase levando à falência hepática por cirrose, hipertensão portal e coagulopatia. A incidência de DHANP é de aproximadamente 66% em crianças recebendo nutrição parenteral prolongada e a taxa de mortalidade que varia entre 10 e 50%[23,24].

A etiologia da DHANP é multifatorial, destacando-se o uso prolongado de nutrição parenteral, excesso de aporte de glicose, emulsões lipídicas ricas em fitoesteróis e ácidos graxos de cadeia longa ômega 6 (AGCL6), episódios recorrentes de IRCVC, supercrescimento bacteriano intestinal, ausência do uso da via enteral e história de prematuridade[1,3,24].

Existem inúmeras estratégias para prevenção e reversão da DHANP como redução de sobrecarga calórica (glicose) a fim de diminuir esteatose, minimização da oferta de lipídios para até 1 g/kg/dia, controle rigoroso dos episódios de sepse e IRCVC e uso de emulsões lipídicas alternativas.

É importante destacar o papel das emulsões lipídicas alternativas no tratamento da DHANP. Classicamente as emulsões lipídicas têm como base o óleo de soja, rico em fitoesteróis e AGCL6. Os fitoesteróis têm ação direta sobre o transporte de bile nos hepatócitos levando à colestase e a à inflamação, enquanto o óleo de soja é rico em ácido linoleico (AGCL6), precursor do ácido araquidônico que cria um ambiente pró-inflamatório, piorando a agressão hepática de longo prazo[25].

Diversos trabalhos demostram melhora e até reversão da colestase com a utilização das emulsões lipídicas alternativas com óleo de peixe puro ou associado com soja, oliva e triglicérides de cadeia média. O óleo de peixe é rico nos ácidos graxos de cadeia longa ômega 3 (AGCL3): ácido eicosapentaenoico (EPA) e ácido docosa--hexaenoico (DHA). Ambos têm ação anti-inflamatória, diminuído assim a agressão hepática. A reversão da colestase não significa a parada completa de agressão hepática, visto que o processo de fibrose pode persistir mesmo após a melhora nos níveis de bilirrubina. Nos casos em que não há resposta adequada, o transplante de intestino ou multivisceral acaba sendo a última opção de tratamento[25].

No serviço do ICr, utilizam-se desde 2011 soluções alternativas de emulsões lipídicas[26], associadas a outras medidas como oferta de nutrição parenteral em ciclos, uso precoce da via enteral e minimização da oferta de lipídios, com excelente controle dos casos de colestase desde então.

Com a melhora da sobrevida e dos cuidados é cada vez maior o número de pacientes em uso prolongado de nutrição parenteral que apresentam complicações de longo prazo como doença óssea metabólica e disfunção renal associada à insuficiência intestinal.

A doença metabólica óssea é caracterizada pela mineralização incompleta levando à osteopenia e, nos casos mais graves, a fraturas patológicas. Pode acometer até 80% dos pacientes em uso crônico de nutrição parenteral e tem etiologia multifatorial, como uso prolongado de nutrição parenteral, intestino delgado residual curto, aumento da idade do paciente, depósito/intoxicação por metais (p. ex., alumínio) e suplementação inadequada de cálcio e vitamina D. A prevenção e o tratamento da doença metabólica óssea devem considerar a otimização de fatores que promovam a síntese óssea e o controle dos fatores de risco[3].

A causa da doença renal associada à insuficiência intestinal também é multifatorial e está relacionada a períodos prolongados de distúrbios hidreletrolíticos e desidratação por má absorção intestinal, infecções recorrentes, nefrocalcinose e uso de medicamentos nefrotóxicos. Deve-se dar atenção especial durante os períodos de pausa da nutrição parenteral (ciclagem) que, apesar de permitir a diminuição do risco de DHANP e proporcionar melhor qualidade de vida ao paciente, pode agravar ainda mais a lesão renal pelo potencial de desidratação. O adequado monitoramento da função renal deve ser feito com imagens periódicas (ultrassonografia) para avaliação de alterações da ecogenicidade renal e nefrocalcinose, assim como monitoração de microalbuminúria. Dosagens séricas de ureia e creatinina não são totalmente confiáveis, já que podem se manter normais mesmo na vigência de doença renal avançada.

Hipotireoidismo pode ocorrer por deficiência de oferta de iodo associada à má absorção. Em muitos casos, é subclínica, porém é uma complicação que deve ser monitorada, principalmente nos pacientes em uso crônico de nutrição parenteral[27].

Nutrição enteral

O uso precoce da via enteral para alimentação, evitando períodos prolongados de repouso intestinal, afeta diretamente a adaptação intestinal e a autonomia enteral, abreviando esse processo[1].

O contato do alimento com a mucosa promove hiperplasia com melhora da absorção de alimentos, além da liberação de entero-hormônios e fatores biliopancreáticos. Com a retomada do ciclo entero-hepático, ocorre melhora direta no processo de colestase e agressão hepática.

Para crianças lactentes com falência intestinal, deve-se dar preferência ao leite materno para o início do aporte enteral, pois possui fatores de crescimento, aminoácidos, imunoglobulinas e tem ação na reposição de flora intestinal. Quando o leite materno não estiver disponível, fórmulas extensamente hidrolisadas (p. ex., fórmulas de aminoácidos) devem ser utilizadas.

Conforme a evolução do processo de adaptação, fórmulas mais complexas e posteriormente macronutrientes podem ser ofertados, pois auxiliam no trofismo intestinal e otimizam o processo de adaptação. O uso precoce de hidrolisados de proteína ou macronutrientes deve ser desencorajado pelo risco de desenvolvimento de alergias[1].

Carboidratos tendem a ser mal tolerados em grandes quantidades, pois possuem efeito osmótico direto na luz intestinal causando diarreia e estimulando o hipercrescimento bacteriano com todas as complicações associadas (acidose, lesão de mucosa, translocação e sepse). A oferta de carboidratos deve ficar restrita a 40% da oferta calórica.

A diarreia pode ser um fator limitante para a oferta de dieta enteral, principalmente quando ofertada em bolo. Embora a administração em bolo tenha o benefício de promover uma mudança cíclica nos níveis séricos de entero-hormônios (importante para o processo de adaptação e crescimento intestinal), nem sempre é bem tolerada, principalmente nas fases iniciais da introdução do aporte enteral. Deve-se administrar a dieta enteral em infusão contínua e posteriormente progredir a oferta para bolo conforme aceitação[1].

A via oral deve ser utilizada o mais brevemente possível quando reintroduzido o aporte enteral para adequado desenvolvimento motor, coordenação de deglutição e prevenir o desenvolvimento de aversão oral para alimentos. A aversão oral prejudica a retirada de sondas (nasoenterais, gastrostomia), além de ser um importante fator limitante do processo de adaptação.

Tratamento Medicamentoso

Diversos tipos de medicamentos podem ser utilizados para pacientes com insuficiência intestinal para auxiliar no tratamento da diarreia, supercrescimento bacteriano e má absorção[1,28] (Tabela 24.2).

Após perdas maciças de massa intestinal, ocorre um estado de hipersecreção gástrica e o uso de antiácidos é importante para evitar complicações da hipergastrinemia. Podem ser utilizados tanto inibidores de receptores de histamina H_2 como bloqueadores de bomba de prótons. Embora importante na fase aguda, o uso prolongado deve ser desencorajado, pois promove supercrescimento bacteriano.

Drogas que alteram a motilidade intestinal, como a loperamida, aumentam o tempo de trânsito e podem auxiliar no controle da diarreia, mas ao mesmo tempo promovem estase intestinal com possibilidade de piora do supercrescimento bacteriano.

O supercrescimento bacteriano é uma complicação comum nesses pacientes e tem etiologia multifatorial, como a dilatação intestinal causada pelo processo de adaptação, efeitos dos medicamentos utilizados, oferta oral de carboidratos simples. Essa condição de disbiose promove inflamação da mucosa com piora da absorção intestinal, translocação e sepse, principalmente nos pacientes que perderam a válvula ileocecal. Um estudo descreve o risco aumentado de 7 vezes de IRCVC de pacientes com supercrescimento bacteriano. Outra complicação associada ao supercrescimento bacteriano é a acidose D-lática, que pode levar à encefalopatia[1].

O tratamento do supercrescimento bacteriano é realizado com o controle dos fatores de risco como: dieta com excesso de açúcares simples (por exemplo, sacarose), controle de medicamentos que favorecem o supercrescimento (por exemplo, antiácidos, inibidores de motilidade) e diminuição da população bacteriana com uso de antibioticoterapia em ciclos.

Não existem grandes estudos que suportem o uso de antibiótico cíclico. Muitas vezes o esquema de antibiótico e o tempo dos ciclos são subjetivos e individualizados conforme a resposta de cada paciente. O uso contínuo e prolongado deve ser desencorajado pelo risco de piora da disbiose, com surgimento de cepas bacterianas resistentes, infecção fúngica e infecções por *Clostridium difficile*.

Potenciais benefícios dos probióticos, como a melhora da função de barreira intestinal, melhora da motilidade, otimização do processo de adaptação, redução da população de bactérias patógenas e redução da inflamação são descritos em pacientes com insuficiência intestinal[29].

Porém, não há estudos randomizados que suportem o uso de probióticos no tratamento da disbiose, inclusive em alguns estudos[30,31] são descritas bacteriemia e sepse causadas por *Lactobacillus*. O uso rotineiro de probióticos para esses pacientes ainda não deve ser encorajado e deve ser restrito a casos específicos e sob vigilância até que estudos maiores demostrem a eficácia e a segurança desse tratamento.

Terapias com hormônios gastrointestinais vêm ganhando importância nos últimos anos, sendo a droga mais promissora a teduglutida. Esta droga é um análogo do GLP-2 (*glucagon-like peptide-2*) que promove a proliferação do epitélio intestinal e consequentemente aumento da superfície de absorção, reduz a apoptose intestinal, aumenta o fluxo sanguíneo visceral e aumenta o tempo de esvaziamento gástrico.

Recentemente um estudo randomizado com duração de 12 semanas com 42 crianças portadoras de insuficiência intestinal por SIC, que receberam teduglutida em 3 doses diferentes (0,0125 mg/kg/dia [n = 8], 0,025 mg/kg/dia [n = 14] e 0,05 mg/kg/dia [n = 15]) e foram comparadas com um grupo controle de 5 pacientes, demonstrou que a teduglutida foi bem tolerada e que as doses de 0,025 e 0,05 mg/kg/dia foram associadas com respostas que indicavam redução nas necessidades de nutrição parenteral com melhora no aporte de nutrição enteral. Embora outros estudos sejam necessários, principalmente para avaliação de efeitos de longo prazo, risco de neoplasias e segurança, os resultados iniciais são realmente promissores[32].

Outras drogas comumente utilizadas no tratamento desses pacientes estão descritas na Tabela 24.2.

Tratamento Cirúrgico

O cuidado cirúrgico deve seguir uma premissa: salvar o máximo de intestino possível. Em condições em que ocorre isquemia intestinal, deve-se tentar preservar

Tabela 24.2 Terapias medicamentosas utilizadas em pacientes com insuficiência intestinal

	Indicação e comentários
Antagonista de receptor histamínico H2 (p. ex., ranitidina)	Utilizado para reduzir hiperacidose gástrica após ressecção maciça O uso crônico pode levar ao hipercrescimento bacteriano
Inibidores de bomba de prótons (p. ex., omeprazol)	Utilizado para reduzir hiperacidose gástrica após ressecção maciça O uso crônico pode levar ao hipercrescimento bacteriano
Pró-cinéticos Bromoprida Eritromicina (antibiótico com ação pró-cinética)	Acelerar esvaziamento gástrico (p. ex., paciente com gastrósquise)
Antidiarreicos Loperamida	Diarreia. Reduz o trânsito intestinal, entretanto pode promover hipercrescimento bacteriano
Quelantes de sais biliares Colestiramina	Diarreia por sais biliares (pacientes com ressecção do íleo terminal). Pode levar à deficiência de nutrientes lipossolúveis
Eletrólitos Cloreto de sódio	Falência de crescimento por depleção de sódio (p. ex., ileostomia de alto débito)
Agentes auxiliares de absorção Enzimas pancreáticas	Nos casos de insuficiência exócrina pancreática associada
Prebióticos Fibras solúveis (pectina)	Diarreia e equilíbrio de flora em cólon
Probióticos Diversas apresentações	Sem evidências de benefício e segurança comprovadas Risco associado de sepse
Antibióticos Metronidazol Sulfametoxazol/trimetoprima Amoxicilina/clavulanato	Hipercrescimento bacteriano O uso indiscriminado pode levar a infecções fúngicas, resistência bacteriana e infecção por *C. difficile*
Fatores de crescimento – análogos de GLP-2 (p. ex., teduglutida)	Estudos iniciais com crianças apresentam resultados promissores

o máximo de intestino viável, inclusive áreas duvidosas, programando abordagens de revisão para evitar ressecções desnecessárias[1].

Quando não é possível evitar uma ressecção intestinal maciça é fundamental descrever de forma minuciosa a extensão de intestino que foi ressecado e remanescente, quais partes foram ressecadas (jejuno, íleo, cólon), a presença ou não da válvula ileocecal, a presença e a localização de estomas e a quantidade de intestino remanescente que está fora do trânsito intestinal. Todos esses dados são importantes para avaliar o prognóstico e a possibilidade de adaptação do paciente.

Dados epidemiológicos e antropométricos também são fundamentais na avaliação do prognóstico. O crescimento da massa intestinal ocorre nas últimas semanas de gestação, assim, ressecções intestinais em prematuros (p. ex., enterocolite necrotizante) tendem a ter maior potencial de adaptação comparada com recém-nascidos a termo ou crianças maiores.

Após a fase aguda deve-se proceder com o fechamento precoce de estomas para a utilização precoce da via enteral. A realização de gastronomias também auxilia na introdução da dieta enteral e na descompressão gástrica quando necessário.

Como descrito anteriormente, o processo de adaptação leva ao aumento do intestino remanescente associada a sua dilatação. Apesar de aumentar a área de absorção, ocorrem como efeitos colaterais a piora da motilidade intestinal com estase e posteriormente supercrescimento bacteriano, inflamação de mucosa, desabsorção, translocação e sepse (Figura 24.1).

Para tratar essas complicações, surgiram as cirurgias autólogas de reconstrução intestinal, que têm como objetivos aumentar o tamanho e reduzir o calibre do intestino, o que reestabelece o trânsito normal, melhora a absorção e reduz as complicações decorrentes do supercrescimento bacteriano.

A primeira cirurgia de alongamento e modelagem intestinal foi descrita em 1980 como procedimento de alongamento e modelagem intestinal longitudinal (*longitudinal intestinal lengthening and tailoring* [LILT])[33]. Tecnicamente o LILT

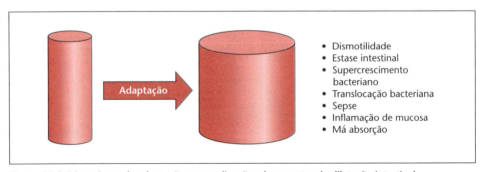

Figura 24.1 Mecanismo de adaptação e complicações decorrentes da dilatação intestinal.

é um procedimento extremamente complexo, com risco elevado de complicações graves como fístulas e necrose intestinal.

Mais recentemente (2003) uma cirurgia mais simples foi descrita, a enteroplastia seriada transversa (*serial transverse enteroplasty* [STEP])[34,35] e rapidamente foi difundida em razão de algumas vantagens em relação à LILT como: simplicidade técnica, não requer a realização de anastomoses, teoricamente pode aumentar o comprimento intestinal além do dobro do inicial, risco muito baixo de lesão dos vasos do mesentério, permite definir com exatidão o calibre do intestino e pode ser feito antes ou após a técnica de LILT[36]. Em 2013, um estudo que incluiu 50 centros e 111 pacientes submetidos ao STEP descreveu a taxa de autonomia enteral em 47% dos pacientes com melhora da tolerância enteral de 31 para 67%[37].

Desde 2012, o serviço de cirurgia pediátrica do Instituto da Criança e do Adolescente do HC-FMUSP realizou 11 procedimentos de STEP em oito pacientes (Figura 24.2). Ocorreu um óbito (12%) decorrente de complicações de sepse relacionada à infecção de corrente sanguínea. Dentre os sobreviventes, três pacientes (42%) evoluíram com aceitação enteral plena, um (15%) recebeu aproximadamente 80% do aporte nutricional pela via enteral, dois pacientes (28%) recebem até 50% do aporte nutricional pela via parenteral e um (15%) menos de 50% do aporte calórico pela via enteral.

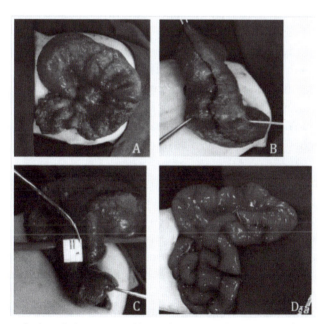

Figura 24.2 Enteroplastia seriada transversa (STEP); (A) aspecto do intestino pré-cirurgia (nota-se dilatação importante); (B) marcação da borda contramesenterial; (C) marcação do novo calibre da alça e passagem do grampeador linear através do mesentério para secção da alça; (D) aspecto final, notar os cortes alternados e o aspecto em zigue-zague. (Ver imagem colorida no encarte.)

Dentre as complicações, observou-se a taxa considerável de redilatação intestinal (6 de 7 pacientes) com necessidade de realização de um segundo procedimento em 3 deles, sendo que 2 atingiram autonomia enteral após o segundo STEP. Um paciente apresentou hemorragia digestiva decorrente de sangramento na linha de sutura mecânica, resolvida por endoscopia.

Apesar de serem procedimentos equivalentes no que diz respeito à mortalidade, estudos comparando as 2 técnicas sugerem que os pacientes submetidos ao STEP apresentam ganho mais significativo de tamanho intestinal com tendência de desmame na nutrição parenteral e menor necessidade de realização de transplante intestinal[38].

Transplante Intestinal

Graças aos bons resultados obtidos nas 2 últimas décadas com a criação dos programas de reabilitação intestinal e as mudanças nos cuidados de pacientes com falência intestinal (uso de novas emulsões lipídica, selo de etanol, técnicas de reconstrução intestinal), ocorreu redução de 25% no número de transplantes de intestino nos Estados Unidos no período de 2005 a 2012. Embora os resultados dos programas de reabilitação intestinal sejam animadores, até 15% das crianças com insuficiência intestinal desenvolvem complicações graves apesar de receberem o tratamento médico/cirúrgico adequado, sendo o transplante a última opção terapêutica.

O transplante está reservado para os pacientes com insuficiência intestinal que apresentam complicações graves decorrentes do tratamento-padrão e aqueles com intestino residual mínimo que não apresentam possibilidade de atingir autonomia enteral, como uma alternativa ao uso crônico de nutrição parenteral, principalmente para os que não conseguem manter uma qualidade de vida adequada.

São indicações para a realização de transplante intestinal:

- DHANP progressiva com bilirrubina sérica > 3 a 6 mg/dL, sinais de hipertensão portal ou disfunção hepática sistêmica com coagulopatia.
- Episódios recorrentes de sepse grave/choque séptico ou presença de infecção fúngica sistêmica (1 episódio).
- Perda de mais de 50% dos acessos venosos principais.
- Outras causas de insuficiência intestinal não tratáveis: doenças de mucosa, motilidade.
- Insuficiência intestinal com alta morbidade terapêutica e baixa qualidade de vida.

Os resultados de sobrevida de paciente e enxerto com o transplante de intestino têm melhorado nas últimas décadas graças ao desenvolvimento de técnicas cirúrgicas, terapias de imunossupressão e melhor entendimento da relação entre o sistema imune do receptor e o enxerto. Atualmente, a sobrevida de 1 ano após o transplante de intestino está ao redor de 76%. Dados de 2015 mostram 75% de sobrevida em 5 anos com 62% de sobrevida de enxerto[39,40].

CONCLUSÕES

A insuficiência intestinal é uma condição devastadora causada por um grupo de diferentes doenças, tendo como principal causa a SIC. Nos últimos anos, graças ao desenvolvimento de programas de reabilitação intestinal e uso de novas modalidades terapêuticas nutricionais, medicamentosas e cirúrgicas, a taxa de sobrevida desses pacientes têm aumentado, com índices cada vez maiores de autonomia enteral, o que reflete na redução progressiva do número de transplantes realizados em todo o mundo.

A criação de programas de reabilitação intestinal com equipes multidisciplinares dedicadas aos cuidados desses pacientes é fundamental para a consolidação desses resultados positivos e o desenvolvimento de novos horizontes terapêuticos.

REFERÊNCIAS BIBLIOGRÁFICAS

1. Duggan CP, Jaksic T. Pediatric intestinal failure. N Engl J Med. 2017;377(7):666-75.
2. Tannuri U, Barros F, Tannuri ACA. Treatment of short bowel syndrome in children. Value of the Intestinal Rehabilitation Program. Rev Ass Med Bras. 2016;62(6):575-83.
3. Mutanen A, Wales PW. Etiology and prognosis of pediatric short bowel syndrome. Semin Pediatr Surg. 2018;27(4):209-217.
4. Jan DM. Intestinal faiulure: definitions and pathophysiology. In: Langnas AN, Goulet O, Quigley EMM, Tappenden KA, editors. Intestinal failure: diagnosis, management and transplantation. Blackwell Publishing; 2008.
5. Goulet O. Congenital enteropathies causing permanent intestinal failure. In: Langnas AN, Goulet O, Quigley EMM, Tappenden KA, editors. Intestinal failure: diagnosis, management and transplantation. Blackwell Publishing; 2008.
6. Cole CR, Hansen NI, Higgins RD, Ziegler TR, Stoll DJ, Eunice Kennedy Shriver NICHD Neonatal Research Network. Very low birth weight preterm infants with surgical short bowel syndrome: incidence, morbidity and mortality, and growth outcomes at 18 to 22 months. Pediatrics 2008;122(3):e573-82.
7. Salvia G, Guarino A, Terrin G, Cascioli C, Paludetto R, Indrio F, et al.; Working Group on Neonatal Gastroenterology of the Italian Society of Pediatric Gastroenterology, Hepatology and Nutrition. Neonatal onset intestinal failure: an Italian Multicenter Study. J Pediatr. 2008;153(5):674-6.
8. Wales PW, de Silva N, Kim J, Lecce L, To T, Moore A. Neonatal short bowel syndrome: population--based estimates of incidence and mortality rates. J Pediatr Surg. 2004;39(5):690-5.
9. Brasil. Ministério da Saúde – Datasus/TabNet. Disponível em: http://www2.datasus.gov.br
10. Khan FA, Squires RH, Litman HJ, Balint J, Carter BA, Fisher JG, Het al.; Pediatric Intestinal Failure Consortium. Predictors of enteral autonomy in children with intestinal failure: a multicenter cohort study. Pediatr. 2015;167(1):29-34.

11. Belza C, Fitzgerald K, de Silva N, Avitzur Y, Steinberg K, Courtney-Martin G, et al. Predicting intestinal adaptation in pediatric intestinal failure: a retrospective cohort study. Ann Surg. 2019;269(5):988-93.

12. Stanger JD, Oliveira C, Blackmore C, Avitzur Y, Wales PW. The impact of multi-disciplinary intestinal rehabilitation programs on the outcome of pediatric patients with intestinal failure: a systematic review and meta-analysis. J Pediatr Surg. 2013;48(5):983-92.

13. Dudrick SJ, Wilmore DW, Vars HM, Rhoads JE. Can intravenous feeding as the sole means of nutrition support growth in the child and restoreweight loss in an adult? An affirmative answer. Ann Surg. 1969;169(6):974-84.

14. O'Grady NP, Alexander M, Burns LA, Dellinger EP, Garland J, Heard SO, et al.; Healthcare Infection Control Practices Advisory Committee. Guidelines for the prevention of intravascular catheter-related infections. Am J Infect Control. 2011;39(4 Suppl 1):S1-34.

15. Monagle P, Chan AKC, Goldenberg NA, Ichord RN, Journeycake JM, Nowak-Göttl U, et al. Antithrombotic therapy in neonates and children: Antithrombotic Therapy and Prevention of Thrombosis, 9th ed: American College of Chest Physicians Evidence-Based Clinical Practice Guidelines. Chest. 2012;141(2 Suppl):e737S-e801S.

16. Kolaček S, Městrović J. Vascular access, including complications. In: Langnas AN, Goulet O, Quigley EMM, Tappenden KA, editors. Intestinal failure: diagnosis, management and transplantation. Blackwell Publishing; 2008.

17. Jones BA, Hull MA, Richardson DS, Zurakowski D, Gura K, Fitzgibbons SC, et al. Efficacy of ethanol locks in reducing central venous catheter infections in pediatric patients with intestinal failure. J Pediatr Surg. 2010;45(6):1287-93.

18. Dannenberg C, Bierbach U, Rothe A, Beer J, Körholz D. Ethanol-lock technique in the treatment of bloodstream infections in pediatric oncology patientswith broviac catheter. J Pediatr Hematol Oncol. 2003;25(8):616-21.

19. Mouw E, Chessman K, Lesher A, Tagge E. Use of an ethanol lock to prevent catheter-related infections in children with short bowel syndrome. J Pediatr Surg. 2008;43(6):1025-9.

20. Wales PW, Kosar C, Carricato M, de Silva N, Lang K, Avitzur Y. Ethanol lock therapy to reduce the incidence of catheter-related bloodstream infections in homeparenteral nutrition patients with intestinal failure: preliminary experience. J Pediatr Surg. 2011;46(5):951-6.

21. Cober MP, Kovacevich DS, Teitelbaum DH. Ethanol-lock therapy for the prevention of central venous access device infections in pediatricpatients with intestinal failure. JPEN J Parenter Enteral Nutr. 2011;35(1):67-73.

22. Oliveira C, Nasr A, Brindle M, Wales PW. Ethanol locks to prevent catheter-related bloodstream infections in parenteral nutrition: a meta-analysis. Pediatrics. 2012;129(2):318-29

23. Puder M, Valim C, Meisel JA, Le HD, de Meijer VE, Robinson EM, et al. Parenteral fish oil improves outcomes in patients with parenteral nutrition-associated liver injury. Ann Surg. 2009;250(3):395-402.

24. Diamond IR, Sterescu A, Pencharz PB, Kim JH, Wales PW. Changing the paradigm: omegaven for the treatment of liver failure in pediatric short bowel syndrome. J Pediatr Gastroenterol Nutr. 2009;48(2):209-15.

25. Gura KM, Crowley M. A detailed guide to lipid therapy in intestinal failure. Semin Pediatr Surg. 2018;27(4):242-55.

26. Barros F, Rangel DAM, Bueno MG, Monteiro RF, Redondo ACC, Falcão MC, et al. Tratamento da doença hepática associada à nutrição parenteral prolongada com ômega 3: experiência inicial de três casos. Pediatria (São Paulo). 2011;33(3):184-90.

27. Passos ACV, Barros F, Damiani D, Semer B, Cespedes WCJ, Sannicola B, et al. Hypothyroidism associated with short bowel syndrome in children: a report of six cases. Arch Endocrinol Metab. 2018;62(6):655-60.

24 Síndrome do intestino curto e outras insuficiências intestinais

28. Oliveira SB, Cole CR. Insights into medical management of pediatric intestinal failure. Semin Pediatr Surg. 2018;27(4):256-260.
29. Reddy VS1, Patole SK, Rao S. Role of probiotics in short bowel syndrome in infants and children – a systematic review. Nutrients. 2013;5(3):679-99.
30. Kunz AN, Noel JM, Fairchok MP. Two cases of Lactobacillus bacteremia during probiotic treatment of short gut syndrome. J Pediatr Gastroenterol Nutr. 2004;38(4):457-8.
31. De Groote MA, Frank DN, Dowell E, Glode MP, Pace NR. Lactobacillus rhamnosus GG bacteremia associated with probiotic use in a child with short gut syndrome. Pediatr Infect Dis J. 2005;24(3):278-80.
32. Carter BA, Cohran VC, Cole CR, Corkins MR, Dimmitt RA, Duggan C, et al. Outcomes from a 12-Week, Open-Label, Multicenter Clinical Trial of Teduglutide in Pediatric Short Bowel Syndrome. J Pediatr. 2017;181:102-11.
33. Bianchi A. Intestinal loop lengthening – a technique for increasing small intestinal length. J Pediatr Surg. 1980;15(2):145-51.
34. Kim HB, Fauza D, Garza J, Oh JT, Nurko S, Jaksic T. Serial transverse enteroplasty (STEP): a novel bowel lengthening procedure. J Pediatr Surg. 2003;38(3):425-9.
35. Kim HB, Lee PW, Garza J, Duggan C, Fauza D, Jaksic T. Serial transverse enteroplasty for short bowel syndrome: a case report. J Pediatr Surg. 2003;38(6):881-5.
36. Ramos-Gonzalez G, Kim HB. Autologous intestinal reconstruction surgery. Semin Pediatr Surg. 2018;27(4):261-6.
37. Jones BA, Hull MA, Potanos KM, Zurakowski D, Fitzgibbons SC, Ching YA, et al.; International STEP Data Registry. Report of 111 consecutive patients enrolled in the International Serial Transverse Enteroplasty (STEP) Data Registry: a retrospective observational study. J Am Coll Surg. 2013;216(3):438-46.
38. Frongia G, Kessler M, Weih S, Nickkholgh A, Mehrabi A, Holland-Cunz S. Comparison of LILT and STEP procedures in children with short bowel syndrome – a systematic review of the literature. J Pediatr Surg. 2013;48(8):1794-805.
39. Celik N, Stanley K, Rudolph J, Al-Issa F, Kosmach B, Ashokkumar C, et al. Improvements in intestine transplantation. Semin Pediatr Surg. 2018;27(4):267-72.
40. Martinez Rivera A, Wales PW. Intestinal transplantation in children: current status. Pediatr Surg Int. 2016;32(6):529-40.

25 Doença polipoide do trato gastrointestinal

Fábio de Barros

> **Após ler este capítulo, você estará apto a:**
> 1. Descrever a grande variedade de moléstias que caracterizam a doença polipoide do trato gastrointestinal.
> 2. Direcionar uma adequada anamnese e reconhecer os principais sinais e sintomas que caracterizam esse grupo de doenças para a adequada investigação, diagnóstico, tratamento e acompanhamento ambulatorial.
> 3. Diferenciar as modalidades de tratamento clínico, endoscópico e cirúrgico, assim como as comorbidades de cada modalidade terapêutica.
> 4. Realizar o adequado acompanhamento ambulatorial desses pacientes, com pesquisa de outras comorbidades associadas a esse grupo de doenças, principalmente o diagnóstico de neoplasias malignas.

INTRODUÇÃO

A doença polipoide do trato gastrointestinal é caracterizada pelo conjunto de moléstias de origens diversas, que possuem em comum a presença de pólipos no trato gastrointestinal[1].

A multiplicidade de apresentações clínicas e dos tipos de doenças, muitas vezes raras, traz dificuldades para o pediatra que realiza o atendimento primário, tanto para o diagnóstico quanto para o adequado acompanhamento ambulatorial.

Grande parte dessas doenças inicia a apresentação clínica na adolescência, e em razão do risco de surgimento de neoplasias, não somente do trato digestivo, como também de outros órgãos, é fundamental que esses pacientes tenham acompanhamento ambulatorial rigoroso e de preferência em um centro médico terciário com diversas especialidades, como gastroenterologista, oncologista, cirurgião pediátricos e, ainda, geneticistas.

Essas doenças são classificadas conforme o tipo histológico e a origem dos pólipos (Tabela 25.1). Muitas síndromes polipoides são descritas e determinadas por outras alterações extraintestinais.

PÓLIPOS HAMARTOMATOSOS

Pólipo Juvenil

Epidemiologia

O pólipo juvenil é uma lesão esporádica; representa 90% das lesões polipoides do trato gastrointestinal em crianças de até 10 anos de idade e ocorre em aproximadamente 2% da população pediátrica. Em quase 75% dos casos, trata-se de uma lesão solitária e, nos 25% restantes, há mais de um pólipo distribuídos em diversos segmentos do colo, com localização preferencial no retossigmoide. Lesões no intestino delgado são raras[1,2].

Fisiopatologia

Do ponto de vista histopatológico são lesões hamartomatosas, cuja característica é a presença de epitélio mucoso, tecido areolar em submucosa e glândulas dilatadas com muco associado a tecido inflamatório inespecífico. Esse processo inflamatório leva ao bloqueio de outras glândulas com maior retenção de muco e proliferação glandular, neoformação vascular e crescimento da lesão, associada à maior fragilidade da mucosa, com predisposição à ulceração e sangramentos[2,3].

Macroscopicamente são observadas lesões pediculadas (normalmente maiores que 0,5 cm) ou sésseis, quando menores.

Tabela 25.1 Classificação das doenças polipoides do trato gastrointestinal	
Pólipos hamartomatosos	Pólipo juvenil Polipose juvenil familiar Síndrome de Peutz-Jeghers Tumores hamartomatosos ligados ao gene *PTEN*: • Síndrome de Cowden • Síndrome de Bannayan-Riley-Ruvalcaba Síndrome de Cronkhite-Canada
Pólipos adenomatosos	Polipose adenomatosa familiar
	Polipose adenomatosa familiar atenuada
	Polipose associada ao gene *MUTHY*
Pólipos mistos e hiperplásicos	Síndrome polipoide hereditária mista

Quadro clínico

Clinicamente, pode ocorrer perda sanguínea, geralmente em pequena quantidade, que tinge o bolo fecal. A perda sanguínea isolada no intervalo das evacuações é rara. Pólipos de localização mais baixa podem exteriorizar-se pelo ânus durante o esforço de evacuação, assim como pode ocorrer prolapso da mucosa. Mais raramente podem ocorrer fezes mucopurulentas[4].

Diagnóstico

O diagnóstico é realizado a partir do exame físico, mas muitas das lesões podem ser diagnosticadas com um simples toque retal. Pólipos de localização mais alta podem ser identificados a partir da realização de sigmoidoscopia e colonoscopia (Figura 25.1). O enema opaco, com duplo contraste, pode ser utilizado para o diagnóstico de lesões mais proximais, mas, geralmente, é dispensável.

Tratamento e acompanhamento

Muitos pólipos são eliminados por autoamputação; o restante das lesões pode ser retirada por sigmoidoscopia e/ou colonoscopia.

É fundamental o exame anatomopatológico para o diagnóstico de lesão hamartomatosa, visto que o tratamento restringe-se à remoção da lesão e ao acompanhamento ambulatorial, sem necessidade de colectomia.

O número de pólipos ressecados é importante em razão das implicações quanto ao risco de câncer colorretal, já que acima de 5 pólipos ressecados ou história familiar (independentemente do número de pólipos) e história de pólipos hamartomatosos, em outras partes do intestino que não o colo, caracterizam a polipose juvenil familiar e o risco aumentado de câncer[4].

Recomenda-se acompanhamento ambulatorial com colonoscopia de 6 meses a 1 ano, para crianças com múltiplos pólipos.

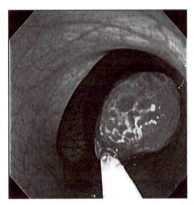

Figura 25.1 Pólipo juvenil: aspecto da lesão no exame de colonoscopia. (Veja imagem colorida no encarte.)

Polipose Juvenil Familiar

Epidemiologia

A síndrome da polipose juvenil familiar é uma doença rara, cuja incidência é, aproximadamente, 1:100.000 nascimentos. Apesar de rara, é a mais comum das síndromes hamartomatosas, sendo caracterizada por múltiplos pólipos hamartomatosos que acometem o colo e o reto[2].

Do ponto de vista histopatológico, esses pólipos em nada diferem do hamartomatoso esporádico[3].

Quadro clínico

O quadro clínico é variado, porém os principais sintomas são: sangramento retal, prolapso, perda de muco pelo reto, diarreia, dor abdominal e anemia. Alguns pacientes podem apresentar intussuscepção intestinal.

Dependendo do número de pólipos, os pacientes podem apresentar grande eliminação de muco, com enteropatia perdedora de proteínas, hipocalemia grave, hipoproteinemia e hipoalbuminemia; esta forma grave está associada a pacientes de mais baixa idade (3 a 4 anos) e implica pior prognóstico[2].

Os locais mais afetados são colo e reto (98%), estômago (14%), jejuno e íleo (7%) e duodeno (2%)[5].

Existem múltiplas manifestações extraintestinais dessa síndrome, entre elas, podem-se citar diversas malformações:

- Arteriovenosas pulmonares com baqueteamento digital.
- Cardíacas.
- Sistema nervoso central (SNC) (hidrocefalia, macrocefalia).
- Trato gastrointestinal (divertículo de Meckel, vícios de rotação, divertículos duodenais).
- Trato geniturinário (criptorquidia, duplicação vaginal, entre outras).

No entanto, os defeitos congênitos são mais comuns em casos esporádicos. A maioria dos pacientes apresenta doença restrita ao trato gastrointestinal[2].

Diagnóstico

O diagnóstico da polipose juvenil familiar é feito quando os seguintes critérios são preenchidos:

- Múltiplos pólipos hamartomatosos colônicos (5 a 10 pólipos ou mais).

- Qualquer número de pólipos hamartomatosos em pacientes com história familiar de polipose juvenil.
- Pólipos hamartomatosos extracolônicos.

Quanto aos aspectos de diagnóstico genético, essa síndrome apresenta caráter autossômico dominante de transmissão, com alta penetração da alteração genética (20 a 50%)[5], em que 25% dos casos são mutações já presentes e 75% são mutações *de novo* ou doença causada pela ação de fatores ambientais[2].

Dois genes foram identificados: o SMAD4/DCP4 no cromossomo 18 (gene supressor de tumor) e o BMPR1A do cromossomo 10[6,7]. Testes genéticos para a avaliação da presença desses genes já estão disponíveis, porém apresentam ainda custo elevado, com a sensibilidade que varia de 40 a 60%[8,9].

Tratamento e acompanhamento

Atualmente, é recomendada colonoscopia e endoscopia digestiva alta a partir dos 15 anos de idade e, depois dessa idade, repetir a cada 1 a 2 anos. A presença de doença difusa, pólipos com características sugestivas de transformação adenomatosa, displasia ou história familiar de câncer colorretal, podem determinar a necessidade de realização de colectomia ou gastrectomia[2,5].

Da mesma maneira que nas outras síndromes hamartomatosas, há risco aumentado de neoplasias de colo, assim como no estômago, intestino delgado, pâncreas, mama e tireoide. O risco estimado de câncer colorretal é de 17 a 22% ao redor da 4ª década de vida[5].

O exame de mama deve ser feito no início da vida adulta, com intervalos entre 6 meses e 1 ano. A glândula tireoide deve ser avaliada anualmente, a partir da adolescência, com exame físico e ultrassonográfico.

Pacientes com diagnóstico de alteração genética devem ser submetidos a um controle mais rigoroso, com intervalos dos exames de pesquisa de alterações (*screening*) menores.

Síndrome de Peutz-Jeghers

Epidemiologia

A síndrome de Peutz-Jeghers é uma doença hamartomatosa intestinal de herança autossômica dominante associada à hiperpigmentação mucocutânea (lábios, mucosa jugal, mãos e pés) (Figura 25.2). A incidência é de 1:200.000 nascimentos, com igual distribuição em ambos os sexos, sem preferência racial[1,2].

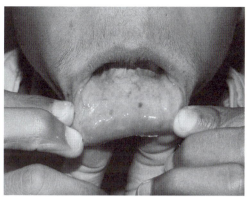

Figura 25.2 Lesão pigmentada de mucosa na síndrome de Peutz-Jeghers. (Veja imagem colorida no encarte.)

A penetrância dessa doença é variável, sendo que na mesma família é possível encontrar indivíduos que apresentam apenas manifestações mucocutâneas e outros com ambas as alterações (mucocutâneas e pólipos intestinais).

Outra característica particular dessa doença é que o local mais comum da ocorrência desses pólipos é no intestino delgado, porém também são encontrados no colo, reto, estômago, duodeno, bexiga e cavidade nasal.

Fisiopatologia

Histologicamente, o pólipo apresenta uma rede arborizada de tecido conjuntivo associada à musculatura lisa bem desenvolvida que se estende por meio do pólipo até a periferia das glândulas, as quais são abundantes e normais, cobertas por epitélio intestinal normal (Figura 25.3). Pode ocorrer a presença concomitante de pólipos adenomatosos[3].

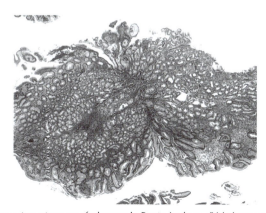

Figura 25.3 Pólipo hamartomatoso na síndrome de Peutz-Jeghers. (Veja imagem colorida no encarte.)

O caráter de transmissão é autossômico dominante, com aproximadamente 25% dos casos sem história familiar decorrentes de mutações *de novo*. Foi identificada uma mutação no gene *STK11/LKB1* do cromossomo 19 (gene supressor de tumor)[2,6].

Testes genéticos para a identificação desse gene já estão disponíveis, porém com sensibilidade ainda variável (aproximadamente 70%)[8,9].

Quadro clínico

As manifestações clínicas geralmente iniciam-se no final da primeira década de vida e são caracterizadas por episódios de dor abdominal em cólica (decorrentes de episódios de invaginações intestinais, muitas vezes com resolução espontânea), manchas mucocutâneas, anemia crônica, melena e hematoquezia.

Apesar da presença concomitante de pólipos adenomatosos em alguns casos, o risco principal de neoplasia é o de tumores extraintestinais associados à síndrome, como de ovário, útero e mama, testículos, pâncreas e pulmão.

Diagnóstico

O diagnóstico da síndrome de Peutz-Jeghers é definido a partir da presença de um pólipo hamartomatoso associado a, pelo menos, 2 dos seguintes critérios: história familiar, hiperpigmentação e polipose de intestino delgado (Figura 25.4).

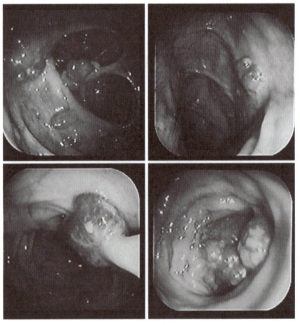

Figura 25.4 Síndrome de Peutz-Jeghers: aspecto do exame de colonoscopia. (Veja imagem colorida no encarte.)

Tratamento e acompanhamento

Consiste na ressecção endoscópica (Figura 25.5). A conduta cirúrgica para os casos de intussuscepção deve ser a mais conservadora possível, a fim de se evitar grandes ressecções intestinais.

A retirada endoscópica intraoperatória de pólipos por enterotomia nas situações em que o paciente é submetido à laparotomia auxilia no controle da doença[1].

A adequada monitoração e a pesquisa ativa de neoplasias devem ser realizadas nos pacientes com síndrome de Peutz-Jeghers, a partir da adolescência e no início da idade adulta, com colonoscopia e endoscopia digestiva alta, ultrassonografia (USG) de abdome e endoscópica (para avaliação do pâncreas), mamografia, USG transvaginal, Papanicolaou e exame dos testículos, com realização de USG, se necessário. O intervalo dos exames deve ficar entre 1 e 2 anos[2].

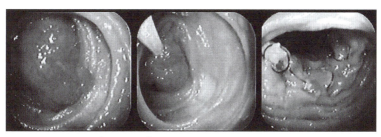

Figura 25.5 Ressecção endoscópica de pólipo intestinal. (Veja imagem colorida no encarte.)

TUMORES HAMARTOMATOSOS LIGADOS AO GENE *PTEN*

Síndrome de Cowden

Doença autossômica dominante, decorrente de mutação do gene *PTEN* do cromossomo 10, caracteriza-se por múltiplos tumores hamartomatosos de origens endodérmica, mesodérmica e ectodérmica, também conhecida como síndrome hamartomatosa múltipla[2,6,7].

O diagnóstico é feito a partir da presença de qualquer um destes quatro critérios:

1. Lesões mucocutâneas patognomônicas:
   - Seis ou mais pápulas faciais (três, pelo menos, são triquelemomas faciais).
   - Pápulas faciais cutâneas e papilomatose da mucosa oral.
   - Papilomatose da mucosa oral e hiperqueratose de extremidades.
   - Seis ou mais queratoses palmoplantares.

2. Dois critérios maiores: câncer de mama e tireoide, macrocefalia e doença de Lhermitte-Duclos (LDD) caracterizada pela presença de hamartoma cerebelar, sendo obrigatório que um desses critérios seja a presença de macrocefalia ou LDD.

3. Um critério maior e três menores: lesões benignas de tireoide, retardo mental, hamartomas de trato gastrointestinal (30% dos pacientes), lipomas, fibromas, tumores geniturinários.

4. Quatro critérios menores.

Quando já existe na família um indivíduo acometido, o segundo diagnóstico é feito considerando-se apenas a presença de lesão mucocutânea patognomônica ou qualquer critério maior isolado ou apenas 2 menores.

Síndrome de Bannayan-Riley-Ruvalcaba

A síndrome de Bannayan-Riley-Ruvalcaba é uma doença autossômica dominante, decorrente de mutação do gene *PTEN* do cromossomo 10, porém com mutação em localização diferente do mesmo gene, e que se caracteriza pela presença de polipose hamartomatosa intestinal (45% dos pacientes), com macrocefalia, outros tumores hamartomatosos e lesões pigmentadas cutâneas. Como essa mutação ocorre no mesmo gene, acredita-se que essas síndromes sejam espectro de uma mesma doença[2,6,7].

Assim como nas outras síndromes hamartomatosas, nessas 2 síndromes existe risco aumentado de câncer extraintestinal, em especial na tireoide e na mama. As recomendações de acompanhamento e pesquisa de neoplasia não diferem das descritas nas síndromes anteriores.

Síndrome de Cronkhite-Canada

Doença caracterizada pela presença de polipose difusa do trato gastrointestinal, atinge o estômago, o intestino delgado e o colo, associada a alterações do ectoderma, como a atrofia de unhas, a alopecia e as alterações de pigmentação da pele[1]. Os pólipos são hamartomatosos, também adenomatosos, determinando o risco de câncer.

Não foi caracterizado o caráter familiar de transmissão dessa doença, assim como ainda não foi identificada mutação que determine essa condição[2].

Pelo risco de transformação maligna dessas lesões, deve ser realizado um cuidadoso acompanhamento ambulatorial, com endoscopia e colonoscopia[2].

PÓLIPOS ADENOMATOSOS

Polipose Adenomatosa Familiar

Epidemiologia

A polipose adenomatosa familiar (PAF) é uma doença autossômica dominante, cuja incidência varia entre 1:8.000 e 1:15.000 nascimentos. Está relacionada à mutação do gene *APC*, cujo estudo permitiu a realização de uma das mais precisas descrições de sequência de desenvolvimento tumoral, de adenoma para carcinoma, realizada por Fearon e Volgestein, em 1990[10,11].

A PAF é caracterizada por grande quantidade de pólipos em colo e reto (em geral, acima de 100), cujo início do aparecimento ocorre na 2ª década de vida. Os pólipos geralmente apresentam tamanho < 1 cm, sendo pedunculados ou sésseis[1] (Figura 25.6).

Essa doença é responsável por menos de 1% dos carcinomas colorretais, porém a chance de desenvolvimento de carcinoma é de 100% dos casos, geralmente na 4ª ou 5ª década de vida. Em pacientes cujo aparecimento dos pólipos é mais precoce, é relatada a ocorrência de câncer já na 3ª década de vida.

A histologia caracteriza-se pela presença de padrão tubular, viloso ou tubuloviloso[2] (Figura 25.7).

Fisiopatologia

O caráter de transmissão é autossômico dominante; a alteração do gene *APC* é decorrente de uma mutação de truncagem, localizada no braço longo do cromossomo 5. Esse gene é classificado como um supressor de tumor[12].

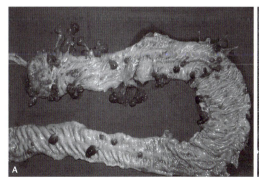 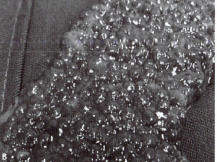

Figura 25.6 Polipose adenomatosa familiar. Notar a presença de inúmeros pólipos em toda a extensão do intestino de aspecto pedunculado (A) ou sésseis (B). (Veja imagem colorida no encarte.)

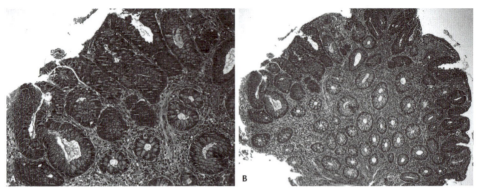

Figura 25.7 Polipose adenomatosa familiar: aspecto histopatológico de um adenoma tubular com atipia leve (neoplasia intraepitelial de baixo grau). (Veja imagem colorida no encarte.)

Em aproximadamente 30% dos casos, essa é uma mutação *de novo* e não existe história familiar. A pesquisa de mutação do gene *APC* é positiva em 80 a 90% dos pacientes. O risco de transmissão para descendentes é de 50%[12].

O gene *MYH* também está relacionado à PAF e deve ser pesquisado em pacientes com clínica fortemente sugestiva de PAF e pesquisa negativa para o gene *APC* ou história de carcinoma colorretal de transmissão familiar em pacientes com pólipos adenomatosos de padrão autossômico recessivo[12].

Quadro clínico

A clínica caracteriza-se por episódios de hemorragia digestiva baixa, dor abdominal, tenesmo, diarreia e episódios de suboclusão intestinal.

Assim como nas outras doenças polipoides, existe associação com outras manifestações extracólicas, com pólipos gástricos e duodenais, neoplasia de vias biliares, tumores desmoides (principalmente de mesentério), tumores de tireoide, hepatoblastoma e tumores do SNC.

Duas síndromes estão associadas à PAF; a primeira, conhecida como síndrome de Gardner, caracteriza-se pela presença de osteomas de crânio e mandíbula, cistos epidermoides, fibromatose, hiperplasia pigmentar retiniana e pólipos intestinais. A síndrome de Turcot caracteriza-se pela presença de PAF e neoplasias do SNC (meduloblastoma).

Diagnóstico

O diagnóstico é feito com colonoscopia, quando se observam inúmeros pólipos ocupando toda a extensão do colo, de diferentes tamanhos, ulcerados ou não, associados a processo inflamatório difuso e secreção local, com perda proteica (Figura 25.8). O enema opaco com duplo contraste tem papel dispensável para essa doença.

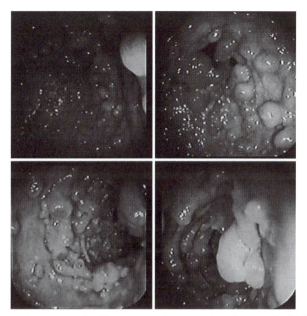

Figura 25.8 Polipose adenomatosa familiar: aspecto do exame de colonoscopia. (Veja imagem colorida no encarte.)

Tratamento e acompanhamento

Por causa do risco de câncer, o tratamento da PAF é cirúrgico, cujos objetivos são a ressecção de todo o colo com o melhor resultado funcional possível, principalmente em relação à frequência de evacuações, continência fecal, consistência das fezes, sensibilidade e necessidade de medicações obstipantes[1,10,11], com três modalidades cirúrgicas possíveis.

Proctocolectomia total com ileostomia terminal

Apesar do baixo risco de recidiva, de doença neoplásica futura e da baixa taxa de complicação, essa é uma opção pouco realizada, por causa das desvantagens associadas à ileostomia definitiva.

Colectomia subtotal com anastomose ileorretal

Essa técnica apresenta bons resultados funcionais, como melhor continência fecal, menor número de evacuações e menor risco de infertilidade e impotência[5].

É uma técnica menos invasiva, em que é realizada menor dissecção pélvica com menor morbidade[5], porém tem o inconveniente do risco de recidiva de doença no reto, que varia entre 15 e 60%, e precisa de rigoroso acompanhamento pós-operatório com necessidade de colonoscopias periódicas. É boa opção cirúrgica para pacientes colaborativos e aderentes ao tratamento e acompanhamento.

Proctocolectomia total com anastomose ileoanal com bolsa ileal

Em situações como polipose extensa (presença de mais de mil pólipos) ou quando existirem mais de 20 pólipos retais ou pólipos retais com mais de 3 cm ou displasia grave, a realização de proctocolectomia é mandatória em razão do elevado risco de câncer retal. Essa técnica é a mais segura em relação ao risco de recidiva de lesões e o aparecimento de câncer, porém com resultados funcionais mais pobres em relação à anastomose ileorretal, embora já existam trabalhos que questionem essa diferença funcional.

Polipose Adenomatosa Familiar Atenuada

Algumas variantes da PAF apresentam mutações diferentes do gene *APC* e estão associadas com um fenótipo mais brando de PAF, apesar de manterem o padrão autossômico dominante de mutação do gene[4,5].

Essas alterações resultam em uma forma mais atenuada de PAF com menos pólipos intestinais (menos de 100 com média de 30), aparecimento mais tardio dos pólipos, manifestações extracolônicas e câncer. Anatomicamente os pólipos da PAF atenuada tendem a estar mais localizados no colo direito, o que dificulta a avaliação por retossigmoidoscopia rígida[4].

A vigilância e o *screening* devem ser iniciados entre 16 e 18 anos e repetidas com intervalos de 1 a 2 anos. Nos pacientes com pólipos, deve-se proceder com a ressecção endoscópica e acompanhamento, ficando a colectomia reservada para os casos de difícil controle por colonoscopia[5].

Testes genéticos devem ser considerados para pessoas que apresentam um quadro típico de PAF ou pessoas com menos de 10 adenomas e clínica de PAF atenuada[4].

Polipose Associada ao Gene *MUTYH*

A polipose associada à mutação do gene *MUTYH* (gene reparador de DNA) resulta em alteração de diversos genes, incluindo *APC* e *KRASS*, levando a uma forma mais leve de polipose adenomatosa semelhante à PAF atenuada. O caráter de transmissão hereditária é autossômico recessivo, sendo identificado entre 7,5 e 12,5% dos pacientes com doença polipoide adenomatosa sem mutações no gene *APC*[4,5].

Clinicamente os pacientes apresentam menos de 100 pólipos no intestino e devem ser conduzidos como na PAF atenuada. Deve-se realizar o *screening* com colonoscopia e endoscopia digestiva alta (pelo risco de câncer gástrico). Recomenda-se iniciar o *screening* um pouco mais tarde, ao redor dos 21 anos, com intervalos de 1 a 2 anos[5].

SÍNDROME POLIPOIDE HEREDITÁRIA MISTA

A síndrome polipoide hereditária mista caracteriza-se por pólipos de histologia mista, hamartomatosos, adenomatosos e hiperplásicos. Em razão de pólipos adenomatosos e pólipos hiperplásicos com potencial de degeneração, os pacientes têm maior chance de desenvolvimento de neoplasias[2].

Os pólipos são localizados exclusivamente no colo e no reto; o quadro clínico caracteriza-se por sangramentos associados a alterações do hábito intestinal e diarreia.

O caráter de transmissão sugere um padrão autossômico dominante e a mutação do cromossomo 15 no gene *CRAC1* foi identificada como possível causa, embora outras alterações estejam sendo estudadas[2].

Os pacientes com pólipos hamartomatosos ou hiperplásicos sem sinais de alteração adenomatosa devem ser submetidos à ressecção endoscópica e acompanhamento periódico. As alterações adenomatosas demandam acompanhamento mais rigoroso e, dependendo da situação, indica-se colectomia.

CONCLUSÕES

As doenças polipoides do trato gastrointestinal compreendem um grupo de doenças raras e pouco conhecidas, porém associadas com inúmeras manifestações extraintestinais que merecem atenção especial, principalmente pelo risco aumentado de doença neoplásica, tanto do próprio intestino como de outros órgãos.

Mais do que um diagnóstico apurado, muitas vezes realizado com colonoscopia, biópsia e adequado tratamento, o profissional responsável por esses pacientes deverá realizar rigoroso acompanhamento ambulatorial visando ao diagnóstico precoce e preciso de outras manifestações clínicas, principalmente no que diz respeito às neoplasias malignas.

REFERÊNCIAS BIBLIOGRÁFICAS

1. Maksoud JG. Doença polipoide do trato gastrointestinal. In: Maksoud JG. Cirurgia Pediátrica. 2ª ed. Rio de Janeiro: Revinter; 2003.
2. Calva D, Howe JR. Hamartomatous polyposis syndromes. Surg Clin North Am. 2008;88(4):779-817.
3. Liu C, Crawford JM. The gastrointestinal tract. In: Cotran RS, editor. Robbins pathologic basis of disease. 7th Philadelphia: Saunders; 2005.
4. Durmo CA. Colonic polyps in children and adolescentes. Can J Gastroenterol. 2007;21(4):233-9.
5. Fahy AS, Moir CR. Current approaches to pediatric polyposis syndromes. Clin Colon Rectal Surg. 2018;31(2):132-42.
6. Schreibman IR, Baker M, Amos C, McGarrity TJ. The hamartomatous polyposis syndromes: a clinical and molecular review. Am J Gastroenterol. 2005;100(2):476-90.

7. Merg A, Howe JR. Genetic conditions associated with intestinal juvenile polyps. Am J Med Genet. 2004;129C:44-55.
8. McGarrity TJ, Amos CI, Baker MJ. Peutz-Jeghers syndrome. Gene Reviews. Disponível em: https://www.ncbi.nlm.nih.gov/books/NBK1266/.
9. Adam MP, Ardinger HH, Pagon RA, Wallace SE. Gene Tests. Disponível em: https://www.ncbi.nlm.nih.gov/books/NBK1116/.
10. Rolandelli RH, Roslyn JJ. Colon ens rectum. In: Townsend CM, editor. Sabiston textbook of surgery the biological basis of modern surgical practise. 17th ed. Philadelphia: Saunders; 2004.
11. Fearon ER, Volgelstein B. A genetic model of colorectal cancer tumorigenesis. Cell. 1990;61(5):759-67.
12. Al-Sukhni W, Aronson M, Gallinger S. Hereditary colorectal cancer syndromes: familial adenomatous polyposis and lynch syndrome. Surg Clin North Am. 2008;88(4):819-44.

Afecções cirúrgicas causadas por parasitas

26

Uenis Tannuri

Após ler este capítulo, você estará apto a:

1. Reconhecer e diagnosticar as principais afecções cirúrgicas da criança causadas por parasitas.
2. Explicar a importância social dessas doenças em todo o mundo.
3. Realizar o diagnóstico e o tratamento dessas afecções.
4. Reconhecer os mecanismos fisiopatológicos de parasitoses que provocam complicações de ordem cirúrgica.

INTRODUÇÃO

As infestações parasitárias constituem as doenças mais frequentes na espécie humana. No Brasil, estima-se que entre 80 e 90% da população tenha algum tipo de parasita no intestino, sendo também alta a incidência nos países desenvolvidos, em virtude de os parasitas serem transportados a essas regiões por turistas, imigrantes e viajantes. Estudos estatísticos da década de 1970 mostraram que cerca de 54 milhões de norte-americanos apresentavam infestação intestinal por helmintos[1,2]. Assim, é errôneo o conceito de que doenças parasitárias sejam próprias de países tropicais.

As infestações parasitárias incidem mais frequentemente em crianças do que em adultos. Esse fato decorre de higiene insuficiente, convivência íntima com outras crianças em escolas, creches ou parques de recreação e do contato com animais domésticos. A ingestão acidental de materiais provenientes do solo ou contaminados por fezes é responsável pela infestação por *Ascaris, Enterobius, Trichocephalus, Entamoeba, Echinococcus, Toxocara* e *Hymenolepis*, além da *Taenia*, por meio da ingestão de carnes cruas ou malcozidas. A presença desses parasitas no intestino del-

Doenças cirúrgicas da criança e do adolescente

gado, notadamente de *Ascaris lumbricoides,* pode ser responsável por complicações cirúrgicas, principalmente pelos efeitos mecânicos em casos de infestações maciças, em que são formadas verdadeiras massas no interior da luz intestinal. Essas complicações, às vezes graves por incidirem em crianças desnutridas, serão abordadas neste capítulo.

ASCARIDÍASE

A infestação pelo *Ascaris lumbricoides* constitui a parasitose mais comum na espécie humana. Estima-se que mais de 1 bilhão de pessoas estariam infestadas por esse parasita, ou seja, aproximadamente um quarto da população mundial[3]. Embora a distribuição seja universal, a doença tem maior prevalência nos países tropicais e subdesenvolvidos. No Brasil, 30% das crianças em áreas urbanas e 90% em regiões menos desenvolvidas são acometidas por essa parasitose. Nos Estados Unidos, esses índices variam entre 8 e 67% das crianças[4,5]. Embora o pico de incidência da parasitose seja observado em idade pré-escolar e escolar, existe relato de recém-nascidos (RN) infestados, provavelmente por ingestão de parasitas existentes dentro da cavidade uterina[4]. Cada pessoa infestada abriga, em média, 12 parasitas adultos, sendo que, em casos de infestação maciça, o número pode ser de até mil, sendo causa de complicações cirúrgicas graves, particularmente em crianças.

O ciclo evolutivo do parasita é bem conhecido. O *Ascaris lumbricoides* é parasita específico do homem, sendo que os vermes adultos são circulares e alongados, com comprimento entre 15 e 30 cm. Vivem no jejuno ou no íleo, onde depositam milhões de ovos que são eliminados com as fezes, sendo que cada fêmea adulta tem 25 milhões de ovos e deposita cerca de 200 mil por dia. Os ovos medem entre 45 e 75 mcm de comprimento e, em decorrência do revestimento protetor, são bastante resistentes à ressecação, mantendo-se viáveis em solos secos por muito tempo. Em condições adequadas de oxigenação e temperatura (entre 15º e 30º C), desenvolvem as 2 fases larvárias, tornando-se contaminantes após 18 a 20 dias. Em regiões nas quais predominam más condições de higiene, as fezes são depositadas no solo, ao redor ou no interior das casas. As crianças são os primeiros e os principais disseminadores da parasitose ao brincar no solo infestado e levar a mão à boca, ingerindo os ovos contendo as larvas contaminantes.

O adulto contrai a ascaridíase pela ingestão de água ou alimentos contaminados com os ovos (verduras ou legumes crus), ou mesmo por meio de partículas de poeira. Pela ação dos sucos digestivos, os ovos deglutidos abrem-se no interior do intestino delgado e liberam as larvas, que atravessam as vilosidades intestinais, entram na circulação portal ou linfática, atravessam o fígado e, através da veia cava inferior, atingem o coração direito e os ramos da artéria pulmonar. Em seguida, as larvas rompem os capilares, entram na luz dos alvéolos e dos brônquios, para posteriormente ascender pela árvore brônquica até a traqueia e a faringe, onde são eliminadas pela tosse ou deglutidas, alcançando o estômago e, por fim, o intestino delgado. Esse processo de migração das larvas dura aproximadamente 2 semanas. As larvas que atingem o intestino delgado evoluem até a fase adulta e, após 2 a 3 meses, iniciam a postura de novos ovos.

Quadro Clínico

As manifestações clínicas decorrentes da entrada do *Ascaris* no organismo são variadas e dependem da fase de evolução dos vermes, da intensidade da infestação e do tipo de hospedeiro. Na fase de migração das larvas no sistema portal, pode haver intensa reação de hipersensibilidade, decorrente de imunidade celular e de reações inflamatórias inespecíficas.

Nas infestações leves, as manifestações clínicas da fase de migração larvária são praticamente inexistentes. Nas grandes infestações, as manifestações clínicas dependem da hipersensibilidade do hospedeiro e do número de larvas presentes e desintegradas. A manifestação clínica mais importante da fase larvária refere-se aos sintomas pulmonares que correspondem à clássica síndrome de Loeffler, caracterizada por pneumonia intersticial, espasmo brônquico ou insuficiência respiratória, sintomas gerais de febre, cefaleia, mal-estar e prostração. O hemograma mostra caracteristicamente leucocitose com acentuada eosinofilia de até 50%. A radiografia do tórax evidencia infiltrado intersticial difuso e o diagnóstico pode ser confirmado pelo encontro de larvas no exame direto do escarro ou do suco gástrico. As manifestações abdominais da fase de migração larvária decorrem da hepatomegalia causada pela passagem constante das larvas pelo fígado. Em consequência do crescimento agudo do fígado, surgem dores no hipocôndrio direito.

O alérgeno do *Ascaris lumbricoides* é o mais potente entre todos de origem parasitária, sendo ativo em todas as fases do ciclo evolutivo do parasita. Pode determinar reações alérgicas em pulmões, pele, conjuntiva e tubo digestivo.

Os vermes adultos no intestino do hospedeiro, em geral, são bem tolerados, particularmente em casos de indivíduos bem nutridos. As manifestações clínicas podem desaparecer, com regressão da eosinofilia observada na fase larvária. Os vermes permanecem no intestino delgado e não são afetados pelos movimentos peristálticos, embora apresentem movimentos de propulsão em espiral, com tendência a migrar e introduzir-se em orifícios naturais, como a papila duodenal, penetrar nas vias biliares ou no ducto pancreático.

Nas infestações mais intensas e particularmente nas crianças desnutridas, surgem desconforto abdominal, dores em cólica (difusas ou localizadas na região epigástrica ou periumbilical), náuseas, diarreia, flatulência, distensão abdominal, anorexia, irritabilidade, cefaleia, agravamento da desnutrição e manifestações alérgicas (urticária ou asma).

Em determinadas situações do hospedeiro, como infecções bacterianas ou virais, anestesia geral, ingestão de alimentos picantes ou drogas, os vermes podem migrar e ocasionar obstrução dos ductos biliar e pancreático, do apêndice cecal e do intestino ao formar grandes bolos de vermes. Em crianças infestadas que apresentam vômitos por qualquer outra causa, os parasitas presentes no estômago poderão penetrar nas vias respiratórias altas, na tuba auditiva e ser eliminados pelo tímpano previamente perfurado, ou mesmo pelo conduto nasolacrimal.

Obstrução Intestinal por Bolos de *Ascaris*

Constitui a complicação cirúrgica mais frequente da ascaridíase e ocorre em 0,2% das crianças infestadas, com pico de incidência entre 1 e 5 anos de idade[6]. Ocorre, em geral, em crianças com poucos recursos socioeconômicos, maciçamente infestadas e desnutridas, residentes em periferias das grandes cidades ou em zonas rurais. Entretanto, melhoras em saneamento básico no Brasil têm sido responsáveis por acentuada redução do problema nos últimos 20 anos.

Fisiopatologia

Os vermes adultos formam grandes bolos que tendem a se acumular no íleo terminal e a promover obstrução mecânica da luz. Nas fases iniciais, ocorre apenas a obstrução mecânica provocada pelo bolo de vermes no interior da luz intestinal. Posteriormente, a massa de vermes pode criar condições favoráveis para que ocorra a torção da alça intestinal em torno do pedículo ou a invaginação do segmento intestinal, com o consequente sofrimento vascular e necrose da parede intestinal. O problema pode ser precedido por situação em que ocorra movimentação exagerada dos vermes e consequente formação dos bolos.

Acredita-se que a presença do bolo de vermes na alça intestinal fechada poderia atuar como um ponto fixo para a ocorrência de volvo ou invaginação intestinal[7]. Esse fato pode ser explicado nos casos em que as complicações são precedidas pela administração de vermífugos que promovem a paralisia e a morte dos vermes, que, dessa forma, permaneceriam fixos na luz intestinal. Outro fator na fisiopatologia da obstrução intestinal refere-se às substâncias tóxicas secretadas pelos vermes vivos ou liberadas a partir da decomposição dos vermes mortos. Essas substâncias – anafilotoxinas, hemolisinas e endocrinolisinas – causam intensa inflamação na mucosa intestinal por contato direto e espasmo na musculatura lisa intestinal, o que facilita o acúmulo de vermes na luz intestinal e dificulta a progressão até o colo, de maior calibre.

O terceiro evento fisiopatológico a se considerar na obstrução intestinal por *Ascaris* é a capacidade do parasita de provocar necrose e perfurações espontâneas de parede intestinal, apêndice cecal, divertículo de Meckel, conduto onfaloentérico[8], vesícula biliar e ductos biliares. Por outro lado, os vermes tendem a penetrar em linhas de sutura intestinal, provocando deiscências, e migrar através de drenos cirúrgicos. No ato operatório, frequentemente são visualizadas zonas esparsas de necrose da parede do intestino delgado sem relação com fenômenos isquêmicos. Seria um fenômeno de hipersensibilidade local aos vermes, com acentuada vasoconstrição e necrose da parede intestinal.

Quadro Clínico e Diagnóstico

Os pacientes que apresentam infestação por *Ascaris lumbricoides* apresentam sintomas crônicos pouco específicos, como dito anteriormente. Quando se instala a obstrução intestinal, ocorre a exacerbação das queixas abdominais, com dores em cólica, vômitos, distensão abdominal e parada de eliminação de gases e fezes. Inicialmente, a dor abdominal é em cólica, referida na região epigástrica ou periumbilical, acompanhada de náuseas e anorexia. No início do quadro pode haver algumas evacuações diarreicas, com a eliminação de vermes adultos. Os vômitos surgem posteriormente, primeiro com material gástrico claro e, depois, do tipo bilioso, sendo que nesse momento podem também conter vermes adultos.

No momento em que ocorre algum tipo de complicação, a dor tende a tornar-se contínua, em virtude do acometimento peritoneal, surgindo febre em graus variáveis. É importante lembrar que pacientes desnutridos podem não apresentar hipertermia, mesmo os acometidos por graves peritonites.

O exame físico demonstra inicialmente o acometimento do estado geral e a desidratação decorrente das perdas de líquidos em graus variáveis. A inspeção do abdome revela distensão e, eventualmente, peristaltismo visível. Na palpação, percebe-se o bolo de vermes sob forma de massa cilíndrica de tamanhos variáveis, em qualquer dos quadrantes do abdome com superfície rugosa. Nos casos complicados por volvo com necrose ou perfuração da parede intestinal, pode haver comprometimento mais acentuado do estado geral, com toxemia em graus variáveis até o estado de choque, decorrente da infecção e do sequestro de líquidos. Nesses casos, o exame do abdome revela distensão e sinais de peritonite difusa, que dificultam a palpação do bolo de vermes. O toque retal, em geral, demonstra ausência de fezes e, eventualmente, a presença de sangue originado da gangrena intestinal. É importante ressaltar que pacientes desnutridos habitualmente não exibem sinais clínicos evidentes, mesmo diante de complicações, o que acarreta confusão diagnóstica e constitui motivo para indicações cirúrgicas retardadas, já em fases de extenso comprometimento peritoneal.

Outro fato importante é que crianças previamente infestadas por *Ascaris,* quando acometidas por afecções abdominais, como apendicite aguda ou obstrução intestinal por outras causas, podem apresentar vômito associado à eliminação de vermes, o que traz confusão diagnóstica. Essas crianças são erroneamente consideradas como portadoras de obstrução por *Ascaris*, o que leva a condutas terapêuticas equivocadas.

Os exames subsidiários de imagem podem fornecer dados para o diagnóstico. A ultrassonografia (USG) é pouco útil, pois apenas confirma a presença do bolo de vermes e o acúmulo de líquido intraperitoneal, frequente em casos de obstrução intestinal. No entanto, a maior utilidade da USG reside na possibilidade de identificar a presença concomitante dos vermes na árvore biliar ou nos ductos pancreáticos e verificar a dilatação dos biliares e o edema do parênquima pancreático ou abscessos hepáticos.

A radiografia simples do abdome mostra os vermes como imagens circulares ou alongadas em negativo sobre as sombras de gases intestinais, sendo que o bolo pode estar presente em qualquer dos quadrantes do abdome (Figura 26.1). As alças intestinais apresentam-se dilatadas e a radiografia em posição ortostática revela níveis líquidos. Nos casos em que houver necrose de alça intestinal com peritonite, a radiografia revela sinais de líquido intraperitoneal. Em casos de gangrena e perfuração intestinal em peritônio livre, o achado de pneumoperitônio na radiografia simples é pouco frequente.

Em casuísticas de obstrução intestinal por *Ascaris,* os sinais e sintomas foram observados nos seguintes percentuais:

- Vômitos: 95%.
- Distensão abdominal: 67%.
- Dor abdominal: 48%.
- Leucocitose: 43%.
- Massa palpável: 43%.
- Sinais radiográficos de obstrução intestinal: apenas 43% dos casos[1].

Conclui-se que a radiografia do abdome tem valor limitado e que a ausência de imagens evidentes não deve afastar o diagnóstico de obstrução intestinal. Essa conclusão coincide com o que se observa na prática clínica, em que a indicação cirúrgica deve ser orientada pela avaliação clínica repetida e não baseada nos sinais radiográficos.

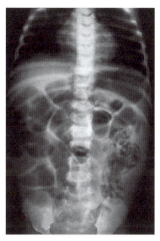

Figura 26.1 Radiografia simples de abdome de criança com obstrução por *Ascaris* não complicada. Observar a discreta dilatação das alças intestinais e a imagem típica do bolo de vermes à esquerda.

O tratamento da ascaridíase intestinal não complicada baseia-se na administração de dose única de levamisol, que constitui um derivado benzoimidazólico e uma forma levógira do tetramizol. Age especificamente sobre os *Ascaris*, inibindo a atividade da enzima succinodesidrogenase muscular do parasita, provocando paralisia dos vermes que são naturalmente eliminados com as fezes. Essa droga tem pouco efeito sobre outras parasitoses intestinais e, pelo fato de ser absorvida pelo trato digestivo, pode apresentar efeitos colaterais, como náuseas, vômitos, cefaleias, dores abdominais, tonturas e lacrimejamento. Outros anti-helmínticos polivalentes, como o pamoato de pirantel, o mebendazol e o albendazol, podem ser utilizados. Outra situação que deve ser lembrada refere-se às crianças a serem submetidas à derivação biliodigestiva com alça intestinal isolada, para as quais é prudente a administração preventiva rotineira de anti-helmínticos[9].

Na maioria dos casos de obstrução intestinal por bolos de *Ascaris*, os sintomas são leves e não há, inicialmente, sinais de necrose intestinal ou peritonite. Dessa forma, o tratamento inicial é feito com medidas clínicas, como jejum, sondagem nasogástrica de alívio e hidratação parenteral. Por meio da sonda gástrica, deve-se administrar piperazina na dose de 75 a 100 mg/kg de peso associado a óleo mineral na dose de 15 a 30 mL a cada 2 horas, com o objetivo de facilitar a eliminação dos vermes[10]. A piperazina (dietilenodiamina) age na placa mioneural (ação curarizante), provocando paralisia flácida nos helmintos, que passam a ser eliminados mais facilmente. Outras drogas anti-helmínticas não são recomendadas pelo perigo de promover hipermotilidade dos vermes e migração para os ductos biliares e pancreáticos. Finalmente, pode-se utilizar a gastrografina, com o objetivo de promover aumento de líquidos no interior do intestino por mecanismo osmótico, o que facilita a dissolução do bolo de vermes.

O tratamento clínico deve ser tentado por 24 a 48 horas, obtendo-se boa resposta em quase 90% dos casos, com melhora das dores e da distensão abdominal, retorno das evacuações e eliminação dos vermes pelo ânus 12 a 24 horas após. Nos casos em que não se observam resolução completa ou melhora após 24 a 48 horas de tratamento clínico ou quando houver suspeita de complicações intestinais, deve-se indicar cirurgia. Por serem desnutridas, as crianças, em geral, exibem poucos sintomas e sinais, ainda que diante de graves complicações intestinais. A laparotomia exploradora na criança deve ser do tipo transversa, supraumbilical direita ou birretal. As alças intestinais devem ser exteriorizadas e examinadas, particularmente a alça que contém o bolo de vermes. Se não houver perfuração, necrose ou volvo de alça intestinal, o bolo de vermes deve ser fragmentado por manobras bidigitais, empurrando-se os vermes até o colo ascendente, de onde serão espontaneamente eliminados.

Nos casos de necrose, volvo ou perfuração da parede intestinal (Figura 26.2), há peritonite e acúmulo de líquido purulento. Neste caso, os segmentos intestinais comprometidos devem ser ressecados e, em seguida, procede-se a cuidadosa limpeza da cavidade peritoneal para a remoção de tecidos desvitalizados.

A principal complicação após a cirurgia da obstrução intestinal por bolo de *Ascaris* é a deiscência da anastomose intestinal. Se o problema ocorrer precocemente, antes do sétimo dia de pós-operatório, em geral, as deiscências não são bloqueadas e ocorrem em peritônio livre. A criança deve ser imediatamente reoperada, com alto risco de mortalidade. Em casos de deiscência tardia, além do sétimo dia de pós-operatório, em virtude do bloqueio da zona da anastomose, ocorre fistulização para o exterior.

Nas crianças em mau estado geral, com instabilidade hemodinâmica, ou quando houver peritonite intensa com vermes na cavidade peritoneal, é prudente realizar exteriorização da alça intestinal. Após o restabelecimento das condições hemodinâ-

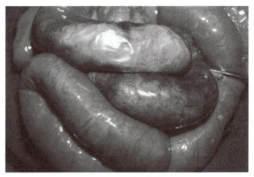

Figura 26.2 Necrose de segmentos de alça intestinal em caso de obstrução por *Ascaris*. Notar que não há fator mecânico que justifique a isquemia da alça intestinal. (Veja imagem colorida no encarte.)

micas, deve-se fornecer à criança nutrição parenteral, além dos antimicrobianos de largo espectro para o tratamento da infecção peritoneal. Em geral, após 2 a 4 semanas, o trânsito intestinal da criança pode ser restabelecido.

Peritonite Granulomatosa por *Ascaris lumbricoides*

Constitui um processo inflamatório da cavidade peritoneal, decorrente de ovos e restos de vermes adultos mortos. Macroscopicamente, observam-se nódulos esbranquiçados esparsos no peritônio parietal ou visceral ou aglomerados maiores, formando massa pseudotumoral que pode conter pus ou restos de vermes adultos mortos no interior. Microscopicamente, as lesões consistem em reação crônica do tipo granulomatoso ao redor de restos de ovos de *Ascaris*.

A reação granulomatosa no peritônio ocorre pela passagem de ovos e vermes adultos do interior do intestino para a cavidade peritoneal[11]. Experimentações em porcos demonstraram que a injeção de ovos de *Ascaris* na cavidade peritoneal produz alterações histológicas idênticas às da peritonite granulomatosa em humanos. Por outro lado, os ovos colocados em cavidade peritoneal de ratos não se desenvolvem até a forma larvárea ou adulta. Dessa forma, conclui-se que os ovos e os vermes adultos atingem a cavidade peritoneal através de perfurações da parede intestinal, causadas pelo próprio parasita, por enterite, febre tifoide ou traumas. No ato cirúrgico para a remoção da massa pseudotumoral, os locais de perfuração não são identificados. Outra explicação seria a de que apenas o verme adulto atingiria a cavidade peritoneal e, nesse local, eliminaria os ovos.

As crianças com esse tipo de complicação apresentam infestação de grande intensidade, anorexia, desnutrição, dor abdominal, hepatoesplenomegalia, ascite, distensão abdominal e massa palpável, às vezes confundida com o próprio bolo de vermes. O hemograma demonstra acentuada eosinofilia. O diagnóstico diferencial inclui tuberculose peritoneal, linfoma e coccidioidomicose. O diagnóstico definitivo é feito apenas pelo exame histológico da lesão.

O tratamento consiste em remoção cirúrgica da massa e posteriormente tratamento clínico da parasitose.

Ascaridíase Biliar e Pancreática

A migração de vermes, principalmente fêmeas, para as vias biliares e para o ducto pancreático é mais frequente em crianças do que em adultos, motivada pelo aumento da mobilidade dos vermes. A entrada na via biliar pode provocar inicialmente colangite aguda ascendente pela introdução de grande quantidade de bactérias. Evolutivamente, se houver a migração dos vermes para dentro do parênquima hepático, podem-se formar abscessos ou granulomas. Em geral, ocorre a morte e a desintegração dos parasitas com a liberação de ovos e debris, que constituem núcleos para formação de cálculos. Outra possibilidade é a migração para o ducto pancreático principal, causando pancreatite aguda.

A sintomatologia é provocada pela ação mecânica da presença dos vermes, pela reação alérgica do fígado e pela infecção resultante das bactérias intestinais que migram junto com os vermes[12]. Consiste em dores no hipocôndrio direito, cólica biliar e vômitos, com eliminação de vermes pelo ânus ou pela boca. A presença de febre, icterícia, dor à palpação no hipocôndrio direito e vesícula biliar palpável pode sugerir o diagnóstico de colangite aguda. Finalmente, em crianças com abscesso hepático, pode haver hematêmese ou melena por hemobilia. O exame físico demonstra comprometimento do estado geral, desnutrição, anemia e hepatomegalia, podendo-se às vezes palpar nódulos na superfície do fígado.

Os exames laboratoriais confirmam comprometimento sistêmico e infecção, com anemia, neutrofilia e eosinofilia, além de aumentos discretos dos níveis sanguíneos de bilirrubinas, enzimas hepatocelulares (transaminases) e canaliculares (gamaglutamiltranspeptidase) e de amilase em casos de pancreatite[12]. A confirmação do diagnóstico é feita pela USG, exame que define a presença dos vermes na via biliar ou no ducto pancreático, a formação de abscessos hepáticos (Figura 26.3) e as alterações do parênquima pancreático sugestivas de pancreatite, principalmente edema e aumento de volume da glândula. Outros exames de imagem, como tomografia computadorizada (TC) e ressonância magnética (RM), tornam-se dispensáveis, dada a eficácia da USG.

O tratamento dos casos não complicados consiste em sondagem nasogástrica de alívio, hidratação parenteral, administração endovenosa de analgésicos, antiespasmódicos e antibióticos e, finalmente, administração de anti-helmínticos à semelhança do tratamento da obstrução intestinal. A maioria das crianças apresenta boa resposta a essas medidas, sendo o tratamento cirúrgico necessário em poucos casos.

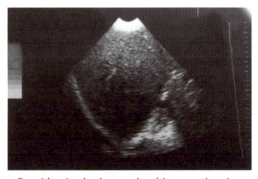

Figura 26.3 Ultrassonografia evidenciando abscesso hepático com *Ascaris*.

Nos casos de ausência de melhora clínica, pode-se indicar a colangiografia endoscópica para a confirmação dos vermes na via biliar e a retirada com pinça endoscópica apropriada. Do mesmo modo, em casos de pancreatite aguda, recomenda-se a pancreatografia endoscópica e a retirada dos vermes (Figura 26.4). Finalmente, se houver sinais clínicos de toxemia, deve-se indicar laparotomia para exploração das vias biliares.

Após a abertura da cavidade, palpa-se cuidadosamente a superfície convexa do fígado para pesquisa de abscessos hepáticos. Após a retirada da vesícula biliar, introduz-se cateter no ducto cístico para realização de colangiografia intraoperatória. O hepatocolédoco mostra-se, em geral, dilatado, com vermes no interior como imagens em negativo (Figura 26.5). Os vermes devem ser retirados por coledocotomia (Figura 26.6) e a via biliar drenada com dreno de Kherr, sendo prudente a realização de nova

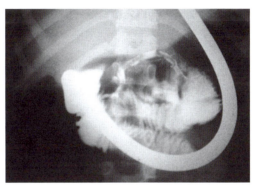

Figura 26.4 Pancreatografia endoscópica. Ducto pancreático principal com imagem em negativo indicativa da presença de *Ascaris*.

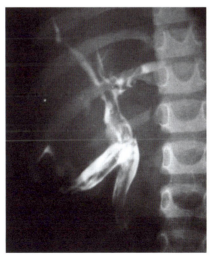

Figura 26.5 Colangiografia intraoperatória. Dilatação de vias biliares com imagens em negativo de *Ascaris* no interior do hepatocolédoco.

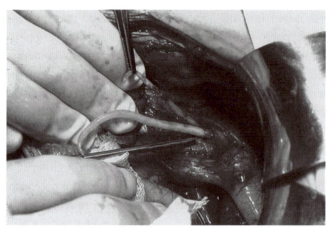

Figura 26.6 Aspecto cirúrgico da retirada de *Ascaris* do interior do colédoco. (Veja imagem colorida no encarte.)

colangiografia antes do fechamento da parede abdominal, para se assegurar de que não restaram vermes na via biliar intra-hepática. Se houver abscessos no parênquima hepático, devem ser drenados, tendo-se o cuidado de retirar os vermes do interior[13].

INFESTAÇÃO POR *ENTEROBIUS*

Estima-se que cerca de 1 bilhão de pessoas estejam infestadas pelo *Enterobius vermicularis*, nematelminto da família *Oxyuridae*[14]. É um parasita de corpo com formato filiforme, com a extremidade posterior mais afilada do que a anterior e revestimento externo constituído por uma cutícula branca e brilhante. O corpo da fêmea mede cerca de 8 a 12 mm, enquanto o do macho mede entre 2 e 5 mm. A parasitose distribui-se em todo o planeta, sendo mais comum em regiões temperadas.

O único hospedeiro definitivo do *Enterobius vermicularis* é o homem e os vermes adultos localizam-se preferencialmente no ceco, embora também habitem o colo ascendente, o apêndice cecal e o reto. Após a fecundação, as fêmeas adultas migram do ceco para o ânus, principalmente à noite, onde se rompem, liberam os ovos e morrem. Esses ovos contendo embriões no interior, cerca de 6 horas depois, podem infestar um novo hospedeiro.

A presença das fêmeas no ânus e no períneo provoca intenso prurido na região. Assim, o homem pode levar os ovos à boca, que, uma vez ingeridos, liberarão as larvas que se transformarão em vermes adultos ao nível do ceco. Por outro lado, as larvas liberadas no reto ou na região perianal podem migrar para o ceco e se transformar em vermes adultos. Outros indivíduos podem ser infestados ao ingerir alimentos ou poeira contaminados com os ovos.

O principal sintoma da infestação por *Enterobius* é o prurido anal causado pela presença dos vermes na região perianal. Outros sintomas relacionados a esse fato são dores abdominais em cólica e tenesmo. Os vermes podem causar também proctites e colites com ulcerações e sangramentos, abscessos ou fístulas perianais[15]. O exame clínico nada detecta, a não ser a inspeção do períneo, que pode revelar a presença dos vermes. No Setor de Cirurgia do Instituto da Criança do HC-FMUSP, uma criança examinada com distensão abdominal, dores em cólica e ausência de evacuações, sugestivos de abdome agudo, a simples inspeção do períneo revelou imensa quantidade de vermes na região perineal. O diagnóstico da parasitose pode ser confirmado pelo exame de fezes, *anal swab* ou pelo exame do esfregaço vaginal.

A principal afecção cirúrgica relacionada com o *Enterobius* é a apendicite aguda, fato descrito desde 1907[16]. No entanto, a correlação entre a presença do verme e a inflamação aguda do apêndice ainda não está bem estabelecida. Sabe-se que o encontro do parasita ocorre em 7% de todos os apêndices ressecados[16] e que a presença do verme na luz ou no interior da mucosa do apêndice não causa obrigatoriamente reação inflamatória. Também não é raro encontrar formas imaturas de ovos no interior da parede do intestino ou do apêndice cecal[17]. Outras afecções relacionadas com o *Enterobius vermicularis* são as balanopostites, as vulvovaginites e a inflamação aguda do útero e das trompas[18-20].

EQUINOCOCOSE

Os cistos hidáticos, produzidos pelo *Echinococcus granulosus* em pulmões, fígado, cérebro, cavidade peritoneal e ossos, são mais frequentes em crianças do que em adultos. Outras localizações mais raras na criança são baço, coração, pâncreas, rins, órgãos pélvicos e glândulas salivares. A doença é mais frequente em adultos jovens, sendo endêmica no sul da América do Sul, na Austrália, na Nova Zelândia e nos países da bacia do Mediterrâneo, onde existe grande número de cães e carneiros. No Brasil, é particularmente presente no Rio Grande do Sul, em razão do grande rebanho bovino e ovino[13].

O ciclo de vida do parasita inicia-se quando o carneiro ou o boi ingerem ovos presentes em fezes dos cães. Os cistos hidáticos contendo larvas formam-se em vários órgãos do animal, que, depois de morto, será ingerido pelo cão. Neste último, o verme completa seu ciclo de vida. O homem contamina-se ao ingerir alimentos infectados por ovos oriundos de cães infestados. As larvas presentes no intestino do homem são conduzidas até o fígado pelo sistema porta, formando os cistos hidáticos. Algumas larvas podem escapar do fígado, sendo filtradas no pulmão para formar outros cistos, ou mesmo cair na circulação arterial e se disseminar para diferentes órgãos[21,22], principalmente para os do sistema nervoso central[23-26].

Habitualmente, os cistos pulmonares produzem poucos sintomas, a não ser que ocorra infecção secundária com formação de abscesso ou ruptura em brônquio, produzindo expectoração abundante, febre e manifestações alérgicas. Os cistos hepáticos podem provocar obstrução biliar, colangite ou hipertensão portal. Finalmente, pode ocorrer ruptura dos cistos hepáticos ou esplênicos em peritônio livre, dando origem a abdome agudo[13].

O diagnóstico laboratorial é feito por reação sorológica específica, reação por *imunoblot* e ELISA. Os exames de imagem confirmam a presença do cisto e o tratamento baseia-se em remoção cirúrgica em conjunto com administração de anti--helmíntico específico – albendazol e praquizantel.

AMEBÍASE

A *Entamoeba histolytica* acomete aproximadamente 10% da população mundial, sendo que, desse total, apenas 2 a 8% apresentam o sintoma mais comum da parasitose, a diarreia. As más condições de higiene em zonas urbanas e rurais, o aumento do número de viajantes e as más condições de higiene de homossexuais são os principais fatores responsáveis pela manutenção da alta incidência da amebíase também em países do primeiro mundo. Estima-se que 5% da população dos Estados Unidos, 2% dos viajantes e 20% dos homossexuais estejam contaminados pela *Entamoeba histolytica*[5].

O parasita habita o intestino humano e vive como comensal, não causando sintomas. No entanto, a forma trofozoíta apresenta mobilidade e capacidade de invadir a parede intestinal, causando desde discretas ulcerações da mucosa até extensas necroses da parede intestinal, sangramento retal[27], perfuração do colo e óbito[28,29]. A penetração dos parasitas no sistema porta causa o abscesso hepático, que constitui a manifestação extraintestinal mais comum da amebíase[30,31]. Finalmente, a ameba pode produzir lesões cutâneas de coloração vinhosa, com margens elevadas e endurecidas e formação de pus no centro.

A maioria dos pacientes acometidos por colites amebianas apresenta boa resposta ao tratamento clínico. As formas fulminantes da colite amebiana ocorrem em aproximadamente 3% dos casos. Nestes, a ocorrência de perfuração intestinal e peritonite eleva a mortalidade para 40 a 100%, segundo diferentes publicações. O tratamento cirúrgico baseia-se na ressecção do colo e na ileostomia[32].

DOENÇA DE CHAGAS

Aproximadamente 10% dos indivíduos infestados pelo *Trypanosoma cruzi* desenvolvem doença no aparelho digestivo. O achado anatomopatológico mais importante é a destruição dos plexos intramurais de Meissner e Auerbach no esôfago e no colo, resultando em alterações dos movimentos peristálticos, dilatação dessas vísceras e o quadro final de megaesôfago ou megacolo (Figura 26.7). O pico de incidência ocorre em adultos jovens, sendo raramente encontrados em crianças maiores ou adolescentes[33].

O tratamento do megaesôfago chagásico consiste na esofagomiotomia à Heller associado à confecção de válvula antirrefluxo, por laparotomia[33] ou videolaparoscopia[34]. O tratamento do megacolo consiste em abaixamento do colo com ressecção de todo o segmento dilatado.

TENÍASE

A *Taenia saginata* é um parasita de corpo alongado e achatado, adquirido pelo homem ao ingerir carne bovina crua ou malcozida. As complicações cirúrgicas da *Taenia saginata* são muito raras, se forem consideradas a distribuição universal dessa parasitose e a alta incidência em determinadas áreas endêmicas, em que chega a atingir até 10% da população. A presença dos parasitas na luz intestinal causa discreta reação inflamatória ou imunológica, pelo contato com a mucosa. No entanto, foram relatados em adultos casos de obstrução do íleo terminal e perfuração intestinal[35]. O acúmulo de vermes no íleo terminal é responsável pelo edema e pela inflamação da mucosa e da válvula ileocecal, o que pode causar oclusão intestinal.

OUTRAS PARASITOSES

O *Angiostrongylus costaricensis*, nematelminto descrito pela primeira vez em 1971, na Costa Rica[36], atinge particularmente crianças em idade pré-escolar e esco-

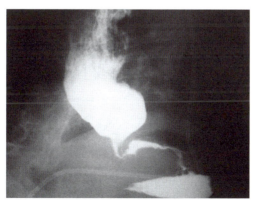

Figura 26.7 Radiografia contrastada de esôfago e cárdia. Acentuada dilatação do esôfago e imagem de afilamento distal sugestivo de megaesôfago. História clínica e exames laboratoriais confirmaram a etiologia chagásica.

lar. Os hospedeiros definitivos são, em geral, o rato e outros roedores, sendo que alguns moluscos constituem os hospedeiros intermediários. O homem pode adquirir a parasitose ao ingerir alimentos crus, principalmente verduras, contaminados com as secreções dos moluscos ricas em larvas. Pelo fato de ser hospedeiro acidental no homem, as larvas não se desenvolvem completamente, podendo, eventualmente, eliminar ovos.

No aparelho digestivo humano, o parasita localiza-se, em geral, no íleo terminal, no apêndice cecal, no ceco e no colo ascendente, e pode causar apendicite aguda isolada. Ao penetrar na parede intestinal, o parasita causa processo inflamatório que se estende até o mesentério, em que causa acentuada reação inflamatória. Os pacientes acometidos apresentam febre prolongada, dor nos quadrantes inferiores do abdome, perda de peso, anorexia, vômitos e, ocasionalmente, diarreia. O exame físico revela emagrecimento e massa palpável no abdome inferior. Os exames laboratoriais revelam eosinofilia acentuada, sendo que não se identifica o parasita nos exames de fezes, pois os vermes permanecem na parede intestinal e no mesentério. Os testes sorológicos não são conclusivos[37].

O processo inflamatório intestinal pode acarretar estenose da luz ou perfuração em peritônio livre, em consequência de trombose dos vasos da parede intestinal, sendo que, frequentemente, esses fenômenos coexistem. Assim, a única forma de diagnóstico da moléstia é o exame anatomopatológico das peças cirúrgicas resultantes de ressecções de segmentos intestinais com estenose, perfuração ou processo inflamatório. Observa-se na parede intestinal e no mesentério intenso processo inflamatório rico em eosinófilos, com células gigantes multinucleadas e granulomas de corpo estranho.

A paracoccidioidomicose, doença granulomatosa descrita pela primeira vez em 1908, é causada pelo fungo dimórfico *Paracoccidioides brasiliensis,* que causa infecção crônica caracterizada por acometimento pulmonar inicial, que pode ser seguido por disseminação pela via linfática ou hematogênica para outros órgãos, como cérebro, intestino, baço, pâncreas e ossos.

O fungo é adquirido pelo homem por meio do ar inalado, podendo ser implantado de forma traumática em pele ou mucosas. As manifestações clínicas da doença incluem anorexia, febre, perda de peso, cefaleia e adenomegalia. A forma crônica da doença disseminada com lesão pulmonar corresponde à maioria dos casos, sendo que, em aproximadamente 15% dos pacientes, ocorre acometimento intestinal associado.

Os principais sintomas da doença são dor abdominal, obstipação intestinal, perda de peso, surtos de diarreia e massa abdominal palpável em dois terços dos casos. Quando de acometimento ganglionar predominante, ocorre formação de grandes massas tumorais que podem comprimir o próprio intestino ou as vias biliares, causando icterícia obstrutiva. O diagnóstico é confirmado pela identificação do fungo em exame direto de secreções purulentas oriundas de nódulos fistulados, secreção traqueal ou lavado traqueobrônquico. O exame histopatológico de fragmentos colhidos de biópsias revela a presença dos fungos no interior de granulomas[38].

O tratamento clínico é eficaz, sendo que podem ser necessárias ressecções de segmentos intestinais comprometidos por estenose cicatricial ou massas tumorais.

O *Trichocephalus trichiurus* (também chamado *Trichuris trichiura*) infesta aproximadamente 500 milhões de pessoas em todo mundo. Em zonas endêmicas, atinge principalmente crianças em idade escolar e, em países desenvolvidos, atinge principalmente indivíduos com retardo mental. O parasita é responsável por dores abdominais, colite, prolapso retal e, mais raramente, apendicite aguda, obstrução de colo ou perfuração em peritôneo livre[39]. O tratamento clínico é eficaz em grande parte dos acometidos[40].

A estrongiloidíase, provocada pelo *Strongyloides stercoralis,* acomete mais adultos do que crianças. Os sintomas mais significativos dessa parasitose são diarreia e dores abdominais, embora tenham sido descritos casos de icterícia obstrutiva e duodenojejunite ulcerativa fatal.

A esquistossomose acomete aproximadamente 200 milhões de pessoas em todo o mundo. Na fase inicial, o parasita desenvolve-se no intestino e, em seguida, causa hipertensão portal e sangramento gastrointestinal. Os principais parasitas responsáveis são o *Schistosoma mansoni* e o *S. japonicum,* que causam doença hepática e hipertensão portal, sendo os primeiros presentes na América do Sul. O *S. haematobium,* presente em todo o continente africano e no sudoeste da Ásia, acomete a bexiga urinária, enquanto o *S. mekongi* e o *S. intercalatum* incidem no sudeste da Ásia e na África central.

A esquistossomose hepatoesplênica, em geral, manifesta-se na vida adulta, embora na criança seja observada hepatoesplenomegalia. Outras complicações cirúrgicas citadas são hemorroidas, fissura anal ou supurações perianais. A esquistossomose urinária manifesta-se no início por disúria, hematúria e urgência miccional e, posteriormente, causa extensas lesões em todo o trato urinário.

A paragonimíase pulmonar pode simular tuberculose e, em alguns casos, manifesta-se sob forma de cistos múltiplos no interior do parênquima.

A clonorquíase (*Clonorchis sinensis*) e a fasciolose (*Fasciola hepatica*), em geral, manifestam-se como obstrução biliar e acometem populações do extremo oriente.

A cisticercose cerebral na criança, em geral, manifesta-se como edema cerebral. O diagnóstico é confirmado por reação sorológica específica.

As infestações por filárias afetam cerca de 250 milhões de pessoas em todo o mundo. A elefantíase de membros é pouco usual na criança, embora sejam frequentes inflamações na região escrotal nas fases iniciais da doença. A infestação pelos oncocercos é caracterizada por nódulos que contêm as microfilárias, que podem migrar até os olhos, causando lesão córnea e cegueira.

A leishmaniose visceral (Kalasar) acomete frequentemente crianças entre 1 e 4 anos de idade. No Brasil, 80% dos pacientes são diagnosticados antes dos 10 anos. A característica básica da doença é a grande esplenomegalia sem ascite. A forma cutânea caracteriza-se por lesões crônicas, úlceras cutâneas ou lesões faciais deformantes. É importante o aumento da incidência da doença nos dias de hoje em pacientes infectados pelo HIV[41].

CONCLUSÕES

As complicações cirúrgicas das parasitoses constituem amplo espectro de doenças cuja manifestação clínica depende do órgão acometido. Em virtude da grande frequência das infestações parasitárias em todo mundo, o pediatra deve estar sempre atento para a eventual ocorrência desses problemas e, com base em dados clínicos, direcionar a investigação laboratorial ou por meio de imagens para a confirmação diagnóstica final. Nos dias de hoje assume importância adicional o estudo das parasitoses em pacientes imunodeprimidos e imunossuprimidos, dada a prevalência crescente da síndrome da imunodeficiência adquirida, dos pacientes em tratamento quimioterápico e daqueles submetidos a transplante de órgãos[42].

REFERÊNCIAS BIBLIOGRÁFICAS

1. Blumenthal DS, Schultz MG. Incidence of intestinal obstruction in children infected with Ascaris lumbricoides. Am J Trop Med Hyg. 1975;24(5):801-5.
2. Nagar H. Surgical aspects of parasitic disease in childhood. J Pediatr Surg. 1987;22(4):325-41.
3. Loun JH. Abdominal complications of Ascaris lumbricoides in children. Br J Surg. 1966;53(6):510-6.
4. Salman B. Management of intestinal obstruction caused by ascariasis. J Pediatr Surg. 1997;32(4):585-7.
5. Warren KS. Helmintic diseases endemic in United States. Am J Trop Med Hyg. 1974;23:723-30.
6. Ochoa B. Surgical complications of Ascaridiasis. World J Surg. 1991;15(2):222-7.
7. Wiersma R, Hadley GP. Small bowel volvulus complicating intestinal ascaridiasis in children. Br J Surg. 1988;75(1):86-7.
8. Surendran N, Kumar R, Nassir A. Unusual presentation of patent vitello intestinal duct with round worms emerging from the umbilicus. J Pediatr Surg. 1988;23(11):1061-2.
9. Braga LH, Tatsuo ES, Guimarães JT, Miranda ME, Paixão RE, Teixeira CR, et al. Biliary ascariasis after Roux-en-Y hepaticojejunostomy. J Pediatr Surg. 2000;35(9):1394-5.
10. Gangopadhyay AN, Upadhyaya VD, Gupta DK, Sharma SP, Kumar V. Conservative treatment for round worm intestinal obstruction. Indian J Pediatr. 2007;74(12):1085-7.
11. Mello CMG, Briggs MCF, Venancio ES, Brandão AB, Queiroz Filho CC. Granulomatous peritonites by Ascaris. J Pediatr Surg. 1992;27(9):1229-30.
12. Shanbhogue AK, Fasih N, Surabhi VR, Doherty GP, Shanbhogue DK, Sethi SK. A clinical and radiologic review of uncommon types and causes of pancreatitis. Radiographics. 2009;29(4):100326.
13. Cohen VR, Aun F. Tropical Surgery. Basel: Karger Landes Systems; 1997.
14. Warren KS. Diseases due to helminthes: Introduction. In: Mandel GL, Douglas RGJr, Benett JE, editors. Principles and practices of infectious diseases. New York: Wiley; 1979.

Afecções cirúrgicas causadas por parasitas **399**

15. Stermer E, Sukhotnic I, Shaoul R. Pruritus ani: an approach to an itching condition. J Pediatr Gastroenterol Nutr. 2009;48(5):513-6.
16. Altun E, Avci V, Azatcam M. Parasitic infestation in appendicitis. A retrospective analysis of 660 patients and brief literature review. Saudi Med J. 2017;38(3):314-8.
17. Büning J, Homann N, von Smolinski D, Borcherding F, Noack F, Stolte M, et al. Helminths as governors of inflammatory bowel disease. Gut. 2008;57(8):1182-3.
18. Brady FJ, Wright WT. Studies on oxyuriasis. XVIII. The symptomatology of oxyuriasis as based on physical examination and case histories on 200 patients. Am J Med Sci. 1939;198:367-70.
19. Pearson RD, Irons RP, Irons RP Jr. Chronic pelvic peritonitis due to pinworm Enterobius vermicularis. JAMA. 1981;245(13):1340-1.
20. Snow P, Cartwright G. Enterobius in an unusual location. JAMA. 1978;240(19):2046.
21. Mottaghian H, Mahamouri S, Vaez-Zadek K. A ten year survey of hidatic disease (Echinococcus granulosus) in children. Prog Pediatr Surg. 1982;15:95-112.
22. Azizi E, Horn J, Ariel I, Itzchak Y, Mundel G. Echinococcosis presenting as a supraclavicular mass. Clin Pediatr. 1982;21(6):372-4.
23. Borrie J, Shaw JHF. Hepatobronchial fistula caused by hidatic disease. Thorax. 1981;36(1):25-8.
24. Abbasioun K, Rahmat H, Ameli NO. Computerized tomography in hydatic cyst of the brain. J Neurosurg. 1978;49(3):408-11.
25. Sharma A, Abraham J. Multiple giant hydatic cysts. J Neurosurg. 1982;57(3):413-5.
26. Palmer PES. Diagnostic imaging in parasitic infections. Pediatr Clin North Am. 1985;32(4):1019-30.
27. Kalani BP, Sogani KL. Amoebic rectal bleeding in children. Am J Proctol. 1975;26(2):67-70.
28. Vargas M, Peña A. Toxic amoebic colitis and amoebic colon perforation in children: an improved prognosis. J Pediatr Surg. 1976;11(2):223-5.
29. Spitz L. The surgical management of amoebiasis in children. Br J Surg. 1973;60(8):623-6.
30. Archampong EQ. Peritonitis from amoebic liver abscess. Br J Surg. 1972;59(3):179-81.
31. Sarda AK, Sharma AK, Kapur MM. Intraperitoneal rupture of amoebic liver abscess. Br J Surg. 1989;76(2):202-3.
32. Babb RR, Trollope ML. Acute fulminating amoebic colitis: survival after total colectomy. Gut. 1985;26(3):301-3.
33. Draibe IE, Velhote MCP, Tannuri U, et al. Megaesôfago em crianças: tratamento de nove crianças. In: IX Congresso da Sociedade Brasileira de Cirurgia Pediátrica, Curitiba; 1982.
34. Tannuri ACA, Tannuri U, Velhote MCP, Romão RL. Laparoscopic extended cardiomyotomy in children: an effective procedure for the treatment of esophageal achalasia. J Pediatr Surg. 2010; 45(7):1463-6.
35. Bordon LM. Intestinal obstruction due to Taenia saginata infection: a case report. Am J Trop Med Hyg. 1992;95(5):352-3.
36. Morera P, Cespedes R. Angiostrongylus costaricensis n. sp (Nematoda: Metastrongiloidea), a new lungworm occurring in man in Costa Rica. Rev Biol Trop. 2002;50(2):783-96.
37. Tesh RB, Ackerman LJ, Dietz WH, Williams JA. Angiostrongylus costaricensis in Panama. Prevalence and pathologic findings in wild rodents infected with the parasite. Am J Trop Med Hyg. 1973;22(3):348-56.
38. Tannuri U. Linfadenopatia na criança em cabeça e pescoço. In: Lenine GB, Brescia MG, editores. Cirurgia de cabeça e pescoço: fundamentos para a graduação médica. São Paulo: Sarvier; 2011.
39. Jung RC, Beaver PC. Clinical observations on Trichocephalus trichiura (whipworm) infestation in children. Pediatrics. 1962;8(4):548-51.
40. Lynch DM, Green EA, McFadzean JA, Pugh IM. Trichocephalus trichiura infestation in the United Kingdown and treatment with difertasome. Br Med J. 1972;4(5832):73-6.
41. Kubar J, Marty P, Lelièvre A, Quaranta JF, Staccini P, Caroli-Bosc C. Visceral leishmaniosis in HIV-positive patients: primary infection, reactivation and latent infection. Impact of the CD4+ Tlymphocyte counts. AIDS. 1998;12(16):2147-53.
42. Yadav P, Khalil S, Mirdha BR. Molecular appraisal of intestinal parasitic infection in transplant recipients. Indian J Med Res. 2016;144(2):258-63.

27 Atresia das vias biliares e outras colestases do período neonatal

Marcos Marques da Silva

Após ler este capítulo, você estará apto a:
1. Realizar o diagnóstico precoce das colestases de indicação cirúrgica.
2. Encaminhar precocemente aos centros de cirurgia pediátrica as crianças com atresia de vias biliares, aumentando a chance de sucesso com a cirurgia de Kasai.

INTRODUÇÃO

A atresia de vias biliares (AVB) é a doença hepática cirúrgica mais comum no recém-nascido (RN). Por ser uma doença extremamente agressiva, levando à cirrose biliar em poucas semanas, o diagnóstico precoce é fundamental para o tratamento cirúrgico, que deve ser realizado antes de 12 semanas de vida. Infelizmente, no Brasil, mais da metade dos pacientes são operados após essa idade. O conhecimento da história natural e do diagnóstico é fundamental para todo pediatra.

EPIDEMIOLOGIA

Acomete todas as etnias. A incidência varia de 1:7.000 a 1:23.000 nascidos vivos, com média de 1:10.000 a 1:15.000 nascidos vivos[1].

Já na América do Sul, essa incidência é desconhecida em razão do número de pacientes em que o diagnóstico não chega a ser feito. Segundo o Ministério da Saúde, em 2016 (último dado existente), o número de nascidos vivos foi de 2.857.800, o que significa um número de 285 crianças com AVB que necessitarão de cirurgia e, posteriormente de transplante, representando um custo extremamente elevado para a saúde pública.

PATOGÊNESE

A etiologia da AVB continua controversa. Vários mecanismos têm sido descritos para explicar essa doença, porém nenhum é plenamente aceito. A etiologia viral é a mais aceita, sendo o reovírus[2] tipo 3 o agente etiológico mais comumente associado, porém, outros vírus também são descritos (papiloma vírus, rotavírus do grupo A e citomegalovírus)[2], sendo provavelmente desencadeantes de um mecanismo autoimune levando à destruição das células dos canais biliares.

MANIFESTAÇÕES CLÍNICAS

Como o único fator comprovado de melhor resultado no tratamento da AVB é a precocidade da cirurgia, é preciso centrar esforços no diagnóstico precoce da doença.

A bilirrubina direta aumentada ao nascimento já é descrita como fator de risco para AVB, sendo estudada como marcador mais precoce[3,4].

Toda acolia fecal que persista por mais de 7 dias de vida deve ser investigada e ter afastada a possibilidade de colestase cirúrgica[5].

A doença acomete RN com exame clínico normal ao nascimento e com peso adequado para a idade gestacional. A icterícia é o primeiro e principal sinal clínico, sempre com predomínio de bilirrubina direta. Na maioria dos casos, inicia-se após os 15 dias de vida. A acolia fecal e a colúria instalam-se progressivamente e são persistentes – não ocorre oscilação da coloração das fezes e os níveis de bilirrubina direta (BD) são crescentes, atingindo níveis por volta de 12 a 14 mg/100 mL.

O sinal de alerta para a doença é sempre a acolia fecal persistente. Em alguns países, como Japão, Coreia, Argentina, inclusive o Brasil, tem-se utilizado o cartão com cores das fezes, entregue à mãe na maternidade para auxiliar no diagnóstico precoce. Caso as fezes apresentem cor esbranquiçada, a mãe deverá procurar um especialista para fazer o diagnóstico correto. O cartão de cor das fezes é um método útil e prático e pode ser encontrado na página 29 da Caderneta de Saúde da criança do Ministério da Saúde, 12ª edição (2018).

A associação de níveis aumentados de bilirrubina direta precocemente e a coloração das fezes mostra ser um método efetivo de diagnóstico precoce, principalmente em RN que apresentem cor de fezes intermediárias.

A icterícia, porém, pode ser confundida inicialmente com icterícia fisiológica, incompatibilidade Rh ou com infecções congênitas, que raramente levam à acolia fecal, e mesmo quando ocorre não é persistente. A esplenomegalia ao nascimento também sugere infecção congênita.

Após 8 a 12 semanas de evolução, o fígado já está aumentado, adquirindo consistência endurecida, indicando fibrose e/ou cirrose hepáticas. Na criança não operada ou que não apresenta bons resultados cirúrgicos, há o aparecimento de insuficiência hepática rapidamente progressiva, com hipertensão portal, ascite, varizes de esôfago, prurido e desnutrição de difícil controle. Colangites e surtos de peritonite bacteriana espontânea (PBE) levando à septicemia são as causas mais comuns de óbito nessas crianças.

Acredita-se que existem duas formas clínicas da doença:

1. Tipo perinatal – é a mais comum.
2. Tipo embrionário ou fetal (10 a 35%) – início mais precoce, associado, principalmente, à síndrome da poliesplenia. Na laparotomia não são observados nenhum remanescente dos ductos biliares. Essa forma tem início antes do nascimento e parece ter etiologia distinta das demais.

As malformações isoladas são mais raras, podendo incluir malformações do sistema digestório (estenose duodenal, atresia jejunal, divertículo de Meckel e má rotação intestinal), urinárias[6] e cardíacas. A incidência de malformações associadas é muito variável, com índices de 7,5 a 25%, sendo mais frequente a síndrome da poliesplenia (poliesplenia, ausência de veia cava inferior, veia porta pré-duodenal, má rotação intestinal e *situs inversus*)[7].

Os principais achados do exame físico estão no Quadro 27.1.

EXAMES COMPLEMENTARES

Os exames laboratoriais são inespecíficos: bilirrubinas totais não muito elevadas (8 a 10 mg/dL de BD), enzimas canaliculares (fosfatase alcalina e gama GT) podem ser muito aumentadas, enquanto as enzimas hepatocelulares (AST e ALT) são pouco elevadas (2 a 3 vezes o valor normal).

O diagnóstico definitivo baseia-se na tríade: exame clínico, ultrassonografia (USG) e biópsia hepática percutânea e/ou colangiografia intraoperatória.

A USG é o exame de imagem indicado. Além de afastar outras causas de AVB, como dilatações das vias biliares extra-hepáticas por cisto de colédoco, síndrome do canal comum (tratados no Capítulo 28 – Dilatação congênita das vias biliares), a ausência de vesícula biliar, ainda que não obrigatoriamente em todos casos, é altamente sugestiva da doença. A visualização de uma área triangular ou tubular hiperecogênica localizada cranialmente, junto à bifurcação portal – "o triângulo fibroso"

Quadro 27.1 Principais sinais de colestase neonatal

- Icterícia com predomínio de bilirrubina direta
- Fígado aumentado e endurecido
- Ausência de esplenomegalia ao nascimento
- Acolia fecal persistente
- Colúria

ou *triangular cord* (TC) –, é considerada patognomônica da doença[8] e associada à ausência ou à redução de tamanho da vesícula torna-se mais sensível ao diagnóstico (100%). Em crianças com mais de 12 semanas, a imagem fibrosa confunde-se com a textura do fígado já com acentuado grau de fibrose.

A biópsia hepática percutânea é reconhecidamente o exame mais preciso para a diferenciação entre colestase intra e extra-hepática, com níveis de acurácia de 80 a 97%, como descrito por Zerbini[9] (Figura 27.1).

A colangiografia intraoperatória é útil nos casos em que a espera por resultados de biópsia confiável ou a falta de recursos para mapeamento com radioisótopos mostra-se demorada ou impossível, perdendo-se o tempo ótimo para a cirurgia.

O mapeamento com radioisótopos pode ser usado em casos duvidosos, porém existem falsos-positivos que necessitarão de comprovação na cirurgia.

DIAGNÓSTICO DIFERENCIAL

Nas fases iniciais da doença, quando o quadro clínico ainda não está definido, pode haver dificuldades no diagnóstico de AVB. Os principais diagnósticos diferenciais são[10,11]:

- Infecções congênitas: toxoplasmose, rubéola, citomegalovírus, herpes, sífilis (TORCHS).
- Deficiência de alfa-1-antitripsina: eletroforese de proteína (ausência do pico de alfa-1-globulina). A determinação da atividade sérica de antitripsina, a dosagem específica de alfa-1-antitripsina e a fenotipagem genética fazem o diagnóstico.
- Nutrição parenteral prolongada.
- Fibrose cística.

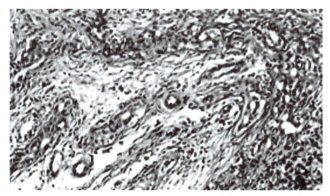

Figura 27.1 Colestase de padrão obstrutivo: área porta expandida por edema, fibrose, proliferação ductal e infiltrado inflamatório com predomínio de neutrófilos. São observados cilindros biliares no lúmen dos ductos neoformados (Masson, X 100). (Veja imagem colorida no encarte.)

- Alguns casos de hepatite transinfecciosa associada à sepse – colangite lenta.
- Hipoplasia de ductos biliares intra-hepáticos associada ou não a síndromes (Alagille): redução do número de ductos biliares interlobulares com relação ao número de ductos/número de áreas portais de 0 a 4 (normal – 0,9 a 1,8). A biópsia por agulha pode ser adequada para o diagnóstico desde que contenha um número mínimo de cinco espaços porta.

Importante notar que têm sido descritos casos de associação de AVB com Alagille, em que pacientes com Alagille apresentam anatomicamente AVB, sendo submetidos à portoenterostoma. Esta associação tem pior prognóstico que a síndrome isolada[12].

TRATAMENTO

O tratamento cirúrgico é indicado imediatamente após o diagnóstico definitivo, sempre com o objetivo de operar o mais precocemente possível, classicamente antes da 12ª semana de vida. Pacientes com idade acima de 12 a 16 semanas devem ser analisados individualmente, pois, como a doença tem intensidade variável, crianças com alterações evidentes do estado geral, com insuficiência hepática (ascite, alterações da coagulação, desnutrição grave, colangite) não se beneficiarão da cirurgia.

Quando existe diagnóstico clínico de AVB, insiste-se que a melhor conduta é a imediata abordagem cirúrgica. A falta de patologista experiente ou cintilografia hepática deve ser substituída pela exploração cirúrgica e colangiografia intraoperatória, levando ao tratamento mais precoce. A presença de vesícula hipoplásica com líquido "água de rocha" no interior já faz o diagnóstico. A colangiografia intraoperatória é positiva quando o contraste injetado por punção na vesícula não contrasta a via biliar intra e extra-hepática[13].

No Instituto da Criança e do Adolescente do HC-FMUSP, preconiza-se a incisão cirúrgica subcostal bilateral[14] (a mesma usada no transplante hepático), que permite melhor exposição e "exteriorização" do fígado (Figura 27.3).

A cirurgia de escolha é a de Kasai, primeiramente descrita no final da década de 1950 e no início da de 1960[15,16], cujos princípios permanecem até os dias atuais:

- Identificação de ductos microscópicos remanescente da árvore biliar extra-hepática presente no hilo hepático – o *porta-hepatis* (Figura 27.4).
- Derivação em Y de Roux – a portoenterostomia (Figura 27.5).

Realiza-se a dissecção ampla do *porta-hepatis*, tendo como limites as bifurcações secundárias das artérias hepáticas e a veia porta[17].

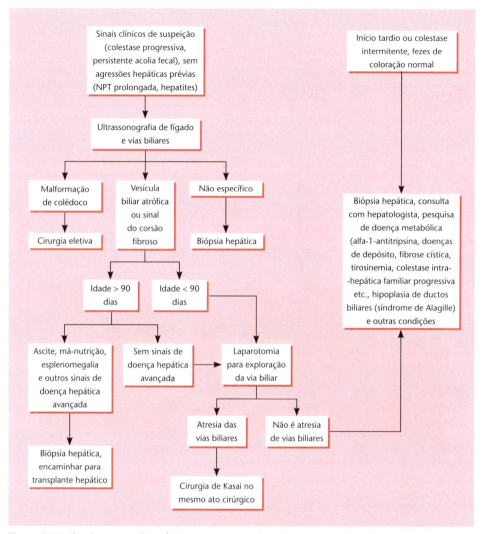

Figura 27.2 Algoritmo para diagnóstico e tratamento de colestase perinatal usado no Instituto da Criança e do Adolescente do HC-FMUSP.

O achado cirúrgico de vesícula biliar não afasta totalmente a doença. É necessário realizar colangiografia intraoperatória por punção da vesícula e observar a contrastação da árvore biliar intra-hepática.

No pós-operatório imediato, deve-se administrar: antibioticoprofilaxia (cefalosporinas endovenosas); ácido ursodesoxicólico (Ursacol®) na dosagem de 15 a 40 mg/kg/dia de 12/12 horas[18] e são administrados via oral tão logo apresentem trânsito intestinal; e corticosteroides – prednisona – 1 mg/kg, em dose única diária.

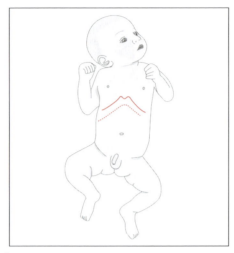

Figura 27.3 Incisão cirúrgica.

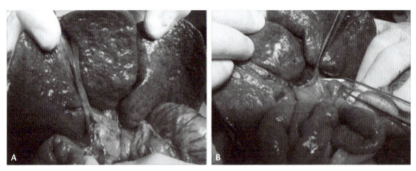

Figura 27.4 (A) Fígado com atresia de vias biliares (notar vesícula atrésica); (B) final da cirurgia com portoenteroanastomose. (Veja imagem colorida no encarte.)

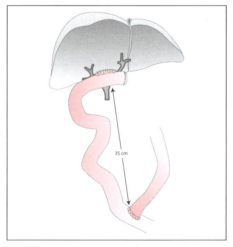

Figura 27.5 Esquema da portoenterostomia preconizada por Kasai.

PÓS-OPERATÓRIO E COMPLICAÇÕES TARDIAS

Os 2 meses subsequentes à cirurgia são fundamentais no resultado, pois é nesse período que a maioria das crianças pode tornar-se anictérica. Se isso não ocorrer, a deterioração da função hepática será rapidamente progressiva e o transplante hepático, a única alternativa restante.

Acompanhamento Ambulatorial

- Controles laboratoriais: dosagens de bilirrubinas, enzimas hepáticas, hemograma e coagulograma, nos 3 primeiros meses de pós-operatório (PO).
- Antibioticoprofilaxia de longa duração, visando a prevenir episódios de colangite. Usa-se sulfametoxazol (SMZ/TMP), na dosagem de 1 mL/kg/dia, por tempo indeterminado.
- Reposição parenteral de vitaminas lipossolúveis com absorção prejudicada para as crianças ictéricas. Podem-se administrar vitaminas injetáveis ou formas hidrossolúveis – vitaminas A, D, E e K.
- Controle de raquitismo: dosagens de Ca e P a cada 6 meses.
- Exame neurológico completo a cada 6 meses.
- Endoscopia digestiva a partir dos 6 meses com esclerose profilática de varizes esofágicas.

No acompanhamento de longo prazo, deve haver atenção às complicações crônicas, como colangites, lagos biliares, hipertensão portal com sangramentos digestivos, desnutrição, *shunts* pulmonares e peritonite bacteriana espontânea.

A colangite pode levar à destruição completa das vias biliares remanescentes em poucas semanas, mesmo em crianças previamente anictéricas. A etiologia é controversa; seria causada pela evolução da própria doença, com surtos de obliteração inflamatória das vias biliares intra-hepáticas, ou complicação infecciosa, provavelmente pela contaminação bacteriana da alça intestinal e colangite ascendente[19]. A colangite típica caracteriza-se por febre, dor à palpação do fígado, aumento dos níveis de bilirrubinas, parada ou diminuição do fluxo biliar e elevação das enzimas hepáticas.

Antibioticoterapia de amplo espectro para Gram-positivos, Gram-negativos e anaeróbios deve ser instituída rapidamente e por longo tempo.

Os lagos biliares são áreas com acúmulo de bile no meio do parênquima hepático que podem infectar, perpetuando um quadro febril. Decorrem da lesão progressiva e da destruição dos ductos biliares intra-hepáticos. O tratamento mais eficaz é a drenagem externa por meio da punção transparieto-hepática.

A hipertensão portal é responsável por várias complicações, como varizes esofagianas e ascite.

A esclerose profilática diminuiu a incidência de sangramento de varizes esofágicas; porém, no longo prazo, ocorre aumento na incidência de sangramento de varizes de fundo gástrico, gastropatia hipertensiva ou, mais raramente, enteropatia hipertensiva[20].

Os betabloqueadores (propranolol) podem ajudar a controlar o sangramento e diminuir a reincidência. Utiliza-se na dose inicial de 0,5 a 1 mg/kg/dia, 2 vezes ao dia, até diminuir a frequência cardíaca em 25%.

O tratamento cirúrgico das varizes sangrantes do esôfago, por meio da anastomose esplenorrenal distal seletiva (cirurgia de Warren), tem sido realizado com pouca frequência, visto que a escleroterapia endoscópica tem resolvido quase a totalidade dos casos. Outra tática alternativa é a utilização da derivação portossistêmica transjugular intra-hepática (TIPS), muito útil como procedimento "ponte", enquanto a criança aguarda o transplante hepático[21].

A ascite ocorre nas fases mais avançadas de insuficiência hepática ou, mais precocemente, quando ocorre trombose da veia porta. Muitas vezes é refratária ao tratamento, notadamente nos casos de insuficiência hepática avançada, com desnutrição acentuada e hiponatremia. As válvulas de Le Veen não têm sido utilizadas em crianças pelos maus resultados. O tratamento da ascite consiste em restrição de sódio na dieta, uso de diuréticos (espironolactona – Aldactone®, na dose de 2 a 3 mg/kg/dia, e furosemida – Lasix®, na dose de 1 a 2 mg/kg/dia).

A incidência de PBE em portadoras de cirrose com ascite é cerca de 30% dos casos[22]. Os sintomas são sugestivos de infecção peritoneal: dor abdominal, febre e alterações da motilidade intestinal. Pode haver PBE sem sintomas específicos, com apenas sinais sistêmicos de infecção e piora abrupta da função hepática (em geral, com aparecimento de encefalopatia hepática) ou renal. O diagnóstico é feito pela clínica e confirmado pela paracentese abdominal. A contagem de polimorfonucleares superior a 250/mm^3 é diagnóstica. Os agentes mais comuns na PBE são aeróbios Gram-negativos (enterobactérias) e *Streptococcus* sp. Os antibióticos usados devem também ter boa penetração no líquido ascítico. Dá-se preferência à cefotaxima ou a outras cefalosporinas, como ceftriaxona e ceftazidima, por pelo menos 5 dias. Como segunda escolha, usam-se os aminoglicosídeos associados a betalactâmicos.

O prurido pode ser incapacitante à criança. Ocorre nas hepatopatias colestáticas pelo aumento dos níveis séricos de sais biliares. Como tratamento paliativo pode-se utilizar a rifampicina (Rifaldin®) na dose inicial de 2,5 mL, 2 vezes ao dia. Tem a desvantagem de criar resistência bacteriana com frequência.

Nos *shunts* pulmonares, as microfístulas pulmonares podem ser muito extensas, a ponto de impossibilitar o transplante hepático futuro. A avaliação do *shunt* arteriovenoso pulmonar faz parte de todo protocolo de transplante hepático.

RESULTADOS

Os resultados cirúrgicos dependem de vários fatores: tipo de *porta-hepatis*, histologia hepática (pacientes com grau mais acentuado de lesão hepática, isto é, com cirrose biliar já instalada, respondem pior à cirurgia) e experiência do serviço em que é realizada a cirurgia. Portanto, o resultado dependerá necessariamente da precocidade do diagnóstico e do encaminhamento para serviço de cirurgia adequado.

A cura da doença com a reversão total da icterícia e da lesão hepática é a meta. Porém, na maioria dos casos, não é possível. Ibrahim et al.[23] relatam que, no período de 1989 a 1994, foram tratadas no Japão 603 crianças com 57,4% de pacientes anictéricos. É importante notar que 10,4% apresentavam a forma "corrigível" da AVB (tipo I da classificação japonesa). A sobrevida em 5 anos foi de 49%. No Ocidente, os resultados são invariavelmente piores do que os do Oriente, principalmente em relação aos japoneses. Várias séries apresentam sobrevida de 10 anos, variando de 14 a 40%[24], enquanto a sobrevida em 20 anos varia de 15 a 21%.

Na América do Sul, o I Inquérito Brasileiro sobre Atresia de Vias Biliares[25] reuniu 609 casos, com 64,9% de drenagem biliar, porém apenas 22,6% tornaram-se anictéricos. O Inquérito também demonstrou grande variabilidade de resultados e condutas cirúrgicas, conforme o serviço, com resultados finais inferiores à literatura.

Na Figura 27.6, estão demonstrados os resultados do Instituto da Criança e do Adolescente do HC-FMUSP (2001-2009).

No período subsequente de 2010 a 2016, com a menor idade na época da cirurgia, foram obtidos melhores resultados, conforme a curva atuária da Figura 27.7.

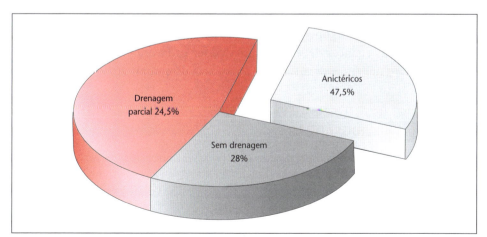

Figura 27.6 Resultados do Instituto da Criança e do Adolescente do Hospital das Clínicas da Faculdade de Medicina da Universidade de São Paulo.

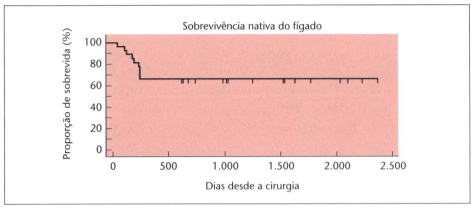

Figura 27.7 Curva atuarial de crianças submetidas à cirurgia de Casai.

CONCLUSÕES

A portoenterostomia na era do transplante hepático[26] é questionada por alguns; porém, está absolutamente estabelecida a importância no tratamento da AVB:

- Número crescente de crianças permanecem anictéricas por longos períodos, sendo que 20 a 25%, eventualmente, não necessitarão de transplante.
- Mesmo quando a criança não fica anictérica, a drenagem biliar parcial na maioria dos casos melhora o estado geral, prolonga a sobrevida e diminui a incidência de óbito na lista de espera.
- Permite adquirir imunidade natural a vírus, como o Epstein-Barr, responsável pela doença linfoproliferativa, uma das complicações mais graves decorrentes da imunossupressão dos pacientes transplantados.
- Permite que as crianças operadas com fluxo biliar adquiram maior peso corpóreo, aumentando as chances de se obter um doador cadavérico e, assim, facilitando o próprio ato operatório com menor incidência de complicações no transplante hepático.

REFERÊNCIAS BIBLIOGRÁFICAS

1. Balistreri WF, Grand R, Hoofnagle JH, Suchy FJ, Ryckman FC, Perlmutter DH, et al. Biliary atresia: current concepts and research directions. Summary of a symposium. Hepatology. 1996;23(6):1682.
2. Tyler KL, Sokol RJ, Oberhaus S, Le M, Karrer FM, Narkewicz MR, et al. Detection of reovirus RNA in hepatobiliary tissues from patients with extrahepatic biliary atresia and choledochal cysts. Hepatology. 1998;27(6):1475-82.
3. Matsui A. Screening for biliary atresia. Pediatr Surg Int. 2017;33(12):1305-13.
4. Goodhue C, Fenlon M, Wang K. Newborn screening for biliary atresia in the United States. Pediatr Surg Int. 2017;33(12):1315-8.

5. Hussein M, Howard ER, Mieli-Vergani G, Mowat AP. Jaundice at 14 days: exclude biliary atresia. Arch Dis Child. 1991;66(10):1177-9.
6. Karrer FM, Hall R, Lilly JR. Biliary atresia and the polysplenia syndrome. J Pediatr Surg. 1991;26(5):524-7.
7. Davenport M, Savage M, Mowat AP, Howard ER. The biliary atresia splenic malformation syndrome. Surgery. 1993;113(6):662-8.
8. Park WH, Choi SO, Lee HJ, Kim SP, Lee SL. A new approach to biliary atresia with emphasis on the ultrasonographic triangular cord sign: comparison of ultrasonography, hepatobiliar y scintilography, and liver needle biopsy in the evaluation of infantile cholestasis. J Pediatr Surg. 1997;32(11):1555-9.
9. Zerbini MC, Gallucci SD, Maezono R, Ueno CM, Porta G, Maksoud JG, et al. Liver biopsy in neonatal cholestasis: a review on statistical grounds. Mod Pathol. 1997;10(8):793-9.
10. Ishak KG, Sharp HL. Metabolic error and liver diseases. In: Macween RN, Anthony PP, et al., editors. Pathology on the liver. 3rd ed. Edinburgh: Churchill Livingstone; 1994.
11. Alagille D. Intrahepatic biliary atresia: hepatic ductular hypoplasia. In: Berenberg SR, editor. Liver diseases in infancy and childhood. Baltimore: Williams & Wilkins; 1976.
12. Fujishiro J, Suzuki K, Watanabe M, Uotani C, Takezoe T, Takamoto N, et al. Outcomes of Alagille syndrome following the Kasai operation: a systematic review and meta-analysis. Pediatr Surg Int. 2018;34(10):1073-7.
13. Andrade WC, Silva MM, Tannuri ACA, Santos MM, Gibelli NEM, Tannuri U. Current management of biliary atresia based on 35 years of experience at a single center. Clinics (Sao Paulo). 2018;73:e289.
14. Maksoud JG, Fauza DO, Silva MM, Porta G, Miura I, Zerbini MC. Management of biliary atresia in the liver transplantation. Era: a 15-year, single-center experience. J Pediatr Surg. 1998;33(1):115-8.
15. Kasai M, Suzuki M. A new operation for "non-correctable" biliary atresia: hepatic portoenterostomy. Syujyutsu. 1959;13:733.
16. Kasai M, Kimura S, Asakura Y, Suzuki H, Taira Y, Ohashi E. Surgical treatment of biliary atresia. J Pediatr Surg. 1968;3:665-71.
17. Endo M, Katsumata K, Yokoyama J, et al. Super extensive dissection of porta hepatis for biliary atresia. J Jpn Soc Pediatr Surg. 1984;20:815.
18. Balistreri WF. Bile acid therapy in pediatric hepatobiliary disease: the role of ursodeoxycholic acid. J Pediatr Gastroeterol Nutr. 1997;24(5):573-89.
19. Davenport M, Howard ER. Macroscopic appearance at portoenterostomy – a prognostic variable in biliary atresia. J Pediatr Surg. 1996;31(10):1387-90.
20. Gonçalves MEP, Cardoso SR, Maksoud JG. Prophylactic sclerotherapy in children with esophageal varices: long-term results of a controlled prospective randomized trial. J Pediatr Surg. 2000;35(3):401-5.
21. Carnevale FC, Caldas JG, Maksoud JG. Transjugular intrahepatic portosystemic shunt in children with Budd-Chiari syndrome: a technical modification and extended followup. Cardiovasc Intervent Radiol. 2002;25(3):224-6.
22. Pinzello G, Simonetti R, Camma C, et al. Spontaneous bacterial peritonitis: a update. Gastroenterol Int. 1993;6:54.
23. Ibrahim M, Miyano T, Ohi R, Salki M, Shiraki K, Tanaka K, et al. Japanese biliary atresia registry, 1989 a 1994. Tohoku J Exp Med. 1997;181(1):85-95.
24. Howard ER, Davenport M. The treatment of biliary atresia in Europe 1969-1995. Tohoku J Exp Med. 1997;181(1):75-83.
25. Maksoud JG, Silva MM. I Inquérito Brasileiro sobre Atresia de Vias Biliares. Anais do XX Congresso Brasileiro de Cirurgia Pediátrica – Recife, Brasil, 10 a 14 de outubro de 1999.
26. Carceller A, Blanchard H, Alvarez F, St-Vi D, Bensoussan AL, Di Lourenzo D. Past and future of biliary atresia. J Pediatr Surg. 2000;35(5):717-20.

28 Dilatação congênita das vias biliares

Uenis Tannuri

> **Após ler este capítulo, você estará apto a:**
> 1. Reconhecer e diagnosticar os tipos de dilatação congênita das vias biliares.
> 2. Entender a fisiopatologia dessas afecções.
> 3. Indicar o exame adequado a ser feito para a confirmação diagnóstica do tipo de doença.
> 4. Orientar o tratamento da afecção.

INTRODUÇÃO

As dilatações congênitas das vias biliares, extra e intra-hepáticas, compreendem um grupo de afecções cuja patogenia, embriologia e tratamento são similares, a despeito de diferenças nos aspectos morfológicos. Sob essa denominação, englobam-se os cistos de colédoco, outras dilatações extra-hepáticas, bem como outro grupo de afecções denominado genericamente de doenças císticas dos ductos intra-hepáticos.

Até a década de 1970, o diagnóstico dessas afecções era feito apenas na vida adulta, quando ocorriam as complicações decorrentes da estase biliar prolongada. A introdução da ultrassonografia (USG) permitiu o diagnóstico mais precoce. Sem dúvida alguma, esse recurso constituiu um espetacular avanço, com melhora expressiva do prognóstico dessas doenças, já que a instituição de um tratamento cirúrgico com a cura definitiva evita a deterioração da função hepática. Outrossim, a evolução da endoscopia e a disponibilidade de fibroscópios modernos, adequados à criança, tornaram possível a realização da colangiopancreatografia retrógrada endoscópica (CPRE) transpapilar, que permitiu a melhor compreensão dos aspectos anatômicos e fisiopatológicos dessas afecções.

CLASSIFICAÇÃO

As dilatações da árvore biliar são classificadas em seis tipos:

1. Cística isolada do hepatocolédoco, classicamente denominada cisto de colédoco.
2. Divertículo do hepatocolédoco, forma rara na qual o calibre da via biliar é normal ou pouco aumentado e há apenas uma formação diverticular.
3. Do colédoco terminal, com saliência para dentro da luz do duodeno, conhecida como coledococele.
4. Cística do hepatocolédoco com dilatação da árvore biliar intra-hepática.
5. Predominante da árvore intra-hepática (corresponde a um dos tipos de doença de Caroli).
6. Cilíndrica ou forma frustra do cisto de colédoco, com ou sem dilatação da via biliar intra-hepática.

Essa classificação é baseada em aspectos puramente morfológicos e é tradicionalmente utilizada; porém tem pouca importância do ponto de vista terapêutico. Na prática, é preferível a denominação genérica de dilatação congênita das vias biliares, em lugar de dilatação cilíndrica, fusiforme, cística ou cisto de colédoco, embora existam diferenças quanto à extensão do acometimento da via biliar. Por outro lado, habitualmente, o comprometimento da via biliar é difuso e não restrito ao colédoco, o que torna o termo cisto de colédoco impróprio, embora muito utilizado. Os tipos mais comuns são o I e o VI.

As doenças císticas congênitas do fígado compreendem um grupo de afecções semelhantes, com manifestação clínica diversa, vários aspectos histopatológicos em comum, mas classificadas de forma um tanto confusa. Incluem-se, nesse caso, as doenças fibrocísticas hereditárias hepatorrenais, a doença hepática cística isolada e os micro-hamartomas biliares (complexo de von Meyenburg).

PATOGENIA

A teoria mais aceita atualmente para explicar o desenvolvimento da dilatação das vias biliares é a proposta por Babbitt[1] a partir dos estudos anatomorradiológicos da junção biliopancreática. Segundo esse autor, a junção anômala do colédoco e do ducto pancreático principal, formando um canal comum longo antes da penetração na parede duodenal, é responsável pela contínua passagem de suco pancreático, rico em fermentos líticos, como a amilase e a tripsina, para o interior das vias biliares, em virtude da maior pressão no interior dos canais pancreáticos. Como consequência, ocorre lesão da parede das vias biliares, destruição da camada muscular com substituição por tecido fibroso e, finalmente, dilatação em intensidades e extensões variáveis. A CPRE pré-operatória demonstra a anomalia da junção coledocopancreática em mais de 80% dos casos de dilatação de vias biliares de crianças e adultos, sendo que essa afecção tem merecido também a denominação de síndrome do canal comum[2,3] (Figura 28.1). Qualquer falha na fase final do crescimento embrionário pode acarretar a persistência de um ducto comum longo, fora do controle dos mecanismos esfincterianos da papila duodenal, cujo resultado é a livre comunicação entre as vias biliar e pancreática[4].

QUADRO CLÍNICO E DIAGNÓSTICO

As dilatações congênitas da via biliar, assim como as atresias de vias biliares, apresentam maior incidência em crianças de descendência oriental, sendo que mais de dois terços dos casos referidos na literatura são provenientes do Japão. O sexo feminino predomina sobre o masculino na proporção de 3 ou 4:1. Embora a doença seja descrita em todas as faixas etárias, em metade dos casos, o diagnóstico é feito durante a primeira década de vida.

A tríade clássica de icterícia, dor no hipocôndrio direito e massa palpável tem sido pouco observada nas crianças com dilatação da via biliar. Na prática, a manifestação clínica mais frequente é surto de dor abdominal não característica, acompanhado ou não de icterícia, habitualmente confundido com hepatite infecciosa. A

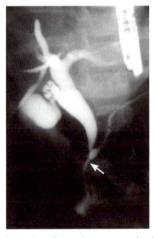

Figura 28.1 Colangiopancreatografia endoscópica demonstrando dilatação cilíndrica do colédoco, o qual se une ao ducto pancreático principal formando um canal comum longo (seta).

icterícia é obstrutiva e evolui de forma intermitente. Podem ocorrer surtos agudos de colangite relacionados à estase biliar. Nas dilatações císticas, particularmente em recém-nascidos (RN) ou lactentes jovens, o primeiro sinal pode ser apenas a massa palpável no hipocôndrio direito. Em alguns casos, ocorre também dor abdominal em faixa, sugestiva de pancreatite, com aumento dos níveis séricos de amilase[5].

O principal exame de imagem para a confirmação do diagnóstico é a USG (Figura 28.2). Nos casos de dilatação cística intra ou extra-hepática, a doença pode ser suspeitada no período pré-natal, por meio da USG materna no último trimestre da gravidez, quando se detecta no feto a presença de cisto intra-abdominal. Nas crianças com icterícia obstrutiva, dor abdominal de origem desconhecida ou naquelas com massa palpável, o diagnóstico é precoce e facilmente realizado pela USG rotineira. O exame revela a dilatação das vias biliares extra-hepáticas, presença de cálculos ou barro biliar e permite a análise da árvore biliar intra-hepática, a visualização de coleções ou cálculos intra-hepáticos, bem como o aspecto da textura do parênquima. Alterações no pâncreas ou outros órgãos, como os rins, devem também ser pesquisadas.

A investigação complementar para confirmar o diagnóstico de síndrome do canal comum, em geral, é desnecessária. Pode ser feita por meio da colangiopancreatografia endoscópica transpapilar ou da colangiografia transparieto-hepática. Esse último exame, indicado apenas nos casos de dilatação da árvore biliar intra-hepática, é pouco utilizado, em virtude de ser um procedimento invasivo. Nas crianças com suspeita de colangite em fase aguda, a CPRE é contraindicada pelo risco de bacteremia. A tomografia computadorizada (TC) e a colangiorressonância confirmam a dilatação das vias biliares intra e extra-hepática (Figuras 28.3 e 28.4). Os exames cintilográficos das vias biliares, utilizando derivados do ácido iminodiacético, atualmente têm pouca utilidade, pois não fornecem imagens detalhadas.

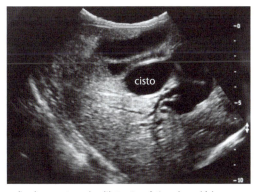

Figura 28.2 Ultrassonografia demonstrando dilatação cística do colédoco.

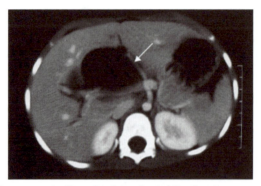

Figura 28.3 Tomografia mostrando dilatação cística da via biliar (seta).

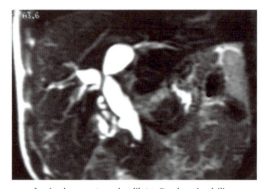

Figura 28.4 Colangiorressonância demonstrando dilatação das vias biliares.

Em casos diagnosticados tardiamente, observam-se cirrose biliar, hipertensão portal, abscesso hepático, litíase e adenocarcinoma de vias biliares. Em poucos casos, a primeira manifestação pode ser quadro abdominal agudo decorrente de rotura da via biliar dilatada e peritonite biliar.

TRATAMENTO

As crises de dor abdominal, principalmente quando houver hiperamilasemia concomitante, devem ser tratadas com hidratação parenteral e analgésicos. Para a correção cirúrgica, a drenagem interna da via biliar, feita por meio da anastomose do ducto hepático com alça jejunal em Y de Roux, é a técnica mais consagrada, pois propicia fácil drenagem de bile em alça exclusa do trânsito intestinal (Figura 28.5). Dessa maneira, evita-se o refluxo de conteúdo intestinal para a árvore biliar, o aumento da pressão intraluminar e a colangite ascendente, além de permitir o

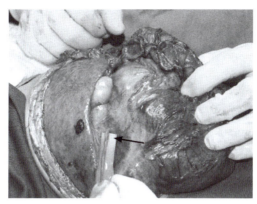

Figura 28.5 Aspecto cirúrgico de grande dilatação cística de colédoco sendo esvaziada. Observar a aspiração da saída de bile (seta). (Veja imagem colorida no encarte.)

total isolamento do ducto pancreático principal em relação ao sistema biliar, o que previne futuros surtos de pancreatite[6-8].

Nos casos de abdome agudo, graças à perfuração espontânea da via biliar dilatada, recomenda-se apenas a limpeza da cavidade peritoneal com a drenagem externa, até que ocorra a melhora das condições gerais da criança, quando o tratamento definitivo poderá ser efetuado.

Os outros tipos raros de dilatação das vias biliares devem ser tratados de acordo com as características anatômicas. O tipo II (divertículo do hepatocolédoco) deve ser tratado com ressecção do divertículo, e se a via biliar extra-hepática demonstrar algum grau de dilatação, deve-se proceder à hepatojejunostomia. Para o tipo III, o melhor tratamento é a marsupialização da coledococele para dentro da luz duodenal, junto com papilotomia, com o objetivo de promover melhor drenagem biliar. Nos casos de dilatação acentuada da via biliar intra-hepática, muitas vezes não ocorre drenagem adequada dos lagos biliares intraparenquimatosos, apesar da hepatojejunostomia, persistindo estase biliar, formação de cálculos intra-hepáticos e colangite. Nesses casos, indica-se ressecção dos segmentos ou lobo hepático mais acometido. Em pacientes com hipertensão portal, o sangramento das varizes esofagianas pode ser controlado pela esclerose endoscópica das varizes ou cirurgia de derivação esplenorrenal distal[9]. Em trabalho recente, em que se relata a experiência de grande número de casos, demostrou-se que nos dias de hoje, para o diagnóstico e a definição de conduta nas crianças com dilatação congênita das vias biliares, apenas a ultrassonografia é suficiente, sendo dispensáveis outros exames de imagem[10]. Finalmente, nos casos de cirrose biliar com falência hepática irreversível, indica-se o transplante hepático[11].

DOENÇAS CÍSTICAS CONGÊNITAS DO FÍGADO

São afecções que decorrem de malformações da placa ductal. Distúrbios nos processos de diferenciação ou remodelagem dos elementos da placa ductal levam à formação de ductos biliares intra-hepáticos dilatados[12] (Figura 28.6). A doença pode ser localizada em um segmento ou lobo hepático, ou distribuir-se difusamente em todo o parênquima. O quadro clínico é variável e depende do efeito do volume do cisto, da hipertensão portal e dos surtos de colangite.

Entre essas afecções, as mais importantes são as doenças fibropolicísticas do fígado, que apresentam as seguintes características:

- Hereditariedade.
- O fígado apresenta cistos derivados de ductos biliares intraparenquimatosos dilatados.
- Em geral, os rins são acometidos por cistos de diversos tamanhos.

Enquadram-se nesse grupo a fibrose hepática congênita e a doença de Caroli.

Fibrose Hepática Congênita

Trata-se de afecção hepática cuja característica histológica principal é a presença de bandas de colágeno que circundam os lóbulos hepáticos, sem alteração dos hepatócitos, caracterizando, assim, um tipo de fibrose não cirrótica. As bandas fibrosas no parênquima contêm ductos biliares bem formados, alguns com bile no interior. Os ramos arteriais são normais ou hipoplásicos, enquanto as veias apresentam calibre reduzido. Nos espaços-porta, não há reação inflamatória característica

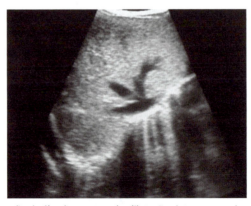

Figura 28.6 Ultrassonografia do fígado mostrando dilatações intraparenquimatosas das vias biliares.

e os ductos intra-hepáticos podem se apresentar dilatados ou com cálculos no interior, o que predispõe a surtos de colangite. Em crianças de mais idade, pode ocorrer hipertensão portal por fibrose do parênquima hepático e defeito congênito próprio dos ramos portais principais. A doença também é denominada fibroadenomatose biliar ou fibroangioadenomatose biliar.

O acometimento renal habitualmente está associado sob forma de displasia do parênquima, múltiplos cistos do tipo adulto ou doença cística medular (nefronoftise). Outras anomalias cardiovasculares podem estar associadas, como cardiopatias congênitas ou aneurismas no cérebro, no baço, nos rins ou no próprio fígado. Excepcionalmente, a doença ocorre de forma isolada, mas habitualmente é transmitida por gene autossômico recessivo. A presença concomitante de dilatação das vias biliares intra ou extra-hepáticas constitui uma peculiaridade da moléstia e leva à confusão diagnóstica com as outras formas de dilatação da via biliar, embora existam descrições de "associação" de fibrose hepática congênita com doença de Caroli ou cisto de colédoco.

Clinicamente, as crianças apresentam-se com hepatoesplenomegalia e o primeiro sintoma habitualmente é constituído pelo sangramento das varizes do esôfago, decorrente da hipertensão portal. Icterícia obstrutiva pode surgir em virtude de cálculos em via biliar. Tardiamente, podem ocorrer neoplasias malignas representadas pelo carcinoma hepatocelular ou colangiocarcinoma.

O diagnóstico é feito por meio da TC e da biópsia hepática por punção. A USG é útil para a pesquisa de dilatações da via biliar e de acometimento renal.

Os exames hematológicos demonstram função hepática normal e apenas alterações dos níveis de bilirrubinas ou fosfatase alcalina, caso haja icterícia obstrutiva. Em casos de acentuada esplenomegalia, pode-se observar hiperesplenismo com trombocitopenia.

O tratamento deve ter como objetivo o controle da hemorragia das varizes do esôfago por meio da esclerose endoscópica ou, na eventualidade de ineficácia deste procedimento, cirurgia para descompressão seletiva das veias esofagocardiotuberositárias (derivação esplenorrenal distal). O prognóstico da fibrose hepática congênita depende do controle adequado da colangite e da função renal. A primeira, relacionada à estase biliar, pode ser responsável pela deterioração da função hepatocelular e pelo óbito. Deve ser clinicamente tratada com antibióticos e agentes coleréticos, como o ácido deidrocólico e o ursodesoxicólico. Quando há dilatação da via biliar extra-hepática, recomenda-se anastomose biliodigestiva e, nos casos de falência hepática em fase terminal, a última opção terapêutica é o transplante de fígado. Da mesma forma, nos casos de insuficiência renal em fase irreversível, indica-se o transplante de rim.

Doença de Caroli

Foi descrita em 1968 como uma afecção congênita com herança autossômica recessiva predominante no sexo feminino, na qual ocorrem caracteristicamente dilatações saculares dos ductos biliares intra-hepáticos, com zonas de estenose, formando-se lagos biliares, com ou sem dilatação concomitante da via biliar extra-hepática. Evolutivamente, os pacientes apresentam surtos graves de colangite, com formação de abscessos e cálculos intra-hepáticos, mesmo após cirurgia de drenagem da via biliar extra-hepática.

Posteriormente, foram identificadas outras formas de dilatação da via biliar como sendo doença de Caroli e estabeleceu-se que a doença seria uma afecção intermediária entre a dilatação cística da via biliar e a doença cística do fígado[13].

Atualmente, sabe-se que o termo designa, na verdade, quatro tipos diferentes de afecção:

1. Qualquer dilatação isolada da via biliar intra-hepática, mesmo com pouco significado clínico.
2. Dilatação congênita da via biliar em consequência de malformação da placa ductal, com doença renal policística (equivalente à fibrose hepática congênita).
3. Qualquer tipo de dilatação difusa da via biliar, sem lesão parenquimatosa, em que existe predomínio do acometimento da árvore biliar intra-hepática.
4. Formas mais graves de dilatação da via biliar intra-hepática, localizadas ou difusas, com formação de lagos biliares, colangite, abscesso hepático e lesão hepatocelular, com ou sem dilatação da via biliar extra-hepática.

Cistos Hepáticos Isolados sem Acometimento Renal

A doença hepática policística é uma afecção transmitida por herança dominante e o cisto hepático solitário não é hereditário. Esse último apresenta revestimento interno por epitélio colunar, o que sugere ser originário de dilatação de ducto biliar intra-hepático.

Micro-hamartomas dos ductos biliares (complexo de von Meyenburg) constituem lesões pequenas, múltiplas, em geral assintomáticas e achadas acidentalmente em necropsia. Podem ocorrer no fígado normal ou em associação com fibrose hepática congênita ou outras formas de dilatação cística da via biliar intra-hepática. Observa-se um estroma fibroso maduro contendo ductos biliares em número variável, moderadamente dilatados, revestidos internamente por epitélio cuboidal e com bile espessa no interior. O aspecto histológico muitas vezes é semelhante ao das formas graves e precoces da atresia das vias biliares. Estudos recentes demonstram que esses ductos se comunicam com a árvore biliar principal, sugerindo uma origem não neoplásica, e sim decorrente de malformação da placa ductal primitiva.

CONCLUSÕES

As dilatações congênitas das vias biliares constituem um grupo de doenças cujo diagnóstico tem sido feito na criança por meio da USG abdominal. O tratamento de modo geral é cirúrgico e consta de derivação bileodigestiva para promover a livre drenagem da bile, separada da via pancreática. A cirurgia promove a cura da doença. Se o tratamento for inadequado, poderão ocorrer alterações do parênquima hepático, cirrose biliar e evolução para insuficiência hepática, com necessidade de transplante de fígado.

REFERÊNCIAS BIBLIOGRÁFICAS

1. Babbitt DP, Starshak RJ, Clen AR. Choledochal cyst: a concept of etiology. Am J Roentgenol Radium Therap Nucl Med. 1973;119:57-62.
2. Ono J, Sakoda K, Akita H. Surgical aspect of cystic dilatation of the bile duct: an anomalous junction of the pancreatobiliary tree in adults. Ann Surg. 1982;195(2):203-8.
3. Okada A, Ogushi Y, Kamata S, Ikeda Y, Kawashima Y, Saito R. Common channel syndrome – diagnosis with endoscopic retrograde cholangio-pancreatobiliary and surgical management. Surgery. 1983;93(5):634-9.
4. Wong KC, Lister J. Human fetal development of hepatopancreatic junction – a possible explanation of congenital dilatation of the biliary tract. J Pediatr Surg. 1981;16(2):139-42.
5. Stringel G, Filler RM. Fictitious pancreatitis and choledochal cyst. J Pediatr Surg. 1992;17(4):359-61.
6. Ayoub A, Tannuri U, Gonçalves MEP, et al. Síndrome do canal comum e dilatação da via biliar na criança. In: Anais do 13º Congresso Brasileiro de Cirurgia Pediátrica. São Paulo; 1990.
7. Reding R, Claus D, Kestens PJ, Otte JB. La dilatation congenitale de la voie biliare principale. A propos de 16 observations. Chir Pediatr. 1987;28(3):145-50.
8. Yamataka A, Kato Y. Choledocal cyst. In: Puri P, Höllwarth M, editors. Pediatric Surgery: Diagnosis and Management, Berlin: Springer Verlag Berlin Heidelberg; 2009.
9. Gibelli NE, Tannuri U, de Pinho-Apezzato ML, Tannuri AC, Maksoud-Filho JG, Velhote MC, et al. "Rex shunt" for the treatment of portal vein thrombosis after pediatric liver transplantation: a case report. Transplant Proc. 2009;41(3):955-6.
10. Tannuri ACA, Hara LAA, Paganoti GF, Andrade WC, Tannuri U. Choledochal cysts in children: how to diagnose and operate on. 2019. [no prelo].
11. Tannuri U, Velhote MC, Santos MM, Gibelli NE, Ayoub AA, Maksoud-Filho JG, et al. Pediatric liver transplantation: fourteen years of experience at the children institute in São Paulo, Brazil. Transplant Proc. 2004;36(4):941-2.
12. Piccioli DA, Witzleben CL. Cystic diseases of the liver. In: Suchy FJ. Liver disease in children. St Louis: Mosby; 1994.
13. Barnes J, Polo J, Sanabia J, Garcia-Sabrido JL, Gomez-Lorenzo FJ. Congenital cystic dilatation of the intrahepatic bile ducts (Caroli's disease): report of a case and review of the literature. Surgery. 1979;85(5):589-91.

29 | Hipertensão portal e abscesso hepático

Nelson Elias Mendes Gibelli

> **Após ler este capítulo, você estará apto a:**
> 1. Avaliar as diferentes causas de hipertensão portal e abscesso hepático na criança.
> 2. Reconhecer as manifestações clínicas e interpretar os exames diagnósticos.
> 3. Avaliar as complicações e indicar as opções de tratamento e prognóstico.

HIPERTENSÃO PORTAL

Introdução

A hipertensão portal é definida como a síndrome caracterizada por algum grau de obstrução ao fluxo sanguíneo no território portal, levando ao aparecimento de circulação colateral portossistêmica, com formação de varizes esofágicas e hemorragia digestiva[1].

Epidemiologia

As principais causas de hipertensão portal na criança estão expostas no Quadro 29.1. A atresia das vias biliares (AVB) constitui a principal causa de hipertensão portal na criança. Mesmo as crianças portadoras de AVB submetidas à cirurgia de Kasai (portoenteroanastomose) com sucesso e drenagem efetiva de bile apresentam hipertensão portal e varizes em maior ou menor grau durante a evolução. A

Quadro 29.1 Causas de hipertensão portal na criança

Bloqueio pré-hepático
- Trombose da veia porta/transformação cavernomatosa da veia porta
- Trombose da veia esplênica

Bloqueio intra-hepático
- Pré-sinusoidal
  - Cirrose
  - Fibrose hepática congênita
  - Esquistossomose
  - Esclerose hepatoportal
- Pós-sinusoidal
  - Cirrose
  - Doença veno-oclusiva

Bloqueio pós-hepático
- Insuficiência cardíaca congestiva
- Síndrome de Budd-Chiari

trombose da veia porta extra-hepática idiopática ou pós-cateterismo umbilical com transformação cavernomatosa da veia porta é a segunda causa mais importante de hipertensão portal na infância[1-3].

Patogênese

O sistema porta inclui todas as veias que trazem o sangue da porção abdominal do tubo digestivo e do baço para o fígado. A veia porta é formada habitualmente pela confluência das veias mesentérica superior e esplênica, além da veia mesentérica inferior unindo-se às duas anteriores de forma variável. A obstrução ao fluxo venoso portal traz como consequência principal imediata o desvio desse sangue por meio de anastomoses naturais entre o território portal e o venoso sistêmico (fluxo hepatofugal). As principais vias de anastomose portossistêmicas naturais são:

- Esofagocardiotuberositárias, desviando o sangue por meio de plexos venosos no fundo gástrico e esôfago para os sistemas ázigos e hemiázigos e veia cava superior.
- Plexo hemorroidário, entre veia mesentérica inferior e vasos pudendos e ilíacos internos.
- Parede abdominal, principalmente por meio da veia umbilical recanalizada e vasos da parede abdominal ao redor da cicatriz umbilical.
- Retroperitônio, com anastomoses naturais com veias lombares e com a veia renal esquerda (anastomoses esplenorrenais naturais)[1].

Manifestações Clínicas

As causas mais comuns de hipertensão portal na criança incluem a AVB, seguida da trombose da veia porta extra-hepática. Nos casos de AVB, a história clínica de icterícia e acolia fecal persistentes e a cirurgia de Kasai, nos casos diagnosticados precocemente, estão sempre presentes. Nas crianças sem doença hepática é preciso sempre investigar a história neonatal, a prematuridade, a infecção/sepse neonatal, a onfalite e a necessidade de cateterização umbilical, além da história de infecções intra-abdominais[1,2].

A apresentação clínica mais comum de hipertensão portal é a hemorragia digestiva alta na forma de hematêmese e melena[1]. Outros sinais de insuficiência hepática, como icterícia, ascite, telangiectasias, ginecomastia e eritema palmar, auxiliam o diagnóstico da causa do sangramento digestivo.

Esplenomegalia é isoladamente o sinal mais importante para o diagnóstico de hipertensão portal, que se torna improvável na ausência de esplenomegalia. O baço aumenta progressivamente de tamanho ao longo do tempo de evolução da doença, mas as dimensões não guardam proporção com o grau de hipertensão portal.

Pode ocorrer presença de numerosas veias colaterais na parede abdominal e, eventualmente, concentradas na região periumbilical, denominadas *Caput medusae*. Hemorroidas em crianças devem suscitar a possibilidade de hipertensão portal e a confirmação[1].

O fígado não está aumentado e tem consistência normal nos casos de trombose da veia porta, porém fica muito grande e endurecido nos casos de atresia das vias biliares e em outras causas de cirrose da criança. A ascite, presente frequentemente em crianças com cirrose, raramente é observada nas portadoras de trombose da veia porta, com exceção, eventualmente, logo após episódios de sangramento digestivo[1,2].

Diagnóstico e Exames Complementares

Endoscopia digestiva alta

É o melhor método para diagnosticar varizes esofágicas e/ou gástricas, bem como para identificar outras causas de hemorragia digestiva alta associada, ou não, à hipertensão portal, como esofagite, gastrite ou úlceras pépticas[1-3]. O exame endoscópico avalia também o risco potencial de sangramento de acordo com aspectos morfológicos das varizes, como o calibre dos cordões varicosos, coloração e forma. Varizes calibrosas de parede fina e manchas vinhosas (*red-spot*) é sinal de risco de hemorragia[3]. O tratamento endoscópico das varizes esofágicas, esclerose ou ligadura elástica de varizes é fundamental nos episódios de hemorragia digestiva aguda, como também na profilaxia.

Ultrassonografia

A ultrassonografia (USG) com Doppler, muito embora seja um exame observador-dependente, representou avanço inquestionável no diagnóstico da hipertensão portal e das causas, deixando de lado exames invasivos, como a esplenoportografia[1-3]. Permite avaliar a permeabilidade da veia porta, presença ou ausência de fluxo portal e direcionamento, bem como a circulação colateral no hilo hepático, achado característico da trombose da veia porta (transformação cavernomatosa). O estudo com Doppler permite ainda verificar o fluxo nas veias hepáticas e o diagnóstico de síndrome de Budd-Chiari, além de avaliar a permeabilidade de outras veias abdominais importantes na eventualidade da opção de tratamento cirúrgico da hipertensão portal, como a veia mesentérica superior, o ramo esquerdo da veia porta intra-hepática, a veia esplênica e a renal esquerda[3].

O aumento da ecogenicidade hepática é sugestivo de cirrose hepática. Lagos biliares podem ser vistos nas crianças com atresia das vias biliares, bem como a dilatação das vias biliares nas crianças portadoras de doença de Caroli e outras causas de obstrução biliar.

Tratamento

Hemorragia digestiva alta

Suporte clínico

Etapa de ressuscitação volêmica e reposição sanguínea, tratamento de choque e monitoração hemodinâmica, idealmente realizada em unidades de terapia intensiva (UTI).

Tratamento farmacológico

A administração intravenosa de vasopressina causa vasoconstrição esplâncnica, reduzindo o fluxo e a pressão portal. A dose recomendada de infusão é entre 0,2 e 0,6 U/minuto[3].

A somatostatina é a substância inibidora presente no trato gastrointestinal, que também tem sido efetiva no controle do sangramento por varizes. Associada ao análogo sintético, octreotida (com meia-vida 100 vezes mais longa que a somatostatina), diminui efetivamente a pressão, o fluxo e a pressão no sistema porta e é tão efetiva quanto ou superior à vasopressina[3], além de apresentar menos efeitos colaterais que a vasopressina. Utilizada na dose habitual de 25 mcg/hora.

Os agentes betabloqueadores (propranolol e outros) causam vasoconstrição esplâncnica e redução do débito cardíaco, baixando a pressão portal. Vários estudos confirmaram a eficácia desses agentes na redução da taxa de mortalidade de pacientes com risco de hemorragia digestiva alta por varizes[3]. Não devem ser utilizados na fase aguda de sangramento.

Endoscopia digestiva alta

A endoscopia digestiva alta mudou radicalmente a abordagem diagnóstica e terapêutica dos pacientes com hemorragia digestiva causada por hipertensão portal. Permite avaliar as varizes, o grau e a intensidade, bem como o risco de sangramento. Tem papel fundamental no diagnóstico do ponto de sangramento, no diagnóstico diferencial de outras causas de sangramento digestivo na criança e na terapêutica, por meio, principalmente, da escleroterapia e da ligadura elástica, realizadas na fase aguda do sangramento[3].

Cirurgia

Com a introdução da endoscopia, particularmente com o uso difundido da escleroterapia a partir de 1979, as várias técnicas cirúrgicas utilizadas para o tratamento da hipertensão portal foram abandonadas[3]. São utilizadas fundamentalmente nos poucos casos de falha do tratamento endoscópico. São divididas em 2 grandes grupos, baseadas nos princípios técnicos descritos a seguir.

Desconexão/desvascularizações

Consistem basicamente em "desconectar" ou separar o território venoso portal hipertenso do local potencial de sangramento (esôfago e estômago) das colaterais venosas, por meio de ligaduras, em maior ou menor extensão. São exemplos técnicos dessa modalidade a esplenectomia, a desconexão azigoportal (DAPE) e a cirurgia de Sugiura. Embora essas técnicas sejam efetivas na situação de sangramento agudo maciço, a recidiva de varizes e a formação de novas colaterais são inevitáveis[3].

Derivação portossistêmica

Consistem em "desviar" ou derivar o fluxo sanguíneo portal hipertenso para o sistema venoso sistêmico (sistema veia cava inferior), por meio de anastomoses vasculares. São divididas em dois grupos:

1. Não seletivas: todo o fluxo sanguíneo portal é desviado para o sistema da veia cava inferior. São técnicas pouco utilizadas em crianças e têm como consequência principal a ocorrência de encefalopatia hepática. São exemplos dessa modalidade cirúrgica a anastomose porto-cava, mesentérico-cava e variações[3].
2. Seletivas: o exemplo principal e mais utilizado em crianças desta modalidade técnica é a anastomose esplenorrenal distal (cirurgia de Warren). Visa a descomprimir seletivamente a região com potencial sangrante, ou seja, o local das varizes esofágicas e gástricas por meio de anastomose entre a veia esplênica e a veia renal, mantendo-se o fluxo da veia mesentérica superior em direção ao fígado, fato que levaria o fluxo de fatores hepatotróficos e menor incidência de encefalopatia

hepática. A cirurgia de Warren é utilizada quando ocorre falha no tratamento endoscópico em crianças com hipertensão portal de causa não cirrótica[3].

Rex *shunt*

A derivação cirúrgica mesentérico-portal (Rex *shunt*), utilizando-se enxerto autólogo de veia jugular interna, descrita, inicialmente, em 1998, por de Ville de Goyet et al.[4-6], tem sido indicada no tratamento de crianças portadoras de trombose da veia porta (TVP) que apresentam episódios de sangramento digestivo refratários ao tratamento endoscópico. Esses autores verificaram que, em aproximadamente dois terços das crianças portadoras de TVP, o ramo esquerdo da veia porta intra-hepático estava pérvio, e este pode ser facilmente acessado seguindo-se o ligamento redondo (veia umbilical obliterada), abrindo-se a ponte de tecido hepático entre os segmentos hepáticos III e IV, chegando-se então o local anatômico denominado espaço de Rex. Utilizando-se enxerto autólogo de veia jugular interna da própria criança como "ponte", realiza-se anastomose entre o ramo portal esquerdo intra-hepático e a veia mesentérica superior, restaurando o fluxo sanguíneo portal de maneira fisiológica e aliviando a hipertensão portal (Figura 29.1). Atualmente, alguns autores[7-11] consideram que a derivação mesentérico-portal seja o tratamento de escolha para as crianças portadoras de TVP[7-11], sendo indicada, em vários centros, como terapêutica primária, antes mesmo até do tratamento endoscópico, em razão de sua característica fisiológica, restaurativa do fluxo sanguíneo portal, sem "desvios" da circulação sanguínea portal para o território do sistema cava, e sim diretamente para o próprio tecido hepático. Antes da indicação da operação, deverá ser sempre realizada investigação para pesquisa de eventual trombofilia como causa ou fator desencadeante ou predis-

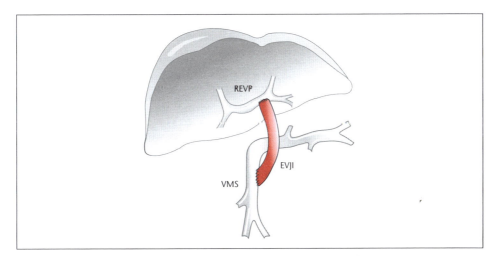

Figura 29.1 Desenho esquemático da derivação mesentérico-portal (Rex *shunt*).
EVJI: enxerto de veia jugular interna; REVP: ramo esquerdo da veia porta; VMS: veia mesentérica superior.

ponente para a trombose. Iniciou-se essa modalidade técnica no Instituto da Criança e do Adolescente do HC-FMUSP em agosto de 2007, nas crianças com TVP e hemorragia digestiva refratária ao tratamento endoscópico. Do total de 59 crianças consideradas para a cirurgia, foi possível realizar o Rex *shunt* com sucesso em 46. Outras 13 crianças foram submetidas à exploração cirúrgica do ramo esquerdo que também apresentava trombose, 10 delas com TVP decorrentes de cateterismo umbilical no período neonatal. Os exames de imagem pré-operatórios do tipo USG com Doppler, angiotomografia ou ressonância podem não confirmar o ramo esquerdo pérvio sem trombose. Para se ter certeza da permeabilidade do ramo venoso portal esquerdo intra-hepático, alguns autores realizam, rotineiramente, o exame de radiologia intervencionista de portografia direta transparieto-hepática ou por via transjugular[12].

Outras possibilidades terapêuticas

Em crianças portadoras de hipertensão portal causada principalmente por TVP, mas também por outras causas, com controle endoscópico adequado das varizes e que apresentem complicações relacionadas à volumosa esplenomegalia, principalmente dor secundária a infartos esplênicos, risco de trauma e consequências do hiperesplenismo, em especial a plaquetopenia acentuada com episódios de sangramento, tem crescido o número de publicações que utilizam a embolização esplênica parcial como método seguro e eficiente para o controle da sintomatologia e melhora do quadro de hiperesplenismo[13].

Transplante hepático

As crianças portadoras de hipertensão portal causada por cirrose hepática, com indicação de transplante hepático, devem ser tratadas preferencialmente pela escleroterapia endoscópica enquanto aguardam a realização do transplante[3].

ABSCESSO HEPÁTICO

Introdução

O prognóstico das crianças portadoras de abscesso hepático melhorou consideravelmente em virtude do diagnóstico mais precoce, especialmente pelo uso difundido da USG, pela eficácia dos antibióticos e pela possibilidade de drenagem percutânea. Os abscessos hepáticos mais frequentes são o piogênico e o amebiano. Os abscessos fúngicos e por áscaris são muito menos frequentes[14,15].

Epidemiologia

A incidência de abscesso hepático piogênico não tem mudado significativamente nas últimas décadas, sendo incomum na criança, ao contrário dos adultos, nos quais as doenças das vias biliares são a causa principal; os abscessos hepáticos piogênicos nas crianças são mais frequentemente vistos em situações de imunodeficiências primárias ou secundárias (doença granulomatosa, transplante de órgãos e outras causas de imunossupressão). A maioria dos abscessos ocorre de forma solitária e é localizada principalmente no lobo hepático direito. Entretanto, aproximadamente 20 a 40% dos casos podem envolver os dois lobos, especialmente na presença de doença obstrutiva das vias biliares[16,17].

Patogênese

As principais vias de disseminação e consequente formação de abscessos hepáticos são[18]:

- Vias biliares: principal fonte de disseminação e formação de abscessos hepáticos[18]. A obstrução biliar de causas variadas acarreta estase biliar e colangite ascendente. São causas de obstrução biliar as malformações congênitas das vias biliares, como dilatações congênitas das vias biliares, colecistopatia calculosa e coledocolitíase e estenoses cicatriciais pós-cirúrgicas; nas crianças submetidas a transplante hepático, as complicações biliares decorrentes de trombose da artéria hepática, lesão de preservação do enxerto e tempo de isquemia prolongado podem acarretar a formação de múltiplos abscessos hepáticos piogênicos e também com alta incidência de infecção fúngica[13]. A formação de abscesso hepático causada pela obstrução das vias biliares por helmintos é muito menos frequente atualmente[18].
- Via sanguínea: é a segunda causa de abscesso hepático. O foco infeccioso primário pode estar distante e ocorre a disseminação sanguínea (bacteriemia) e infecção localizada no fígado[18].
- Sistema venoso portal: as infecções generalizadas da cavidade abdominal (peritonite purulenta), consequentes à apendicite aguda, empiema de vesícula biliar e complicações pós-operatórias de cirurgias do trato gastrointestinal podem resultar em abscesso hepático por disseminação ascendente pelo sistema venoso portal[18,19].
- Outros: abscessos por contiguidade (renais, perfurações duodenais ou gástricas, e subfrênico); criptogênico[18,19].

Manifestações Clínicas

A apresentação clínica é muito variável, dependendo também da presença ou não de doença de base, desde quadros insidiosos e de evolução lenta até quadros agudos e de rápida evolução. Abscessos únicos e volumosos costumam apresentar evolução mais insidiosa do que abscessos múltiplos e de pequeno volume, situação mais frequentemente associada a quadros de septicemia.

O sintoma predominante é a febre do tipo supurativa, associada a calafrios, astenia, inapetência, sudorese noturna e perda de peso. Pode haver hepatomegalia associada, habitualmente com dor à palpação do fígado. O achado de esplenomegalia é incaracterístico, comum em quadros infecciosos sistêmicos[18,19].

Diagnóstico e Exames Complementares

Exames laboratoriais

Em geral, há leucocitose associada à anemia e aumento da proteína C-reativa (PCR) e velocidade de hemossedimentação (VHS). Hemoculturas devem ser realizadas. Nos casos de abscesso amebiano, pode haver eosinofilia, e o teste sorológico de hemoaglutinação indireta confirma o diagnóstico[18,19].

Ultrassonografia

Exame extremamente útil no diagnóstico e acompanhamento evolutivo das lesões hepáticas durante o tratamento, demonstrando progressiva diminuição no tamanho da lesão.

Tomografia computadorizada

Utilizada nos casos de dúvida diagnóstica pela USG ou em situações nas quais não ocorre melhora clínica com o tratamento, definindo mais adequadamente a localização e orientando a drenagem percutânea ou cirúrgica[17].

Colangiografia

A colangiografia transparieto-hepática ou por via endoscópica retrógrada deve ser realizada nos casos de suspeita de etiologia biliopancreática do abscesso[17-19].

Tratamento

Antibioticoterapia

A terapia antibiótica inicial deve incluir cobertura para bactérias Gram-positivas, Gram-negativas e anaeróbios (vancomicina ou oxacilina, aminoglicosídeos ou cefalosporinas, metronidazol ou clindamicina, respectivamente). A duração recomendada da antibioticoterapia intravenosa é de 4 a 6 semanas, seguida de antibióticos orais pelo período de 4 a 8 semanas.

O agente mais frequentemente isolado em crianças é o *Staphylococcus aureus*. Outros agentes incluem *Escherichia coli, Pseudomonas* sp., *Streptococcus hemolyticus, Bacteroides* sp., *Aspergillus* e *Candida albicans*[16]. Múltiplos microrganismos são identificados em 25% das crianças[14]. Nos casos de abscessos amebianos, o tratamento de escolha é o metronidazol por via oral (30 a 50 mg/kg), por 7 a 10 dias[19].

Drenagem

Os abscessos grandes e únicos devem ser drenados inicialmente por via percutânea guiados por USG ou tomografia computadorizada. A incidência de complicações relacionadas à drenagem percutânea é de aproximadamente 4%, e a incidência de falha é de 15%[20,21]. A drenagem cirúrgica deve ser indicada quando a via percutânea for ineficaz ou no caso de abscessos múltiplos de volume passíveis de serem drenados cirurgicamente. A via de acesso abdominal é por meio de incisão subcostal direita. Nos casos de abscessos múltiplos e pequenos, o tratamento fica restrito à antibioticoterapia[20,21]. Nos casos de abscessos amebianos, múltiplas punções são preferidas em vez de drenagem cirúrgica[22-24].

CONCLUSÕES

O tratamento da hipertensão portal mudou de forma considerável nas duas últimas décadas, especialmente com a escleroterapia endoscópica. A cirurgia de derivação mesentérico-portal (Rex *shunt*) representa particular interesse nas crianças com TVP extra-hepática, pois trata-se de técnica absolutamente fisiológica, restaurando o fluxo portal.

A abordagem fundamental das crianças portadoras de abscesso hepático piogênico consiste em antibioticoterapia prolongada, associada à drenagem percutânea ou cirúrgica.

REFERÊNCIAS BIBLIOGRÁFICAS

1. Alonso EM, Hackworth C, Whitington PF. Portal hypertension in children. Clin Liver Dis. 1997;1(1):201-22.
2. Alvarez F, Bernard O, Brunelle F, Hadchowel P, Odièvre M, Alagielle D. Portal obstruction in children: I. Clinical investigation and hemorrhage risk. J Pediatr. 1983;103(5):696-702.
3. Maksoud JG, Gonçalves ME. Treatment of portal hypertension in children. World J Surg. 1994;18(2):251-8.
4. de Ville de Goyet J, Gibbs P, Clapuyt P, Reding R, Sokal EM, Otte JB. Original extrahilar approach for hepatic portal revascularization and relief of extrahepatic portal hypertension related to late portal vein thrombosis after pediatric liver transplantation. Transplantation. 1996;62(1):71-5.

5. de Ville de Goyet J, Alberti D, Clapuyt P, Falchetti D, Rigamonti V, Bax NM, et al. Direct bypassing of extrahepatic portal venous obstruction in children: a new technique for combined hepatic portal revascularization and treatment of extrahepatic portal hypertension. J Pediatric Surg. 1998;33(4):597601.
6. de Ville de Goyet J, Alberti D, Falchetti D, Rigamonti V, Matricardi L, Clapuyt P, et al. Treatment of extrahepatic portal hypertension in children by mesenteric-to-left portal vein bypass: a new physiological procedure. Eur J Surg. 1999;65(8):777-81.
7. Bambini DA, Superina R, Almond PS, Whitington PF, Alonso E. Experience with the Rex shunt (mesenterico-left portal bypass) in children with extrahepatic portal hypertension. J Pediatr Surg. 2000;35(1):13-8.
8. Gehrke I, John P, Blundell J, Pearson L, Williams A, de Ville de Goyet J. Meso-portal bypass in children with portal vein thrombosis: rapid increased of the intrahepatic portal venous flow after direct portal hepatic reperfusion. J Pediatr Surg. 2003;38(8):1137-40.
9. Superina R, Bambini DA, Lokar J, Rigsby C, Whitington PF. Correction of extrahepatic portal vein thrombosis by the mesenteric to left portal vein bypass. Ann Surg. 2006;243(4):515-21.
10. Superina R, Shneider B, Emre S, Garins S, de Ville de Goyet J. Surgical guidelines for the management of extra-hepatic portal vein obstruction. Pediatr Transplant. 2006;10(8):908-13.
11. Schneider B, Emre S, Groszmann R, Karoni J, McKiern P, Sarin S, et al. Expert pediatric opinion on the report of Baveno IV consensus workshop on methodology of diagnosis and therapy in portal hypertension. Pediatr Transplant 2006;10(8):893-907.
12. Bertocchini A, Falappa P, Grimaldi C, Bolla G, Monti L, de Ville de Goyet J. Intrahepatic portal venous systems in children with noncirrotic prehepatic portal hypertension: anatomy and clinical relevance. J Pediatr Surg. 2014;49(8):1268-75.
13. Vittorio J, Orellana K, Martinez M, Ovchinsky N, Schlossberg P, Griesemer A, Lobritto S. Partial splenic embolization is a safe and effective alternative in the management of portal hypertension in children. J Pediatr Gastroenterolol Nutr. 2019;68(6):793-8.
14. Seeto RK, Rockey DC. Pyogenic liver abscess. Changes in etiology, management, and outcome. Medicine (Baltimore). 1996;75(2):99-113.
15. Chen CYLin MJ, Yang YG, Gao FX, Wu HP. Clinical spectrum of intra-abdominal abscesses in children admitted to the pediatric emergency. J Microbiol Immunol Infect. 2018 Aug 9. pii: S1684-1182(18)30286-X. (Epub ahead of print).
16. Ferreira MA, Pereira FE, Musso C, Dettogni RV. Pyogenic liver abscess in children: some observations in the Espírito Santo State, Brazil. Arq Gastroenterol. 1997;34(1):49-54.
17. Lipsett PA, Huang CJ, Lillemoe KD, Cameron JL, Pitt HA. Fungal hepatic abscesses: characterization and management. J Gastrointest Surg. 1997;1(1):78-84.
18. Kumar A, Srinivassan S, Sharma AK. Pyogenic liver abscess in children – South Indian experiences. J Pediatr Surg. 1998;33(3):417-21.
19. Jimenez E, Tiberio G, Sánchez J, Jimenes FG, Jimenes G. Pyogenic hepatic abscess: 16 years experience in its diagnosis and treatment. Enferm Infecc Microbiol Clin. 1998;16(7):307-11.
20. Pereira FE, Musso C, Castelo JS. Pathology of pyogenic liver abscess in children. Pediatr Dev Pathol. 1999;2(6):537-43.
21. Guittet V, Ménager C, Missote I, Duparc B, Verhaegen F, Duhamenl JF. Hepatic abscess in childhood: retrospective study about 33 cases observed in New-Caledonia between 1985 and 2003. Arch Pediatr. 2004;11(9):1046-53.
22. Rajak CL, Gupta S, Jain S, Chawla Y, Gulati M, Suri S. Percutaneous treatment of liver abscesses: needle aspiration versus catheter drainage. AJR Am J Roentgenol. 1998;170(4):1035-9.
23. Bari S, Sheikh KA, Malik AA, Wani RA, Naqash SH. Percutaneous aspiration versus open drainage of liver abscess in children. Pediatr Surg Int. 2007;23(1):69-74.
24. Barnes PF, Decock KM, Reynolds TN, Rallis PW. A comparison of amoebic and pyogenic abscess of the liver. Medicine (Baltimore). 1987;66(6):472.

Afecções cirúrgicas do pâncreas e do baço

30

Ana Caroline Dantas Marques

> **Após ler este capítulo, você estará apto a:**
> 1. Diagnosticar as principais afecções cirúrgicas do pâncreas e do baço.
> 2. Reconhecer o momento preciso para indicar a cirurgia.
> 3. Identificar e manejar as principais complicações pós-operatórias.

PÂNCREAS

Embora seja rara a necessidade de intervenção cirúrgica no pâncreas na faixa etária pediátrica, há diversas as doenças que podem culminar em indicação cirúrgica. Dentre as principais causas, destacam-se: malformações congênitas sintomáticas, que podem se manifestar com obstrução intestinal ou crises de pancreatite aguda de repetição, trauma pancreático evoluindo com ruptura do ducto pancreático principal e/ou formação de pseudocistos ou abscessos e os tumores pancreáticos.

Malformações Congênitas

O complexo processo de embriogênese pancreática, pelo qual duas bandas separadas provenientes do intestino anterior devem se fundir formando um único órgão e um sistema de ductos de drenagem comum, pode explicar um grande acometimento de variações anatômicas, assim como malformações do pâncreas e dos ductos[1].

Pâncreas Anular

Introdução

O pâncreas anular é uma malformação congênita incomum, caracterizada pela fina banda de tecido pancreático que envolve parcial ou totalmente a segunda porção duodenal, causando graus variados de obstrução intestinal extrínseca[2].

Epidemiologia e patogênese

Os sintomas geralmente aparecem na fase neonatal na incidência de 1 para cada 10 mil a 20 mil nascidos vivos. A origem embriológica do pâncreas anular tem início entre a 5ª e a 7ª semana gestacional. Nesse período, o duodeno sofre rotação da esquerda para a direita normalmente acompanhada pelo broto pancreático ventral que migra posterior e inferiormente fundindo-se à porção mais caudal do broto dorsal. Assim, o broto ventral dá origem à porção caudal da cabeça pancreática e ao processo uncinado, enquanto o broto dorsal irá se desenvolver em corpo e cauda do pâncreas. Segundo as principais teorias, o desenvolvimento dessa malformação está relacionado à falha na rotação do broto ventral[1,2].

Manifestações clínicas

Pâncreas anular frequentemente pode estar relacionado a outras malformações congênitas, como outras formas de atresias intestinais, má rotação intestinal, anomalias cardíacas e síndrome de Down. Os sintomas são geralmente detectados ainda no período neonatal, porém podem existir casos mais arrastados chegando sem diagnóstico à fase adulta. O quadro é de obstrução intestinal alta, com vômitos biliosos e distensão intestinal do andar superior do abdome; e muitas vezes são indistinguíveis de outras formas do obstrução duodenal. A radiografia de abdome costuma ser o único exame complementar necessário para o diagnóstico de obstrução intestinal alta e suspeita de pâncreas anular. Possui o sinal clássico das obstruções duodenais, sinal da dupla bolha, com distensão importante do estômago e da primeira porção duodenal. Por vezes para melhor elucidação diagnóstica é necessária uma radiografia contrastada do esôfago, estômago e duodeno (EED), observando dificuldade na progressão do contraste na topografia do duodeno.

Tratamento

Consiste em laparotomia com incisão transversa supraumbilical à direita e a criação de um *bypass* intestinal, na maior parte das vezes com uma anastomose duodeno-duodenal. No entanto, outras técnicas, como anastomose duodeno-jejunal e a ressecção do anel pancreático sem anastomose intestinal, também são descritas para casos selecionados.

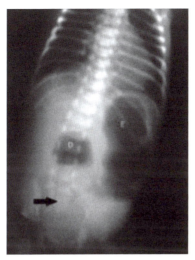

Figura 30.1 Sinal da dupla bolha.

Pâncreas *Divisum*

Introdução

Anomalia mais comum no desenvolvimento pancreático. É caracterizada pela ausência de fusão ou fusão incompleta dos brotos ventral e dorsal do pâncreas, particularmente dos sistemas ductais[3]. Em consequência da drenagem anômala a maior parte da secreção exócrina pancreática é esvaziada, nestes casos pelo menor ducto de Santorini desaguando na papila menor. Como na maior parte das vezes essa condição permanece assintomática, é considerada por muitos autores apenas uma variação anatômica, mas diversos estudos apontam que seriam um dos principais fatores de risco para pancreatites agudas de repetição e pancreatite crônica.

Epidemiologia e patogênese

Pâncreas *divisum* aparece em cerca de 4 a 14% das autópsias e aproximadamente 2 a 7% das pancreatografias endoscópicas realizadas na população[3,4]. A correlação com os casos de pancreatite aguda recorrente e/ou pancreatite crônica ocorre por provável obstrução relativa ao fluxo de suco pancreático pela papila menor[4].

Manifestações clínicas

Quadros característicos de pancreatite aguda com dor abdominal importante em faixa associada a vômitos. A gravidade dos episódios é variável, e devem ser aplicados os critérios clássicos para avaliação de gravidade em pancreatite.

Tabela 30.1 Critérios de Ranson de gravidade de pancreatite[5]

Ranson (causa alcoólica ou outra)	Ranson (causa biliar)	Ranson (causa alcoólica ou outra)	Ranson (causa biliar)
Na admissão	**Na admissão**	**Na admissão**	**Na admissão**
Idade > 55 anos	Idade > 70 anos	Idade > 55 anos	Idade > 70 anos
GB > 16.000/mm³	GB > 18.000/mm³	GB > 16.000/mm³	GB > 18.000/mm³
LDH > 350 U/L	LDH > 250 U/L	LDH > 350 U/L	LDH > 250 U/L
AST > 250 U/L	AST > 250 U/L	AST > 250 U/L	AST > 250 U/L
Glicemia > 200 mg/mL	Glicemia > 220 mg/mL	Glicemia > 200 mg/mL	Glicemia > 220 mg/mL
Depois de 48 h	**Depois de 48 h**	**Depois de 48 h**	**Depois de 48 h**
Queda do hematócrito > 10%	Queda do hematócrito > 10%	Queda do hematócrito > 10%	Queda do hematócrito > 10%
Aumento do BUN > 5 mg/dL	Aumento do BUN > 2 mg/dL	Aumento do BUN > 5 mg/dL	Aumento do BUN > 2 mg/dL
Cálcio < 8 mg/dL	Cálcio < 8 mg/dL	Cálcio < 8 mg/dL	Cálcio < 8 mg/dL
PO_2 < 60 mmHg	PO_2 < 60 mmHg	PO_2 < 60 mmHg	PO_2 < 60 mmHg
Déficit de bases > 4 mEq/L	Déficit de bases > 5 mEq/L	Déficit de bases > 4 mEq/L	Déficit de bases > 5 mEq/L
Perda de fluidos > 6 L	Perda de fluidos > 4 L	Perda de fluidos > 6 L	Perda de fluidos > 4 L
Cada item vale 1 ponto (0 a 11 pontos)		**Cada item vale 1 ponto (0 a 11 pontos)**	

Diagnóstico e exames complementares

A confirmação do diagnóstico de pâncreas *divisum* muitas vezes exige investigação complexa com exames complementares invasivos, tais como colangiorressonância e pancreatografia retrógrada.

Tratamento

O tratamento endoscópico da papila menor buscando melhorar a drenagem do suco pancreático possui eficácia terapêutica semelhante à descrita na terapêutica cirúrgica e menor morbidade, sendo atualmente preferido como estratégia inicial. Realiza-se papilotomia, com incisão de aproximadamente 4 a 6 mm, posicionada entre 10 e 12 horas; em crianças maiores ainda existe a possibilidade de colocação de uma prótese que permanece na fase pós-procedimento, evitando complicações com edema e fibrose e diminuindo o risco de pancreatite pós-manipulação. Essa prótese deve ser retirada cerca de 4 semanas depois caso não tenha migrado espontaneamente para o lúmen duodenal. A terapêutica cirúrgica, com pancreatectomia parcial, deve ser indicada nos casos em que haja falha do tratamento endoscópico.

Tumores Pancreáticos

Esta seção aborda os tipos de tumores pancreáticos mais comuns na infância e na adolescência.

Introdução

Os tumores pancreáticos na infância são entidades raras e geralmente de caráter benigno, embora com potencial de malignização em alguns casos. De modo geral, trata-se de lesões oligossintomáticas ou produtoras de sintomas muito inespecíficos, exceto aquelas biologicamente ativas. Por esse motivo, muitas vezes são diagnosticadas em achados de exames de imagem[6].

Os subtipos histológicos mais comumente encontrados são pancreatoblastoma, tumor sólido pseudopapilar ou tumor de Frantz e insulinoma.

Epidemiologia e patogênese

O pancreatoblastoma, apesar de considerado raro, é o tumor de pâncreas apontado como mais comum na faixa etária infantil[6]. Esse subtipo histológico é caracterizado por distinta diferenciação das células acinares e escamosas. Esse tumor pode estar associado à síndrome de Beckwith-Wiedemann e à polipose adenomatosa familiar. Na maioria dos casos, está localizado na cabeça do pâncreas e, quando localizado em corpo e cauda, costuma ter pior prognóstico[7].

O tumor de Frantz aparece em segundo lugar como mais incidente em pediatria, e em algumas séries aparece em primeiro lugar. É uma neoplasia sólido-cística que acomete principalmente adolescentes do sexo feminino, sendo considerada neoplasia de baixo grau de malignidade e bom prognóstico[8,9]. A etiopatogenia ainda permanece desconhecida, embora haja hipóteses propondo que a célula precursora do tumor seja alguma epitelial primitiva[8].

O insulinoma é tumor endócrino de origem nas células-beta das ilhotas pancreáticas, e apesar de ser a neoplasia funcionante mais comum do pâncreas a incidência é rara na faixa pediátrica. Esses tumores produzem insulina a despeito da glicemia e cerca de 90 a 95% das lesões isulinômicas são benignas em crianças com potencial de malignização de cerca de 6%[10].

Manifestações clínicas

Os tumores pancreáticos geralmente manifestam-se por quadro clínico inespecífico de dor abdominal e massa abdominal palpável, às vezes relacionada a vômitos por obstrução gástrica ou duodenal. Raramente há icterícia, mesmo nos casos de tumores grandes localizados na cabeça do pâncreas.

Nos casos de tumores endócrinos, como o insulinoma, o quadro clínico também será composto por episódios de hipoglicemia e, por vezes, esses episódios podem ser tão graves a ponto de causar convulsões ou até mesmo coma.

O pancreatoblastoma pode apresentar em até 68% dos casos níveis séricos elevados de alfafetoproteína.

Diagnóstico e exames complementares

A confirmação diagnóstica dos tumores pancreáticos é realizada pela associação de ultrassonografia de abdome e tomografia computadorizada, que consegue mostrar mais precisamente a localização da massa pancreática e permite planejamento cirúrgico mais adequado.

Tratamento

Todos os tumores pancreáticos descritos, na faixa etária pediátrica, costumam ter bom prognóstico e o tratamento de escolha é cirúrgico, com ressecção completa do tumor. Dependendo da localização dos tumores, serão realizadas pancreatectomias parciais do tipo corpo-caudal ou duodenopancreatectomias, quando o tumor estiver localizado na cabeça do pâncreas.

No caso dos insulinomas, tumores de baixo risco de malignidade e bom prognóstico, dependendo da localização, pode-se realizar apenas enucleação, com bons resultados[10].

Em todos os subtipos tumorais existe chance de recidiva, sendo necessário acompanhamento de longo prazo.

Trauma Pancreático

Introdução

Os traumas abdominais em pediatria devem-se principalmente a acidentes automobilísticos com ou sem medidas de segurança apropriadas, atropelamentos, quedas e acidentes com bicicletas em que a criança tem impacto direto com o guidão. A lesão pancreática em pediatria corresponde a 3 a 12% de todos os traumas abdominais, sendo rara quando comparada com lesões do fígado e do baço[11,12].

Epidemiologia e patogênese

A lesão pancreática isolada em crianças ocorre em menos de 2% de todas as lesões abdominais. No entanto, a lesão associada a outros órgãos é comum, como fígado (46%), estômago (42,3%), lesão vascular major (41,3%), duodeno (19,3%), baço (28%) e rim (23,4%). Ao todo, a lesão pancreática está associada a outras lesões intra-abdominais em 50 a 90% do casos[12].

A morbidade associada ao trauma pancreático é a maior em relação à lesão dos outros órgãos sólidos, podendo chegar a 50% em alguns estudos, já a mortalidade está relacionada a outras lesões associadas.

O mecanismo da lesão, na maioria da vezes, deve-se à compressão do pâncreas contra a coluna ou ao impacto das forças externas[12].

Manifestações clínicas

As lesões pancreáticas muitas vezes estão associadas a outras lesões abdominais, por essa razão deve-se realizar uma avaliação pormenorizada e ter em conta o mecanismo da lesão. São fatores indicativos de lesões de órgãos sólidos abdominais, inclusive pancreáticas, dor abdominal com sinais de irritação peritoneal, equimoses e lacerações. Quando se refere à lesão pancreática isolada, poderá ocorrer atraso de horas ou dias antes dos sintomas abdominais, pois são muito inespecíficos, tais como dor abdominal, náuseas, vômitos e febre, mas, quando estão presentes, deve-se sempre ampliar a investigação para lesão do pâncreas[12,13].

Diagnóstico e exames complementares

A dosagem de amilase sérica no momento do trauma tem valor preditivo positivo baixo para lesões pancreáticas, porém sabe-se que os níveis de amilase seriados em aumento progressivo são fortemente indicativos de lesão ao pâncreas, no entan-

440 Doenças cirúrgicas da criança e do adolescente

to, os valores aumentados não estão diretamente correlacionados com a gravidade da lesão[11-13].

Em relação aos exames de imagem, quando o paciente encontra-se hemodinamicamente estável, a investigação deve prosseguir com ultrassonografia e tomografia de abdome, sendo a tomografia o método de escolha para identificação de lesão pancreática. No entanto, tomografia normal nas primeiras horas pós-trauma não pode excluir totalmente o trauma pancreático, pois muitas vezes lesões que passaram despercebidas na imagem inicial são detectadas posteriormente em novos exames[12].

Segundo muitos autores, por tratar-se de exame invasivo e de difícil realização na faixa etária pediátrica, a CPRE deve estar restrita aos casos nos quais a tomografia não foi eficaz no diagnóstico e ainda houver forte indício clínico de lesão pancreática. Pode ser útil ainda em pacientes que possuem diagnóstico por tomografia de abdome, porém precisam de avaliação mais detalhada do ducto pancreático para programação cirúrgica. Por vezes, pode funcionar como ferramenta terapêutica, como em casos em que se realiza a colocação de próteses para tratamento de lesões ductais[13].

Tratamento

O tratamento de escolha para a maioria das lesões pancreáticas é conservador, com jejum prolongado, nutrição parenteral total e antibioticoterapia. A cirurgia é reservada para os casos de lesões extremamente grave (graus III, IV e V) em que haja instabilidade hemodinâmica ou deterioração clínica impossibilitando a conduta expectante[12,14]. A formação de pseudocistos pancreáticos relacionados ao tratamento conservador, cujas dimensões são grandes e causam sintomas relacionados à obstrução intestinal ou infecção, requer também algum tipo de intervenção que pode variar desde drenagem percutânea até casos em que a pancreatectomia ou a drenagem laparotômica sejam necessárias[13].

Pseudocisto de Pâncreas

Introdução

Pseudocisto de pâncreas é uma coleção localizada de secreção pancreática circundada por membrana fibrosa e tecido de granulação destituído de epitélio. Pode ou não comunicar-se com o sistema ductal pancreático e contém enzimas pancreáticas em altas concentrações oriundas das células acinares ou de ruptura ductal (trauma ou necrose)[14].

Epidemiologia e patogênese

A maioria dos casos de pseudocistos de pâncreas em crianças é secundária ao trauma pancreático grave e mais raramente existe relação com casos de pancreatite aguda. Eles ocorrem pelo acúmulo de material necrótico, sangue e suco pancreático, geralmente associados a extensas áreas de necrose pancreática secundárias ao trauma, à pancreatite grave ou à ruptura dos ductos pancreáticos[14,15].

Manifestações clínicas

Suspeita-se da formação de pseudocistos quando houver persistência de dor abdominal e níveis elevados de amilase, além de icterícia, sinais de obstrução gástrica, vômitos, perda de peso, febre e aparecimento de massa em epigástrio.

Diagnóstico e exames de imagem

Ultrassonografia ou tomografia de abdome confirmam o diagnóstico. A CPRE fica reservada para casos arrastados em que seja necessário estabelecer mais precisamente as relações entre o pseudocistos e o ducto pancreático.

Tratamento

Cerca de 40% do pseudocistos regridem espontaneamente em torno de 4 a 6 semanas após o diagnóstico, apenas com medidas conservadoras. Em alguns casos, o uso de somatostatina ou octreotida tem se mostrado útil[14].

Quando há falha do tratamento conservador com manutenção dos sintomas ou infecção do pseudocistos, pode-se realizar terapêuticas menos invasivas, como drenagem percutânea guiada por ultrassonografia ou por tomografia (casos em que não haja comunicação do pseudocistos com o ducto pancreático) ou ainda tratamento endoscópico em que esses cistos são comunicados com o estômago ou com o duodeno.

Em pseudocistos grandes, maiores que 5 cm, ou complicados por sangramento, infecção ou ainda naqueles com evolução prolongada ou recorrentes, pode ser necessária a intervenção cirúrgica convencional para confecção de cistogastrostomia ou cistoduodenostomia ou para cirurgias maiores, como cistojejunostomia em Y de Roux ou pacreatectomia distal[15].

BAÇO

O baço é um órgão linfoide com funções hematológicas e imunológicas definidas. Possui circulação aberta pela qual o sangue arterial atravessa os cordões esplênicos, entrando no sinusoide para alcançar a circulação venosa. Células com defeitos morfológicos ou metabólicos e corpúsculos de inclusão não resistem a esse trajeto e são destruídas ou fagocitadas[14].

Algumas doenças sistêmicas podem ser agravadas por esse mecanismo e são indicativas de esplenectomia. Outras causas de esplenectomia podem ser doenças localizadas ou relacionadas estritamente ao baço, como cistos e tumores esplênicos ou traumas.

Anemias Hemolíticas

Introdução

As principais doenças que causam hemólise e podem, dependendo do curso clínico desfavorável, virar indicações de esplenectomia são: esferocitose, anemia falciforme e talassemia maior. Em todos esses casos por alterações morfológicas das hemácias, há aumento da destruição no baço, chamado sequestro esplênico. Nos casos de esferocitose e talassemia, há ainda esplenomegalia, que pode agravar ainda mais a anemia. A anemia falciforme pode cursar ou não com esplenomegalia.

Manifestações clínicas

O agravamento das manifestações clínicas dessas doenças geralmente é ponto decisivo na indicação de esplenectomia. Nos casos de esferocitose e talassemia, aumento significativo do baço piorando a hemólise consequentemente a anemia e limitando a qualidade de vida dos pacientes são fatores indicativos de esplenectomia. Nos casos de anemia falciforme, a primeira crise de sequestro esplênico em pacientes com mais de 2 anos de idade na maioria dos serviços já é indicativa de esplenectomia.

Tratamento

Nos pacientes portadores de anemia hemolítica, previamente à esplenectomia, a equipe de hematologia deve se atentar às vacinas que fazem parte do calendário e protegem contra bactérias encapsuladas, principal fonte de infecção e sepse fulminante pós-esplenectomia. A esplenectomia nos casos de anemias hemolíticas pode ser total ou parcial, e muitos artigos vêm mostrando a segurança em realizar a esplenectomia parcial, diminuindo o risco de sepse fulminante e aparentemente permitindo controle hematológico adequado.

Do mesmo modo, muitos serviços adotaram a prática de esplenectomia laparoscópica, que vem se mostrando técnica segura, com índices de complicações semelhantes à técnica laparotômica.

Cistos Esplênicos Benignos

Introdução

São geralmente assintomáticos, exceto em casos em que haja crescimento importante provocando dor abdominal ou sintomas compressivos. Podem ser uni ou multiloculados e de origem variada (congênitos, parasitários ou pós-traumáticos) e verdadeiros ou pseudocistos dependendo ou não da presença de camada epitelial.

Manifestações clínicas

Como já mencionado geralmente são assintomáticos sendo diagnosticados na maior parte das vezes como achados de exames de imagem. Porém quando atingem tamanho maior que 5 cm costumam provocar sintomas, tais como dor abdominal em hipocôndrio esquerdo, massa abdominal palpável em mesma topografia e sintomas de compressão gástrica como plenitude pós-prandial e vômitos.

Diagnóstico e exames de imagem

Ultrassonografia abdominal geralmente é o método de escolha para investigação diagnóstica e consegue geralmente definir se trata-se de cisto uni ou multiloculado, a localização exata no baço e a relação com estruturas próximas. Consegue ainda individualizar se existe parede epitelial fina e homogênea recobrindo-o. A tomografia, assim como a ressonância magnética, é necessária apenas quando a ultrassonografia não conseguir definir essas informações ou outros detalhes sejam necessários.

Tratamento

Os cistos esplênicos assintomáticos, menores que 5 cm e com característica não parasitária devem ser acompanhados sem necessidade de tratamento cirúrgico. As cirurgias são reservadas para os casos de cisto maiores de 5 cm ou em crescimento pelo risco de ruptura e hemorragia, os sintomáticos, cursando com dor abdominal recorrente e sintomas obstrutivos. Antigamente, a cirurgia de escolha era esplenectomia laparotômica, mas, hoje, em razão da experiência com os casos de sepse fulminante pós-esplenectomia total e segurança nos procedimentos laparoscópicos, a cirurgia mais realizada para ressecção dos cistos esplênicos benignos é a esplenectomia parcial laparoscópica com ótimos resultados.

Trauma Esplênico

Introdução

Embora bem protegido pelo gradil costal, o baço é o órgão lesado com maior frequência quando o hipocôndrio esquerdo é acometido por fortes contusões, podendo levar à hemorragia intraperitoneal intensa e choque, sendo esta a principal causa de morte por traumatismo abdominal fechado em crianças do sexo masculino.

A maioria das lesões esplênicas graves é decorrente de acidente automobilístico, seguidas por atropelamento, agressões e quedas.

Tabela 30.2 Escala de lesão esplênica da American Association for the Surgery of Trauma (AAST)

Grau I	Hematoma: subcapsular, não expansivo, < 10% da área superficial Laceração: rotura capsular, sem sangramento, < 1 cm de profundidade do parênquima
Grau II	Hematoma: subcapsular, não expansivo, de 10-50% da área superficial; intraparenquimatoso Laceração: rotura capsular, sangramento ativo, de 1-3 cm de profundidade do parênquima
Grau III	Hematoma: subcapsular, > 50% da superfície de expansão da área Laceração: > 3 cm de profundidade do parênquima
Grau IV	Hematoma: rotura do intraparenquimatoso com sangramento ativo Laceração: que envolve segmentos ou vasos hilares que produzam desvascularização importante (> 25% do baço)
Grau V	Hematoma: lesão vascular hilar que desvascularize o baço Laceração: baço completamente lacerado

Diagnóstico e exames complementares

FASt e lavado peritoneal podem ser realizados ainda na sala de emergência para triagem de pacientes com trauma abdominal fechado identificando a presença ou não de líquido livre ou sangue na cavidade abdominal, mas esses exames não conseguem distinguir o órgão afetado. O diagnóstico de certeza de trauma esplênico pode ser realizado por tomografia computadorizada, naqueles pacientes em condições hemodinâmicas estáveis. Em pacientes hemodinamicamente instáveis com mecanismo de trauma fortemente sugestivo de lesão esplênica na laparotomia exploradora, está indicada e será feito por ela o inventário do trauma.

Tratamento

O tratamento conservador é sempre a escolha em pacientes com trauma esplênico fechado que se encontram hemodinamicamente estáveis. O grau da lesão observado na tomografia e as condições clínicas do paciente ditam a necessidade de exploração cirúrgica. Os pacientes hemodinamicamente instáveis ou aqueles com permanência de dor abdominal importante com sinais de irritação peritoneal e transfusões frequentes são candidatos à laparotomia exploradora. A depender do grau da lesão observado e da experiência do cirurgião deve-se optar por rafia e esplenectomia parcial visando à preservação de tecido esplênico, porém quando não for possível a esplenectomia total deve ser realizada e o foco deve ser mantido nos cuidados pós-operatórios de vacinação e antibioticoterapia prolongada visando a evitar quadros de sepse fulminante.

Sepse Fulminante

Após a década de 1950, foram publicados diversos estudos correlacionando a esplenectomia com morte por sepse fulminante e desde então se conhece muito mais da função imunológica do baço identificando sua função primordial no combate às infecções, principalmente nas crianças e contra as bactérias encapsuladas.

Sabe-se hoje que os principais fatores de risco para desenvolvimento de sepse pós-esplenectomia são a idade na qual a cirurgia é realizada e a doença de base que leva à perda do órgão. Sabe-se que os mais suscetíveis são aqueles indivíduos com menos de 5 anos de idade e portadores de doenças sistêmicas graves. Os casos de sepse pós-esplenectomia podem acontecer em qualquer momento, mas a maioria dos estudos mostra que é mais frequente e mais grave no primeiro ano de pós-operatório.

São fatores importantes, na prevenção desse quadro extremamente grave e com elevados índices de mortalidade, o acompanhamento médico cuidadoso no pós-operatório precoce e tardio, assim como a conscientização do paciente quanto à importância deste e de outros cuidados de saúde especialmente no primeiro ano pós-esplenectomia. Além disso são primordiais a vacinação contra bactérias encapsuladas (penumococo, meningococo e hemófilos) e a antibioticoprofilaxia. O tempo de antibioticoprofilaxia é controverso, mas a princípio deve ser mantido até os 5 anos de idade ou para maiores de 5 anos pelos 2 anos subsequentes ao procedimento. A primeira escolha de antibiótico é penicilina benzatina IM ou amoxicilina por VO; se houver alergia pode-se optar por sulfametoxazol-trimetoprima.

REFERÊNCIAS BIBLIOGRÁFICAS

1. Cano DA, Hebrok M, Zenker M. Pancreatic development and disease. Gastroenterology. 2007;132(2):745-62.
2. Schmidt MK, Osvaldt AB, Fraga JC, Takamatu EE, Fernandes CL, Rohde L. Pâncreas anular: ressecção pancreática ou derivação duodenal. Rev Assoc Med Bras. 2004;50(1):74-8.
3. Kumar S, Ooi CY, Werlin S, Abu-El-Haija M, Barth B, Bellin MD, et al. Pediatric acute recurrent and chronic pancreatitis: lessons from inspire. JAMA Pediatr. 2016;170(6):562-9.
4. Ferreira AF, Bartelega JA, Urbano HCA, Souza IKF. Fatores preditivos de gravidade da pancreatite aguda: quais e quando utilizar? ABCD Arq Bras Cir Dig. 2015;28(3):207-11.
5. Feldman M, Friedman L, Brandt L. Sleisenger and Fordtran's gastrointestinal and liver Disease. 9th ed. Saunders; 2010.
6. Motta C, Sztajnbok D, Torres JM, Fonseca NA, Lam B, Sigaud T, et al. Tumor de Frantz: Relato de caso em um adolescente. Rev Pediatria SOPERJ. 2016;16(3):24.
7. Englum BR, Gulack BC, Rice HE, Scarborough JE, Adibe OO. Management of blunt pancreatic trauma in children: Review of the National Trauma Data Bank. J Pediatric Surg. 2016;51(9):1526-31.
8. Macedo TA, Vieira SC, Oliveira AM, Coelho EG, Santos LG, Santana JOI. Tumor de Frantz: Relato de 1 caso. Rev Bras Cancerologia. 2004;50(1):33-5.
9. Carvalho TS, Talini C, Carvalho BCN, Antunes LA, Teixeira DF, Oliveira HP, et al. Insulinoma de cabeça de pâncreas em criança pré-escolar. Colégio Brasileiro de Cirurgiões. Disponível em: file:///D:/Dados/Downloads/n8a16.pdf.
10. Saif MW. Pancreatoblastoma. JOP. 2007;8(1):55-63.
11. Mateus SM. Trauma pancreático pediátrico – abordagem diagnóstica e terapêutica. [Dissertação]. Faculdade de Medicina de Lisboa.

12. Khan RA, Wahab S, editors. Blunt abdominal trauma in children – problems and solutions. Springer; 2018.
13. Koh EY, van Poll D, Goslings JC, Busch OR, Rauws EA, Oomen MW, et al. Operative versus nonoperative management of blunt pancreatic trauma in children. Pancreas. 2017;46(9):1091-7.
14. Souza JCK, Salle JLP, editors. Cirurgia pediátrica – teoria e prática. São Paulo: Roca; 2008.
15. Teh SH, Pham TH, Lee A, Stavlo PL, Hanna AM, Moir C. Pancreatic pseudocyst in children: the impact of management strategies on outcome. J Pediatric Surg. 2006;41(11):1889-93.
16. Bispo M, Barreiro P, Bana T, et al. Pâncreas Divisum no lado oculto da pancreatite aguda recorrente: um desafio diagnóstico e terapêutico. J Port Gastrenterol. 2010;17(1).
17. Costi R, Castro Ruiz C, Romboli A, Wind P, Violi V, Zarzavadjian Le Bian A. Partial splenectomy: Who, when and how. A systematic review of the 2130 published cases. J Pediatr Surg. 2018 Dec 5. pii: S0022-3468(18)30784-X.
18. Gonçalves MEA, Viana DC, Rodrigues JC, Macedo DB, Lima TL. Atresia duodenal associada a pâncreas anular – relato de caso. Disponível em: http://files.bvs.br/upload/S/0101-5907/2008/v22n4/a2273.pdf.
19. Guizetti L. Total versus partial splenectomy in pediatric hereditary spherocytosis: A systematic review and meta-analysis. Pediatr Blood Cancer. 2016;63(10):1713-22.
20. Gutiérrez Díaz AI, Svarch E, Arencibia Nuñez A, Sabournin Fernier V, Machín García S, Menendez Veitía A, et al. Partial splenectomy in sickle cell disease. An Pediatr (Barc). 2015;82(4):228-34.
21. Hassoun J, Ortega G, Burkhalter LS, Josephs S, Qureshi FG. Management of nonparasitic splenic cysts in children. J Surg Res. 2018;223:142-8.
22. Husain SZ, Srinath AI. What's unique about acute pancreatitis in children: risk factors, diagnosis and management. Nat Rev Gastroenterol Hepatol. 2017;14(6):366-72.
23. Madenci AL, Armstrong LB, Kwon NK, Jiang W, Wolf LL, Koehlmoos TP, et al. Incidence and risk factors for sepsis after childhood splenectomy. J Pediatr Surg. 2018 Jun 25. pii: S0022-3468(18)30401-9.
24. Nasher O, Hall NJ, Sebire NJ, de Coppi P, Pierro A. Pancreatic tumours in children: diagnosis, treatment and outcome. Pediatr Surg Int. 2015;31(9):831-5.
25. Oliveira JC, Ferreira MA, Sant'Ana PC, Ribeiro RL, Sá RA, Taboada RG, et al. Tratamento conservador do trauma esplênico contuso: relato de caso e revisão da literatura. Rev Med Minas Gerais. 2010; 20(2 Supl 1): S145-8.
26. Pugi J, Carcao M, Drury LJ, Langer JC. Results after laparoscopic partial splenectomy for children with hereditary spherocytosis: Are outcomes influenced by genetic mutation? J Pediatr Surg. 2018;53(5):973-5.
27. Shabtaie SA, Hogan AR, Slidell MB. Splenic cysts. Pediatric Ann. 2016;45(7):e251-6.

Tumores abdominais 31

Ali Abdul Rahman Ayoub

Após ler este capítulo, você estará apto a:

1. Explicar a importância do diagnóstico precoce de tumores como determinante no desfecho do paciente.
2. Estabelecer o diagnóstico diferencial para as massas abdominais.
3. Reconhecer sinais indicativos da presença de tumores.
4. Conhecer as alterações fenotípicas ou sindrômicas que acompanham algumas neoplasias.
5. Conduzir as análises iniciais que podem levar ao diagnóstico.
6. Identificar os casos em que há indicação cirúrgica.
7. Explicar por que o tumor é sempre uma urgência na pediatria.

INTRODUÇÃO

O encontro de massas abdominais em crianças previamente saudáveis sempre traz preocupação ao pediatra assistente e angústia considerável aos familiares, dado que boa parte dessas manifestações pode representar doenças neoplásicas, às quais contrapõem-se vasto conjunto de alterações não neoplásicas. Entre as lesões benignas, incluem-se[1-7]:

- Hidronefrose.
- Rim policístico.
- Trombose de veia renal.
- Pielonefrite.
- Lesões hepáticas benignas.

- Acúmulo de *Ascaris*.
- Fecalomas.
- Abscessos.
- Torções ou sangramentos ovarianos.
- Cistos de colédoco ou mesentério.
- Duplicação intestinal.
- Bezoares.

Cabe ao pediatra, após anamnese bem feita e por meio de exame físico acurado, saber conduzir a investigação com exames complementares que, de fato, contribuam para o esclarecimento do diagnóstico e, assim, poder apresentar a real situação à família e encaminhar a criança ao especialista mais apropriado. Existem particularidades clínicas ligadas a determinados tumores que, mediante história criteriosa e semiologia adequada, já podem constituir pistas valiosas para orientar o raciocínio clínico[8].

CONDUTAS INICIAIS

Muitas vezes, a presença do tumor abdominal é detectada no exame de rotina da criança saudável levada ao pediatra para acompanhamento. Há ocasiões em que a massa é percebida pelos familiares, durante o banho ou por causa da inadequação das roupas.

Uma vez constatada a presença da lesão, a idade do paciente torna-se fator preponderante para nortear a investigação, visto que certos tumores são mais frequentes em faixas etárias específicas e podem comportar-se diferentemente a depender da idade[8-10]. Alguns dados precisam ser explorados durante a anamnese. São eles:

- Tempo do início dos sinais.
- Presença de febre, perda de peso e dores.
- Dificuldade ou recusa alimentar.
- Presença de vômitos, diarreia ou obstipação.
- Existência de sangramentos cutâneos, hematúria ou enterorragia.
- Aumento de outras partes do corpo, como pescoço ou extremidades.
- Manifestação de icterícia.
- Diarreia prolongada.
- Dificuldade respiratória.
- Menção a doenças ou anomalias previamente existentes na criança.
- Medicamentos anteriormente consumidos pela criança.
- Exposição da criança a agentes físicos ou químicos.
- Moradia em áreas industriais contaminadas por material tóxico.

- Referência a doenças em outros membros da família.
- Hábitos da mãe durante a gravidez relacionados ao consumo de álcool, tabaco, drogas psicoativas ou medicações regulares.
- Exposição da mãe a agentes físicos ou químicos, notadamente radiação ou agrotóxicos.

No exame físico, deve-se atentar para o estado geral, sinais de febre, pressão arterial, estado nutricional, anemia ou icterícia, observação de linfadenomegalias e alterações cutâneas (como sangramentos ou manchas anormais).

No exame especial, são necessários alguns cuidados:

- Procurar alterações de crânio e restante do esqueleto ósseo (Figura 31.1).
- Deve-se examinar bem os olhos e as órbitas; a orofaringe deve ser inspecionada com atenção para hipertrofia ou hiperplasia linfoide.
- O ouvido médio deve ser avaliado para integridade da membrana timpânica ou presença de acidentes e secreções estranhas.
- Deformidades ou assimetrias corporais devem ser identificadas.
- O tórax precisa ser bem auscultado, palpado e percutido, com atenção à presença de derrames ou massas.

No exame do abdome, deve-se dar atenção ao volume e à medição do perímetro, às alterações de vasculatura, ao surgimento de manchas periumbilicais que sugiram sangramento e à presença de ascite (Figura 31.2). A palpação do tumor deve indicar se:

- A localização é retroperitoneal ou intraperitoneal.
- A consistência é sólida ou cística.

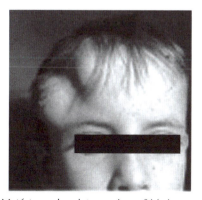

Figura 31.1 Neuroblastoma. Metástases da calota craniana. (Veja imagem colorida no encarte.)

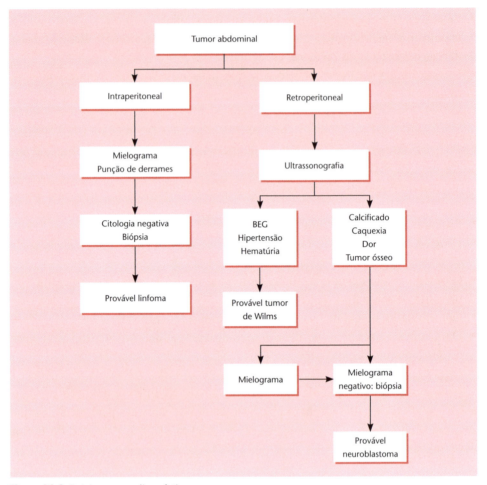

Figura 31.2 Roteiro para o diagnóstico.

- Ultrapassa a linha média; se é doloroso.
- É composto por um maciço único ou por aglomerado de nódulos.

As regiões perianal e perineal merecem atenção, e o exame deve incluir toque retal. A palpação de fígado e baço deve ser feita com escrutínio. A presença de sinais precoces de puberdade ou manifestação de intersexo devem ser cuidadosamente avaliadas.

As Tabelas 31.1 e 31.2 exibem associações que os elementos da história e do exame físico podem estabelecer com os vários tumores. A Figura 31.2 oferece um diagrama para investigação.

31 Tumores abdominais 451

Tabela 31.1 Faixas etárias e sintomas sugestivos[11]

Tumor	Idade sugestiva	Sintomas
Neuroblastoma	0 a 2 anos	Irritabilidade
		Choro
		Febre
		Dores ósseas
		Caquexia
		Anemia
		Dificuldade respiratória
		Diarreia prolongada
Tumor de Wilms	2 a 5 anos	Encontro casual
		Manutenção do bom estado geral
		História familiar
		Ausência de febre
		Hematúria
		Menção a malformações urinárias (rim duplo, ureter duplo, rim em ferradura)
		Macroglossia e gigantismo associados a retardo mental (síndrome de Beckwith-Wiedemann)
		Aniridia congênita
		Hemi-hipertrofia
		Intersexo e insuficiência renal (síndrome de Denys-Drash)
Linfomas	6 a 12 anos	Aumento importante de volume abdominal
		Febre
		Desnutrição
		Anemia e icterícia
		Vômitos
		Diarreia ou obstipação
Sarcomas	0 a 12 anos	Enterorragia
		Febre
		Desnutrição
		Dores
		Hematúria
		Disúria
Tumores de células germinativas	1 a 12 anos	Anemia
		Dor
		Massa em região pélvica ou sacrococcígea
		Obstipação (tumores sacrococcígeos)
Tumores de adrenal	0 a 6 anos	Síndrome de Cushing
		Virilização
		Puberdade precoce

Doenças cirúrgicas da criança e do adolescente

Tabela 31.2 Sinais no exame físico[11]

Tumor	Sinais
Neuroblastoma	Mau estado
	Desnutrição grave
	Hipertensão
	Anemia
	Equimoses e petéquias
	Nódulos cutâneos
	Lesões ósseas
	Sinal de Hutchinson
	Síndrome de Horner
	Dor à manipulação
	Tumor retroperitoneal sólido
	Ultrapassagem da linha média pelo tumor
	Hepatomegalia
Tumor de Wilms	Bom estado geral
	Hipertensão
	Tumor retroperitoneal sólido
	Respeito à linha média pelo tumor
	Aniridia
	Hemi-hipertrofia
	Hipospádia
Tumor de Wilms	Síndrome WAGR (Wilms, aniridia, gigantismo e retardo mental)
	Síndrome de Beckwith-Wiedeman (macroglossia, gigantismo, exonfalo e organomegalia)
	Síndrome de Sotos (gigantismo cerebral)
	Síndrome de Perlman
	Síndrome de Denys-Drash
Linfomas	Regular estado
	Desnutrição
	Febre
	Anemia
	Equimoses e petéquias
	Linfadenomegalia
	Hepatoesplenomegalia
	Tumor extenso multinodular intraperitoneal
	Ascite
	Abaulamento de fundo de saco ao toque retal

(continua)

Tabela 31.2 Sinais no exame físico[11] (continuação)

Tumor	Sinais
Sarcomas	Regular estado
	Desnutrição
	Localização retroperitoneal
	Localização hipogástrica (bexiga ou próstata)
Tumor de células germinativas	Regular estado
	Massa intraperitoneal pélvica (ovários)
	Massa retrococcígea (pode ser revelada ao toque retal)
Tumor de adrenal	Síndrome de Cushing
	Hermafroditismo
	Puberdade precoce
	Hipertensão

NEUROBLASTOMA

Os neuroblastomas representam aproximadamente 10% dos cânceres em crianças e é o tumor sólido extracraniano mais frequente nessa faixa etária[12,13].

Os tumores neuroblásticos, incluindo-se o neuroblastoma, o ganglioneuroblastoma e o ganglioneuroma, são originários das células da placa neural primitiva, que produzem as células da medula adrenal e as de gânglios simpáticos de todo o corpo[14]. Esse fato explica a ampla gama de locais de apresentação desses tumores por todo o organismo, bem como o comportamento imprevisível, tanto na forma de apresentação quanto na resposta ao tratamento e até eventual cura espontânea em alguns casos, diferenciação benigna espontânea ou induzida por tratamento.

Quanto mais jovem a criança, maior a chance de cura, sobretudo nos casos de neuroblastoma *in situ*. No entanto, grande parte das crianças maiores de 1 ano de idade apresenta-se ao diagnóstico com doença avançada de mau prognóstico. Numerosas variáveis biológicas têm influência na evolução da doença, entre as quais[15-18]:

- Características histológicas (que incluem diferenciação e índice mitose/cariorrexis).
- Ploidia.
- Amplificação do gene *N-myc*.
- Deleção do braço curto do cromossomo 1 (1p).

- Expressão de RNA-m (ácido ribonucleico-mensageiro) do receptor de fator de crescimento neural (Trk-A).

O neuroblastoma faz parte do grupo dos tumores de células pequenas, redondas e azuis, no qual também estão incluídos sarcoma de Ewing, linfoma não Hodgkin, tumores neuroectodérmicos primitivos (PNET) e sarcomas indiferenciados de partes moles (Figuras 31.3 e 31.4). A diferenciação entre esses tumores requer estudo imuno-histoquímico. Nesses, estão presentes neurofilamentos, sinaptofisina e enolase neuroespecífica[19].

Quando primário de abdome, o achado mais comum é a massa dura, indolor e com superfície irregular. Muitas vezes, a massa é detectada em um exame pediátrico de rotina, sendo assim é importante um exame físico minucioso pelo pediatra.

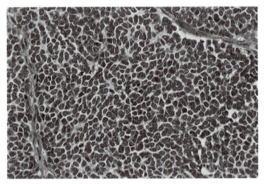

Figura 31.3 Neuroblastoma em coloração de hematoxilina-eosina – células com citoplasma escasso, núcleo grande e hipercrômico. (Veja imagem colorida no encarte.)

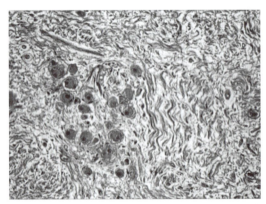

Figura 31.4 Ganglioneuroblastoma em coloração de hematoxilina-eosina – células ganglionares maduras, estroma composto por células de Schwann. (Veja imagem colorida no encarte.)

Nódulos subcutâneos azulados são mais frequentes no período neonatal, em pacientes com tumores estádio 4S (descrito a seguir). Metástases ósseas nesse período são menos frequentes[20]. As metástases para medula óssea e esqueleto são as formas mais comuns de disseminação, particularmente as cranianas.

A Tabela 31.3 resume a localização do tumor primário correlacionado com a idade, sinais e sintomas do neuroblastoma avançado.

Simples estudos de imagem são muito importantes na confirmação do diagnóstico: ultrassonografia (USG) abdominal (Figura 31.5), e radiografias simples de tórax (Figura 31.6) e esqueleto, podem mostrar o sítio do tumor primário, bem como os locais das metástases (lesões líticas irregulares bilaterais e simétricas, particularmente na calota craniana e diáfises distais dos fêmures e dos úmeros). Os locais mais frequentes de aparecimento do tumor primário são a loja suprarrenal e o mediastino posterior[21].

A tomografia axial computadorizada (TAC) (Figura 31.7) é importante nesses casos, pois costuma mostrar massas sólidas finamente calcificadas. As calcificações são frequentes nos neuroblastomas e raras nos tumores de Wilms. No abdome, revelam geralmente massa em uma das lojas suprarrenais, com rechaçamento do rim inferolateralmente, sem destruição do sistema pielocalicial. Esse dado auxilia no diagnóstico diferencial com tumor de Wilms, pois, neste último, costuma haver dilatação e/ou destruição do sistema pielocalicial e não há calcificações. A TAC feita com contraste permite a avaliação da função renal bilateral.

Tabela 31.3 Sinais e sintomas no neuroblastoma avançado[22]	
Sintomas e sinais	
Aumento do volume abdominal	7%
Febre	8%
Anorexia e perda de peso	22%
Diminuição de atividade	22%
Dor abdominal	17%
Protrusão ocular	17%
Equimoses orbitárias	11%
Abaulamento de outros territórios	11%
Dores ósseas	11%
Impossibilidade de andar	11%
Palidez progressiva	6%
Vômitos	6%
Desnutrição leve	50%
Desnutrição grave	11%

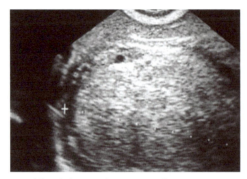

Figura 31.5 Neuroblastoma evidenciado por ultrassonografia.

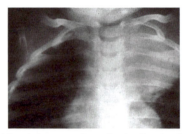

Figura 31.6 Neuroblastoma evidenciado por radiografia simples de tórax.

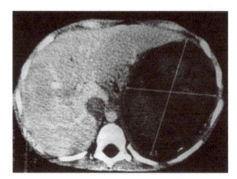

Figura 31.7 Neuroblastoma evidenciado por tomografia computadorizada de abdome.

A cintilografia óssea com [99]tecnécio é o meio mais sensível para detecção de metástases ósseas. Cintilografia com ^{131}I-metaiodobenzilguanidina (MIBG), que a princípio era utilizada apenas para visualização da medula adrenal e de feocromocitomas, é particularmente útil na detecção de massa tumoral, embora não diferencie entre ganglioneuroma e neuroblastoma. Em virtude da precisão em detectar massas tumorais, esse método de imagem é ideal na avaliação e na condução do tratamento do tumor[23].

O mielograma e a biópsia de medula óssea, que fazem parte do estadiamento do tumor, devem ser realizados em, pelo menos, dois territórios distintos e podem por si só confirmar o diagnóstico de neuroblastoma, permitindo iniciar o tratamento quando houver invasão tumoral. Caso contrário, é necessária análise histológica do tumor primário.

O principal diagnóstico diferencial é com o tumor de Wilms, que será discutido a seguir.

Crianças com menos de 1 ano de idade, sem fatores moleculares desfavoráveis de prognóstico, podem receber tratamento bem menos agressivo do que as crianças maiores e apresentar alto índice de cura, mesmo quando a primeira tentativa de quimioterapia falha, sendo necessário um segundo esquema de maior agressividade.

Nos casos em que os estudos de imagem não são capazes de mostrar com certeza a existência de tumores residuais, a ressecção cirúrgica exerce papel importante do ponto de vista prático. Nos casos avançados da doença que necessitam de transplante de medula óssea, o papel da cirurgia *de per si* é limitado, já que se detém apenas à obtenção de amostras para análises moleculares e anatomopatológicas. A experiência mostra que cirurgias citorredutoras (*debulking*) em nada melhoram o prognóstico, e a única opção é o emprego de quimioterapia.

TUMOR DE WILMS

Também chamado nefroblastoma (Figura 31.8) (origem em células renais embrionárias), é o tumor primário renal mais frequente na criança, representando de 5 a 10% de todos os que as acometem. É mais frequente na raça negra, tanto nos EUA quanto na África, e mais raro no Extremo Oriente. Nos EUA, a incidência

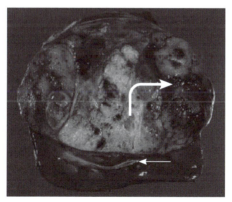

Figura 31.8 Aspecto macroscópio de tumor de Wilms. Notar as áreas de necrose e hemorragia (seta curva) e a compressão do tecido normal, com deformidade do sistema coletor (seta reta). (Veja imagem colorida no encarte.)

é de 7/milhões[24,25]. Knudson desenvolveu uma hipótese dos dois eventos sobre o desenvolvimento de tumores, com base em dados estatísticos sobre a incidência de tumores de Wilms e retinoblastomas uni ou bilaterais[26,27]. Esses tumores seriam desenvolvidos como consequência de duas mutações em série no mesmo gene: uma em cada alelo. O retinoblastoma continua sendo o melhor exemplo da teoria dos dois eventos; no entanto, inúmeros genes e incontáveis tipos de mutações foram implicados na origem do tumor de Wilms.

O primeiro gene a ser identificado e o mais estudado foi o WT1, localizado no braço curto do cromossomo 11 (11p13). Codifica um fator que tem atividade supressora de tumor, além de funções reguladoras do desenvolvimento renal tendo participação crítica nas fases iniciais da embriogênese. Entretanto, mutações nesse gene ocorrem apenas em 15% dos tumores de Wilms, aproximadamente. A deleção está associada à síndrome de WAGR (tumor de Wilms, aniridia, malformações geniturinárias e retardo mental), em que os indivíduos acometidos têm mais de 30% de risco de desenvolver nefroblastoma. Ocorre também que mutações específicas em apenas um dos alelos, e não apenas deleções, podem levar a alterações na função do alelo normal remanescente e desenvolvimento de neoplasia. É o que ocorre, por exemplo, com a síndrome de Denys-Drash (pseudo-hermafroditismo, insuficiência renal com esclerose mesangial difusa e tumor de Wilms), quando são detectadas mutações pontuais em apenas um par de bases dos alelos do WT1. O gene alterado produz uma proteína que, se acredita, altera a função da proteína produzida pelo alelo normal.

O estudo histológico do tumor de Wilms demonstra, classicamente, três componentes celulares: blastematoso, estromal e epitelial (Figura 31.9)[28]. Tumores mono ou bifásicos também podem ocorrer e são compostos de quaisquer combinações das linhagens citadas. As células blastematosas são células indiferenciadas, pequenas, com núcleos grandes e densos. O componente epitelial pode aparecer em formações

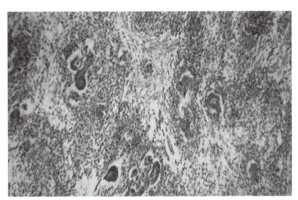

Figura 31.9 Tumor de Wilms trifásico – hematoxilina eosina – estruturas glomerulares (epiteliais), circundadas por pequenas células com citoplasma escasso e núcleo denso (blastema), entremeadas por área claras, com poucas células (componente estromal). (Veja imagem colorida no encarte.)

que remetem à embriogênese renal: tubulares (as mais frequentes e associadas ao melhor prognóstico) ou glomerulares; mas pode, entretanto, também apresentar diferenciação completamente estranha ao rim, chamada heteróloga. Nesse caso, a diferenciação pode lembrar epitélio escamoso ou mucinoso.

A anaplasia está relacionada à refratariedade ao tratamento quimioterápico, estando associada ao pior prognóstico para os pacientes diagnosticados em estádios avançados. No entanto, no estádio I, o nefroblastoma com histologia desfavorável (anaplasia) tem evolução tão boa quanto aqueles com histologia favorável (sem anaplasia)[29] (Figura 31.10).

Os tumores de Wilms acometem crianças maiores do que aquelas acometidas pelo neuroblastoma e atingem ambos os sexos com a mesma frequência. A média de idade das crianças acometidas gira em torno de 5 anos. É raro no adulto e no recém-nascido. Noventa por cento das crianças acometidas têm menos de 7 anos de idade, e 75%, menos de 5 anos ao diagnóstico[30,31].

Esse tumor pode estar associado a algumas anomalias, como aniridia (Figura 31.11), malformações geniturinárias, hemi-hipertrofia (Figura 31.12), neurofibromatose, síndromes de Beckwith-Wiedemann (SBW) e Denys-Drash. As anomalias

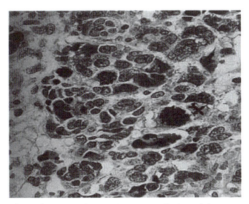

Figura 31.10 Tumor de Wilms – hematoxilina eosina – anaplasia: núcleos grandes e hipercrômicos e figuras de mitoses aberrantes. (Veja imagem colorida no encarte.)

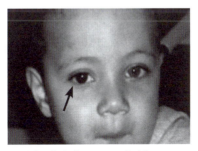

Figura 31.11 Tumor de Wilms. Aniridia. (Veja imagem colorida no encarte.)

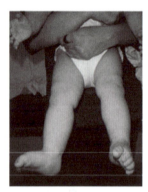

Figura 31.12 Tumor de Wilms. Hemi-hipertrofia D.

genitourinárias são as mais frequentes e ocorrem em 4 a 8% dos casos: rim em ferradura, duplicação do sistema pielocalicial, displasia renal, criptorquidia, hipospádia e doença cística renal bilateral[32-35]. Pode raramente aparecer em síndromes paraneoplásicas e com a doença de von Willebrand[36].

Na maioria dos casos, o tumor é palpado pelos próprios pais e, às vezes, pelo médico em consulta de rotina. Alguns raros casos são detectados em consulta médica ao se medir a pressão arterial do paciente, que pode estar aumentada. Geralmente, à palpação, a massa apresenta superfície lisa e regular, ocupando toda loja renal sem ultrapassar a linha mediana do abdome. A dor abdominal é outro sintoma frequente, podendo, eventualmente, estar associado à ruptura do tumor. Outros sinais e sintomas menos frequentes são febre, anemia, anorexia e vômitos. Vinte e cinco por cento dos casos apresentam hipertensão arterial decorrente da secreção de renina pelo tumor, com consequente aumento da produção de angiotensina[37]. Hematúria, raramente macroscópica, pode estar presente em 10 a 20% dos casos e não está associada a quadro mais grave ou pior prognóstico[38]. Em alguns casos, o diagnóstico é feito em eventual laparotomia exploradora de urgência, na vigência de abdome agudo por ruptura do tumor. Piora e muda o tratamento quimioterápico, bem como o prognóstico, pois muda o estadiamento para III, que requer radioterapia abdominal.

A presença de trombo tumoral, estendendo-se da veia renal até a veia cava inferior, pode manifestar-se sob a forma de varicocele, que persiste mesmo com decúbito ou hepatomegalia. A invasão da veia renal não significa pior prognóstico.

A forma bilateral ocorre em 5 a 10% dos casos (Figura 31.13)[39].

A USG é o mais simples e o menos invasivo exame de imagem a ser primeiramente realizado (Figura 31.14).

Esse exame revela se o tumor é renal ou extrarrenal, sólido ou cístico, uni ou bilateral, e se há ou não trombo em veia renal e/ou cava inferior. Trombos em veia

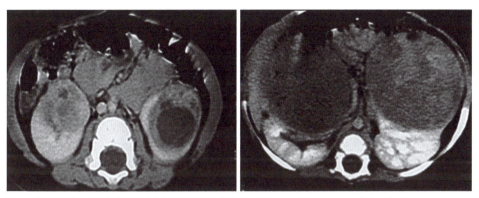

Figura 31.13 Tumor de Wilms bilateral evidenciado por tomografia computadorizada.

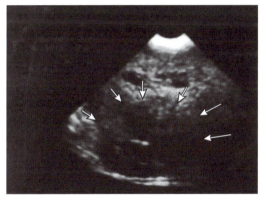

Figura 31.14 Tumor de Wilms evidenciado por ultrassonografia. (Veja imagem colorida no encarte.)

cava inferior podem progredir até o átrio direito. Nesses casos, é necessária circulação extracorpórea durante o ato operatório para que se possa retirar o trombo tumoral do átrio sob visão direta, minimizando-se, assim, o risco de rompimento e consequente embolização do tumor. Se o trombo estiver restrito à veia cava, a exérese se faz pela veia cava inferior no segmento supra-hepático, não sendo necessária, então, a circulação extracorpórea. Todos esses dados são de extrema importância para o planejamento adequado do ato operarório. A USG pode, eventualmente, detectar metástase hepática. Radiografia simples de tórax deve ser realizada em todos os casos para investigar possíveis metástases pulmonares. A TC tem substituído a USG com poucas vantagens adicionais (Figura 31.15). Os locais mais frequentes de metástases são os pulmões e o fígado.

O tratamento cirúrgico com nefrectomia radical é, de qualquer maneira, passo fundamental no tratamento da doença. A laparotomia deve ser transversa e ampla, para evitar ruptura de tumor, proporcionar boa avaliação de toda a cavidade abdominal e adequada amostragem de linfonodos. Esvaziamentos extensos ao longo de toda

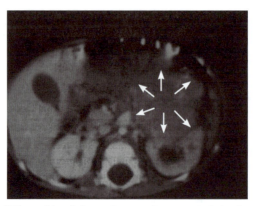

Figura 31.15 Tumor de Wilms evidenciado por tomografia computadorizada.

a cadeia para-aórtica não são indicados. Pacientes que não são submetidos à exaustiva pesquisa e ressecção de linfonodos apresentam seis vezes mais risco de recidiva tumoral.

A nefrectomia radical somente pode ser realizada após a certeza de que o rim contralateral não está acometido. Se estiver, classificar-se como estádio V, com mudança nos tratamentos cirúrgico e quimioterápico. Idealmente, a avaliação do rim contralateral deve ser feita antes do ato operatório, por meio dos exames já descritos.

Os tumores bilaterais são tratados com o intuito de preservar o máximo possível de parênquima renal funcionante. Nesses casos, indica-se quimioterapia pré-operatória e nefrectomia parcial, ou enucleação. Deve-se proceder ao acompanhamento periódico com TC. A anaplasia piora significativamente o prognóstico.

Há questões ainda controversas em relação ao tratamento do tumor de Wilms:

- Biópsia pré-operatória: é contraindicada na maioria das vezes; deve ficar reservada para crianças muito pequenas ou nos casos de apresentação insólita.
- Nefrectomia parcial: ainda não está bem definida esta questão[40,41]. Alguns autores indicam esse procedimento quando o tumor for polar, o parênquima residual apresentar boa função residual e não houver invasão do sistema pielocalicial ou veia renal. Esse aspecto é importante nos casos de rim único, rim em bolo e tumores bilaterais. O que se aventa contra a nefrectomia parcial é a maior incidência de recidiva local, hipertensão arterial, proteinúria e insuficiência renal crônica. Qualquer conclusão ainda é prematura quanto à nefrectomia parcial.

Os esquemas de quimioterapia variam com a estratificação de risco do paciente, que leva em conta o estádio da doença e a histologia do tumor. As drogas que servem como base para o tratamento são a actinomicina e a vincristina, sendo que outras drogas, como a doxorrubicina e a ciclofosfamida são associadas a pacientes de maior risco[42].

LINFOMAS

As neoplasias linforreticulares da infância compreendem diversas entidades nosológicas, como as leucemias linfoblásticas, os linfomas de Hodgkin e os não Hodgkin. Estes últimos apresentam-se com localização intraperitoneal na maioria das vezes, mas podem ocorrer também em gânglios periféricos e em mediastino.

Os linfomas de origem B apresentam-se, na maior parte, como tumores abdominais, geralmente de grande volume. Os dois tipos histológicos mais presentes são o linfoma difuso de grandes células B (LDGCB) e o linfoma de Burkitt.

Os LDGCB perfazem o subtipo mais frequente. Caracterizam-se por células B transformadas em unidades com núcleo aumentado, cromatina vesicular e discreta basofilia citoplasmática. Do ponto de vista imunofenotípico, apresentam antígenos próprios da linhagem de linfócitos B, com positividade para os antígenos CD19, CD20, CD22, CD79a. A maioria expressa proteína BCL-2 e BCL-6 e a translocação (14;18) é a transformação cromossômica mais frequente[43,44].

Os linfomas de Burkitt derivam de alterações de *c-Myc* ocorridas por translocações do braço longo do cromossomo 8, associadas a *locus* de imunoglobulinas pesadas em cromossomo 14 [t(8;14)], imunoglobulinas leves kappa [t(2;8)] ou imunoglobulinas leves lambda [t(8;22)]. A detecção de rearranjos do oncogene *c-Myc,* por meio de FISH, constitui-se em subsídio importante para o diagnóstico. O panorama histológico é composto de células de caráter monomórfico, de múltiplos nucléolos e citoplasma basófilo e vacuolizado, e o conjunto é frequentemente comparado a um céu estrelado. A imunofenotipagem revela imunoglobulinas M de superfície e antígenos de células B, como CD19, CD20, CD22, CD79a e, além desses, há expressão de CD10, HLA-DR e C43[45].

O quadro clínico de ambas as modalidades de linfomas costuma reunir manifestações de grandes massas abdominais, às vezes multilobuladas, e intraperitoneais, como revelado ao toque retal. Além de tumor, o abdome pode conter ascite e hepatoesplenomegalia. O crescimento do tumor ocorre de forma rápida e acompanhado de desnutrição, enterorragia, dor, febre, vômitos, desconforto respiratório por compressão diafragmática ou por comprometimento obstrutivo de vasos. A medula óssea e as leptomeninges podem ser atingidas, e metástases ósseas, pulmonares e hepáticas também podem ser observadas.

O diagnóstico pode ser feito por demonstrações citológicas ao estudo de líquidos cavitários ou, principalmente, pelo aspirado de medula óssea, cuja obtenção é obrigatória antes de serem colhidas amostras de tecidos. Se as análises citológicas não forem esclarecedoras, procede-se à biópsia do tumor, excisional na maioria das vezes, a fim de oferecer material suficiente para as análises morfológica, imunofenotípica e citogenética.

Os linfomas são doenças sistêmicas e, portanto, o tratamento atual baseia-se, exclusivamente, na quimioterapia com múltiplas drogas, administradas de forma intensiva e em curto período. A radioterapia é justificada somente como medida de alívio aos quadros compressivos. Ao cirurgião cabe somente a realização de biópsias, visto que grandes ressecções, com extração de grandes volumes tumorais, não interferem no prognóstico que, por sua vez, tem se mostrado favorável, mesmo em casos avançados[46].

HEPATOBLASTOMA

Os hepatoblastomas (HB) são tumores embrionários e desenvolvem-se a partir de células totipotentes capazes de diferenciarem-se tanto em hepatócitos quanto em células ductais.

É o tumor hepático maligno mais comum em lactentes. Tem incidência populacional de 0,5 a 1,5/106; entretanto, na população com menos de 18 meses de vida, a incidência chega a 11,2 casos/106. Dez por cento dos HB são diagnosticados ao nascimento ou até o primeiro ano de vida e somente 5% desses tumores são detectados após o quarto ano. Existe preferência pelo sexo masculino, que apresenta incidência até duas vezes maior que o feminino[47].

Existe clara associação entre HB, baixo peso ao nascimento e prematuridade. O risco de desenvolvimento dessa neoplasia em crianças que pesaram menos de 1.000 g ao nascimento é 15,64 vezes maior que das crianças que pesaram 2.500 g[48].

Algumas síndromes genéticas são também associadas ao aparecimento desses tumores, como a SBW e a polipose adenomatosa familial (PAF). Na SBW, o risco relativo para o desenvolvimento do HB é de 2.280, o que sugere a participação de aberrações do cromossomo 11 na patogênese do tumor[49]. Várias alterações genéticas foram detectadas nos HB e acredita-se que muitas delas ocorram de forma semelhante nos vários tumores embrionários. A perda da heterozigozidade do cromossomo 11p15 é uma das mais bem caracterizadas e foi identificada em quase um terço de todos os casos de HB[50].

Na PAF, o risco relativo de ocorrência desse tumor é de 1.220, sugerindo que o cromossomo 5 também está envolvido[51]. Nos HB esporádicos, a inativação do gene supressor de tumor da polipose cólica adenomatosa, localizado no cromossomo 5, é encontrada em 67 a 89% dos casos. Não foram encontradas diferenças estatísticas em relação a: idade de manifestação, tipo histológico ou prognóstico entre o HB esporádico e o associado à PAF ou à SBW.

Alterações na betacatenina são muito comuns, tendo sido descritas em até 48% dos HB. A degradação da betacatenina é regulada pelo gene APC[52]. Nos pacientes com HB e principalmente naqueles com mau prognóstico, a betacatenina é encontrada no núcleo dos hepatócitos, enquanto nas células normais a localização é preferencialmente na membrana plasmática[53].

Alterações na via Wnt parecem ter papel importante na transformação de células hepáticas imaturas[54]. Mutações em genes específicos e variações sequenciais nessa via foram detectadas em cerca de 10% dos carcinomas hepatocelular (HCC) e HB. Perda de heterozigozidade do 1p e 1q, além de trissomias do 2 e do 20 são outras alterações genéticas associadas ao HB[55].

O fator de transformação de crescimento alfa (TGF-alfa), importante e potente estimulador da proliferação celular no fígado normal e em tumores hepáticos, é expresso em maior intensidade nos HB bem diferenciados. Possivelmente, os tumores pouco diferenciados perdem a capacidade de responder ao estímulo proliferativo do TGF-alfa[56].

Histologicamente, os HB podem ser classificados em epiteliais (Figura 31.16), que compreendem 56% dos casos ou mistos (epiteliais/mesenquimais). Os epiteliais são ainda divididos nos subtipos fetal (31%), embrionário (19%), macrotrabecular (3%) e indiferenciado de pequenas células. O padrão histológico correlaciona-se com o prognóstico, sendo que o melhor está associado ao padrão fetal, enquanto os indiferenciados têm prognóstico reservado. Além disso, no padrão misto, componentes mesenquimais, como cartilagem e osso, estão associados a melhor prognóstico[57,58].

A avaliação laboratorial demonstra anemia em cerca de 70% dos casos e trombocitose em 35%. Em cerca de 90% dos casos, o nível sérico de alfa-FP é elevado. Há, ainda, correlação entre os níveis de alfa-FP e a massa tumoral: eles caem após

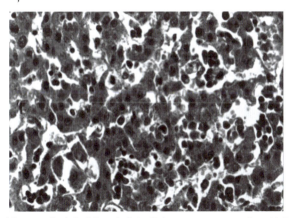

Figura 31.16 Hepatoblastoma fetal. Padrão epitelial: células menores que os hepatócitos maduros, cordões com espessura de duas células, eritropoiese extramedular (HE, x 365). (Veja imagem colorida no encarte.)

ressecção completa e elevam-se quando da recidiva[59]. Tumores muito indiferenciados podem não elevar os níveis de alfa-FP e estão associados a pior prognóstico.

O lobo direito é acometido mais comumente que o esquerdo, entretanto, em cerca de 35% dos pacientes há doença bilateral. Vinte por cento dos tumores são avançados ao diagnóstico, apresentando-se já com metástases, sendo as pulmonares as mais frequentes, seguidas do cérebro e ossos.

Na maioria dos casos, o HB é assintomático e detectado incidentalmente em avaliação médica de rotina ou pelos pais durante o banho. Icterícia e puberdade precoce ocorrem raramente, em 5 e 3% dos casos, respectivamente, e são, normalmente, associadas ao tumor avançado. Hemi-hipertrofia está associada a 2% dos casos.

A avaliação da extensão do tumor é feita por de TC e/ou ressonância magnética, sendo de extrema importância a relação com os elementos do hilo hepático, principalmente com a veia porta e os ramos principais e com as veias hepáticas para avaliar a possibilidade de extirpação (Figuras 31.17 e 31.18). As TC de tórax e crânio e a cintilografia óssea devem ser realizadas para avaliação de doença metastática.

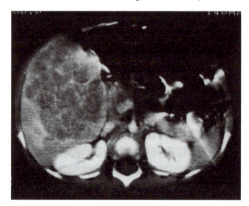

Figura 31.17 Tomografia computadorizada de hepatoblastoma do lobo direito.

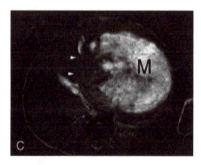

Figura 31.18 Ressonância magnética de hepatoblastoma do lobo esquerdo.

A partir de 1990, a Sociedade Internacional de Oncologia Pediátrica (SIOP) adotou um sistema de estadiamento pré-operatório, sendo que os sistemas anteriores baseavam-se em achados intra e pós-operatórios. Nesse novo sistema, chamado PRETEXT (*pretreatment extension of disease*), o fígado é dividido em quatro setores: o lateral (segmentos 2 e 3 de Couinard), o medial (segmento 4), o anterior (segmentos 5 e 8) e o posterior (segmentos 6 e 7) (Figura 31.19):

- PRETEXT I: um setor envolvido.
- PRETEXT II: dois setores envolvidos.
- PRETEXT III: três setores envolvidos.
- PRETEXT IV: todos os quatro setores envolvidos.

Para a indicação de envolvimento extra-hepático da doença, utiliza-se uma letra: V, para o envolvimento da veia hepática; P, para o envolvimento da veia porta; E, para doença extra-hepática e M, para metástases a distância. Esse sistema, atualmente adotado no Instituto da Criança do Hospital das Clínicas da Universidade de São Paulo, tem valor na avaliação do prognóstico, em relação à sobrevida global e sobrevida livre de doença, além de ser útil para a definição do tratamento[60].

Outro estadiamento alternativamente utilizado é o proposto pelo Children's Cancer Study Group (CCSG), que se baseia na cirurgia: estádio I: ressecção com-

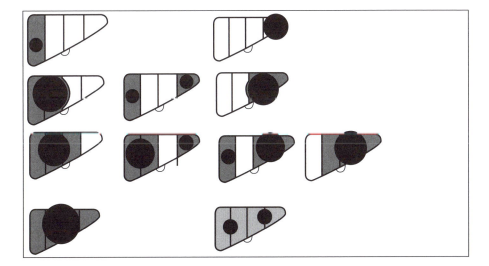

Figura 31.19 Setores hepáticos de acordo com o sistema PRETEXT.

pleta; estádio II: doença residual microscópica; estádio III: lesão residual macroscópica; e estádio IV: doença metastática.

Naqueles pacientes com idade entre 6 meses e 3 anos de idade, com níveis séricos de alfa-FP elevados e com massas hepáticas, considera-se desnecessária a realização de biópsia. Nos demais pacientes, a confirmação anatomopatológica é imprescindível para a instituição do tratamento. A biópsia pode ser realizada por via aberta (laparotomia) ou percutânea, dependendo da localização e do tamanho do tumor e da experiência do centro responsável pelo paciente.

O tratamento baseia-se na ressecção completa do tumor. Estudos demonstraram melhora de sobrevida com o uso de quimioterapia pré-operatória, mesmo nos casos já passíveis de ressecção ao diagnóstico[61]. Além disso, em mais de 50% das crianças, o tumor é irressecável ao diagnóstico, e a quimioterapia neoadjuvante permite a completa extirpação cirúrgica da massa em cerca de 70% dos casos, o que elevou a sobrevida dos pacientes de 25 a 30% para 80% ou mais[62,63]. Os esquemas de quimioterapia empregados baseiam-se no uso de cisplatina e adriamicina. A carboplatina é geralmente associada nos casos de alto risco.

Os fatores prognósticos mais importantes parecem ser a ressecabilidade do tumor e a presença de metástases pulmonares[64]. Doença microscópica residual, apesar de associada com resultados um pouco piores, não parece ser fator independente de pior prognóstico[65], no entanto isso ainda é objeto de controvérsia e alguns grupos defendem até mesmo o controle das margens cirúrgicas durante o ato operatório com biópsia de congelação.

Outros indicadores de mau prognóstico são metástases para linfonodos regionais, doença multifocal no fígado, presença de invasão vascular, níveis de alfa-FP inferiores a 100 ou superiores 106 ng/mL e envolvimento dos dois lobos hepáticos. Histologia fetal pura é preditiva de boa evolução, enquanto muitas células indiferenciadas estão associadas a maus resultados de sobrevida e sobrevida livre de doença[58,66]. Elementos mesenquimais diferenciados e necrose tumoral associada à quimioterapia estão associados ao melhor prognóstico. Análise da ploidia do tumor vem demonstrando associação entre aneuploidia e pior evolução[67,68]. Ainda nenhuma das alterações gênicas é utilizada na prática clínica para estratificação de prognóstico.

Nos pacientes com metástases pulmonares ao diagnóstico, existem evidências de que a ressecção melhora a sobrevida. Portanto, deve-se proceder à toracotomia no mesmo ato operatório, se as condições do paciente permitirem[69,70].

Nas crianças com tumores que persistem irressecáveis apesar de terem apresentado resposta à quimioterapia e com doença restrita ao fígado, ou seja, não metastática, está indicada a hepatectomia total e transplante hepático, com resultados bastante satisfatórios[71]. O fator prognóstico mais importante para o sucesso do transplante hepático por HB é a resposta à quimioterapia. Mesmo nos casos com metástases isoladas e ressecáveis que possam ser controladas com quimioterapia, o transplante pode ser considerado uma opção terapêutica[72]. Resultados publicados recentemente pela SIOP reportam sobrevida em 10 anos de 85% dos pacientes submetidos ao transplante, como tratamento primário, e 40% quando o transplante foi utilizado como terapia de resgate[71].

Vários estudos multicêntricos internacionais ainda estão em curso, visando a minimizar o tratamento e, portanto, a toxicidade, naqueles pacientes com bom prognóstico, porém sem comprometer os resultados, bem como maximizar o tratamento daqueles com doença avançada e fatores de mau prognóstico, na tentativa de melhorar os resultados finais.

HEMANGIOENDOTELIOMA INFANTIL (TIPO 1)

Os hemangioendoteliomas são divididos em dois tipos histológicos: tipo I, que é a lesão vascular hepática mais comum em crianças, que, à microscopia, apresenta poucas mitoses e é frequentemente calcificada; tipo II, que são mais desorganizadas histologicamente, sendo, eventualmente difícil de diferenciar dos angiossarcomas[73].

Os hemangioendoteliomas do tipo I são responsáveis por 1 a 2% de todas as neoplasias hepáticas em crianças e são os tumores hepáticos benignos mais comuns na infância. Ocorrem mais comumente em crianças pequenas e cerca de 85% deles são diagnosticados nos primeiros 6 meses de vida. O aspecto histológico caracteriza-se por canais vasculares, revestidos por endotélio, que se comunicam. Em mais da metade dos casos, apresenta massa assintomática, detectada em exame de rotina[74]. A insuficiência cardíaca congestiva de alto débito pode ser o primeiro sintoma e está presente em cerca de 50% dos pacientes, estando relacionada a fístulas arteriovenosas intratumorais. A síndrome de Kasabach-Merrit, que se caracteriza por coagulopatia, plaquetopenia e anemia hemolítica, pode ter evolução dramática. As lesões podem ser focais (55%) ou multifocais (45%). Hemangiomas de pele estão presentes em 10 a 40% dos casos e, nestes, hemangiomas viscerais podem também estar associados.

O nível sérico de alfa-FP é normal. Apesar de muitas vezes não ser capaz de elucidar o diagnóstico, a avaliação radiológica deve ser iniciada pela USG. A TC de abdome é bastante típica e, associada aos dados clínicos, pode, muitas vezes, ser diagnóstica (Figura 31.20). Demonstra massa hipoatenuante, que capta precocemente contraste na periferia para tornar-se, a seguir, isodensa em relação ao restante do parênquima.

O tratamento está indicado somente nos casos sintomáticos, uma vez que a história natural dessas lesões é a de involução espontânea após período de crescimento que vai até 1 ano de idade. Quando a insuficiência cardíaca de alto débito estiver

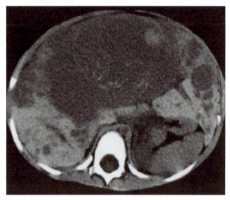

Figura 31.20 Hemangioendotelioma infantil. Captação periférica do contraste.

presente, devem-se administrar diuréticos, drogas inotrópicas, como os digitálicos e, eventualmente, vasoconstritores. Os corticosteroides são administrados com o intuito de diminuir a massa tumoral, na dose de 2 a 3 mg/kg de prednisona, ao dia, por 2 a 4 semanas, com diminuição progressiva da dose durante 3 a 5 semanas[74]. Espera-se que haja resposta em cerca de 1 semana. Aproximadamente 30% dos tumores respondem com regressão rápida, 40% têm resposta duvidosa e, no mínimo, 30% não apresentam qualquer resposta. No caso de falha terapêutica, pode-se utilizar interferon alfa-2A, que é um inibidor da angiogênese, na dose de 3 milhões de unidades/m², 3 vezes por semana.

Somente os pacientes não responsivos ao tratamento clínico e que apresentem sintomas que põem em risco a vida têm indicação de tratamento invasivo. A ressecção completa é a melhor opção, apesar de não ser possível na maioria dos casos em razão das grandes dimensões ou por serem multifocais. Quando isso ocorre, está indicada a arteriografia com embolização seletiva ou a ligadura cirúrgica da artéria hepática. Essas medidas normalmente controlam rapidamente a sintomatologia, mas, não raramente, vasos colaterais desenvolvem-se em alguns dias com risco de recidiva dos sintomas. Existe, ainda, risco de necrose hepática ou complicações biliares (necrose da via biliar, estenoses biliares e/ou sepse biliar) caso a irrigação proveniente da veia porta não seja suficiente para nutrir o parênquima. Apesar das complicações potenciais, os procedimentos de interrupção do fluxo arterial têm sucesso em cerca de 80% dos casos[75].

Há, na literatura, relatos de transplante hepático para casos em que a lesão não foi passível de ressecção, a criança não respondeu ao tratamento clínico e a arteriografia com embolização não foi bem-sucedida ou foi contraindicada[76].

Já foi descrito o desenvolvimento de angiossarcoma em lesões com diagnóstico, inclusive histológico, de hemangioendotelioma. Nesses casos, a "malignização" ocorreu normalmente 2 a 3 anos após o diagnóstico de hemangioendotelioma. A ressecção completa é o único tratamento curativo disponível[77].

HIPERPLASIA NODULAR FOCAL

A hiperplasia nodular focal (HNF) é tumor epitelial benigno de natureza desconhecida, às vezes considerado hamartoma, às vezes considerado lesão reacional a evento isquêmico ou trauma. É, via de regra, assintomática e diagnosticada incidentalmente. Tem incidência aumentada em mulheres, especialmente nas usuárias de anticoncepcional oral. Acredita-se que os hormônios femininos estejam, mais precisamente, relacionados ao aumento na vascularização do tumor e consequentemente ao crescimento e não à gênese[78]. Pode ser diagnosticada em qualquer idade.

Quando pequenas são assintomáticas e somente lesões grandes levam à sintomatologia relacionada ao efeito de massa.

A característica mais marcante da hiperplasia nodular focal é a cicatriz central em forma de estrela que irradia septos para a periferia. Em torno dos septos fibrosos, existem numerosos ductos biliares e vasos sanguíneos. Os nódulos contêm hepatócitos de aspecto normal e células de Kupfer.

O exame ultrassonográfico não é típico, mas pode detectar lesões sincrônicas, que ocorrem em 10 a 15% dos casos. Até o momento não foi descrita malignização de HNF. No entanto, existem relatos de HNF coexistindo em pacientes cuja histologia predominante é o HCC. O achado característico à TC é o de uma massa hipervascular, com intensa captação de contraste na fase arterial, que circunda uma área cicatricial central. Esse aspecto pode aparecer em alguns casos de HCC fibrolamelar e, portanto, é temerário o diagnóstico baseado exclusivamente em exames de imagem[79] (Figura 31.21).

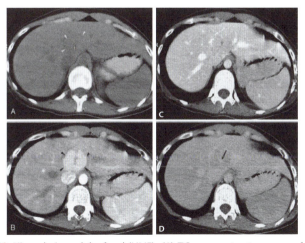

Figura 31.21 Hiperplasia nodular focal (HNF); (A) TC sem contraste – massa única, homogênea e isoatenuante em relação ao fígado; (B) TC com contraste, fase arterial – realce imediato e intenso da massa, exceto pela cicatriz central; (C) imagem obtida durante realce portal demonstrando captação aumentada da lesão em relação ao parênquima hepático normal; (D) fase tardia demonstrando captação acentuada de contraste pela cicatriz central.

O tratamento, nos casos sintomáticos, é cirúrgico, uma vez que nunca foi descrita involução espontânea do tumor. Nos casos assintomáticos, está indicada a ressecção completa ou biópsia para confirmar o diagnóstico naqueles casos em que se optar pelo tratamento conservador.

TUMORES DE CÉLULAS GERMINATIVAS

São tumores raros e representam, aproximadamente, 1% dos cânceres diagnosticados em crianças < 15 anos[80].

A origem é duvidosa, porém a teoria mais aceita atualmente relaciona a formação dos tumores de células germinativas (TCG) com as células totipotentes que migram, a partir da quinta semana de gestação, do seio endodérmico, pela linha média, em direção às pregas genitais[81]. Estas últimas localizam-se no espaço paravertebral e estendem-se da sexta vértebra torácica até a 2ª vértebra sacral. A partir da 6ª semana, as células totipotentes invadem o mesênquima adjacente e, a seguir, sofrem diferenciação masculina ou feminina, dependendo da presença ou da ausência do cromossomo Y, respectivamente. Como consequência, os TCG podem ocorrer desde o sistema nervoso central até o cóccix (Figura 31.22), mais comumente na linha média ou em topografia para-axial. Em crianças até 4 anos, têm predileção por sítios extragonadais, enquanto em crianças maiores de quatro anos ocorrem com maior frequência no ovário ou no testículo.

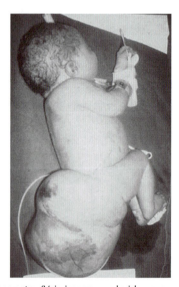

Figura 31.22 Teratoma em neonato. (Veja imagem colorida no encarte.)

Apresentam grande variabilidade histológica e várias formas de apresentação clínica. Podem ser sólidos, císticos ou mistos; podem ser benignos (80%) ou malignos. Mesmo dentro do mesmo tumor, é possível que haja áreas com graus diferentes de maturação.

Os tumores do seio endodérmico e os carcinomas embrionários são tipos histológicos malignos de TCG e provocam elevação do nível sérico de alfafetoproteína (AFP). Essa alfa-1-globulina é produzida principalmente pelo fígado fetal; porém, o seio endodérmico e o intestino fetal também secretam essa proteína no início da vida intrauterina. O recém-nascido normal, no entanto, tem nível de AFP elevado que sofre declínio progressivo, atingindo os valores da idade adulta por volta dos 8 meses de vida[82].

A subunidade beta da gonadotrofina coriônica humana (beta-hCG) é outro marcador sorológico de TCG malignos que contêm elementos trofoblásticos, como é o caso do coriocarcinoma ou do germinoma.

A determinação do nível sérico dessas proteínas é importante na avaliação da ressecção completa e no monitoramento da recidiva desses tumores. A AFP tem vida média de 5 a 7 dias[83], enquanto a da fração beta da hCG é de 24 a 36 horas[84]. Os níveis devem diminuir progressivamente após a excisão completa da lesão. Elevações abruptas dos níveis podem ocorrer após quimioterapia eficaz e representam destruição do tecido tumoral. É necessário notar também que várias outras condições podem elevar a concentração desses marcadores no sangue: neoplasias hepáticas, tirosinemia hereditária, hipotireoidismo, hepatites e tumores gastrintestinais também elevam a concentração da AFP no soro. Hepatoblastomas e hepatocarcinomas elevam a AFP e a beta-hCG.

O tratamento consiste na ressecção completa do tumor. É mandatória a ressecção do cóccix. A preservação está associada a taxas de recorrência de aproximadamente 35%. Como a maioria dos teratomas sacrococcígeos neonatais é benigna, a ressecção cirúrgica é o único tratamento necessário. No entanto, os pacientes devem ser seguidos periodicamente com dosagem de alfa-FP, radiografia torácica e exame clínico detalhado com ênfase para o exame retal, a fim de detectar precocemente qualquer recidiva. As lesões malignas podem surgir em sítios de tumores previamente benignos. Crianças com diagnóstico após o primeiro mês de vida e tumores com elementos imaturos têm maior risco de transformação maligna.

Os tumores malignos requerem quimioterapia adjuvante.

RABDOMIOSSARCOMAS

Tanto para os rabdomiossarcomas (RMS) quanto para os tumores de partes moles não RMS, a idade parece ser um fator prognóstico importante, que piora com o avanço. Para RMS localizados, a sobrevida global para crianças é de > 75%[85]. Histologicamente, são classificados em embrionário e alveolar. O primeiro subtipo, responsável por aproximadamente 50% dos casos, particularmente as variantes botrioide e de células fusiformes, está associado à melhor evolução[86].

A apresentação abdominal ocorre quando o tumor origina-se de bexiga ou próstata ou, infrequentemente, de retroperitôneo. A sintomatologia depende do tumor primário, mas normalmente os RMS apresentam-se como massa indolor. Os geniturinários podem causar hematúria, dificuldade miccional, obstrução urinária, massas escrotais ou vaginais (Figura 31.23). O diagnóstico deve ser firmado por meio de biópsia incisional nos casos em que a ressecção primária não for possível.

A lesão primária deverá ser avaliada por exame de imagem, geralmente TC, e eventualmente RM, dependendo do local anatômico[87]. A TC de tórax, a biópsia de medula óssea, o mielograma e a cintilografia óssea com tecnécio fazem parte do estadiamento dos RMS, uma vez que os locais mais frequentes de metástases são o pulmão, a medula óssea e os ossos.

Embora o sucesso no tratamento dos sarcomas dependa do controle local e sistêmico, a ressecção cirúrgica completa está relacionada ao melhor prognóstico, além de dispensar a radioterapia nos casos dos RMS embrionários. No entanto, somente 20% dos pacientes têm tumores que sejam passíveis de ressecção completa ao diagnóstico, com margens cirúrgicas negativas. A estes a ressecção se concretiza somente após tratamento quimioterápico, e o cirurgião deve visá-la com o intuito de conseguir margens livres ou, se não for possível evitar doença residual, tentar deixá-la com detecção apenas microscópica.

Como foi dito, todos os pacientes com RMS são considerados portadores de doença micrometastática e, portanto, devem receber tratamento sistêmico. A quimioterapia

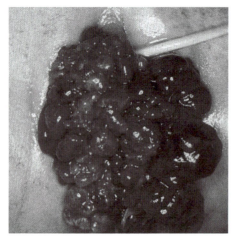

Figura 31.23 Sarcoma botrioide de vagina. (Veja imagem colorida no encarte.)

baseia-se no combinado de vincristina, actinomicina e ciclofosfamida (VAC). Várias outras drogas foram testadas e são efetivas no tratamento do RMS, não apresentando, no entanto, benefício para a sobrevida. A sobrevida global em 5 anos dos pacientes com o melhor prognóstico no grupo de baixo risco é 95% com vincristina e actinomicina. Para aqueles pacientes ainda no grupo de baixo risco, porém com prognóstico não tão bom, é necessária a utilização das três drogas (VAC) para que se atinja sobrevida semelhante[88].

A radioterapia é sempre indicada aos pacientes com RMS embrionário com doença residual micro ou macroscópica após ressecção cirúrgica e em todos os pacientes com RMS alveolar. A dose da radioterapia varia de acordo com o sítio primário do tumor, o grupo clínico e a resposta à quimioterapia.

TUMORES DO CÓRTEX DA ADRENAL

Os tumores do córtex adrenal (TCA) são raros e representam 5% de todos os tumores em crianças. Noventa e cinco por cento das crianças > 5 anos com carcinoma de adrenal apresentam virilização[89]. Em meninas, desenvolve-se clitoromegalia, características masculinas e amenorreia. Em meninos, a puberdade precoce é frequente; no entanto, após a puberdade, a sintomatologia pode confundir-se com o desenvolvimento normal do adolescente e tornar a suspeita clínica difícil.

Em crianças > 5 anos, a síndrome de Cushing é determinada por tumor adrenal em 10 a 20% dos casos, enquanto em lactentes e crianças até 5 anos, a proporção desta síndrome secundária à neoplasia sobe para até 90% dos casos. Portanto, quando o desenvolvimento se apresenta em lactentes, exige-se uma investigação detalhada, radiológica e laboratorial, para afastar a existência de tumor adrenal. Em crianças mais velhas, a principal causa está relacionada com secreção excessiva de hormônio adrenocorticotrófico pela hipófise, resultando em hiperplasia adrenal bilateral.

A diferenciação clinicopatológica entre adenomas e carcinomas da glândula suprarrenal muitas vezes é difícil, uma vez que sinais de malignidade podem estar presentes mesmo nos tumores benignos. Metástases são o único sinal inequívoco de malignidade. Classicamente, o tamanho do tumor tem sido considerado um importante fator de prognóstico, mas metástases pulmonares já foram descritas em tumores pequenos[90,91]. Carcinomas são geralmente grandes ao diagnóstico e por vezes infiltram tecidos adjacentes.

Características histológicas, como frequência de mitoses, presença de mitoses atípicas, taxa de crescimento, presença de necrose, pleomorfismo celular, invasão da cápsula da glândula ou de estruturas vasculares, são consideradas importantes para a classificação do tumor como benigno ou maligno, e nenhuma característica isolada determina a malignidade do tumor, mas sim a sua combinação[92,93].

O exame de imagem inicial, como no caso dos demais tumores sólidos abdominais, é a USG, que detecta a massa e, em geral, determina a origem. A avaliação da veia cava inferior também é importante, uma vez que pode existir trombo tumoral estendendo-se até o átrio. A TAC de abdome deve ser realizada para avaliação mais detalhada dos demais órgãos abdominais, em busca de doença metastática.

De acordo com a síndrome clínica associada, dosagens hormonais séricas e/ou urinárias podem confirmar o diagnóstico. No caso da síndrome de Cushing, o cortisol livre na urina coletada em 24 horas pode confirmar o diagnóstico.

O tratamento depende da ressecção cirúrgica do tumor com a glândula adrenal ipsilateral, mesmo quando a maior suspeita for de lesão benigna. O prognóstico é bom quando os tumores são pequenos, sem doença sistêmica e totalmente ressecados. Recidiva local ou doença a distância também devem ser tratadas cirurgicamente, sempre que possível[94-97]. A resposta ao tratamento quimioterápico é ruim. A droga mais utilizada nos casos irressecáveis cirurgicamente é o mitotano, sendo descritas regressão ou parada de crescimento do tumor em alguns dos pacientes. Entretanto, a sobrevida parece não se alterar[98-101].

CONCLUSÕES

A presença de tumor abdominal em crianças é uma ocorrência com a qual o pediatra pode ser confrontado na prática comum, no exame físico geral, durante consultas rotineiras. É essencial ter em mente as principais doenças associadas, principalmente na forma de discernir entre um processo benigno e uma provável neoplasia, não somente para a condução adequada do roteiro de diagnóstico como também para poder responder adequadamente às dúvidas que os pais, inevitavelmente, suscitam nessas ocasiões.

A idade do paciente, a história recente, o estado geral, a presença de comemorativos acessórios, como febre, dor, distúrbios digestórios, caquexia, hematúria, enterorragia, são elementos fundamentais para dar início à investigação. História familiar, antecedentes mórbidos da criança, antecedentes pré-natais e neonatais, exposição prévia a agentes físicos, químicos, ambientais ou infecciosos, devem ser cuidadosamente levantados.

Ao exame físico deve-se procurar caracterizar a topografia da massa palpável, especialmente se intra ou retroperitoneal, e para isso o toque retal é a manobra integrante da boa semiologia; a consistência se cística, sólida, formada por maciço único ou se por agregado de múltiplos nódulos; presença de alterações características de síndromes, como neurofibromatose 1, virilização ou hipercortisolismo, síndrome de Beckwith-Wiedeman, síndrome de Dennys-Drash, síndrome de Peutz-Jäghers, hipertensão, manifestações ósseas, sinais de discrasia sanguínea ou aumento de vísceras.

Dentre os exames auxiliares de imagem, a USG tem grande valor como recurso inicial, especialmente se constatar deformidades de parênquima renal, calcificações ou adenomegalias.

O pediatra deve conhecer as particularidades dos tumores mais comuns para poder encaminhar o paciente a um centro de referência, em que o caso deve ser acompanhado por equipe multidisciplinar entrosada e experiente na área de oncologia pediátrica, caso haja suspeita de doença maligna.

O pediatra deve estar atualizado quanto ao prognóstico das possíveis doenças da criança atendida, novamente para assegurar aos pais informações consistentes e confiáveis.

REFERÊNCIAS BIBLIOGRÁFICAS

1. Melicow MM, Uson AC. Palpable abdominal masses in infants and children: a report based on a review of 653 cases. J Urology. 1959;81(6):705-10.
2. Bower RJ, Sieber WK, Kiesewetter WB. Alimentary tract duplications in children. Ann Surg. 1978;188(5):669-74.
3. Iyer CP, Mahour GH. Duplications of the alimentary tract in infants and children. J Pediatr Surg. 1995;30(9):1267-70.
4. Kokoska ER, Keller MS, Weber TR. Acute ovarian torsion in children. Am J Surgery. 2000;180(6):462-5.
5. Wooton-Gorges SL, Thomas KB, Harned RK, Wu SR, Stein-Wexler R, Strain JD. Giant cystic abdominal masses in children. Pediatric Radiology. 2005;35(12):1277-88.
6. Villamizar E, Mendez M, Bonilla E, Varon H, de Ontra S. Ascaris lumbricoides infestation as a cause of intestinal obstruction in children: Experience with 87 cases. J Pediatric Surg. 1996;31(1):201-5.
7. Lynch KA, Feola PG, Guenther E. Gastric trichobezoar: an important cause of abdominal pain presenting to the pediatric emergency department. Pediatric Emerg Care. 2003;19(5):343-7.
8. Fletcher BD, Pratt CB. Evaluation of the child with a suspected malignant solid tumor. Pediatr Clin North Am. 1991;38(2):223-48.
9. Corrigan JJ, Ferg SA. American Academy for Pediatrics. Pediatrics. 2004;113(6):1833-5.
10. Young G, Toretsky JA, Campbell AB, Eskenazi AE. Recognition of common childhood malignancies. Am Fam Physician. 2000;61(7):2144-54.
11. Brodeur GM, Maris JM. Neuroblastoma. In: Pizzo PA, Poplack DG, editors. Principles and practice of pediatric oncology. Philadelphia: Lippincott Williams & Wilkins; 2002.
12. Berthold F. Overlew. Biology of neuroblastoma. In: Prochedly C, editor. Neuroblastoma: Tumor Biology and Therapy. Boca Raton, Fla.: CRC Press; 1990.
13. Epelman S, Antonelli CBG, Aranega VL, et al. It worthwhile to perform neuroblastoma (neuro) screening in a developing country? Proceedings: Nd International Symposium – Neuroblastoma Screening. Minneapolis, MS; 1991.
14. Maris JM. Recent Advances in Neuroblastoma. N Engl J Med. 2010;362(23):2202-11.

15. Castle VP, Heidelberger KP, Bromberg J, Ou X, Dole M, Nuñez G. Expression of the apoptosis--suppressing protein bcl-2, in neuroblastoma is associated with unfavorable histology and N-myc amplification. Am J Pathol. 1993;143(6):1543-50.
16. Brodeur GM, Seeger RC, Schwab M, Varmus HE, Bishop JM. Amplification of N-myc in untreated human neuroblastomas correlates with advanced disease stage. Science. 1984;224(4653):1121-4.
17. Look AT, Hayes FA, Shuster JJ, Douglass EC, Castleberry RP, Bowman LC, et al. Clinical relevance of tumor cell ploidy and N-myc gene amplification in childhood neuroblastoma: a Pediatric Oncology Group study. J Clin Oncol. 1991;9(4):581-91.
18. Nakagawara A, Azar CG, Scavarda NJ, Brodeur GM. Expression and function of TRK-B and BDNF in human neuroblastomas. Mol Cell Biol. 1994;14(1):759-67.
19. Shimada H, Chatten J, Newton WA Jr, Sachs N, Hamoudi AB, Chiba T, et al. Histopathologic prognostic factors in neuroblastic tumors: definition of subtypes of ganglioneuroblastoma and an age--linked classification of neuroblastomas. J Natl Cancer Inst. 1984;73(2):405-16.
20. DuBois SG, Kalika Y, Lukens JN, Brodeur GM, Seeger RC, Atkinson JB, et al. Metastatic sites in stage IV and IVS neuroblastoma correlate with age, tumor biology, and survival. J Pediatr Hematol Oncol. 1999;21(3):181-9.
21. Sharp SE, Gelfand MJ, Shulkin BL. Pediatrics: diagnosis of neuroblastoma. Semin Nuclear Med. 2011;41(5):345-53.
22. Seeger RC, Brodeur GM, Sather H, Dalton A, Siegel SE, Wong KY, Hammond D. Association of multiple copies of the N-myc oncogene with rapid progression of neuroblastomas. N Engl J Med. 1985;313(18):1111-6.
23. Stark DD, Moss AA, Brasch RC, deLorimier AA, Albin AR, London DA, et al. Neuroblastoma: diagnostic imaging and staging. Radiology. 1983;148(1):107-12.
24. Stiller CA, Parkin DM. International variations in the incidence of childhood renal tumors. Br J Cancer. 1990;62(6):1026-30.
25. Parkin DM, Stiller Ca, Draper GJ, Bieber CA. The international incidence of childhood cancer. Int J Cancer. 1988;42(4):511-20.
26. Knudson AG. Mutation and cancer: a statistical study of retinoblastoma. Proc Natl Acad Sci USA. 1971;68(4):820-3.
27. Knudson AG, Strong LC. Mutation and cancer: a model for Wilms' tumor of the kidney. J Natl Cancer Inst. 1972;48(2):313-24.
28. Van Leeuwen EH, Postma A, Oosterhuis JW, Meiring A, Cornelisse CJ, Koudstaal J, Molenaar WM. An analysis of histology and DNA-ploidy in primary wilms tumors and their metastases and a study of the morphological effects of therapy. Virchows Arch A Pathol Anat Histopathol. 1987;410(6):487-94.
29. Bonadio JF, Storer B, Norkool P, Farewell VT, Beckwith JB, D'Angio GJ. Anaplastic Wilms' tumor: clinical and pathologic studies. J Clin Oncol. 1985;3(4):513-20.
30. Stiller CA, Parkin DM. International variations in the incidence of childhood renal tumors. Br J Cancer. 1990;62(6):1026-30.
31. Parkin DM, Stiller Ca, Draper GJ, Bieber CA. The international incidence of childhood cancer. Int J Cancer. 1988;42(4):511-20.
32. Breslow NE, Takashima JR, Ritchey ML, Strong LC, Green DM. Renal failure in the Denys-Drash and Wilms' tumor-aniridia syndromes. Cancer Res. 2000;60(15):4030-2.
33. Francke U, Holmes LB, Atkins L, Riccardi VM. Aniridia-Wilms' tumor association: evidence for specific deletion of 11p13. Cytogenet Cell Genet. 1979;24(3):185-92.
34. Pendergrass TW. Congenital anomalies in children with Wilms' tumor. A new survey. Cancer. 1976;37(1):403-8.
35. Pelletier J, Bruening W, Kashtan CE, Mauer SM, Manivel JC, Striegel JE, et al. Germline mutations in the Wilms' tumor suppressor gene are associated with abnormal urogenital development in Denys-Drash syndrome. Cell. 1991;67(2):437-47.

36. Coppes MJ, Zandvoort SW, Sparling CR, Poon AO, Weitzman S, Blanchette VS. Acquired von Willebrand disease in Wilms' tumor patients. J Clin Oncol. 1992;10(3):422-7.
37. Steinbrecher HA, Malone PS. Wilms' tumour and hypertension: incidence and outcome. Br J Urol. 1995;76(2):241-3.
38. Amar AM, Tomlinson G, Green DM, Breslow NE, de Alarcon PA. Clinical presentation of rhabdoid tumors of the kidney. J Pediatr Hematol Oncol. 2001;23(2):105-8.
39. Blute ML, Kelalis PP, Offord KP, Breslow N, Beckwith JB, D'Angio GJ. Bilateral Wilms tumor. J Urol. 1987;138(4 Pt 2):968-73.
40. Moorman-Voestermans CG, Aronson DC, Staalman CR, Delemarre JF, de Kraker J. Is partial nephrectomy appropriate treatment for unilateral Wilms' tumor? J Pediatr Surg. 1998;33(2):165-70.
41. Haecker FM, von Schweinitz D, Harms D, Buerger D, Graf N. Partial nephrectomy for unilateral Wilms tumor: results of study SIOP 93–01/GPOH. J Urol. 2003;170(3):939-42.
42. Dome JS, Perlman EJ, Ritchey ML, Coppes MJ, Kalapurakal J, Grundy PE. In: Principles & Practice of Pediatric Oncology. Pizzo PA, Poplack DG, editors. Renal Tumors. Philadelphia: Lippincott Williams & Wilkins; 2006.
43. Alizadeh AA, Eisen MB, Davis RE, Ma C, Lossos IS, Rosenwald A, et al. Distinct types of diffuse large B-cell lymphoma identified by gene expression profiling. Nature. 2000;403(6769):503-11.
44. Gatter K, Pezzella F. Diffuse large B-cell lymphoma. Diagn Histopathol. 2010;16(2):69-81.
45. Dalla-Favera R, Bregni M, Erikson J, Patterson D, Gallo RC, Croce CM. Human c-myc onc gene is located on the region of chromosome 8 that is translocated in Burkitt lymphoma cells. Proc Natl Acad Sci USA. 1982;79(24):7824-7.
46. Hudson MM, Schwartz C, Constine LS, editors. Treatment of pediatric Hodgkin lymphoma. Pediatric Lymphomas. Berlin: Heidelberg; 2007.
47. Spector LG, Birch J. The epidemiology of hepatoblastoma. Pediatr Blood Cancer. 2012;59(5):776-9.
48. Tanimura M, Matsui I, Abe J, Ikeda H, Kobayashi N, Ohira M, et al. Increased risk of hepatoblastoma among immature children with a lower birth weight. Cancer Res. 1998;58(14):3032-5.
49. DeBaun MR, Tucker MA. Risk of cancer during the first four years of life in children from The Beckwith-Wiedemann Syndrome Registry. J Pediatr. 1998;132(3 Pt 1):398-400.
50. Albrecht S, von Scheinitz D, Waha A, Kraus JA, von Deimling A, Pietsch T. Loss of maternal alleles on chromosome arm 11p in hepatoblastoma. Cancer Res. 1994;54(19):5041-4.
51. Giardiello FM, Offerhaus GJ, Krush AJ, Booker SV, Tersmette AC, Mulder JW, et al. Risk of hepatoblastoma in familial adenomatous polyposis. J Pediatr. 1991;119(5):766-8 .
52. Oda H, Imai Y, Nakatsuru Y, Hata J, Ishikawa T. Somatic mutations of the APC gene in sporadic hepatoblastomas. Cancer Res. 1996;56(14):3320-3.
53. Wei Y, Fabre M, Branchereau S, Gauthier F, Perilongo G, Buendia MA. Activation of beta-catenin in epithelial and mesenchymal hepatoblastomas. Oncogene. 2000;19(4):498-504.
54. Fukuzawa R, Hata J, Hayashi Y, Ikeda H, Reeve AE. Beckwith-Wiedemann syndrome-associated hepatoblastoma: Wnt signal activation occurs later in tumorigenesis in patients with 11p15.5 uniparental disomy. Pediatr Dev Pathol. 2003;6(4):299-306.
55. Schnater JM, Kohler SE, Lamers WH, von Schweinitz D, Aronson DC. Where do we stand with hepatoblastoma? Cancer. 2003;98(4)668-78.
56. Kiss A, Szepesi A, Lotz G, Nagy P, Schaff Z. Expression of transforming growth factor-alpha in hepatoblastoma. Cancer. 1998;83(4):690-7.
57. Gonzalez-Crussi F, Upton MP, Maurer HS. Hepatoblastoma. Attempt at characterization of histologic subtypes. Am J Surg Pathol. 1982;6(7):599-612.
58. Haas JE, Muczynski KA, Krailo M, Ablin A, Land V, Vietti TJ, Hammond GD. Histopathology and prognosis in childhood hepatoblastoma and hepatocarcinoma. Cancer. 1989;64(5):1082-95.
59. Suriawinata AA, Thung SN. Malignant liver tumors. Clin Liver Dis. 2002;6(2):527-54.

480 Doenças cirúrgicas da criança e do adolescente

60. Brown J, Perilongo G, Shafford E, Keeling J, Pritchard J, Brock P, et al. Pretreatment prognostic factors for children with hepatoblastoma-results from the International Society of Pediatric Oncology (SIOP) Study SIOPEL1. Eur J Cancer. 2000;36(11):1418-28.
61. Evans AE, Land VJ, Newton WA, Randolph JG, Sather HN, Tefft M. Combination chemotherapy (vincristine, adriamycin, cyclophosphamide, and 5-fluoracil) in the treatment of children with malignant hepatoma. Cancer. 1982;50(5):821-6.
62. Ehrlich PF, Greenberg ML, Filler RM. Improved long-term survival with preoperative chemotherapy for hepatoblastoma. J Pediatr Surg. 1997;32(7):999-1002.
63. King DR, Ortega J, Campbell J, Haas J, Ablin A, Lloyd D, et al. The surgical management of children with incompletely resected hepatic cancer is facilitated by intensive chemotherapy. J Pediatr Surg. 1991;26(9):1074-80.
64. von Schweinitz D, Hecker H, Harms D, Bode U, Weinel P, Bürger D, et al. Complete resection before development of drug resistance is essential for survival from advanced hepatoblastoma -- a report from the German Cooperative Pediatric Liver Tumor Study HB-89. J Pediatr Surg. 1995;30(6):845-52.
65. Von Schweinitz D, Hecker H, Schmidt-von-Arndt G, Harms D. Prognostic factors and staging systems in childhood hepatoblastoma. Int J Cancer. 1997;74(6):593-7.
66. Haas JE, Feusner JH, Finegold MJ. Small cell undifferentiated histology in hepatoblastoma may be unfavorable. Cancer. 2001;92(12):3130-4.
67. Schmidt D, Wischmeyer P, Leuschner I, Sprenger E, Langenau E, von Schweinitz D, et al. DNA analysis in hepatoblastoma by flow and image cytometry. Cancer. 1993;72(10):2914-9.
68. Zerbini MC, Sredni ST, Grier H, Cristofani LM, Latorre MR, Hollister KA, et al. Primary malignant epithelial tumors of the liver in children: a study of DNA content and oncogene expression. Pediatr Dev Pathol. 1998;1(4):270-80.
69. Black CT, Luck SR, Musemeche CA, Andrassy RJ. Aggressive excision of pulmonary metastases is warranted in the management of childhood hepatic tumors. J Pediatr Surg. 1991;26(9):1082-5.
70. Passmore SJ, Noblett HR, Wisheart JD, Mott MG. Prolonged survival following multiple thoracotomies for metastatic hepatoblastoma. Med Pediatr Oncol. 1995;24(1):58-60.
71. Otte JB, Pritchard J, Aronson DC, Brown J, Czauderna P, Maibach R, et al.; International Society of Pediatric Oncology (SIOP). Liver transplantation for hepatoblastoma: results from the International Society of Pediatric Oncology (SIOP) study SIOPEL-1 and review of the world experience. Pediatr Blood Cancer. 2004;42(1):74-83.
72. Emre S, McKenna GJ. Liver tumors in children. Pediatr Transplantation. 2004;8(6):632-8.
73. Selby DM, Stocker JT, Waclawiw MA, Hitchcock CL, Ishak KG. Infantile hemangioendothelioma of the liver. Hepatology. 1994;20(1 Pt 1):39-45.
74. Chandler JC, Gauderer MWL The neonate with an abdominal mass. Pediatr Clin N Am. 2004;51(4):979-97.
75. Prokurat A, Kluge P, Chrupek M, Kościesza A, Rajszys P. Hemangioma of the liver in children-conservative versus operative treatment. Surg Child Intern. 2000;3(5):202-7.
76. Von Schweinitz D. Neonatal liver tumours. Semin Neonatol. 2003;8(5):403-10.
77. Egawa H, Berquist W, Garcia-Kennedy R, Cox KL, Concepcion W, So SK, et al. Respiratory distress from benign liver tumors: A report of two unusual cases treated with hepatic transplantation. J Pediatr Gastroenterl Nutr. 1994;19(1):114-7.
78. Mathieu D, Kobeiter H, Maison P, Rahmouni A, Cherqui D, Zafrani ES, Dhumeaux D. Oral contraceptive use and focal nodular hyperplasia of the liver. Gastroenterology. 2000;118(3):560-4.
79. Guzzetta Jr PC, Thompson WR. Nonmalignant tumors of the liver. In: Paediatric Surgery. 5th ed. 1998.
80. Cushing B; Perlman EJ; Marina NM; Castleberry RP. Germinative Cell Tumors. In: Pizzo PA, Poplack DG, editors. Principles & Practice of Pediatric Oncology. Philadelphia: Lippincott Williams & Wilkins; 2006.

81. Schneider DT, Schuster SE, Fritsc MK, Hu J, Olson T, Lauer S, et al. Multipoint imprinting analysis indicates a common precursor cell for gonadal and nongonadal pediatric germ cell tumors. Cancer Res. 2001;61(19):7268-76.

82. Wu JT, Book L, Sudan K. Serum alpha fetoprotein (AFP) levels in normal infants. Pediatr Rev. 1981;15(1):50-2.

83. Lang PH, Vogelzang NG, Goldman A, Kennedy BJ, Fraley EE. Marker half-life analysis as a prognostic tool in testicular cancer. J Urol. 1982;128(4):708-11.

84. Lachman MF, Kim K, Koo B. Mediastinal teratoma associated with Klinefelter's syndrome. Arch Pathol Lab Med. 1986;110(11):1067-71.

85. La Quaglia MP, Heller G, Ghavimi F, Casper ES, Vlamis V, Hajdu S, et al. The effect of age at diagnosis on outcome in rhabdomyosarcoma. Cancer. 1994;73(1):109-17.

86. Parham DM. Pathologic classification of rhabdomyosarcomas and correlations with molecular studies. Modern Pathology. 2001;14(10):1068.

87. Roebuck DJ, Yang WT, Lam WW, Stanley P. Hepatobiliary rhabdomyosarcoma in children: diagnostic radiology. Pediatr Radiol. 1998;28(2):101-8.

88. Kaefer M, Rink RC. Genitourinary rhabdomyosarcoma: treatment options. Urol Clin North Am. 2000;27(3):471-87.

89. Latronico AC, Chrousos GP. Extensive personal experience article: adrenocortical tumors. J Clin Endocrinol Metab. 1997;82(5):1317-24.

90. Didolkar MS, Bescher RA, Elias EG, Moore RH. Natural history of adrenal cortical carcinoma: a clinicopathologic study of 42 patients. Cancer 1981;47(9):2153-61.

91. Gandour MJ, Grizzle WE. A small adrenocortical carcinoma with aggressive behavior. Arch Pathol Lab Med 1986;110(11):1076-9.

92. Fuhrman SA, Lasky LC, Limas C. Prognostic significance of morphologicparameters in renal cell carcinoma. Am J Surg Pathol. 1982;6(7):655-63.

93. Luton JP, Martinez M, Coste J, Bertherat J. Outcome in patients withadrenal incidentaloma selected for surgery: an analysis of 88 casesinvestigated in a single clinical center. Eur J Endocrinol. 2000;143(1):111-7.

94. Herrera MF, Grant CS, Van Heerden JA, Sheedy PF, Ilstrup DM. Incidentally discovered adrenal tumors: an institutional perspective. Surgery. 1991;110(6):1014-21.

95. Miller KA, Albanese C, Harrison M, Farmer D, Ostlie DJ, Gittes G, Holcomb GW 3rd. Experience with laparoscopic adrenalectomy in pediatric patients. J Pediatr Surg. 2002;37(7):979-82.

96. Castilho LN, Castillo OA, Denes FT, Mitre AI, Arap S. Laparoscopic adrenal surgery in children. J Urol. 2002;168(1):221-4.

97. Teinturier C, Pauchard MS, Brugieres L, Landais P, Chaussain JL, Bougnères PF. Clinical and prognostic aspects of adrenocortical neoplasms in childhood. Med Pediatr Oncol. 1999;32(2):106-11.

98. Poter DA, Strott CA, Javadpour N, Roth JA. Prolonged survival following six pulmonary resections for metastatic adrenal cortical carcinoma: a case report. J Surg Oncol. 1984;25(4):273-7.

99. Lubitz JA, Freeman L, Okun R. Mitotane use in inoperable adrenal cortical carcinoma. JAMA. 1973;223(10):1109-12.

100. Becker D, Schumacher OP. o,p'DDD therapy in invasive adrenocortical carcinoma. Ann Intern Med. 1975;82(5):677-9.

101. Ostruni JA, Roginsky MS. Metastatic adrenal carcinoma: documented cure with combined chemotherapy. Arch Intern Med. 1975;135(9):1257-8.

32 Anomalias da diferenciação sexual

Wagner de Castro Andrade

Após ler este capítulo, você estará apto a:

1. Definir e reconhecer as anomalias da diferenciação sexual (ADS).
2. Utilizar a nomenclatura proposta pelo Consenso de Chicago para as ADS.
3. Identificar as principais causas de ADS.
4. Seguir o protocolo básico de investigação das ADS.
5. Orientar os familiares sobre os aspectos envolvidos na determinação de gênero e do tratamento das ADS.

INTRODUÇÃO

As anomalias da diferenciação sexual (ADS) incluem diversas condições nas quais o desenvolvimento do sexo cromossômico, gonadal e/ou anatômico diferem do normal, podendo haver incongruência entre os três aspectos. Em algumas dessas situações, o aspecto da genitália externa do recém-nascido (RN) pode não permitir a imediata determinação do gênero do indivíduo, originando a expressão genitália ambígua[1]. A terminologia classicamente utilizada para identificar esses pacientes tende a gerar imprecisão e confusão. Termos como "hermafroditismo" são definitivamente estigmatizantes para os indivíduos e familiares.

Em 2005, um grupo de especialistas em endocrinologia pediátrica (Sociedade Europeia de Endocrinologia Pediátrica e Sociedade Lawson-Wilkins de Endocrinologia Pediátrica) reuniu-se em Chicago (EUA) e elaborou um consenso que propõe uma nova nomenclatura e classificação dos pacientes (Tabela 32.1), bem como normas de conduta diagnóstica e terapêutica[2]. Uma atualização desse consenso foi publicada em 2016[3].

Tabela 32.1 Anomalias da diferenciação sexual: nomenclatura proposta – Consenso de Chicago, 2005[2]

Nomenclatura prévia	Nomenclatura proposta
Intersexo	ADS
Pseudo-hermafroditismo masculino	ADS 46XY
Pseudo-hermafroditismo feminino	ADS 46XX
Hermafroditismo verdadeiro	ADS ovotesticular
Homem XX ou sexo reverso XX	ADS 46XX testicular
Sexo reverso XY	Disgenesia gonadal completa 46XY

ABS: nomalia da diferenciação sexual.

EPIDEMIOLOGIA

As ADS são malformações congênitas relativamente raras. A incidência geral de todos os tipos é de 1:4.500 RN[4]. A hiperplasia congênita de suprarrenal (HCSR) é a mais frequente e corresponde a aproximadamente 80% das ADS 46XX.

PATOGÊNESE

As gônadas primitivas são bipotenciais. A diferenciação sexual do embrião inicia-se após a sétima semana de gestação e depende de uma sequência bem definida de eventos determinados por fatores cromossômicos e hormonais[5]. O sexo genético e a diferenciação gonadal são dependentes dos cromossomos sexuais, porém o fenótipo final é determinado pela interação entre secreções hormonais e receptores. O fenótipo feminino desenvolve-se independentemente das gônadas, desde que não estejam presentes o gene *sex determining region* Y (SRY), a testosterona e o hormônio antimülleriano (AMH). Já o desenvolvimento fenotípico masculino é dependente da síntese desses 2 hormônios pela gônada bipotencial diferenciada em testículo, o que ocorre na presença do SRY. A virilização da genitália externa é determinada pela presença de di-hidrotestosterona (DHT), resultante do metabolismo da testosterona pela enzima 5-alfa-redutase. Portanto, alterações em determinados passos dessa cadeia de eventos podem resultar no aparecimento das anomalias de desenvolvimento sexual. Além disso, outros distúrbios podem estar associados, por exemplo, desbalanços eletrolíticos potencialmente fatais, decorrentes de alterações da biossíntese dos corticosteroides, como na deficiência de 21-hidroxilase, uma das causas de HCSR[6].

A Tabela 32.2 resume os mecanismos fisiopatológicos envolvidos nas possíveis formas de ADS[7].

484 Doenças cirúrgicas da criança e do adolescente

Tabela 32.2 Classificação e etiopatogenia das anomalias de desenvolvimento sexual[6]

Categoria	Etiopatogenia	Diagnóstico
ADS 46XX	Aumento da produção fetal de andrógeno (origem adrenal)	Hiperplasia congênita de suprarrenal (HCSR) (deficiência de 21-hidroxilase, deficiência de 11-hidroxilase, deficiência de 3 beta-hidroxisteroide desidrogenase, deficiência de p450 oxidorredutase) Tumor secretante de andrógeno
	Aumento da produção fetal de andrógeno (origem gonadal)	ADS ovotesticular 46XX SRY + ADS testicular (translocação SRY) Disgenesia gonadal
	Aumento de andrógeno de origem placentária	Deficiência de aromatase placentária Deficiência de oxidorredutase
	Passagem transplacentária de andrógeno materno	Luteoma Fonte exógena (drogas androgênicas)
	Outros	Extrofia de cloaca Agenesia/hipoplasia mülleriana Síndromes dismórficas
ADS 46XY	Distúrbio de desenvolvimento gonadal (testicular)	Disgenesia gonadal completa (Swyer) ou parcial ADS ovotesticular Regressão testicular
	Diminuição da síntese de andrógeno/erros da biossíntese de testosterona	Deficiência de 5-alfa-redutase Hipoplasia ou aplasia das células de Leydig HCSR formas não virilizantes (mutações StAR, deficiência de 3-hidroxisteroide desidrogenase, deficiência de 17-hidroxilase/17,20 liase, síndrome de Smith-Lemli-Optiz)
	Diminuição da síntese ou ação de hormônio antimülleriano	Síndrome de persistência dos ductos de Müller
	Resistência dos órgãos-alvo ao andrógeno	Síndrome de insensibilidade periférica ao andrógeno (parcial ou completa)
	Outros	Síndromes dismórficas Hipospádias, micropênis Extrofia de cloaca "Testículos evanescentes"
ADS cromossomos sexuais	–	45X0 (síndrome de Turner) 47XXY (síndrome de Klinefelter)
ADS ovotesticular	–	46XX/46XY 45X0/46XY (disgenesia gonadal mista)

MANIFESTAÇÕES CLÍNICAS

O Consenso de Chicago estabeleceu também critérios que sugerem ADS[1,2]:

▪ Clara ambiguidade genital (Figura 32.1).
▪ Genitália com aparência feminina, com aumento clitoriano (> 1 cm de comprimento em RN a termo), fusão labial posterior ou massa inguinal ou labial (Figura 32.2).

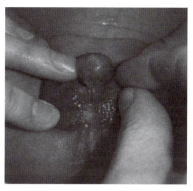

Figura 32.1 Recém-nascido com genitália ambígua. Notar enrugamento e pigmentação das pregas labioescrotais, falo e abertura perineal única compatível com seio urogenital. (Veja imagem colorida no encarte.)

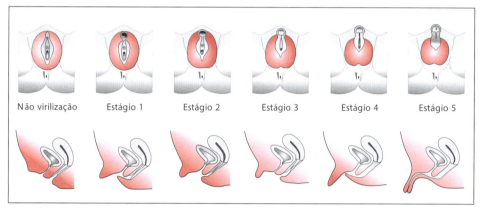

Figura 32.2 Classificação de Prader.

- Genitália com aparência masculina com criptorquidia bilateral, micropênis (< 2 cm em RN a termo), hipospádia perineal isolada ou hipospádia leve com testículos não descidos (Figura 32.2).
- História familiar de ADS, como insensibilidade androgênica completa.
- Discordância entre a aparência genital e o cariótipo pré-natal.

O neonato com alguma dessas condições deve ser transferido imediatamente para um centro de atenção terciária que possua protocolos estabelecidos para elucidação diagnóstica e acompanhamentos endocrinológico, cirúrgico e psicológico. Até o diagnóstico definitivo ser estabelecido e as considerações sobre a determinação do gênero serem bastante discutidas com os familiares, o registro e a definição do nome da criança devem ser postergados.

Nem todas as ADS apresentam ambiguidade genital. Por exemplo: insensibilidade androgênica completa – genitália externa totalmente feminina; síndrome da persistência dos ductos de Müller – genitália externa totalmente masculina. Portanto, nem sempre é possível detectar uma ADS no período neonatal. Alguns desses pacientes terão um diagnóstico estabelecido somente durante a investigação de amenorreia primária ou infertilidade.

DIAGNÓSTICO E EXAMES COMPLEMENTARES

A investigação diagnóstica das ADS deve seguir o esquema semiológico clássico, incluindo anamnese detalhada, exame clínico e exames complementares. Dois aspectos muito importantes no exame físico desses pacientes são a palpação do canal inguinal e das pregas labioescrotais em busca de gônadas, e o toque retal para determinar a presença de útero e colo uterino. Gônadas bilateralmente palpáveis geralmente são testículos (normais ou disgenéticos). A Figura 32.3 resume o roteiro básico da sequência diagnóstica[8].

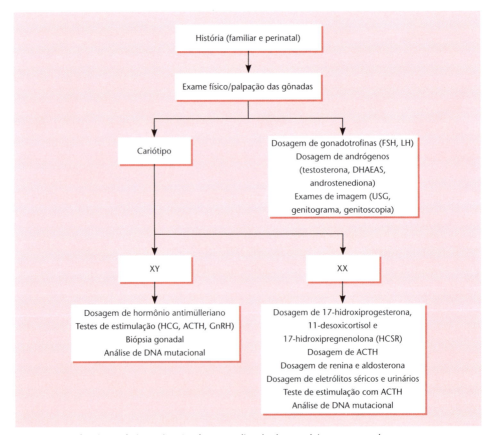

Figura 32.3 Algoritmo de investigação de anomalias de desenvolvimento sexual.

TRATAMENTO

Determinação do Gênero

Após a investigação diagnóstica inicial, a equipe multidisciplinar deve se reunir com os familiares para o estabelecimento do gênero do paciente. A decisão deve ser individualizada e vários aspectos devem ser considerados:

- Cariótipo.
- Funcionamento gonadal.
- Fenótipo da genitália externa (classificação de Prader – Figura 32.2).
- Componentes da genitália interna.
- Potencial para fertilidade e função sexual.
- Risco de malignização gonadal futura.
- Ação androgênica pré-natal sobre o tecido cerebral.
- Influência social.

Tem sido recentemente questionada a ideia de que se o processo de definir o gênero e submeter o indivíduo ao tratamento cirúrgico (genitoplastia) for realizado até os 2 anos de idade, não haverá discordância entre o gênero estabelecido e a identidade de gênero (conceito de neutralidade de Money, na década de 1950)[9].

Alguns estudos com acompanhamento em longo prazo de portadores de ADS relataram a ocorrência de disforia de gênero em alguns indivíduos, particularmente os ADS 46XY com função gonadal preservada e submetidos a procedimentos cirúrgicos feminilizantes nos primeiros anos de vida[10]. Familiares e alguns profissionais de saúde têm sugerido postergar a abordagem cirúrgica definitiva até que se estabeleça a identidade de gênero do indivíduo, para incluir sua participação no processo de decisão. A determinação de gênero mais tradicional para algumas das formas de ADS está resumida na Tabela 32.3[8].

Tabela 32.3 Determinação de gênero nas anomalias da diferenciação sexual[8]

Diagnóstico	Determinação de gênero mais recomendada
46XX/hiperplasia congênita de suprarrenal	Feminino (considerar masculino em estágios avançados de virilização e diagnóstico tardio)
Insensibilidade androgênica completa	Feminino
46XY/extrofia de cloaca	Masculino
Insensibilidade androgênica parcial	Masculino ou feminino
Disgenesia gonadal mista	Masculino ou feminino
ADS ovotesticular	Masculino ou feminino

ADS: anomalia da diferenciação sexual.

TRATAMENTO CIRÚRGICO

Feminilização da Genitália

Nos casos de HCSR, a reposição dos corticosteroides e o bloqueio hormonal efetivo do processo de virilização devem preceder a abordagem cirúrgica. A maioria dos cirurgiões tem recomendado a genitoplastia em um só tempo, programada para o segundo semestre de vida do lactente[11]. Vários procedimentos cirúrgicos podem ser necessários, dependendo do estágio de Prader envolvido.

Clitoridoplastia e plástica dos lábios vulvares

A amputação do clitóris (clitoridectomia total) não é mais utilizada e foi substituída por técnicas de sepultamento, ressecção parcial com preservação da inervação e clitoridoplastia desmembrada sem ressecção, na qual os corpos cavernosos são "embutidos" na reconstrução dos lábios vulvares[12].

Vaginoplastias

A abordagem do seio urogenital depende da distância entre a confluência dos tratos urinário e genital e a abertura perineal, variando desde a simples abertura posterior do introito até a mobilização total do seio urogenital, descrita inicialmente por Peña, em 1997, e posteriormente modificada por outros cirurgiões[13]. Dilatações ou procedimentos cirúrgicos adicionais podem ser necessários para conferir funcionalidade total ao trato vaginal na ocasião da puberdade.

Substituições vaginais

Em casos de órgãos muito rudimentares ou ausentes, a utilização de segmento de intestino delgado ou colo pode ser indicada.

Masculinização da Genitália

Faloplastias

Nos casos de definição para gênero masculino, incluem-se cirurgias para hipospádias (correção da curvatura ventral e tubulização uretral), transposição penoescrotal e, nos casos mais extremos, as complexas neofaloplastias (utilização de retalhos, enxertos e próteses para construção do pênis e trajeto uretral).

Gonadectomias

Gônadas disgenéticas ou testículos intra-abdominais apresentam tendências variadas de malignização[3]. A maioria dos tumores é seminoma ou disgerminoma e o risco pode ser categorizado em:

- Alto (15 a 50% – gônadas disgenéticas intra-abdominais e insensibilidade androgênica parcial com gônadas não escrotais).
- Intermediário (gônadas disgenéticas escrotais e insensibilidade androgênica parcial com gônadas escrotais).
- Baixo (2 a 3% – insensibilidade androgênica completa e ADS ovotesticular).

A recomendação geral é remover as gônadas disgenéticas ("em fita") quando houver presença do cromossomo Y ou do gene SRY[14]. As gonadectomias podem ser postergadas até depois da puberdade, com a vantagem de dispensar a utilização de hormônio exógeno para desencadear o desenvolvimento de características sexuais secundárias, porém, o risco de malignização também aumenta com a idade[11]. A abordagem laparoscópica pode ser utilizada para realização de biópsias gonadais, gonadectomias ou remoção de órgãos da genitália interna não correspondentes com o gênero determinado.

CONCLUSÕES

A abordagem dos portadores de anomalias da diferenciação sexual é bastante complexa, envolvendo aspectos clínicos, cirúrgicos e psicológicos. Idealmente, a condução desses casos deve ser realizada em centros especializados, com participação multidisciplinar e visando à obtenção rápida dos diagnósticos.

O tratamento cirúrgico deve ser individualizado e ter como princípios a prevenção de neoplasias gonadais, a aquisição de funcionalidade sexual, o resultado estético adequado e a prevenção da disforia com relação ao gênero determinado.

REFERÊNCIAS BIBLIOGRÁFICAS

1. Damiani D, Guerra-Júnior G. As novas definições e classificações dos estados intersexuais: o que o Consenso de Chicago contribui para o estado da arte? Arq Bras Endocrinol Metab. 2007;51(6):1013-7.
2. Lee PA, Houk CP, Ahmed SF, Hughes IA; International Consensus Conference on Intersex organized by the Lawson Wilkins Pediatric Endocrine Society and the European Society for Paediatric Endocrinology. Consensus Statement on Management of Intersex Disorders. International Consensus Conference on Intersex. Pediatrics. 2006;118(2):E488-E500.
3. Lee PA, Nordenstrom A, Houk CP, Ahmed SF, Auchus R, Baratz A, et al.; Global DSD Update Consortium. Global disorders of sex development update since 2006: Perceptions, approach and care. Horm Res Paediatr. 2016;85(3):158-80.

4. Sax L. How common is intersex? A response to Anne Fausto-Sterling. J Sex Res. 2002;39(3):174-8.
5. Frimberger D, Gearhart JP. Ambiguous genitalia and intersex. Urol Int. 2005;75(4):291-7.
6. Setian N, Damiani D. Anomalias da diferenciação sexual. In: Maksoud JG. Cirurgia pediátrica 2ª ed. Rio de Janeiro: Revinter; 2003.
7. Hughes IA. Disorders of sex development: a new definition and classification. Best Pract Res Clin Endocrinol Metab. 2008;22(1):119-34.
8. Allen L. Disorders of sexual development. Obstet Gynecol Clin North Am. 2009;36(1):25-45.
9. Money J, Hampson JG, Hampson JL. Hermaphroditism: Recommendations concerning assignment of sex, change of sex and psychological management. Bull Johns Hopkins Hospital. 1955;97(4):284-300.
10. Byne W. Developmental endocrine influences on gender identity: implications for management of disorders of sex development. Mt Sinai J Med. 2006;73(7):950-9.
11. Maksoud JG. Cirurgia pediátrica 2ª ed. Rio de Janeiro: Revinter; 2003.
12. Pippi Salle JL, Braga LP, Macedo N, Rosito N, Bagli D. Corporeal sparing dismembered clitoro-plasty: an alternative technique for feminizing genitoplasty. J Urol. 2007;178(4 Pt 2):1796-800.
13. Peña A. Total urogenital mobilization -an easier way to repair cloacas. J Pediatr Surg. 1997;32(2):263-7.
14. Looijenga LH, Hersmus R, Oosterhuis JW, Cools M, Drop SL, Woeffenbuttel KP. Tumor risk in disorders of sex development (DSD). Best Pract Res Clin Endocrinol Metab. 2007;21(3):480-95.

Afecções congênitas geniturinárias

33

Luiz Roberto Schlaich Ricardi
Uenis Tannuri

Após ler este capítulo, você estará apto a:

1. Orientar familiares quanto a doenças comuns urológicas identificadas durante a consulta pediátrica rotineira, além de identificar o melhor momento para avaliação cirúrgica.
2. Manejar os casos de diagnóstico antenatal de hidronefrose e ter conhecimento para definir o melhor exame para avaliação e tratamento.

INTRODUÇÃO

No presente capítulo, serão apresentadas as principais malformações penianas (fimose e hipospadia), dos testículos e do trato urinário, que podem surgir durante consulta de rotina do pediatra.

FIMOSE

Corresponde ao estreitamento do anel prepucial com impossibilidade de exposição da glande (Figura 33.1). Na tentativa de se retrair a pele de maneira forçada, forma-se um anel na base da glande, determinando constrição, que, se assim permanecer, levará a edema e estrangulamento de toda a extremidade do pênis, situação emergencial denominada parafimose (Figura 33.2).

A maioria dos meninos apresenta prepúcio longo, porém com calibre adequado, em que a glande não se exterioriza apenas em decorrência de aderências balanoprepuciais. Praticamente todos os recém-nascidos apresentam prepúcio com essas características, situação denominada fimose fisiológica. No período neonatal, é difícil prever se o orifício prepucial terá diâmetro suficiente para permitir a retração da pele e a exposição da glande e, portanto, esta avaliação deve ser feita após os primeiros meses, em virtude da natural elasticidade do prepúcio. Em lactentes, é frequente a formação de pequena coleção de secreção branco-amarelada denominada esmegma, entre o prepúcio não descolado e a glande, às vezes é visível através da pele.

Durante a consulta pediátrica de rotina, não é aconselhável proceder-se ao descolamento abrupto do prepúcio, sem anestesia, com o objetivo de permitir a higiene da glande e remoção do esmegma. Tal manobra é muito dolorosa, acarreta traumatismo local e produz grande perturbação emocional à criança. Como consequência, formam-se, em geral, pequenas fissuras no prepúcio que causam dor à passagem da urina e que após cicatrizar levam à estenose prepucial ainda mais acentuada. Além disso, o prepúcio vai se aderir novamente à glande, em virtude do processo irritativo local.

Se o anel prepucial for de calibre adequado, deve-se proceder a tentativas de descolamento por manobras muito delicadas, no banho. Acúmulos de esmegma

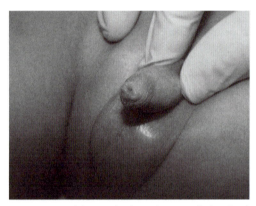

Figura 33.1 Fimose. Notar que o prepúcio estreito impede a exteriorização da glande.

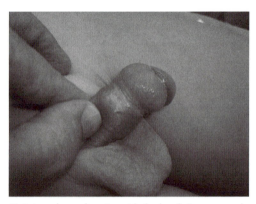

Figura 33.2 Parafimose. Notar o edema da extremidade do pênis, provocado pelo acentuado anel de constrição do prepúcio retraído.

que não puderem ser removidos não devem causar preocupação. Se o descolamento total não for obtido durante a infância, deve-se aguardar até a puberdade, quando as primeiras atividades sexuais certamente promoverão o descolamento de forma natural.

Outro ponto de discussão refere-se à associação de fimose e infecção urinária. Um exame de urina indicativo de infecção, na presença de fimose, deve-se provavelmente à contaminação da urina no trajeto entre o meato uretral externo e o orifício prepucial. É pouco provável que a fimose seja causadora de estase e infecção do trato urinário. O que ocorre, de fato, é a dificuldade em se proceder a adequada higiene da glande no momento da coleta da urina a ser examinada, embora alguns trabalhos científicos demonstrem diminuição da incidência de infecção urinária no 1º ano de vida de meninos submetidos à circuncisão, em decorrência do menor número de bactérias presentes em torno do meato uretral externo. Portanto, se a glande puder ser exteriorizada, a higiene diária do pênis pode constituir boa alternativa à cirurgia.

Outro tipo de fimose é a do tipo adquirida, em consequência de repetidas infecções da glande e do prepúcio, que levam à estenose do anel prepucial. Neste último grupo de pacientes, a pele do prepúcio adquire o aspecto denominado líquen esclerosante atrófico ou balanite xerótica albicans obliterante, formando-se anel de fibrose no prepúcio, que impede a exposição da glande para limpeza adequada (Figura 33.3).

Tratamento

A cirurgia está indicada para crianças com prepúcio de calibre estreito a ponto de impedir a exposição da glande, surtos de balanopostite ou parafimose. Lem-

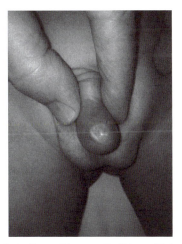

Figura 33.3 Fimose adquirida – balanite xerótica por *C. albicans*. Notar o anel de fibrose cicatricial no prepúcio que impede a exposição da glande.

brar que, quando há qualquer tipo de hipospadia, a cirurgia está contraindicada, pois a pele do prepúcio será utilizada para a reconstrução da uretra. Também existem situações de hipospadia distal escondida sob um prepúcio normalmente desenvolvido, que é diagnosticada somente após retração total da pele. Aqui a cirurgia é mais complexa e deve incluir a reconstrução da porção distal da uretra. Além das razões de ordem médica, outros fatores motivam a circuncisão: religiosos, culturais e tradicionais.

A indicação da cirurgia por motivos religiosos é prática comum de muçulmanos e judeus. Também, em determinados países, a cirurgia é feita por motivos culturais ou mesmo tradições, já no período neonatal. Por fim, alguns pais solicitam a cirurgia baseados na ideia tradicional de que o prepúcio exuberante trará dificuldades para o futuro adolescente nas suas relações sexuais.

Do ponto de vista técnico, a ressecção do prepúcio pode ser feita de duas maneiras: (a) circuncisão: consiste na remoção total da pele prepucial até o nível do sulco coronal, deixando-se a glande totalmente exposta, o que permite a fácil higiene do pênis; e (b) postectomia: remoção parcial, preservando-se quantidade de pele suficiente para recobrir a glande, que poderá ser facilmente exposta nos momentos de higiene. A primeira é a forma praticada pelos religiosos, e a segunda é a preferida pela maioria dos cirurgiões-pediatras, pois tem a vantagem de permitir a proteção do meato uretral externo contra traumatismos, processos inflamatórios, como também preservar a sensibilidade da glande, fato importante para a atividade sexual da vida adulta futura.

A indicação da cirurgia deve ser postergada até o fim do 1º ano de vida, quando se tem certeza de que o prepúcio não permitirá a exposição da glande, ou seja, que não houve abertura espontânea da fimose fisiológica. Outra divergência refere-se a justificativas da circuncisão ou da postectomia rotineira ou profilática do recém-nascido. A cirurgia feita no período neonatal tem a vantagem de ser um procedimento tecnicamente simples, com o mínimo de sangramento e possível de ser feita sob anestesia local. No entanto, o argumento contrário baseia-se no fato de que apenas 15 a 20% dos indivíduos do sexo masculino necessitarão, de fato, ser submetidos à postectomia por motivos médicos[1].

Existe, no entanto, um argumento a favor da circuncisão rotineira na criança que é o de prevenir algumas doenças: balanopostites, particularmente de crianças diabéticas, líquen esclerosante atrófico, câncer do pênis e finalmente doenças sexualmente transmissíveis. A maior parte dos casos de câncer ocorre em adultos com mais de 40 anos que apresentam prepúcio exuberante ou fimose, com maus hábitos higiênicos, embora existam também casos descritos em crianças. A importância da circuncisão como profilaxia é confirmada pela observação clínica de que a doença não ocorre em indivíduos operados. Por outro lado, foi demonstrado também que a postectomia realizada na vida adulta não impede o desenvolvimento do câncer de pênis, pois os fatores carcinogenéticos sobre o prepúcio atuam desde a infância. No Brasil, a incidência do câncer de pênis é alta, pois representa cerca de 2% do total de neoplasias que acometem o homem. Em algumas regiões, como o Nordeste do Brasil, essa incidência é de quase 6%, portanto semelhante às neoplasias da próstata e bexiga. A taxa de mortalidade é alta, em torno de 25% dos casos.

As doenças sexualmente transmissíveis, como sífilis, cancro mole, herpes genital, condiloma acuminado e síndrome da imunodeficiência adquirida (SIDA), decorrem de pequenas lesões cutâneas ou ulceração genital, frequentes em pacientes com prepúcio íntegro. Assim, vários estudos confirmam a maior frequência dessas doenças em indivíduos não submetidos à circuncisão. Com o devastador aumento da incidência da SIDA nos dias de hoje, compreende-se facilmente a importância dessas observações.

Por fim, merece discussão a prática muito difundida de aplicação tópica de cremes contendo cortisona e enzimas proteolíticas (Postec®), com o objetivo de promover maior elasticidade da pele do prepúcio e abertura, realizando assim um tratamento clínico da fimose. A prática mostra grande incidência de falha, e nos casos em que a aplicação do creme foi eficaz a interrupção é seguida de nova recidiva da estenose prepucial. O que realmente se observa é que a aplicação tópica do creme facilita o descolamento balanoprepucial, o que é erroneamente rotulado como eficácia do tratamento, em crianças que não apresentavam fimose e, sim, apenas acolamento da pele do prepúcio com a glande.

HIPOSPADIA

É o defeito decorrente do hipodesenvolvimento da uretra anterior, causando ectopia do meato uretral que se abre em algum ponto da região ventral do pênis, desde a região coronal ou sulco balanoprepucial (formas distais) até o escroto ou períneo (formas proximais). Ocorre em média em 1 para cada 300 crianças do sexo masculino nascidos vivos, podendo haver aumento na frequência se houver história familiar. A classificação depende da localização do meato uretral: em proximal (10%), mediopeniana (20%) e distal (70%), sendo o defeito acompanhado por curvatura ventral do corpo peniano em consequência de cordão fibroso denominado *chordee* (resquício ventral da uretra não formada) e de um "capuchão" de prepúcio na região dorsal da glande. Os casos de hipospadia proximal, associados à criptorquidia bilateral, devem ser investigados entre as anomalias de diferenciação sexual (Figura 33.4).

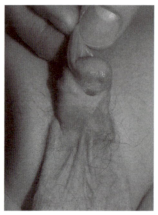

Figura 33.4 Hipospadia mediopeniana. Observar o meato ureteral e a presença do "capuchão" prepucial.

Tratamento

Existem diversas de técnicas descritas para a correção cirúrgica, mas alguns objetivos devem ser colocados para o sucesso do tratamento. Do ponto de vista funcional, objetiva-se que o paciente consiga urinar em pé, com um jato urinário adequado, sem gotejamento e, na vida adulta, tenha vida sexual satisfatória, possibilitando a ejaculação dentro da vagina da parceira. Nos casos de hipospadia distal, a alteração funcional é menos significativa e o objetivo da cirurgia é a melhora do aspecto estético. Nas crianças com hipospadia proximal, preconiza-se tratamento cirúrgico em 2 etapas, sendo a primeira por meio de ortofaloplastia, com ressecção do *chordee* e retificação do pênis. O segundo tempo constará de tubulização de um tubo de pele para construção da nova uretra, 6 a 8 meses após a primeira cirurgia[2]. Preconiza-se que o tempo ideal para a realização da cirurgia seja nos primeiros 2 anos de vida, para que a criança possa frequentar a escola com o genital reconstruído.

DISTOPIAS TESTICULARES

Correspondem as situações em que um ou ambos os testículos se encontram fora da bolsa escrotal. Podem ser divididas em quatro tipos:

1. Testículo retrátil: caracteriza-se por ser palpável, ora na bolsa escrotal ora na região inguinal. A principal característica clínica é que, mesmo quando localizado na região inguinal, o testículo retrátil pode ser facilmente deslocado manualmente para o escroto. A ocorrência deve-se a um reflexo cremastérico exacerbado, que ocorre quando a criança é despida das vestes, expondo-se à temperatura mais

fria. A conduta do pediatra diante da criança com testículos retráteis deve ser a de observação clínica, já que na maioria dos casos ocorre regressão espontânea do problema na fase puberal, quando por ação dos hormônios o testículo passa a habitar a bolsa escrotal de forma perene. Entretanto, em raros casos o testículo retrátil pode sofrer ascensão, com necessidade posterior de tratamento cirúrgico.

2. Testículo retido: o testículo origina-se embriologicamente no polo inferior renal de cada lado e migra através da região retroperitoneal, passando pela região inguinal, indo se fixar na bolsa escrotal no 3º mês de gestação. Nos casos de testículo retido, é palpável em algum ponto do trajeto inguinal, porém fora da bolsa escrotal. É mais comum em recém-nascidos pré-termo e nos de baixo peso, nos quais não houve tempo de completar a natural migração do testículo. Em 70 a 80% dos casos, ocorre a descida espontânea do testículo até o fim do 1º ano de vida. A preocupação que envolve o tratamento baseia-se no risco de transformação maligna e da infertilidade. Pacientes com criptorquidia bilateral têm risco maior de infertilidade, em relação aos casos unilaterais, os quais são semelhantes aos da população em geral (Figura 33.5). Quanto ao risco de malignidade, discretamente maior do que nos testículos normais, não há consenso que mostre a diminuição no risco de formação de tumores de células germinativas, mas a colocação cirúrgica do testículo no escroto permite melhor palpação em caso de aparecimento de nódulos e, consequentemente, o diagnóstico e o tratamento precoces. Finalmente, é importante ressaltar que em grande parte das crianças com testículo retido observa-se que existe associação com hérnia inguinal do mesmo lado, fato que é explicado do ponto de vista embriológico pela persistência do conduto peritônio-vaginal, que foi responsável pela dificuldade de descida do testículo até a bolsa escrotal. Nesses casos, indica-se a correção cirúrgica da hérnia e a fixação do testículo na bolsa, em qualquer idade, mesmo nas crianças pré-termo.

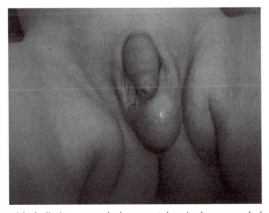

Figura 33.5 Testículo retido à direita, com a bolsa escrotal vazia do mesmo lado.

3. Testículo ectópico: é a situação em que o testículo não é palpável na bolsa escrotal e se encontra fora do trajeto de descida normal, podendo estar localizado na raiz da coxa, no períneo ou na região pubiana (Figura 33.6). O tratamento indicado é a orquidopexia em torno de 1 ano de idade.
4. Testículo não palpável: em crianças portadoras de criptorquidia, aproximadamente 20% dos testículos não são palpáveis ao exame físico (Figura 33.7). Dentre estes, metade são testículos viáveis intra-abdominais e a outra metade corresponde a casos de anorquia ou testículo atrófico em razão de algum tipo de lesão intrauterina, como torção testicular durante o processo de descida normal. É importante destacar que nenhum tipo de exame de imagem apresenta sensibilidade e especificidade suficientes para determinar se há ou não testículo, bem como a exata localização, de tal forma que tais exames se tornam inúteis, já que essas crianças necessariamente deverão ser submetidas à exploração cirúrgica após o período inicial de espera para descida espontânea, ou seja, em torno de 6 meses a 1 ano de idade[3]. Vale ressaltar que crianças com testículos não palpáveis bilateralmente podem necessitar de investigação adicional para anomalias da diferenciação sexual, especialmente se houver associação com hipospadia.

VARICOCELE

Consiste na dilatação dos vasos do plexo pampiniforme, responsável pela drenagem sanguínea do testículo, sendo mais comum ocorrer à esquerda, uma vez que o plexo desemboca em uma veia testicular única que drena na veia renal esquerda em ângulo reto. À direita é pouco comum, visto que a desembocadura da veia testicular direito na veia cava inferior se faz em ângulo agudo, de forma mais direta. Pode acometer 15% da população, sendo visto habitualmente em crianças com mais de 10 anos. O diagnóstico é clínico, sendo o desconforto e a dor escrotal os princi-

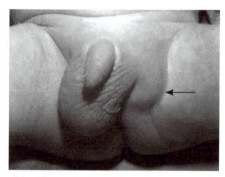

Figura 33.6 Testículo esquerdo ectópico em posição crural (seta). Observar a bolsa escrotal vazia do mesmo lado e a saliência na região crural, correspondente à presença anômala do testículo.

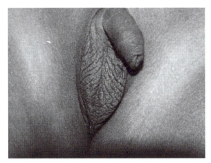

Figura 33.7 Criptorquidia bilateral. Testículos não palpáveis – notar a bolsa escrotal vazia em ambos os lados.

pais sintomas. A criança deve ser examinada em posição ortostática, observando-se aumento do escroto acima do testículo, com aspecto de "bolsa de vermes", principalmente quando realizadas manobras de aumento de pressão abdominal, como a Valsalva (Figura 33.8). Durante o exame, deve ser feita comparação de tamanho em relação ao testículo contralateral, uma vez que há associação desta doença com atrofias testiculares. Em adolescentes e adultos jovens, há relação também da varicocele com alterações em espermograma, tais como motilidade, concentração e morfologia dos espermatozoides. As indicações de cirurgia se fazem nos casos de assimetria do testículo, alteração do espermograma e sintomatologia relevante[4].

HIDRONEFROSE ANTENATAL

Com a melhora dos aparelhos de ultrassonografia e o aperfeiçoamento dos cuidados de assistência pré-natal, têm sido observados com maior frequência mal-

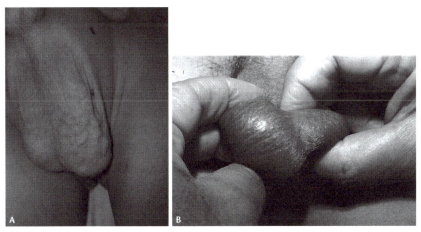

Figura 33.8 (A) Varicocele – observar a dilatação das veias de drenagem do testículo; (B) atrofia acentuada do testículo.

formações que obrigam o pediatra a opinar e acompanhar recém-nascidos que, mesmo após o nascimento, não apresentam nenhuma sintomatologia. É o caso das hidronefroses antenatais. Em aproximadamente 1 a 5% de todas as gestações, tal achado é relatado. Trata-se do diagnóstico pré-natal mais comum na prática clínica. Em casos de hidronefrose unilateral, não há indicação de intervenção antenatal e a investigação deve ser realizada após o nascimento. Nos casos de hidronefrose bilateral, com risco de repercussão na vida do feto, alguns procedimentos de derivação urinária podem ser considerados, mas sempre tendo em vista o risco/benefício[5].

A ultrassonografia é o exame de escolha para avaliação tanto da hidronefrose unilateral quanto bilateral, por permitir avaliar o grau de dilatação em relação à pelve renal, a presença de dilatação ureteral, a espessura da camada cortical e do tamanho do rim, presença de possíveis duplicidades de pelve e/ou ureteral, além da avaliação da bexiga, com presença ou não de espessura. Com isso, é possível fazer algumas suspeitas diagnósticas que levarão ao pedido de exames complementares para confirmação. Outros exames que devem ser solicitados após o 1º mês de vida são a cintilografia renal, a qual permite um estudo da função relativa de cada rim, assim como de estudo de fluxo sanguíneo, taxa de filtração e excreção glomerular, importantes para os diagnósticos de estenose de junção ureteropiélica (JUP). Nos casos de suspeita de refluxo vesicoureteral e de válvula de uretra posterior, a uretro-cistografia miccional (UCM) é o exame de maior importância para o diagnóstico, mas por ser exame invasivo deve ser solicitado após criteriosa avaliação clínica[5].

Válvula de Uretra Posterior

É a causa mais comum de obstrução do trato urinário inferior em meninos, com prevalência de 1:8.000 a 1:25.000 nascimentos. Surge em decorrência da presença de válvulas congênitas ou pregas mucosas, o que impede total ou parcialmente a saída da urina.

Em casos de acometimento grave da função renal, indica-se drenagem vesical na vida intrauterina com a inserção de cateter na bexiga para drenagem da urina na cavidade amniótica.

Após o nascimento, a cateterização vesical é essencial como primeiro tratamento, não devendo haver grande dificuldade em realizar. Após a descompressão do trato urinário, o próximo passo é a estabilização clínica, uma vez que estes pacientes apresentam, muitas vezes, distúrbios hidreletrolíticos e da função renal.

A realização da UCM deve ser feita em momento oportuno, e a correção cirúrgica deverá ser indicada após estabilização das condições clínicas do paciente (Figura 33.9). O procedimento de eleição é a fulguração endoscópica da válvula, sendo que em casos de comprometimento grave da função renal pode-se indicar inicialmente derivação urinária descompressiva do tipo vesicostomia[6].

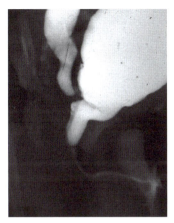

Figura 33.9 Uretrocistografia miccional mostrando válvula de uretra posterior e refluxo vesicoureteral. Observar a grande dilatação da uretra posterior. O paciente foi tratado com fulguração endoscópica da válvula.

Refluxo Vesicoureteral

Estima-se que ocorra em 1 a 2% das crianças, sendo associado a infecções sintomáticas do trato urinário em 30 a 50% dos casos. Trata-se de incompetência da junção ureterovesical e na ocorrência de refluxo retrógrado para o ureter ou trato urinário superior (Figura 33.10).

A classificação é feita baseada no exame de UCM, a depender de altura em que ocorre, e orientará o tratamento, podendo ser este conservador ou cirúrgico. São de cinco tipos:

1. Grau I – refluxo até o ureter.
2. Grau II – refluxo até o ureter e a pelve, sem haver dilatação ou alterações anatômicas.
3. Grau III – acomete ureter e pelve, com dilatação leve e achatamento da pelve.
4. Grau IV – dilatação grave e achatamento dos cálices, sem tortuosidade.
5. Grau V – dilatação grave e tortuosidade do ureter (dólico-ureter).

Existem controvérsias quanto ao tratamento do refluxo, mesmo nos casos de menor grau, em que se discute a necessidade de antibioticoprofilaxia. É consenso que a maioria dos casos de graus leve e moderado (graus I e II) terá resolução espontânea em algum momento da vida, necessitando apenas de acompanhamento, a fim de serem tratadas possíveis infecções que venham surgir.

O tratamento cirúrgico deve ser indicado quando houver falha do tratamento conservador e, eventualmente, em casos de graus avançados (graus IV e V), deven-

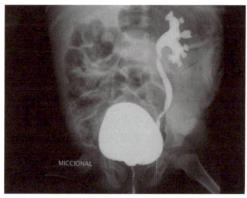

Figura 33.10 Uretrocistografia miccional demonstrando refluxo vesicoureteral unilateral grau III.

do-se levar em consideração a função renal do lado acometido, que pode ser avaliado por cintilografia renal. A cirurgia tem como objetivo a criação de uma válvula unidirecional entre a bexiga e o ureter que previna novos episódios de refluxo[7].

Estenose de Junção Ureteropiélica

É a principal causa de hidronefrose na criança, com frequência estimada em 1:5.000 nascidos vivos. A obstrução da drenagem urinária da pelve renal para o ureter pode ter causa intrínseca (na luz da via excretora) ou extrínseca (vasos anômalos, como artéria polar inferior).

O diagnóstico atualmente se inicia no período antenatal com a ultrassonografia fetal nas gestantes, com achado de hidronefrose, podendo haver ou não acometimento fetal por oligoâmnio.

A confirmação deve ser realizada após o nascimento, inicialmente com ultrassonografia das vias urinárias, que confirma a hidronefrose, além de visualizar o acometimento do parênquima renal e a possíveis outras alterações, tais como refluxo vesicoureteral, rim multicístico ou duplicidade ureteral. A urografia excretora confirma o diagnóstico, com imagens elucidativas (Figura 33.11). A cintilografia renal com radioisótopos (DMSA e DTPA) é exame que ajuda na diferenciação diagnóstica entre obstrução anatômica e hidronefrose funcional, mormente as imagens obtidas após administração de diurético. Além disso, o exame fornece dados para avaliação funcional do rim acometido, sendo considerado normal quando maior que 40%, moderadamente reduzida quando entre 10 e 40% e gravemente reduzido quando menor que 10%. A pieloplastia estará indicada nos casos em que esta função estiver acima dos 10%, pois abaixo deste valor não há evidência de recuperação da função, estando indicada a nefroureterectomia em pacientes com infecções urinárias de repetição.

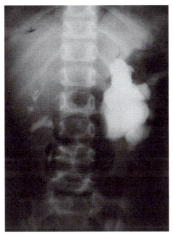

Figura 33.11 Urografia excretora com dilatação piélica esquerda, sugestiva de estenose da junção ureteropiélica. Observar a ausência de imagem do ureter e a evidente diferença em relação ao lado direito.

Duplicação Ureteral

Trata-se da malformação comum do trato urinário e na maior parte das vezes não provoca sintomas. É decorrente da formação de um broto ureteral acessório, podendo ser uma duplicidade incompleta (havendo apenas um único orifício de drenagem na bexiga) ou completa (quando há mais de um ponto de drenagem).

Os casos de duplicidade incompleta dificilmente apresentarão sintomas e, quando ocorrem, são decorrentes de outras malformações associadas, tais como refluxo ou estenose da junção ureteropiélica, sendo então necessário algum tipo de correção cirúrgica. Já em casos de duplicidade completa, as manifestações podem ser vistas já na ultrassonografia antenatal, com uretero-hidronefrose, geralmente da unidade superior. Há associação também com refluxo vesicoureteral da unidade inferior, com apresentação de infecções urinárias de repetição nos primeiros meses de vida. A unidade superior, por sua vez, também pode estar associada a anomalias de inserção do ureter correspondente (uretra ou cúpula vaginal), com consequente perda constante de urina.

Rim Multicístico Displásico

Acredita-se que o rim multicístico displásico resulte de atresia da junção ureteropiélica, levando à deterioração progressiva e à perda total de função urinária. Caracteriza-se por estruturas císticas isoladas no interior do parênquima renal que não é funcionante. Atualmente, o diagnóstico pré-natal é a regra e, ao nascimento, os pacientes podem apresentar grande massa abdominal. A confirmação do diagnóstico é feita com cintilografia com DMSA, que mostra ausência de função no lado acometido. A conduta inicial é apenas acompanhamento clínico com imagens de ultrassonografia, já que a maioria dos pacientes apresenta involução espontânea da massa. Há indicação de nefrectomia nos casos em que há sintomas como infecção e hipertensão.

A preocupação com eventual presença de displasia, que pudesse colocar os pacientes com essa condição sob maior risco para o desenvolvimento de neoplasia maligna no futuro, pode existir, mas até o momento não há evidência científica que justifique intervenção cirúrgica em todos os casos.

CONCLUSÕES

Indiscutivelmente, fimose, criptorquidia e hipospadia são afecções com as quais todo pediatra geral irá se defrontar com frequência durante consultas rotineiras. Primeiramente, a adequada orientação sobre as condições que requerem apenas observação e o esclarecimento aos pais, como fimose fisiológica e testículo retrátil, é fundamental. O segundo ponto importante é o encaminhamento oportuno do paciente ao cirurgião em casos de fimose patológica, criptorquidia e hipospadia, sempre tendo em mente que nenhuma dessas condições exige propedêutica complementar. Finalmente, em razão do aumento na incidência de diagnóstico pré-natal de hidronefrose, a participação do pediatra com o especialista na investigação pós-natal torna-se importante por meio da escolha e da interpretação racionais dos exames subsidiários disponíveis.

REFERÊNCIAS BIBLIOGRÁFICAS

1. Prabhakaran S, Ljuhar D, Coleman R, Nataraja RM. Circumcision in the paediatric patient: A review of indications, technique and complications. J Paediatr Child Health. 2018;54(12):1299-307.
2. Hadidi AT. Perineal hypospadias: back to the future chordee excision & distal urethroplasty. J Pediatr Urol. 2018;14(5):424.e1-424.e9.
3. Kolon TF, Herndon CD, Baker LA, Baskin LS, Baxter CG, Cheng EY, et al.; American Urological Assocation. Evaluation and treatment of cryptorchidism: AUA guideline. J Urol. 2014;192(2):337-45.
4. Locke JA, Noparast M, Afshar K. Treatment of varicocele in children and adolescents: a systematic review and meta-analysis of randomized controlled trials. J Pediatr Urol. 2017;13(5):437-45.
5. Oliveira EA, Oliveira MC, Mak RH. Evaluation and management of hydronephrosis in the neonate. Curr Opin Ped. 2016;28(2):195-201.
6. Bajic P, Matoka D, Malzels M. Posterior urethral valves (PUV) in pediatric practice – Promoting methods to understand how to diagnose and incise (PUV). J Pediatr Urol. 2016;12(1):2-4.
7. Garcia-Roig M, Travers C, McCracken CE, Kirsch AJ. National trends in the management of primary vesicoureteral reflux in children. J Urol. 2018;199(1):287-93.

Transplante de fígado na criança

34

Ana Cristina Aoun Tannuri
Uenis Tannuri

Após ler este capítulo, você estará apto a:

1. Identificar as indicações do transplante hepático na criança.
2. Descrever os aspectos técnicos do transplante hepático.
3. Orientar o tratamento das principais complicações pós-operatórias imediatas do transplante hepático.
4. Identificar as complicações tardias do transplante hepático na criança.

INTRODUÇÃO

Nos últimos 30 anos, o transplante hepático na criança transformou-se em terapia eficaz, definitiva e universalmente aceita para as doenças hepáticas terminais. A sobrevida de longo prazo ultrapassa 80% e melhora a cada ano, em decorrência dos constantes avanços técnicos e dos aperfeiçoamentos no cuidado intensivo pós--operatório imediato e no controle clínico tardio.

INDICAÇÕES

Aproximadamente 60% dos transplantes em crianças são indicados por atresia de vias biliares. Outras afecções incluem hepatite fulminante por vírus ou drogas, hipoplasia de vias biliares, deficiência de alfa-1-antitripsina, tirosinemia, doença de Wilson, colangite esclerosante primária e hepatite autoimune[1].

Até julho de 2006, a fila de candidatos ao transplante no Brasil era organizada por ordem cronológica, ou seja, o primeiro da fila era o que havia sido inscrito antes. Atualmente, a lista é organizada por gravidade, ou seja, todos os candidatos recebem um índice: *Pediatric End-Stage Liver Disease* (PELD) para crianças e *Model for EndStage Liver Disease (*MELD) para adultos, que leva em conta nível sérico de albumina, tempo de protrombina, bilirrubina e outros dados. O primeiro da lista passa a ser, então, aquele que se encontra em situação mais grave (com maior índice).

DOADOR

A aceitação do potencial doador inclui compatibilidade ABO, testes de função hepática normais ou pouco alteradas e estabilidade hemodinâmica. Como a fila para o transplante é regional e única, a maioria dos doadores para as crianças é adulta.

É necessária a redução do fígado, implantando-se na criança apenas o lobo esquerdo. Quando a desproporção entre os pesos do doador e do receptor for muito grande (e também nos transplantes intervivos), utiliza-se apenas o segmento lateral esquerdo. Quando o doador com morte encefálica estiver em condições hemodinâmicas estáveis e provas de função hepática normais, é possível a utilização do segmento lateral esquerdo para uma criança e o lobo direito para um receptor adulto, é o chamado *split liver* ou fígado compartilhado.

Os critérios para seleção de doador vivo são bem restritos sendo aceitos apenas indivíduos saudáveis, sem comorbidades, com menos de 50 anos de idade, não obesos, sem história de tabagismo ou etilismo importante. Além disso são realizados vários exames no sentido de garantir que o doador vivo corra o menor risco anestésico-cirúrgico possível para realização da hepatectomia[2].

CIRURGIA DO RECEPTOR

A hepatectomia do receptor costuma ser difícil, em virtude da hipertensão portal, existência de portoenterostomia prévia, aderências intestinais e distúrbios de coagulação. Para a retirada do fígado doente, é necessário que se faça o clampeamento da veia cava inferior nas regiões supra e infra-hepática e das estruturas do hilo. Quando o fígado inteiro ou o lobo esquerdo são utilizados, a veia cava inferior retro-hepática do doador é transplantada junto com o enxerto. Inicia-se pela anastomose da veia cava supra-hepática, seguida da infra-hepática. Nos transplantes de segmento lateral esquerdo, anastomosa-se a veia supra-hepática esquerda na veia cava inferior do receptor. Na sequência, são feitas as reconstruções da veia porta e da artéria hepática e, por fim, faz-se o restabelecimento da via biliar pela anastomose biliodigestiva em Y de Roux (Figura 34.1)[1].

Nas crianças com cirrose hepática e circulação colateral já estabelecida, o clampeamento total da veia cava inferior acarreta queda da pressão arterial, em geral facilmente manuseável com administração de volume. No entanto, as crianças com insuficiência hepática aguda não apresentam tal circulação colateral, podendo ocorrer maior repercussão hemodinâmica com o bloqueio da veia cava inferior. Dessa forma, a alternativa para esses casos é realizar apenas um clampeamento parcial da veia cava inferior, para anastomose terminolateral com a veia hepática do enxerto (Figuras 34.2 e 34.3).

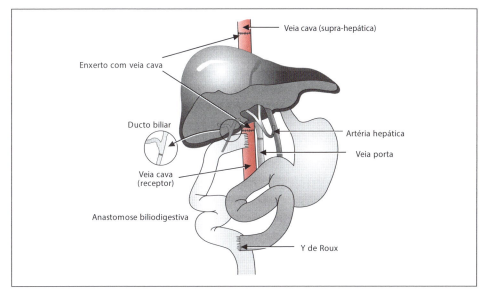

Figura 34.1 Esquema da cirurgia do transplante com fígado inteiro. Observar as anastomoses vasculares.

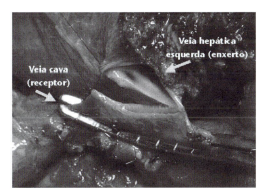

Figura 34.2 Aspecto da anastomose terminolateral entre a veia hepática do enxerto e a veia cava inferior. Observar o clampeamento parcial da veia cava inferior. (Veja imagem colorida no encarte.)

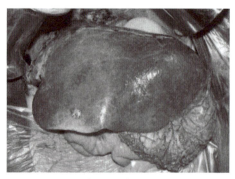

Figura 34.3 Aspecto final do enxerto hepático após o implante (transplante intervivos, segmento lateral esquerdo). (Veja imagem colorida no encarte.)

CUIDADOS PÓS-OPERATÓRIOS

Neurológicos

A avaliação inicial do *status* neurológico é difícil, graças à influência das drogas anestésicas cuja metabolização encontra-se alterada pelo inadequado funcionamento hepático e, eventualmente, renal. O nível de consciência é parâmetro fiel do funcionamento do fígado recém-transplantado, sendo imperativo que se evite a utilização de drogas com efeito sedativo no período pós-operatório precoce, principalmente benzodiazepínicos (metabolização hepática).

Convulsões podem ocorrer em até 30% das crianças após transplante hepático[3,4]. Entre as causas, estão hipoglicemia, distúrbios hidreletrolíticos, hipomagnesemia e níveis séricos muito altos de drogas imunossupressoras, como ciclosporina ou tacrolimo. Qualquer convulsão tonicoclônica generalizada sem causa definida e todas as convulsões focais implicam a realização de tomografia computadorizada de crânio para avaliar a possibilidade de sangramento em sistema nervoso central (SNC).

O não funcionamento primário do enxerto ocasiona edema cerebral e aumento da pressão intracraniana, podendo evoluir para morte encefálica em questão de dias ou até mesmo horas.

Respiratórios

Quase todos os pacientes chegam à unidade de terapia intensiva (UTI) com cânula endotraqueal, mas a extubação em condições estáveis geralmente é possível nas primeiras 48 horas. A necessidade de assistência ventilatória mais prolongada pode estar associada ao aumento do trabalho respiratório por edema pulmonar, derrame pleural, atelectasias, aumento da produção de gás carbônico, infecção ou obstrução de vias aéreas; ou diminuição da capacidade ventilatória por depressão respiratória decorrente de excesso de sedação ou disfunção hepática, desnutrição ou distúrbios metabólicos.

A sobrecarga hídrica gera edema pulmonar e derrame pleural, tipicamente à direita. Esse derrame é líquido ascítico que se desloca pela pressão negativa da cavidade pleural, pelo diafragma direito lesado durante a cirurgia. O tratamento consiste no uso de diuréticos e na restrição de volume, pois o derrame é autolimitado, porém quando sintomático necessita de drenagem.

Os distúrbios hidreletrolíticos, como hipofosfatemia, hipocalcemia, hipomagnesemia e hipocalemia, podem levar à disfunção muscular respiratória e à dificuldade de extubação.

As atelectasias são causa importante de dificuldade respiratória, especialmente nas crianças muito pequenas com ascite e distensão abdominal. Deve-se lembrar que nos desnutridos crônicos são inúteis e deletérias as tentativas de desmame ventilatório antes de nutri-los, pois levam apenas ao aumento de consumo energético e fadiga.

Por fim, os processos infecciosos, tanto pulmonares quanto sistêmicos, são causa frequente de disfunção respiratória no pós-operatório recente de transplante hepático.

Cardiovasculares

Todos os pacientes devem permanecer com monitoração eletrocardiográfica, medida de pressão arterial invasiva e não invasiva e pressão venosa central.

Mais de 70% dos pacientes apresentam hipertensão, muitas vezes necessitando de tratamento medicamentoso[5,6]. A causa é multifatorial, incluindo sobrecarga de volume, níveis elevados de renina, uso de corticoide e inibidores de calcineurina. A hipertensão é particularmente perigosa decorrente da associação frequente com coagulopatia e plaquetopenia. Além dos diuréticos, por vezes é necessária a utilização de nitroprussiato de sódio nos primeiros dias de pós-operatório, e medicações por via oral são gradualmente introduzidas, como a amlodipina e, eventualmente, os inibidores da enzima de conversão da angiotensina.

A hipotensão está associada à disfunção hepática, aos sangramentos abdominais e às infecções sistêmicas. Finalmente, tem sido observado que aproximadamente 30% dos pacientes podem apresentar episódios de bradicardia de causa desconhecida, sem qualquer repercussão hemodinâmica[6].

Fluidos e Eletrólitos

O paciente geralmente apresenta hipervolemia ao fim da cirurgia, e o compartimento intravascular pode estar expandido, normal ou com volume reduzido. As monitorações da frequência cardíaca, da pressão venosa central, da pressão arterial e do débito urinário devem ser utilizadas para o cálculo da necessidade hídrica inicial, que normalmente tem restrição de 60 a 80% da manutenção basal. Há, geralmente, hiponatremia dilucional, com sódio corpóreo total aumentado; dessa forma, não se adiciona esse eletrólito ao soro de manutenção. Em razão da lise celular no processo de isquemia-reperfusão do órgão transplantado, há tendência à hipercalemia, motivo pelo qual não se adiciona potássio ao soro.

É comum a necessidade de transfusão de concentrado de hemácias no intraoperatório; o ânion citrato presente no sangue estocado provoca quelação do íon cálcio, levando à hipocalcemia no pós-operatório imediato.

Na disfunção do enxerto ocorre hipoglicemia; ao contrário, quando o fígado apresenta bom funcionamento, há tendência à hiperglicemia, em razão da situação de estresse pelo procedimento cirúrgico e aos corticosteroides. Por isso, utiliza-se, inicialmente, solução glicosada a 5%, com monitoração periódica dos níveis glicêmicos.

Gastrointestinais

Após o transplante, há risco de ulceração de estômago e duodeno, secundária à situação de estresse e corticoterapia, razão pela qual todo paciente deve receber bloqueadores da secreção ácida do estômago.

Na vigência de sangramento digestivo, deve ser feito estudo da coagulação e eventual suspensão das medicações anticoagulantes e antiagregantes de plaquetas que estejam sendo utilizadas. A endoscopia digestiva alta é recurso importante para o diagnóstico e o tratamento dos sangramentos gastrointestinais, em grande parte dos casos. Na presença de varizes esofágicas sangrantes ou quando a fonte de hemorragia não for diagnosticada ao exame endoscópico, é necessária a realização urgente de ultrassonografia (USG) com Doppler de abdome, pois o sangramento pode ser manifestação de trombose da veia porta.

Conforme frisado, grande parte das indicações de transplante hepático para a criança é representada por portadores de atresia de vias biliares, que foram submetidos à portoenterostomia. Assim, na cirurgia do receptor é necessária a liberação de grande quantidade de aderências entre as alças intestinais e o fígado. Não é rara a perfuração acidental dessas alças ou lesões seromusculares que passam despercebidas. O estado de imunodepressão do pós-operatório precoce do transplante é responsável por prejuízo dos processos de cicatrização e por mascarar os sinais e os sintomas de abdome agudo perfurativo. A indicação para realizar reexploração do abdome deve ser feita sempre que houver qualquer dúvida em relação à dor abdominal, ao aumento de débito de sonda nasogástrica ou ao íleo prolongado.

Tratamento do Enxerto Hepático

O processo de isquemia-reperfusão leva a lesões características no fígado recém-transplantado, conhecidas como lesões de preservação. A histologia na biópsia pós-reperfusão revela infiltrado neutrofílico sinusoidal e apoptose de hepatócitos. A evolução dessa lesão mostra balonização celular e colestase[7]. A lesão de preservação, presente em maior ou menor grau em todos os casos, produz uma curva enzimática característica, em que há elevação linear sérica de enzimas hepatocitárias, a partir do primeiro dia de pós-operatório, declinando a partir do 4º ao 5º dia. Os níveis das enzimas canaliculares (particularmente a gamaglutamiltranspeptidase [GGT]) elevam-se mais gradualmente e sofrem queda lenta a partir do 7º ao 10º dia de pós-operatório.

Disfunção primária do enxerto

A causa mais comum de perda precoce do enxerto é a disfunção primária. É caracterizada por falência hepática aguda (encefalopatia, coagulopatia e instabilidade hemodinâmica), grande elevação sérica de enzimas hepáticas (transaminases acima de 2.500 IU/L) e desenvolvimento de falência de múltiplos órgãos (insuficiência renal e complicações pulmonares).

A causa da disfunção primária é a perda irreversível de função hepatocitária decorrente da lesão de isquemia-reperfusão. Os fatores de risco são: idade do doador > 50 anos, macroesteatose (> 30% dos hepatócitos), hipernatremia grave do doador (> 170 mEq/L) e tempo de isquemia fria prolongado (> 18 horas)[8].

Não há tratamento efetivo, e a sobrevida depende de retransplante precoce.

Oclusões vasculares
Trombose de artéria hepática

Entre as oclusões vasculares, a trombose da artéria hepática é a mais comum, especialmente nos transplantes intervivos, em que é realizada anastomose entre artérias de menor calibre[8]. Pode apresentar-se como falência hepática aguda, fístula biliar, febre intermitente ou elevação assintomática de enzimas. A correlação entre trombose de artéria hepática e complicações biliares deve-se ao fato de a irrigação da via biliar ser exclusivamente arterial.

Nas primeiras 2 semanas, a trombose arterial manifesta-se tipicamente como necrose hepática fulminante com rápida deterioração clínica. Há grande elevação das enzimas hepatocitárias, piora da coagulação e encefalopatia. As oclusões tardias podem ser assintomáticas, com formação de vasos colaterais que suprem o fígado.

O diagnóstico é feito pela ausência de fluxo na USG com Doppler, que é realizado diariamente na primeira semana após o transplante, com índices de sensibilidade que chegam a 100%, dependendo da experiência do examinador. Nas oclusões precoces, é feita reexploração cirúrgica e trombectomia[9]. Quando a trombose decorre de alterações endoteliais ou calibre muito diminuto da artéria hepática do receptor, pode-se utilizar enxerto constituído de artéria ilíaca de doador cadavérico entre a aorta infrarrenal do receptor e a artéria do fígado transplantado[10]. Em alguns casos, há reincidência da trombose, sendo, então, necessário o retransplante. O aspecto peculiar refere-se aos transplantes intervivos, em que, nos primeiros dias de pós-operatório, a trombose da artéria hepática evolui de forma silenciosa, sem manifestações clínicas ou repercussões laboratoriais, com o diagnóstico feito apenas pela USG.

Na profilaxia da trombose arterial, utilizam-se antiagregantes plaquetários. Quando o *international normalized ratio* (INR) atinge níveis menores ou iguais a 3,5, inicia-se infusão de heparina intravenosa na dose de 100 U/kg/dia, mantida por 15 dias.

Trombose de veia porta

É menos frequente do que a trombose de artéria hepática. No entanto, crianças portadoras de AVB desenvolvem, com a progressão da cirrose, diminuição progressiva do calibre e do fluxo da veia porta, o que predispõe à ocorrência de trombose no pós-transplante. Manifesta-se como falência hepática (nas tromboses precoces), complicações da hipertensão portal (como sangramento de varizes esofágicas e encefalopatia) ou elevação assintomática de enzimas. O diagnóstico é feito por meio da USG com Doppler, o que indica necessidade de reabordagem cirúrgica nas tromboses precoces, com bom índice de sucesso. Nesses casos, um bom artifício é o enxerto vascular (que pode ser constituído da veia jugular interna da criança) entre a veia mesentérica superior do receptor e o ramo portal esquerdo do fígado transplantado[11]. Os casos tardios geralmente são assintomáticos ou apresentam-se como hipertensão portal, que com o tempo pode ser compensada.

Obstrução de veias hepáticas

Nos casos de transplante do segmento lateral esquerdo (anastomose terminolateral da veia hepática esquerda na cava do receptor), pode ocorrer obstrução da veia hepática[12]. A trombose em si é rara, sendo mais possível de ser observada a estenose nessa anastomose, a partir de 1 mês de transplante. O paciente com obstrução das veias hepáticas apresenta hepatomegalia e ascite, que, por vezes, é responsável pela formação de derrame pleural volumoso, levando à insuficiência respiratória.

A USG com Doppler detecta quando há grande aumento de velocidade de fluxo sanguíneo na região da anastomose, sendo indicada realização de cavografia. Por radiologia intervencionista, é possível dilatar a região da estenose ou colocar um *stent*, com alívio imediato dos sintomas[4].

A ocorrência de tais casos levou a modificações técnicas na confecção dessa anastomose, ampliando-se bastante tanto o óstio da veia hepática esquerda do fígado enxertado quanto a abertura da parede anterior da veia cava do receptor, levando praticamente ao desaparecimento da complicação citada nos casos mais recentes de transplante[12].

Deiscência da anastomose biliodigestiva

As complicações biliares ocorrem tipicamente após o quinto dia de pós-operatório. A fístula biliar manifesta-se como febre, dor em quadrante superior direito e saída de líquido bilioso pelos drenos abdominais. Há leucocitose, aumento das enzimas canaliculares e eventual formação de coleção detectada à USG. É necessária reabordagem cirúrgica para drenagem eficaz da coleção e detecção do local da fístula. Se o vazamento originar-se da superfície cruenta do fígado nos casos de transplantes parciais, a drenagem da coleção é suficiente. Em casos de deiscência da anastomose biliodigestiva, deve-se realizar nova anastomose com drenagem adequada.

Nas fístulas tardias de superfície cruenta e naquelas de difícil fechamento, deve-se considerar a possibilidade de estenose da anastomose biliodigestiva. A estenose também pode se manifestar pelo aumento de enzimas canaliculares, neste caso, a biópsia hepática revela proliferação biliar.

A maioria das estenoses pode ser tratada por meio de dilatação por colangiografia transparieto-hepática, na qual é colocado dreno biliar para moldar a anastomose por aproximadamente 6 meses. Quando o tratamento percutâneo não for possível, indica-se reabordagem cirúrgica.

Imunossupressão

Logo após a reperfusão do enxerto, administram-se 20 mg/kg de metilprednisolona; no dia seguinte, 5 mg/kg divididos em 4 doses, e diminui-se a dose diariamente até 5 mg, passando-se a 5 mg de prednisona, mantida por, pelo menos, 6 meses.

Além do corticosteroide, a droga imunossupressora de escolha atualmente é o tacrolimo (FK 506), um inibidor de calcineurina responsável pela inibição da ação da interleucina-2, que ativa o linfócito T, peça central no fenômeno da rejeição. É uma droga potencialmente nefrotóxica e, quando usada em níveis muito elevados, pode provocar vômitos, alterações do SNC e hipertensão arterial. Nos casos de lesão renal tardia provocada pelos inibidores da calcineurina, as doses podem ser reduzidas, associando-se com outra droga de efeito similar e com menor toxicidade renal: micofenolato e sirulimo[13].

Cuidados Hematológicos

O sangramento intra-abdominal pode ocorrer nos primeiros dias de pós-operatório. Desse modo, é importante a monitoração periódica do nível sérico de hemoglobina e o débito dos drenos abdominais. O sangramento costuma ser de maior intensidade nos transplantes de fígado reduzido, decorrente da presença da superfície cruenta.

Há um quadro relativamente frequente no período pós-operatório precoce do transplante, denominado síndrome do coágulo retido. Após período inicial de melhora gradual da coagulação, contagem de plaquetas e diminuição do débito sanguíneo dos drenos, há aumento expressivo do sangramento intracavitário, com plaquetopenia e coagulopatia, que não revertem apesar da administração de hemoderivados. Com a melhora do funcionamento hepático, o sangue coletado na cavidade pela hemorragia lenta e difusa forma grandes coágulos, responsáveis pelo consumo local de plaquetas e fatores de coagulação, perpetuando o quadro de sangramento. É necessária, portanto, a laparotomia para limpeza da cavidade e remoção dos coágulos, com eventual hemostasia de algum sangramento ativo.

Doenças Infecciosas

São muito frequentes, visto que, em geral, os pacientes apresentam-se em condições prévias bastante comprometidas, desnutridos, com múltiplos locais de entrada de micro-organismos (incisão, cateteres e sondas), adicionando-se drogas imunossupressoras.

Nas primeiras semanas pós-transplante, as bactérias são os principais agentes infecciosos e, entre elas, os enterococos e as bactérias Gram-negativas da flora abdominal são os mais frequentes. Por essa razão, muitos centros utilizam uma combinação de ampicilina e cefotaxima profilaticamente no período perioperatório. Os sinais de infecção na criança submetida ao transplante podem ser variados, desde alterações laboratoriais sem sintomas clínicos, como leucocitose ou leucopenia, hiponatremia, elevação sérica de enzimas hepáticas e ureia, até quadros fulminantes de choque séptico irreversível. Toda febre indica a coleta de culturas e pesquisa de foco infeccioso, devendo-se introduzir prontamente antibioticoterapia específica ou ampla, quando não identificado o agente.

As infecções fúngicas também são relativamente frequentes, sendo a *Candida albicans* o principal agente. Os fatores de risco são antibioticoterapia prolongada, complicações vasculares, perfurações de alça, reintubação, corticoterapia e retransplante. A doença disseminada é a forma mais comum de apresentação. Por essa razão, o fluconazol é utilizado profilaticamente nas primeiras semanas após o transplante.

As infecções virais geralmente ocorrem a partir do primeiro mês, sendo o citomegalovírus o agente mais comum.

Deve-se salientar a relação que pode ocorrer entre a primoinfecção ou reativação de vírus Epstein-Barr (EBV) e doenças linfoproliferativas nas crianças submetidas ao transplante hepático, em uso de inibidores de calcineurina. O EBV apresenta tropismo por linfócitos e ativa a replicação dos linfócitos B. Em contrapartida, os inibidores de calcineurina suprimem o linfócito T. Desse desbalanço podem decorrer proliferação descontrolada de linfócitos B e desenvolvimento de doença linfoproliferativa[14].

Rejeição

Rejeição celular aguda

É muito frequente e a incidência pode chegar a 70% dos casos[7]. O pico de incidência é do 5º ao 10º dia de pós-operatório, e pode se manifestar com sintomas inespecíficos, como febre baixa e dor abdominal. Há aumento predominante de enzimas canaliculares (GGT), pois o processo inflamatório é feito por um infiltrado linfocitário no espaço porta, com agressão ductular e endotelial de ramos portais, e somente nos casos graves chega a ocorrer destruição de hepatócitos. O diagnóstico deve ser confirmado por biópsia, sendo, então, introduzido o tratamento que consiste em pulso de corticosteroide (20 mg/kg de metilprednisolona, 1 vez ao dia, durante 3 dias) e adequação da medicação imunossupressora, ocorrendo resolução do processo, na maioria dos casos.

Rejeição crônica

Costuma aparecer após o primeiro mês de transplante, apresentando-se como icterícia e prurido progressivos, por vezes acompanhados de acolia fecal. Há aumento de enzimas canaliculares, e o diagnóstico é firmado por biópsia hepática que mostra desaparecimento dos ductos biliares no espaço porta. O prognóstico é ruim e o tratamento consiste em aumento dos níveis de imunossupressores e, eventualmente, retransplante.

Recidiva da Doença Primária

Nas doenças de caráter autoimune, como hepatite autoimune e colangite esclerosante primária, pode haver recidiva do processo no enxerto, em que é necessária a manutenção de níveis mais elevados de corticosteroides para evitar que ocorra.

As hepatites virais B e C recorrem com grande frequência no fígado transplantado se não for realizada profilaxia adequada. Para o vírus B, administram-se imunoglobulina anti-VHB e análogos de nucleosídeos (lamivudina). Para profilaxia de recorrência do vírus C, utilizam-se interferon e ribavirina.

CONCLUSÕES

O transplante de fígado é o ato mais complexo da cirurgia moderna. Os pacientes submetidos a esse procedimento podem apresentar diversas complicações, inclusive em decorrência do grave comprometimento do estado geral no período pré-operatório em função da doença de base. No entanto, é a única opção terapêutica para crianças com hepatopatias terminais irreversíveis.

REFERÊNCIAS BIBLIOGRÁFICAS

1. Tannuri U, Velhote M, Santos M, Gibelli NE, Ayoub AA, Maksoud Filho JG, et al. Pediatric liver transplantation: fourteen years of experience at the children institute in São Paulo, Brazil. Transplant Proc. 2004;36(4):941-2.
2. Andrade Wde C, Velhote MC, Ayoub AA, Silva MM, Gibelli NE, Tannuri AC, et al. Living donor liver transplantation in children: should the adult donor be operated on by an adult or pediatric surgeon? Experience of a single pediatric center. J Pediatr Surg. 2014;49(4):525-7.
3. Rick H, Busuttil R, Klintmalm G. Postoperative Intensive Care Management in Children. Transplantation of the liver. 2nd ed. Philadelphia: Elsevier Sounders; 2005.
4. Casella EB, Marujo WC, Tannuri U, Gibelli NE, Ayoub AA. Complicações neurológicas do Tansplante hepático em crianças: estudo de 44 casos. In: VIII Congresso Paulista de Pediatria, São Paulo; 1999.
5. Ganschow R, Nolkemper D, Helmker K, Harps E, Commentz JC, Broering DC, et al. Intensive care management after pediatric liver transplantation: a single-center experience. Pediatr Transplant. 2000;4(4):273-9.
6. Costa GA, Tannuri U, Delgado AF. Bradycardia in the early postoperative period of liver transplantation in children. Transplant Proc. 2010;42(5):1774-6.
7. Demetris A, Nalesnik M, Randhawa P, Wu T, Minervini M, Lai C, et al. Histological patterns of rejection and other causes of liver dysfunction. In: Busuttil and Klintmalm: Transplantation of the Liver. 2nd ed. Philadelphia: Elsevier Sounders; 2005.
8. Uemura T, Randall H, Sanchez E, Ikegami T, Narasinhan G, McKenna GJ, et al. Liver retransplantation for primary nonfunction: analysis of a 20-year single-center experience. Liver Transpl. 2007;13(2):227-33.
9. Gibelli NE, Tannuri U, Velhote MC, Santos MM, Gibelli NE. Hepatic artery thrombosis after pediatric liver transplantation: graft salvage after thrombectomy and reanastomosis. In: IV Congresso Brasileiro de Transplante de Fígado, Pâncreas e Intestino Delgado e III Encontro de Transplantadores de Pâncreas e Pâncreas-rim, Belo Horizonte; 2004.
10. Backes AN, Gibelli NE, Tannuri AC, Santos MM, Pinho-Apezzato ML, Andrade WC, et al. Hepatic artery graft in pediatric liver transplantation: single-center experience with 58 cases. Transplant Proc. 2011;43(1):177-80.
11. Gibelli NE, Tannuri AC, Tannuri U, Santos MM, Pinho-Apezzato ML, Maksoud-Filho JG, et al. Rex shunt for acute portal vein thrombosis after pediatric liver transplantation in children with biliary atresia. Transplant Proc. 2011;43(1):194-5.
12. Tannuri U, Tannuri AC, Santos MM, Miyatani HT. Technique advance to avoid hepatic venous outflow obstruction in pediatric living-donor liver transplantation. Pediatr Transplant. 2015;19(3):261-6.
13. Tannuri U, Gibelli NE, Maksoud Filho JG, Santos MM, Pinho-Apezzato ML, Velhote MC, et al. Mycophenolate mofetil promotes prolonged improvement of renal dysfunction after pediatric liver transplantation: experience of a single center. Pediatr Transplant. 2007;11(1):82-6.
14. Eshraghian A, Imanieh MH, Dehghani SM, Nikeghbalian S, Shamsaeefar A, Barshans F. Post-transplant lymphoproliferative disorder after liver transplantation: Incidence, long-term survival and impact of serum tacrolimus level. World J Gastroenterol. 2017;23(7):1224-32.

Índice remissivo

A

Abaulamento umbilical 297
Abdome agudo 240, 306
Abortamento 117
Abscessos 448
    hepáticos 428
    pulmonares 229
Acalásia
    do esfíncter interno 341
    idiopática 216
Acesso
    arterial por punção
    isolada 12
    vascular 33
      vascular venoso 11
    venoso periférico 12
    venoso profundo 13
Acidose 357
Acidose metabólica 4
Adenomegalia cervical 131
Afecções
    anorretais congênitas e
    adquiridas 273, 346
    cirúrgicas da parede
    abdominal 292
Aganglionose 241, 262
Agenesia de corpo caloso 111
Alimentação 344
Alterações
    do equilíbrio acidobási-
    co 311
    do nível de consciência
    78
    nutricionais 35
Ambiguidade genital 484
Amniodrenagem 112
Anabolismo pós-operatório 3
Anel vascular 224
Anemia
    de origem obscura 94
    falciforme 442
    ferropriva 97
Anencefalia 111
Anomalias
    anorretais 241
    congênitas 109
    congênitas pancreáticas
    98
    da diferenciação sexual
    482
    da região umbilical 297
    diafragmáticas 152
Anormalidade cromossômica
    116
Anorretomiotomia 341
Apneia
    perioperatória 4
    pós-operatória 69
Ascaridíase 382
Aspirações de corpos estranhos
    103
Atelectasia 101
Atendimento inicial da criança
    traumatizada 76
Atresias
    de coana 136
    de duodeno 112
    de esôfago 112, 177
    de laringe 139
    de vias biliares 400, 422
    intestinal 241, 242, 322

B

Bezoares 448
Biofeedback 341, 345
Bioimpedância 205
Biópsia retal 340
Biotina 46, 527
Bradicardia 78
Bronquiectasias 229, 236

C

Calciferol 41
Capnografia 57
Cardiopatias 173
Catabolismo
    pós-operatório 3
    proteico 3
Catecolaminas 3
Cateter de Broviac 16
cateter de poliuretano 14
cateter de silicone 14
cateter de Swan-Ganz 15
cateteres 14
    de Broviac e Hickman
    15
    de luz única, dupla ou
    tripla 15
    flexíveis 15
    perm-cath 16

518 Doenças cirúrgicas da criança e do adolescente

por punção percutânea 12
Cateterização da veia central 13
Cecostomia endoscópica 98
Cetamina 59
Choque 103
Cinedefecograma 343
Cintilografia com iodo marcado 123
Circulação extracorpórea 14
por oxigenador de membranas (ECMO) 169, 171
Circuncisão 494
Cirrose hepática 506
Cirurgia de
Kasai 422
Nissen-Rossetti 207, 535
Sugiura 426
Warren 426
Cistos
de colédoco 98
ou mesentério 448
pulmonar 112
tireoglosso 123
Citocinas inflamatórias 2
Citomegalovírus 403
Classificação de Prader 487
Clonorquíase 397
Coagulação 5
Coagulopatia 80
Colangiopancreatografia endoscópica retrógrada 98
Colangite 407
esclerosante 98
Coledocolitíase 98
Colites
alérgica 97
infecciosa 97
Colocação de *stents* 98
Colonoscopia 96
Complexo de von Meyenburg 413, 420
Composição eletrolítica dos principais líquidos corpóreos 8
Compressão esofágica ou traqueal 221
Condiloma acuminado 282
Consenso de Krickenbeck 274
Continência fecal 342
músculos voluntários 342
percepção 342
peristaltismo 342
reservatório 342

sensibilidade anorretal 342
Contração maciça 335
Convulsões 194, 508
Cordocentese 117
Corpo estranho de pulmão 103, 530
Cretinismo 297
Cricotireoidostomia cirúrgica 78
Cripta de Morgani 283
Critérios de Ranson 436
Cromo 45
Cultura de urina 340

D

Defeitos
aponeurótico 297
congênitos da parede abdominal 304
de parede abdominal 350
Delírio no despertar 70
Derivação
cirúrgica mesentérico-portal 427
em Y de Roux 404
Desconexão azigoportal 426
Desidratação 351
Diálise peritoneal 32
Diarreias 97
Dilatação
da árvore biliar 413
anal forçada 341
de estenoses segmentares 98
Disfagia 94
Disfunção hepática sistêmica 362
Dismotilidade do esfíncter de Oddi 98
Displasia neuronal intestinal 340
Dissecção 13
venosas 12, 24
Distensão abdominal 240
Distúrbios hidreletrolíticos 351
Diverticulite 300
de Meckel 251, 300, 317, 402
Doença
adenomatoide cística 113
celíaca 94, 529
da arranhadura do gato 132
de Caroli 425

de Chagas 216
de Crohn, 97, 349
de Hirschsprung 349
de Hodgkin 188
de Lhermitte-Duclos 374
de von Recklinghausen 194
de von Willebrand 460
de Wilson 505
do enxerto *versus* hospedeiro 94, 97
do refluxo gastroesofagiano 201
granulomatosas 190
hemorroidária 97, 282
hepática grave 352
intestinal inflamatória 97
metabólica óssea 353, 356
polipoide do trato gastrointestinal 366
ulcerosa péptica 325, 328, 332
Dor
abdominal 306
retroesternal 202, 216
Drenagem nasobiliar 98
Drogas anticolinesterásicas 191

E

Edema traumático 8
Efeitos depressores do sistema respiratório 5
Elefantíase 397
Empiemas pleurais 229
Encefalocele 111
Encoprese 339, 343
Endoscopia 90
digestiva alta 214, 326
Enema opaco 340, 343
Enterite necrosante 46, 254, 322
enterocolite 264
necrotizante 242, 350, 360
Enteroscopias 99
Entubação
de sequência rápida 78
orotraqueal 166
Equipe multidisciplinar 166, 344
Escala de coma de Glasgow 82
Esferocitose 442
Esfíncter

Índice remissivo **519**

externo 336
interno 336
Esfincteroplastias 98
Esfincterotomias 98
Esofagectomia 219
Esofagite 205, 424
eosinofílica 94, 529
erosiva 93, 528
Esôfago de Barrett 94
Espectrofotometria 56
Espinha bífida 111
Esplenectomia 426
Esquistossomose 397
Estenose
brônquica 179
esofágica 95
hipertrófica do piloro 309
subglótica 102, 530
traqueal 179
Estimulação
do nervo sacral 345
elétrica da região anal 343
Estrongiloidíase 397
Esvaziamento esofagogástrico 91
Etomidato 59
Etoscopia intraútero 112
Exsanguinotransfusão 14

F

Falência intestinal 348
Falsa incontinência 343
Fasciolose 397
Fecaloma 336, 343, 448
do reto 341
Ferimentos penetrantes 88
Fibras não solúveis 345
Fibrose hepática congênita 418
Fígado gorduroso 4
Fimose 493
Fissura anal 282
Fístula
arteriovenosas 32
biliar persistente
pós-cirúrgica 98
do conduto tireoglosso 123
traqueoesofágica 178
traqueoesofágica congênita 101, 530
Fita de Broselow 77
Flebites 12, 39
Flebotomia 28

Formulação dietética adequada a necessidades básicas 38
Fratura de
cateter 353
costelas 86

G

Ganglioneuromas 193
Gargoilismo 297
Gastrite 424
enantemática de antro 93, 528
Gastrósquise 110, 292, 322
Gastrostomia 357
endoscópica percutânea 96
Gatilho da evacuação 336
Genitálias ambíguas 115
Glicogenólise 3
Granuloma umbilical 299

H

Hematologia 5
Hemodiálise 15
Hemopneumotórax 86
Hemoptise 235
Hemorragia
digestiva alta 94
digestiva alta não varicosa 96
digestiva baixa 97
intracraniana 5
intratumoral 110
suprarrenal 242
Hemorroidas 424
Hepatite 515
autoimune 505
Hepatoblastomas 464
Hepatopatias 516
Hérnia
de Bochdalek 146, 152, 158
epigástrica 297
inguinal 302
umbilical 297
Herpes 403
Hidratação
na criança 7
parenteral 8
Hidratos de carbono 37
Hidrocefalia 111
Hidronefrose 447
Hidropsia fetal 113
Hipercatabolismo 2

Hiperglicemia 3
Hiperplasia nodular linfoide 97
Hipertensão portal 94, 95, 362
Hipertermia maligna 71
Hipoalbuminemia 47
Hipoplasia de pulmão 153, 179
Hipospadia 498
Hipotensão 86
Hipotermia 5
Hipotireoidismo 356
Hipóxia 86
Homeostase térmica 5

I

Icterícia 401
Íleo meconial 241, 250
complicado 350
Imaturidade do sistema nervoso entérico 340
Incontinência
fecal 342
urinária 339
Índice de oxigenação 164
Infecção
bacterianas 46
parasitárias 381
urinária 493
Ingestão acidental de
corpos estranhos 94, 95
produtos corrosivos 94
produtos cáusticos 210
Inguinotomia 304
Insuficiência
hepática grave 46
intestinal 349, 362
Intussuscepção intestinal 98

L

Laparosquise 294
Laparotomia subcostal 170
Laringoespasmo 68
Leishmaniose visceral 398
Lesão
acidental do ducto torácico 151
ao pâncreas 439
cáustica 210
de coluna cervical 83
por inalação 78
Linfangiomas 110, 125
Linfomas 190
não Hodgkin 188
Líquidos corpóreos 36
Loperamida 345

M

Malformação
  adenomatoide cística 113
  cardíacas 116
  congênitas 107
  da placa ductal 418
  do aparelho respiratório 179
  dos órgãos genitais 115
  penianas 491
  vasculares 97
Manobra de
  Valsalva 283
  ressuscitação 91
Manometria 341
  anorretal 340, 343
  esofágica 220
Manutenção
  de cateteres em veias centrais 11
  hidreletrolítica e metabólica da criança 4
Massa
  abdominal palpável 241, 259
  mediastinal 187
Medicina fetal 106
Megabexiga 115
Megacolo congênito 261, 269, 340
Megarreto 338, 343
Metabolismo dos lípides 3
Miastenia gravis 190
Mielomeningocele 112
Moléstia de
  Hirschsprung 241, 244, 261
  Zuelzer-Wilson 264
Músculos elevadores do reto (puborretal) 336

N

Necessidade
  basais de água 6
  basais de sódio e potássio 6
  de água nas diferentes idades 7
  de evacuar 336
  nutricionais básicas diárias 6
Neoglicogênese 3
  hepática 3

Neoplasia torácica 187
Neuroblastomas 193, 453
Nifedipina 341
Nitroglicerina 341
Níveis plasmáticos de
  triglicérides e ácidos graxos livres 44
  eletrólitos 44
Nódulo tireoidiano 133, 532
Nutrição
  enteral 38
  parenteral 39
  parenteral domiciliar 47
  parenteral prolongada em criança 11

O

Óbito fetal 117
Obstipação
  funcional 338
  psicogênica 338
Obstrução
  de vias aéreas 102
  intestinal por rolha meconial 252
Odinofagia 94
Oligoâmnio 108
Ondas de Kussmaul 311
Onfalocele 109, 292
Opioides 60
Otites de repetição 203
Overfeeding 4

P

Pacientes retencionistas 344
Pâncreas
  anular 434
  divisum 320, 435
Pancreatite 98
  aguda 317
  aguda de repetição 433
Pancreatoblastoma 437
Papilomavírus humano (HPV) 288
Paraplegia 194
Perfuração
  de víscera oca 103
  gástrica 242
  intestinal 242
Peristalse maciça 345
Peristaltismo visível 241
Peritonite
  bacteriana espontânea 402

biliar 416
meconial 241, 251
Persistência do
  ducto onfaloentérico 299
  úraco 301
Pielonefrite 447
Piloromiotomia 313
Piloroplastia 333
Piopneumotórax 230
Plestimografia 56
Pleuropneumopatias infecciosas 229
Plicomas 290
Pneumatose 246
Pneumomediastino 151
Pneumonias 203
Pneumotórax 103
Polidrâmnio 108
Polipectomias 97, 289
Pólipo
  juvenil 97, 367
  no trato gastrointestinal 366
  retal 282
  umbilical 301
Poliposes 97
  adenomatosa familiar 375, 464
Postectomia 494
Prensa abdominal 336
Procedimentos anestésicos 91
Procidência anal 282
Prolapso retal 282
Proteólise muscular 3
Pseudocisto pancreático 96
Punção
  da veia jugular interna 20
  de veias superficiais 17
  intraóssea 13, 14, 523
  percutânea 11, 13

Q

Quilotórax 151

R

Rabdomiossarcomas 473
Raquitismo 407
Rastreamento das síndromes 106
Reflexos gastrocólico e duodenocólico, 335
Refluxo gastroesofagiano 184,

Índice remissivo 521

201
Remoção de
parasitas 98
corpos estranhos 97
Reposição basal de água 7
Ressecção tumoral 111
Ressonância magnética 343
Retinol 41
Retocolite ulcerativa inespecífi-
ca 97
Rim
multicístico displásico
503
policístico 447
Rinite crônica 203
Rubéola 403
Ruptura
hepática e esplênica 242
de vísceras abdominais
259

S

Sangramento
intestinal 241
no sistema nervosa
central 5
ovarianos 448
Sarcoma de Ewing 198
Selênio 45
Sepse 357
Sífilis 403
Sinal de
Cullen 318
Grey-Turner 318
Hutchinson 452
Síndromes
aspirativa 101
Beckwith-Wiedemann
136, 293, 374, 437, 451
Budd-Chiari 425
Cantrell 293
Claude Bernard-Horner
189, 193
colestática 98
Cowden 373
Cronkhite-Canada 374
Cushing 451
Denys-Drash 451, 458
Down 262, 434
Fryns 160
Gardner 376
Horner 452
imunodeficiência ad-
quirida (aids) 132
intestino curto 322, 349

Kasabach-Merrit 128,
469
Moebius 137
Pallister-Killian 114
Patau 293
perfurativas 257, 307
Perlman 452
Peutz-Jeghers 370
Pierre-Robin 137, 533
poliesplenia 402
polipoide hereditária
mista 379
polipoides 97
polipose juvenil familiar
369
pulmão hipertranspar-
ente de Swyer-James
145
resposta inflamatória
sistêmica 2
Sotos 452
tanque 76
Treacher Collins 136
WAGR (Wilms, aniridia,
gigantismo e retardo
mental) 452
Zollinger-Ellison 325,
327
Sinusopatia crônica 203
Sinus umbilical 299
Sistema cava superior 18
Soiling 339

T

Talassemia maior 442
Técnica
anestésicas 52
de Duhamel 270
de Seldinger 20, 524
Terapêutica fetal intrauterina
117
Teratomas
cervicais 110
acrococcígeos 110
Timectomia 191
Timomas 190
Tireoide ectópica 123
Toracotomia 28
Torcicolo congênito 128
Toxemia intensa 235
Toxina botulínica 341
Toxoplasmose 403
Trânsito intestinal acelerado 345
Transplante
hepático 417, 428, 505

intestinal 362
Traqueomalacia 184
Trauma 75
abdominal 75
de face 78
de tórax 75
pancreático 98, 433
penetrante 76
Traumatismos 97
Triângulo de Sedellot 21
Tromboflebite 287
Trombose 287, 353
de veia renal 447
Tumor
abdominal 448
colorretal 97
de Frantz 437
do córtex adrenal 475
pancreáticos 98, 433
Turnover de proteínas 4

U

Úlceras
bulbar 93, 528
de Curling 325
péptica gastroduodenal
perfurada 317
Ultrassonografia
do aparelho urinário
340
endoanal 343
Uropatia obstrutiva 339

V

Vagotomia 333
Varizes
colorretais 97
de esôfago 96, 529
Ventilação
adequada 78
oscilatória de alta fre-
quência 167
Videotoracostomia 170
Vitaminas lipossolúveis 41
Volvo de
intestino médio 241,
248, 322, 350
sigmoide 97
Vômitos 202, 240, 306, 386

Z

Zinco 41, 44

Encarte – imagens coloridas

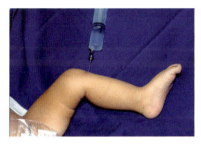

Figura 2.1 Punção intraóssea para hidratação parenteral em criança em unidade de terapia intensiva, antes de se conseguir uma via de acesso venoso.

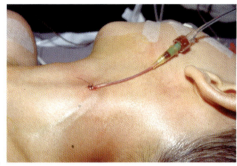

Figura 2.10 Cateter introduzido na veia jugular interna direita pela via anterior ao músculo esternoclidomastóideo. Notar a veia jugular externa.

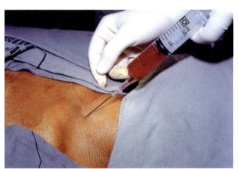

Figura 2.7 Punção da veia jugular interna. Notar a angulação da agulha em relação à pele, a seringa com solução fisiológica e o livre refluxo de sangue.

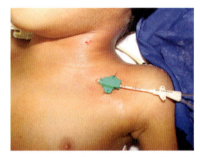

Figura 2.11 Cateter introduzido na veia subclávia esquerda. Notar os postos de fixação do cateter à pele.

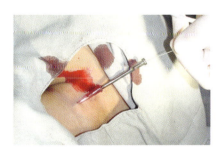

Figura 2.8 Passagem do fio condutor pela técnica de Seldinger. Após a introdução do fio tem-se a confirmação de que se localiza no átrio direito por meio da ocorrência de extrassístoles cardíacas observadas no eletrocardiograma ou por meio de radioscopia. O cateter será introduzido por fora do fio, que o "conduzirá" até o átrio direito.

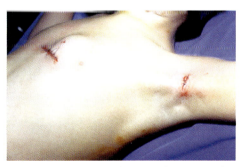

Figura 2.12 Colocação de *port-cath* por meio de dissecção da veia axilar esquerda. Notar a saliência na face anterior do tórax, correspondente ao local da câmara.

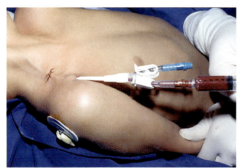

Figura 2.13 Dissecção da veia jugular externa para colocação de cateter com duplo lúmen para hemodiálise. Notar o fácil refluxo de sangue por uma das vias.

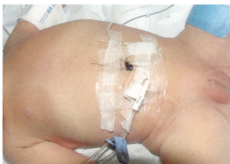

Figura 2.17 Recém-nascido com cateterização de artéria e veia umbilical, para coleta de sangue arterial e administração endovenosa de fluidos. Notar o abdome escavado em decorrência de hérnia diafragmática congênita.

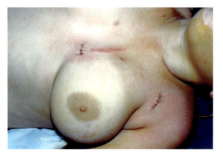

Figura 2.14 Dissecção da veia cefálica esquerda em adolescente ao nível do sulco deltopeitoral, para colocação de *port-cath*, na região intermamária.

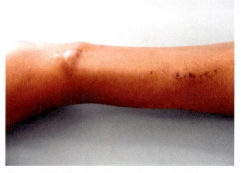

Figura 2.18 Fístula radiocefálica ao nível do pulso. Notar a saliência da veia cefálica dilatada, abaixo da incisão, e os pontos de punção para as sessões de hemodiálise.

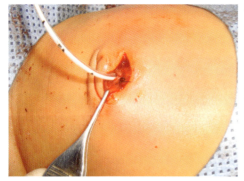

Figura 2.16 Dissecção da veia umbilical por meio de incisão supraumbilical. Notar o cateter de silicone de bom calibre introduzido na veia.

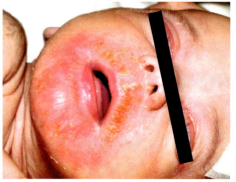

Figura 3.2 Lesões periorificiais típicas da deficiência de zinco.

Encarte – imagens coloridas E-3

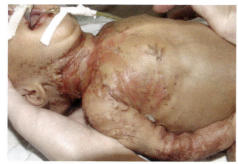

Figura 3.3 Lesões cutâneas sugestivas de deficiência de biotina.

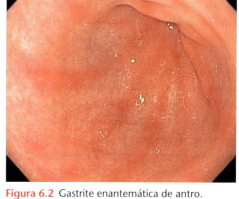

Figura 6.2 Gastrite enantemática de antro.

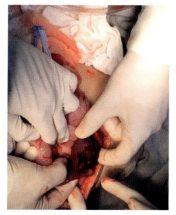

Figura 5.6 Laparotomia exploradora em criança vítima de trauma abdominal fechado mostrando o baço submetido à esplenectomia parcial.

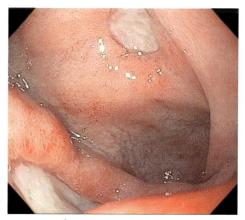

Figura 6.3 Úlceras bulbares em atividade.

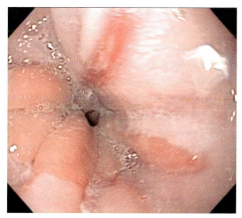

Figura 6.1 Esofagite erosiva.

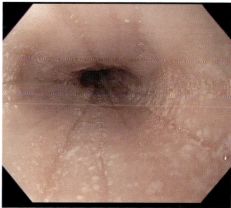

Figura 6.4 Esofagite eosinofílica.

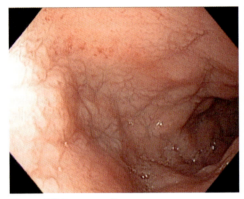

Figura 6.5 Doença celíaca.

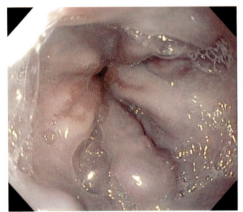

Figura 6.6 Varizes de esôfago e esofagite erosiva.

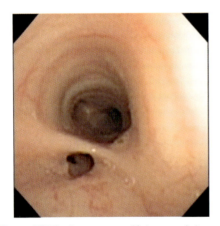

Figura 6.7 Fístula traqueoesofágica congênita.

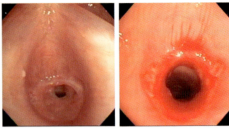

Figura 6.8 Estenose subglótica (pré e pós-dilatação).

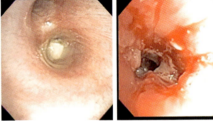

Figura 6.9 Corpo estranho de pulmão (pré e pós-remoção).

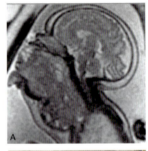

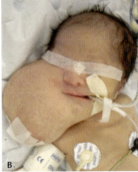

Figura 7.2 Diagnóstico pré-natal e ressonância magnética pré-natal. (A) Ressonância evidenciando teratoma cervical; (B) linfangioma.

Encarte – imagens coloridas E-5

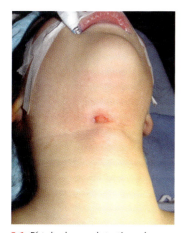

Figura 8.1 Fístula do conduto tireoglosso.

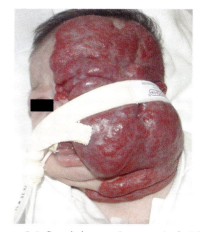

Figura 8.4 Grande hemangioma cervicofacial com consumo local de plaquetas e plaquetopenia.

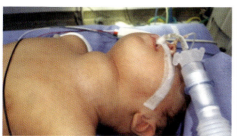

Figura 8.2 Recém-nascido com massa cervical anterior e desconforto respiratório. Verificou-se alívio imediato da dificuldade respiratória logo após a intubação endotraqueal. A exploração cirúrgica revelou tratar-se de tumor de origem tireodiana, confirmando-se o diagnóstico de teratoma benigno. A criança apresentou recuperação total, sendo mantida com terapia hormonal substitutiva.

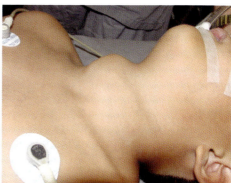

Figura 8.5 Nódulo tireoidiano correspondente ao carcinoma papilífero.

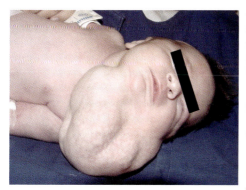

Figura 8.3 Grande linfangioma cervical em recém-nascido.

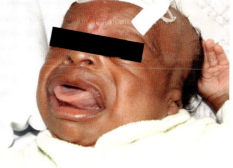

Figura 9.1 Macroglossia em recém-nascido. Observar a tendência à exteriorização da língua.

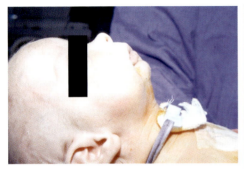

Figura 9.2 Recém-nascido com síndrome de Pierre-Robin e traqueostomia. Observar a micrognatia típica.

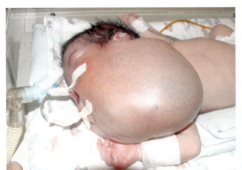

Figura 9.3 Linfangioma cervical de grandes proporções em recém-nascido com obstrução respiratória.

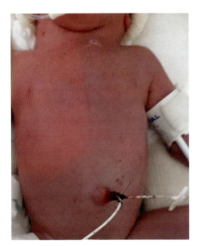

Figura 10.3 Recém-nascido com grave hipertensão pulmonar, com diferença da oxigenação pré e pós-ductal.

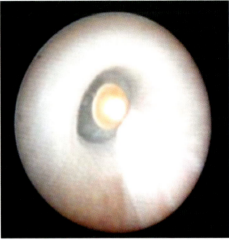

Figura 10.4 Traqueia fetal obstruída por *plug* traqueal.

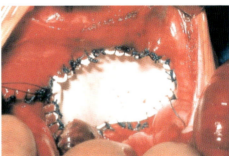

Figura 10.6 Correção de hérnia diafragmática usando tela dupla-face.

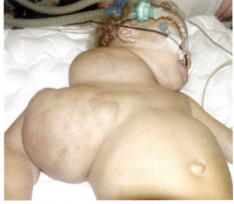

Figura 12.7 Grande tumor cervical e de parede torácica (linfangioma).

Encarte – imagens coloridas E-7

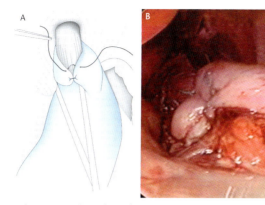

Figura 13.3 A: esquema da gastroesofagoplastia à Nissen-Rossetti. B: foto de uma válvula gastresofagiana laparoscópica.

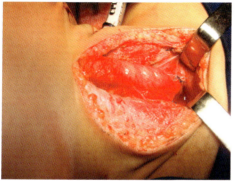

Figura 14.1 Anastomose de faringocólon na cirurgia de substituição esofágica utilizando o cólon.

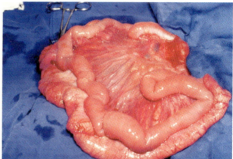

Figura 17.6 Aspecto operatório do caso anterior. Observar a duplicação intestinal, intimamente aderida à parede do intestino normal.

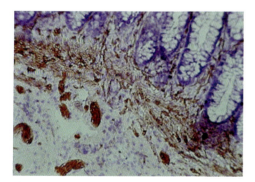

Figura 17.3 Microfotografia de lâmina com coloração histoquímica para acetilcolinesterase. Notar as estruturas coradas em marrom, correspondentes aos troncos nervosos calibrosos na submucosa e fibrilas infiltrando a mucosa.

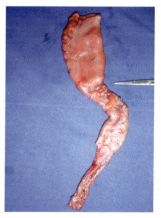

Figura 18.1 Colo ressecado. Observar segmento ganglionar dilatado, zona de transição (identificada com pinça) e segmento aganglionar estreitado.

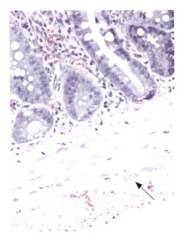

Figura 18.4 Método da hematoxilina-eosina. Intestino normal, neurônios presentes no plexo de Auerbach (seta).

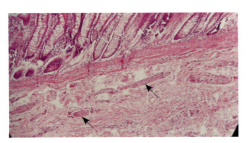

Figura 18.5 Método da hematoxilina-eosina. Moléstia de Hirschsprung, neurônios ausentes, hipertrofia de troncos (setas).

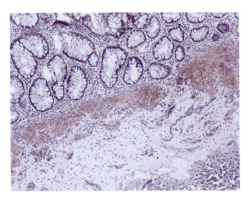

Figura 18.6 Método da acetilcolinesterase. Intestino normal. Ausência de atividade de acetilcolinesterase.

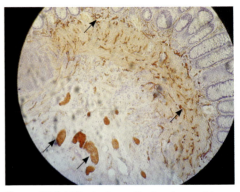

Figura 18.7 Método da acetilcolinesterase. Megacolo congênito. Troncos nervosos grossos e fibrilas na submucosa, *muscularis mucosae* e lâmina própria (setas).

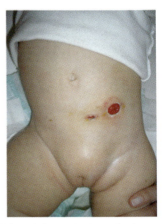

Figura 19.12 Colostomia. Boca distal menor (fístula mucosa).

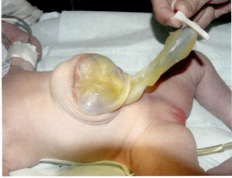

Figura 20.1 Onfalocele de grande proporção. Observar o cordão umbilical ao nível do defeito e a membrana recobrindo as estruturas abdominais.

Encarte – imagens coloridas   E-9

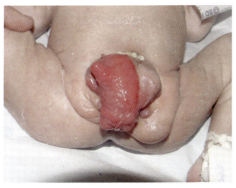

Figura 20.2 Fissura vesicointestinal. Observar o prolapso do íleo terminal e a separação das pregas genitais.

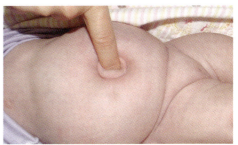

Figura 20.5 Hérnia umbilical: avaliação do anel herniário.

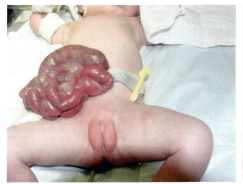

Figura 20.3 Gastrósquise. Notar o cordão umbilical ao lado do defeito e a serosite das alças intestinais exteriorizadas.

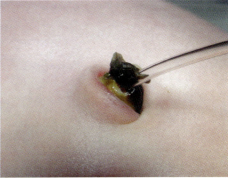

Figura 20.6 Persistência de conduto onfaloentérico – cateter introduzido no conduto. Notar a saída de conteúdo intestinal pelo orifício umbilical.

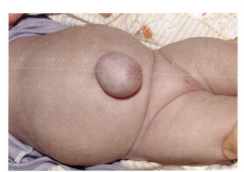

Figura 20.4 Hérnia umbilical.

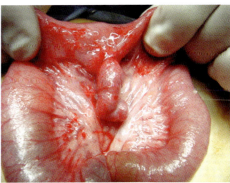

Figura 20.7 Divertículo de Meckel.

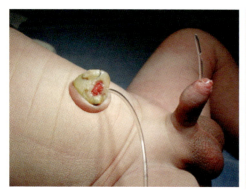

Figura 20.8 Presença de orifício no coto umbilical. O cateter introduzido exteriorizou-se pelo pênis, confirmando-se o diagnóstico de persistência do úraco.

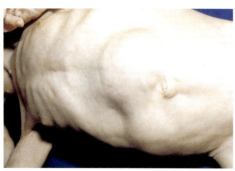

Figura 21.3 Ondas peristálticas visíveis no epigástrio, sugestivas de estenose hipertrófica do piloro.

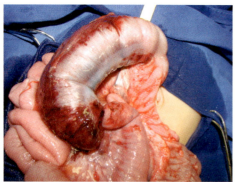

Figura 21.5 Aspecto cirúrgico de intussuscepção intestinal. Observar o colo ascendente dilatado contendo o segmento de íleo invaginado.

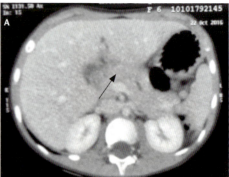

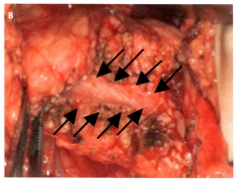

Figura 21.7 A: tomografia computadorizada de criança com 6 anos de idade, com surtos de pancreatite aguda desde os 2 anos, hiperamilasemia de até 10.000 unidades/L e dilatação do ducto de Wirsung (seta). Em virtude da exuberância do quadro clínico, julgou-se dispensável a realização da colangiopancreatografia endoscópica para a indicação cirúrgica. B: o pâncreas foi aberto lateralmente visualizando-se do ducto de Wirsung também aberto e dilatado, que será drenado para uma alça jejunal exclusa (setas).

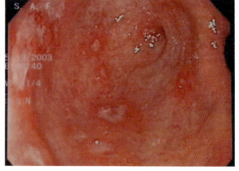

Figura 22.1 Gastrite erosiva de antro (imagem gentilmente cedida pela Dra. Silvia Regina Cardoso).

Encarte – imagens coloridas E-11

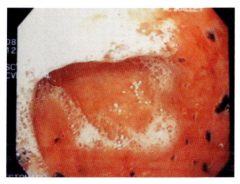

Figura 22.2 Gastrite erosiva de antro (imagem gentilmente cedida pela Dra. Silvia Regina Cardoso).

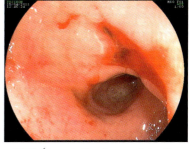

Figura 22.5 Úlcera bulbar hemorrágica (imagem gentilmente cedida pela Dra. Silvia Regina Cardoso).

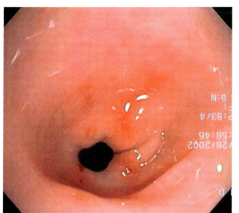

Figura 22.3 Gastrite erosiva de antro (imagem gentilmente cedida pela Dra. Silvia Regina Cardoso).

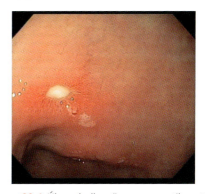

Figura 22.6 Úlcera bulbar (imagem gentilmente cedida pela Dra. Silvia Regina Cardoso).

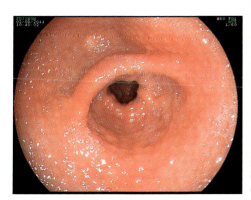

Figura 22.4 Gastrite nodular de antro (imagem gentilmente cedida pela Dra. Silvia Regina Cardoso).

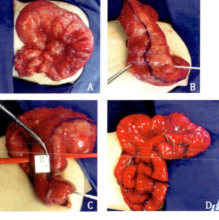

Figura 24.2 Enteroplastia seriada transversa (STEP); (A) aspecto do intestino pré-cirurgia (nota-se dilatação importante); (B) marcação da borda contramesenterial; (C) marcação do novo calibre da alça e passagem do grampeador linear através do mesentério para secção da alça; (D) aspecto final, notar os cortes alternados e o aspecto em zigue-zague.

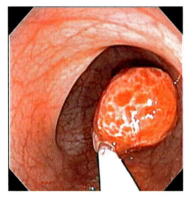

Figura 25.1 Pólipo juvenil: aspecto da lesão no exame de colonoscopia.

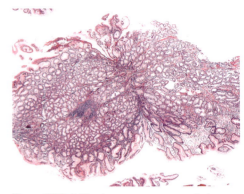

Figura 25.3 Pólipo hamartomatoso na síndrome de Peutz-Jeghers.

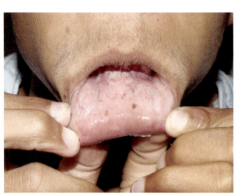

Figura 25.2 Lesão pigmentada de mucosa na síndrome de Peutz-Jeghers.

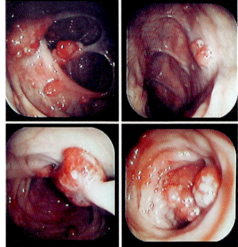

Figura 25.4 Síndrome de Peutz-Jeghers: aspecto do exame de colonoscopia.

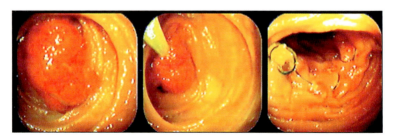

Figura 25.5 Ressecção endoscópica de pólipo intestinal.

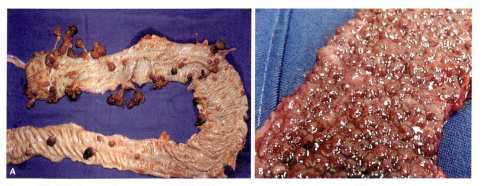

Figura 25.6 Polipose adenomatosa familiar. Notar a presença de inúmeros pólipos em toda a extensão do intestino de aspecto pedunculado (A) ou sésseis (B).

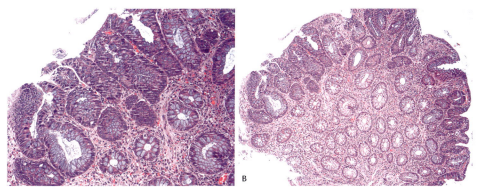

Figura 25.7 Polipose adenomatosa familiar: aspecto histopatológico de um adenoma tubular com atipia leve (neoplasia intraepitelial de baixo grau).

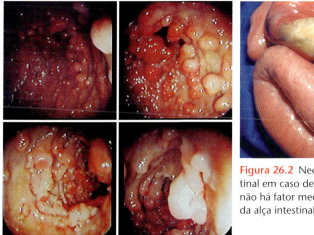

Figura 25.8 Polipose adenomatosa familiar: aspecto do exame de colonoscopia.

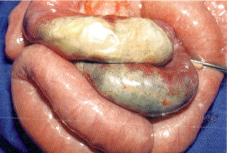

Figura 26.2 Necrose de segmentos de alça intestinal em caso de obstrução por *Ascaris*. Notar que não há fator mecânico que justifique a isquemia da alça intestinal.

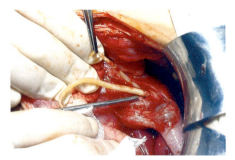

Figura 26.6 Aspecto cirúrgico da retirada de *Ascaris* do interior do colédoco.

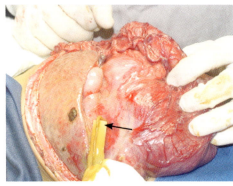

Figura 28.5 Aspecto cirúrgico de grande dilatação cística de colédoco sendo esvaziada. Observar a aspiração da saída de bile (seta).

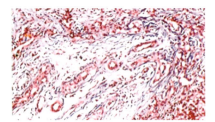

Figura 27.1 Colestase de padrão obstrutivo: área porta expandida por edema, fibrose, proliferação ductal e infiltrado inflamatório com predomínio de neutrófilos. São observados cilindros biliares no lúmen dos ductos neoformados (Masson, X 100).

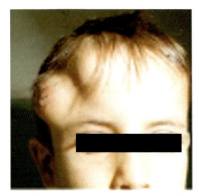

Figura 31.1 Neuroblastoma. Metástases da calota craniana.

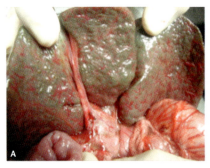

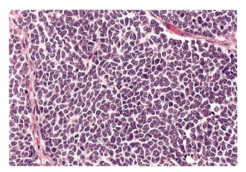

Figura 31.3 Neuroblastoma em coloração de hematoxilina-eosina – células com citoplasma escasso, núcleo grande e hipercrômico.

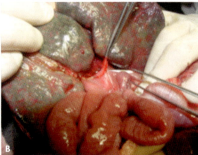

Figura 27.4 (A) Fígado com atresia de vias biliares (notar vesícula atrésica); (B) final da cirurgia com portoenteroanastomose.

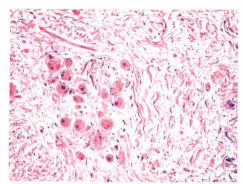

Figura 31.4 Ganglioneuroblastoma em coloração de hematoxilina-eosina – células ganglionares maduras, estroma composto por células de Schwann.

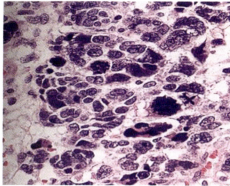

Figura 31.10 Tumor de Wilms – hematoxilina eosina – anaplasia: núcleos grandes e hipercrômicos e figuras de mitoses aberrantes.

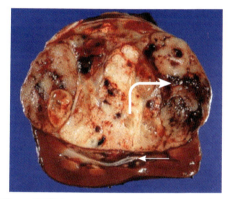

Figura 31.8 Aspecto macroscópico de tumor de Wilms. Notar as áreas de necrose e hemorragia (seta curva) e a compressão do tecido normal, com deformidade do sistema coletor (seta reta).

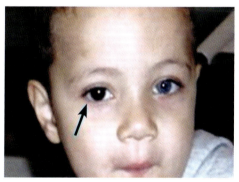

Figura 31.11 Tumor de Wilms. Aniridia.

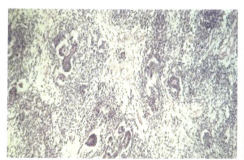

Figura 31.9 Tumor de Wilms trifásico – hematoxilina eosina – estruturas glomerulares (epiteliais), circundadas por pequenas células com citoplasma escasso e núcleo denso (blastema), entremeadas por área claras, com poucas células (componente estromal).

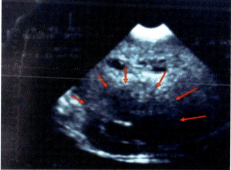

Figura 31.14 Tumor de Wilms evidenciado por ultrassonografia.

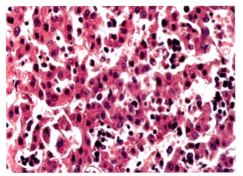

Figura 31.16 Hepatoblastoma fetal. Padrão epitelial: células menores que os hepatócitos maduros, cordões com espessura de duas células, eritropoiese extramedular (HE, x 365).

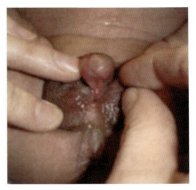

Figura 32.1 Recém-nascido com genitália ambígua. Notar enrugamento e pigmentação das pregas labioescrotais, falo e abertura perineal única compatível com seio urogenital.

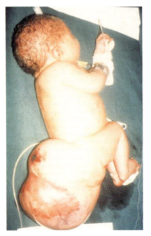

Figura 31.22 Teratoma em neonato.

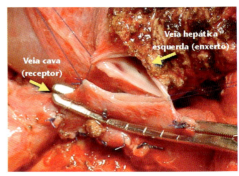

Figura 34.2 Aspecto da anastomose terminolateral entre a veia hepática do enxerto e a veia cava inferior. Observar o clampeamento parcial da veia cava inferior.

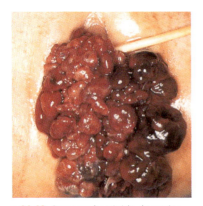

Figura 31.23 Sarcoma botrioide de vagina.

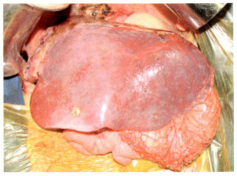

Figura 34.3 Aspecto final do enxerto hepático após o implante (transplante intervivos, segmento lateral esquerdo).